中西医结合肿瘤护理规范

主　审　武义华　胡少华

主　编　李从贵　赵雪梅　韩江英

副主编　卜　萍　徐晓婉　林友燕

时代出版传媒股份有限公司

安徽科学技术出版社

图书在版编目(CIP)数据

中西医结合肿瘤护理规范 / 李从贵,赵雪梅,韩江英
主编. --合肥:安徽科学技术出版社,2023.4
ISBN 978-7-5337-7370-0

Ⅰ.①中… Ⅱ.①李…②赵…③韩… Ⅲ.①肿瘤-
中西医结合-护理 Ⅳ.①R473.73

中国版本图书馆 CIP 数据核字(2022)第 214618 号

中西医结合肿瘤护理规范　　　　　　　　主　编　李从贵　赵雪梅　韩江英

出 版 人:丁凌云　　　选题策划:王　宜　　　责任编辑:吴萍芝
责任校对:郑　楠　　　责任印制:梁东兵　　　装帧设计:冯　劲
出版发行:安徽科学技术出版社　　　　http://www.ahstp.net
　　　　　(合肥市政务文化新区翡翠路 1118 号出版传媒广场,邮编:230071)
　　　　　电话:(0551)63533330
印　　　制:合肥创新印务有限公司　　　电话:(0551)64321190
(如发现印装质量问题,影响阅读,请与印刷厂商联系调换)

开本:787×1092　1/16　　　印张:24.5　　　　字数:628 千
版次:2023 年 4 月第 1 版　　　印次:2023 年 4 月第 1 次印刷

ISBN 978-7-5337-7370-0　　　　　　　　　　　　　定价:96.00 元

编委会名单

序

恶性肿瘤的发病率及死亡率逐年上升,不断威胁人类健康,"癌症"也成为人们最怕听到的疾病名词之一,人们常常"谈癌色变"。随着科学技术的发展,手术、放疗、化疗、中医治疗及生物治疗等临床治疗手段不断更新,相互融合,使更多肿瘤患者看到了生的希望。护理与治疗相辅相成,无数护理同仁将肿瘤学的临床新进展与护理学相结合,不断完善肿瘤护理,使其取得了长足的进展。

中西医结合护理是取中医护理、西医护理以及新兴边缘学科的护理研究之长,运用现代科学(包括现代医学、现代护理学)知识,结合中医理论知识和方法,探讨人类增进健康和保持健康的护理过程。随着肿瘤护理亚专科的建设与发展,"中西医结合肿瘤护理"作为其中一个特色护理技术也在不断发展与成熟。由安徽医科大学第一附属医院护理团队牵头,长三角各省市级中医院护理同仁结合临床护理实践,查阅大量文献,总结并撰写了这本《中西医结合肿瘤护理规范》。本书的编委是来自临床的一线护理人员,既具有高等学历,又有丰富的临床实践经验,他们将中医护理与西医护理融会贯通,扬长避短,总结出一套具有中医特色的中西医结合护理方法。

本书内容分为四个篇章,第一篇为总论,涵盖肿瘤患者的心理护理及社会支持、营养与膳食指导、各种治疗方式的中西医结合护理、肿瘤疼痛患者的护理及安宁疗护等;第二篇为各论,包含各个系统肿瘤的中西医结合护理常规;第三篇为中西医结合肿瘤护理技术操作规程,按照中医技术与西医技术分为两个章节,并从操作规程和评分细则两个方面进行具体阐述;第四篇为健康教育处方,包括肿瘤患者的复诊时间及内容、居家护理、用药指导、养生操、音乐疗法等。全书结构完整,层次清晰,内容翔实。

我应邀为本书审稿并作序,感到非常荣幸,希望本书能够为临床护理人员及护理系学生提供一定的参考,为肿瘤护理事业的长足发展贡献一份绵薄之力。限于编者的学识及能力有限,书中难免存在不足之处,恳请各位专家、读者及护理同仁不吝赐教,以便及时修订,使《中西医结合肿瘤护理规范》日臻完善。

安徽省护理学会理事长

武义华

2023 年 3 月

前　言

　　2018年10月1日，世界卫生组织（WHO）首次将中医纳入其具有全球影响力的医学纲要。国家中医药发展战略规划纲要（2016—2030）明确提出"坚持中西医并重，从思想认识、法律地位、学术发展与实践运用上落实中医药与西医药的平等地位"。由此可见，中医正在被世界逐步接受与认可，被国家重视与支持。安徽中医历史悠久，历代名医辈出，"南新安、北华佗"独树一帜。安徽医科大学第一附属医院中西医结合肿瘤中心多年来不忘初心，秉承传承祖国医学、造福人类健康的理念，以治疗严重危害人类健康的肿瘤为抓手，充分运用现代科学技术，努力推进中西医资源整合、优势互补与协同创新，拼搏建设国内一流的中西医结合治疗肿瘤特色团队与学科。中西医结合肿瘤中心由卫生部第一批国家临床重点专科（中西医结合肿瘤专科）、国家中医药管理局重点学科（中医肿瘤病学）人员组成。该中心是全国综合性医院中医示范单位、中国中医肿瘤防治联盟副理事长单位、国家中医肿瘤临床药物试验机构。学科带头人李平教授连续两届获安徽省"江淮名医"称号，系北京中医药大学和山东大学博士生导师，中华中医药学会肿瘤分会副主委，安徽省中医药学会肿瘤专业委员会主委，高等中医药院校中西医结合肿瘤学本科教材主编，率先提出"元气化生异常、瘤毒内生、毒生病络、瘤毒阻络、瘤毒传络"的中医肿瘤病因病机。张梅主任系安徽医科大学和安徽中医药大学硕士生导师，安徽省学术技术带头人，国家中医药管理局临床优秀人才，安徽省中医药学会肿瘤专业委员会和安徽省中西医结合学会肿瘤专业委员会副主委。

　　临床肿瘤学近二十年的发展见证了中西医基本概念上的互通与融合，中西医结合治疗肿瘤的优势也充分显现。护理与医疗密不可分，中西医结合肿瘤护理是提升中西医结合治疗肿瘤临床水平的重要支撑。相比于成熟的西医肿瘤护理，正在建设中的中医肿瘤护理、中西医结合肿瘤护理还在摸索前行中。随着不断更新的中西医结合诊断技术和治疗方法的引入，非常有必要系统地总结研究中西医结合肿瘤专科护理临床基础理论与临床护理技术，系统总结安徽省中西医结合肿瘤护理临床实践经验，进一步促进中西医结合肿瘤护理学科的发展。在李平教授、张梅主任的悉心指导下，安徽医科大学第一附属医院中西医结合肿瘤中心牵头组织安徽省众多中西医结合肿瘤护理专家与临床骨干，编写了《中西医结合肿瘤护理规范》。本书结合中西医护理特色，遵循护理程序，对每个病证进行护理评估，从而掌握患者生理、心理、社会状况及辨证内容，临证施护，从而为患者提供优质的护理服务。本书依靠团队的力量，凝聚集体的智慧，是安徽省中西医肿瘤护理临床实践与研究的集大成者，可作为中西医结合肿瘤护理临床指导用书，也可作为护理专业大专生、本科生、研究生的参考教材。

本书虽然经过全体编写成员细致的编写与校对、主审专家的细心审查,但是难免会存在疏漏与不足之处,恳请各位专家、读者及护理同仁不吝指教。

安徽医科大学第一附属医院护理部主任
胡少华
2023 年 3 月

目　　录

第一篇　总　　论

第二篇　各　　论

第三篇　中西医结合肿瘤护理技术操作规程

第四篇　健康教育处方

第一篇　总　　论

第一章　概　　论

第一节　肿瘤中西医结合护理的概念

一、肿瘤的概念

肿瘤是机体在各种致病因素作用下，局部组织细胞异常增生而形成的新生物，常表现为局部肿块。肿瘤细胞具有异常的形态和代谢功能，它生长旺盛，常呈持续性生长。

肿瘤一般分为良性肿瘤和恶性肿瘤。良性肿瘤是指机体内某些组织细胞发生异常增殖，生长比较缓慢。由于瘤体不断增大，可挤压周围组织，但并不侵入邻近的正常组织内，瘤体多呈球形、结节状，周围常形成包膜，因此与正常组织分界明显，用手触摸，推之可移动，手术时容易切除干净，摘除不转移，很少有复发。从上皮（内、外胚叶）组织发生的肿瘤称为癌。癌是一种无限制地向外周扩散、浸润的疾病，其异常细胞失控生长，并由原发部位向其他部位扩散。这种扩散无法控制，最终侵犯重要器官，引起器官功能衰竭，从而导致死亡。来源于间胚叶或结缔组织的恶性肿瘤称为肉瘤。癌和肉瘤都是恶性肿瘤。

中医学根据历代医学家对肿瘤病因的认识和论述，结合临床实际，将肿瘤的病因概括为内伤病因和外源病因，内伤病因包括正气亏虚和情志失调，外源病因包括外邪侵袭和饮食所伤。

（一）内伤病因

1.正气亏虚。正气是指人体的生命功能，相对病邪而言则是指抗病能力和康复能力。它是由人体的脏腑经络、气血津液、生理活动的综合作用而产生的。正气亏虚的形成是由于先天禀赋不足或后天失养，致使机体精气亏虚。《黄帝内经》说："正气存内，邪不可干，邪之所凑，其气必虚。"这说明，机体正气亏虚，脏腑经络功能紊乱失常，各种致病因素才能入侵而产生肿瘤。

2.情志失调。人体的精神情志活动，在中医理论里分为喜、怒、忧、思、悲、恐、惊七类，称为七情。在一般情况下，七情属于生理活动的范围，并不足以致病。但是由于长期的精神刺激或者突然受到剧烈的精神创伤，超出了生理活动所能调节的正常范围，以致造成人体内在的阴阳气血、脏腑经络的功能失调，则会导致疾病的发生。

（二）外源病因

1.外邪侵袭。外邪是指风邪、寒邪、暑邪、湿邪、燥邪、火邪六种外感病邪，称之六淫。

在自然界里,风、寒、暑、湿、燥、火为六种气候现象,亦称为六气。在正常情况下,这六种气候对人体无害,是人们赖以生长发育的必要条件。如果人们不注意调摄,或者因慢性疾病造成体内阴阳气血亏损,使机体正常适应能力或者抵抗力下降;或出现骤冷骤热等气候急剧变化的情况,六气就会变为六淫,成为致病因素。

2.饮食所伤。饮食是人体维持生命活动的必要条件,人们还可以通过饮食来弥补先天之不足。当然,饮食失宜、饮食不洁或者饮食偏嗜都可以累及脾胃,使脾胃损伤,受纳减退,健运失常,气机升降功能紊乱,湿浊内聚,或可化热,伤及气血,形成湿聚血瘀,促使癌肿的发生。

二、中西医结合肿瘤护理的内容

(一)西医肿瘤护理

1.按内科患者护理常规护理。

2.给予患者心理护理,帮助其建立积极的情绪,保持乐观心态,配合治疗护理。

3.维持患者最佳营养状态,表现为摄入足够的热量,出入量平衡,皮肤弹性好。

4.对于肿瘤轻症患者,应鼓励其参加适当体力活动;晚期重症患者应卧床休息,限制活动,防止摔伤。

5.输液时合理选择输液工具,加强巡视,严防药液外渗,如出现外渗应立即处理。

6.对于放化疗患者,按放化疗患者护理常规护理。

7.对于癌痛患者,按癌痛患者护理常规护理。

(二)中医肿瘤护理

1.生活起居的护理。这是对患者生活起居方面进行有序安排和合理的照料。其目的是保养和恢复患者机体的正气,促使体内阴阳达到平衡,有利于患者尽早恢复健康。

(1)顺应四时,平衡阴阳。

(2)调摄环境,慎避外邪。

(3)起居有常,劳逸适度。

2.情志护理。情志是指人的心理活动,是人接触和认识客观事物时人体本能的综合反应,主要是通过护理人员的语言、表情、姿势、态度、行为及气质等来影响和改善患者的情绪,解除其顾虑和烦恼,从而增强战胜疾病的意志和信心,减轻或消除引起患者痛苦的各种不良情绪、行为以及由此产生的种种躯体症状,使患者能在最佳心理状态下接受治疗和护理,达到早期康复的目的。

(1)诚挚体贴,因人施护。

(2)避免刺激,身心舒适。

(3)释疑解惑,宣泄解郁。

(4)以情胜情,顺情从欲。

3.饮食护理。"民以食为天",饮食是维持人体健康和生命活动必不可少的重要物质基础,是人体脏腑、四肢百骸得以濡养的源泉。中医治疗历来重视饮食护理,饮食护理是指通过饮食调护,供给人体生理所必需的营养物质,调整人体阴阳平衡,纠正人体阴阳偏胜偏衰的病理状态,既可预防疾病、延年益寿,又可对疾病起到治疗的作用。

(1)饮食有节,平衡配膳。

(2)三因制宜,辨证施膳。

(3)进食愉悦,食后摩腹。

4.病情观察。病情观察是指护理人员运用中医望诊、闻诊、问诊、切诊的方法,全面收集病情资料,以诊察病情。护理人员在临床护理工作中应运用中医基础理论准确地发现病情变化,掌握疾病发展变化的规律,做到及时发现,及早治疗,防止疾病恶化,减少并发症的发生,为治疗和护理提供全面而准确的依据。

(1)望以目察,闻以耳占。

(2)问以言审,切以指参。

(3)分析病情,评价效果。

5.预防护理。预防护理是指在中医基础理论的指导下,采取一定的措施,以防止疾病的发生、发展、传变或复发。

(1)护正气以抵外邪。

(2)避虚邪以安其正。

(3)防止因情复病。

第二节　肿瘤中西医结合护理的发展史

随着对肿瘤发生机制的深入认知,特别是现代肿瘤治疗强调个体化的综合治疗,不仅注重"瘤体"大小因素,更注重"人"的生活质量因素,中西医结合治疗肿瘤的优势充分显现。我国中西医结合治疗冠心病等临床实践始于1958年。中西医结合治疗肿瘤临床实践和研究始于20世纪70年代,主要思路是用免疫学指标来观察扶正中药的疗效。由此可以推断,中西医结合肿瘤护理临床实践也是始于20世纪70年代。早期的中西医结合临床护理主要是运用中医和西医两种方法观察病情并指导护理实践,例如对发热患者区分为风热型、风寒型等。文献中可以检索到的最早报道采用中西医结合护理方式的是护理白血病患者的口腔溃疡,除用漱口水外,局部涂青黛散,配方为冰片、青黛、紫舌散、新霉素混合研末,每日多次。考虑肿瘤特色的中西结合护理临床实践与研究始于1995年,文献总结的肿瘤化疗患者的中西医结合护理方法主要包括化疗药物给药方法及意外事件的处理、消化道护理、预防感染、防止肾脏损伤、心理护理等。其中化疗药物外渗处理采用中西医结合方法,即局部注入生理盐水稀释加冰敷,再进行局部三黄水(黄芩、黄连、黄柏)湿敷;采用中成药升白宝预防白细胞减少。文献总结的肿瘤化疗患者的中西医结合护理方法,主要包括情志护理、血管护理、饮食调理、预防感染的基础护理等,并较为笼统地提到使用中药、针灸治疗来减轻化疗药物的毒副反应。文献认为中西医结合护理要点包括精神护理、局部护理与辨证护理。局部护理采用中药外敷与穴位封闭,辨证施护地将疾病分为对应证型,进行相应饮食护理。文献总结了38例不能手术切除和姑息性手术切除晚期消化道肿瘤中西医结合治疗与护理,即采用腹腔置管连续灌注大量化疗药物,配合中药基本方随证加减的扶正治疗,护理主要是对中西医结合方案的宣教。文献总结了介入治疗肿瘤副作用的护理,包括心理护理、消化道反应护理、高热护理、心脏毒性反应护理、骨髓抑制护理、免疫抑制护理及疼痛护理,其中消化道反应护理采用了耳穴压豆,免疫抑制护理采用了中医针灸或穴位按摩。文献总结了4例金黄散外敷,服活血化瘀、清热解毒中药汤剂,静脉输注和口服抗生素等中西医结合治疗恶性肿瘤并发丹毒患者的护理,包括心理护理、中药换药护理、局部护理、基础护理及饮食护理。

始于20世纪50年代的西医肿瘤护理,于20世纪70年代形成肿瘤专科护理,包括肿瘤病轴的各个阶段,发展较为完善。2012年,国家中医药管理局将中医护理学纳入"十二五"重点专科培育项目,在全国中医医疗机构推广和实施52个临床优势病种的中医护理方案,规范了中医护理辨证施护理念、技术及特色护理服务。中西医结合治疗肿瘤的关键在于临床实践的水平。近年来,经过多年的国家支持、中西医携手及国际合作,我国在中西医结合治疗急性早幼粒细胞白血病等肿瘤疾病中形成重大突破,从经验到循证的基础推出了包括康莱特注射液、榄香烯注射液、槐耳颗粒、生白口服液等多个有独特疗效的中成药,大量的临床实践有力地推动了中西医基本概念上的互通和融合,进一步阐明了中医证候的本质。随着不断更新的中西医结合诊断技术和治疗方法的引入,非常有必要系统地总结、研究中西医结合肿瘤专科护理临床基础理论与临床护理技术。

第三节　中医对肿瘤的认识

恶性肿瘤已成为严重影响人类生命健康的重大疾病,在现有的医学手段中,仍缺乏有效预防和控制肿瘤疾病的手段。在殷商时期,"瘤"字就在殷墟甲骨文中出现。汉代名医华佗在《中藏经》中指出,肿瘤为"五脏六腑蓄毒不流"的恶性疾病。虽然中医药在延缓肿瘤进展、控制患者症状方面有明显的优势,但一直没有决定性的突破及进展。

一、病因与病机

(一)病因

中医认为,肿瘤病因可分为外因和内因两种。外因包括风、寒、暑、湿、燥、火等致癌因素;内因包括内分泌失调、免疫功能低下、遗传因素和七情的不平衡等。古代医书中关于肿瘤的病因有很多记载,如《难经》的五十难指出:"积者,五脏所生;聚者,六腑所成也。"《医宗必读》记载:"积之成也,正气不足而后邪气踞之。"肿瘤的形成一般与寒热蕴结、气虚血瘀等有关。

(二)病机

病机一般分为四种类型:

1.阴阳失调。由于气血不足、脾胃不运、肝肾阳虚等引起脏腑失调,留滞毒邪而形成的肿物。

2.气滞血瘀。由于血行不畅、气郁不疏而导致的气滞血瘀,成瘕积聚。

3.毒热蕴结。郁结不化,日久生毒而形成的肿块。

4.痰凝毒聚。脾功能及肺功能失调,水湿不化,阳气不宣,升降失常,凝结后成痰,附着于脏腑形成阴毒,结于体表。

二、病位与病证

(一)病位

肿瘤生长部位与脏腑经络密切相关。中医强调整体观念,认为肿瘤是全身性疾病的局部表现。如治疗肝癌,因肝藏血故用活血化瘀之法;治疗肺癌,因肺主气、恶燥,故宜理气润肺;治疗胃癌,因脾胃相表里,当用健脾化滞;治疗骨瘤、脑瘤和脊髓瘤都要补肾,因肾主骨,骨生髓,髓通脑海等。

(二)病证

首先要抓主证、主要脉象和舌象,参考兼证。

1.食管肿瘤。噎嗝呃逆,脉弦,舌青。
2.胃肿瘤。脘痛,恶心、呕吐,脉滑,苔腻。
3.结肠肿瘤。腹痛,便血,脉沉,舌红。
4.肝肿瘤。胁痛,脉弦,舌紫。
5.肺肿瘤。咳痰带血,脉细,舌暗。
6.宫颈肿瘤。白带夹血。
7.乳腺肿瘤。局部包块。

三、中医对肿瘤认识的现状

中医对于肿瘤的认识源远流长,可以追溯到殷商时期。历代医家根据临床实践,从不同角度对肿瘤疾病进行了积极的探索研究,留有大量的医籍文献。一般认为,肿瘤是由于"瘀滞、痰凝、毒聚、正虚"而形成,即肿瘤是在人体正虚的状态下,由"瘀、痰、毒"等结聚而成。然而,肿瘤的生成可能与"痰、瘀、毒"的作用有关,但绝不能等同于"痰、瘀、毒"等病理产物。因此,有人提出"癌毒"之说,指出"癌毒"是恶性肿瘤之本,但对于"癌毒"的形成、阴阳属性、致病机制及其临床治疗原则等认识仍很模糊。这说明目前中医对肿瘤的认识并没有真正触及肿瘤的实质,离解决肿瘤问题还有很长的路要走。

四、中医治疗肿瘤

中医是用辨证的方法分析诊断疾病,用论治的方法治疗疾病。在治疗肿瘤时,既要了解患者全身情况,又要注意局部变化。在辨证时首先辨清肿瘤患者的病因与病理、病位与病证的关系。在病因方面,不仅要注意风、寒、暑、湿、燥、火等致癌因素,也要十分重视肝肾失调、脾胃不适、气滞血瘀以及情志异常等内在因素。在病证方面,首先抓住主证,其次参考兼证,再结合脉象和舌象进行辨证。必须指出,中医在防治研究肿瘤时,十分重视现代科学的检查与诊断方法,认真参考病理形态及生物学影响后再进行治疗。

第二章　肿瘤患者的心理护理及社会支持

第一节　中医对肿瘤患者的心理护理

一、中医心理学概述

在中医护理学上,心理护理又称为"情志护理",是以医学心理学的理论体系为指导,对健康人群进行情志活动的维护和疾病的康复进行治疗护理的一门学科;是指在护理工作中,注意观察了解患者的情绪变化,掌握其心理状态,设法防止和消除不良情绪的影响,使患者处于治疗中的最佳心理状态,以利于疾病的康复。

二、七情致病与治疗

喜则气缓,怒则气上,悲则气消,思则气结,恐则气下,故可以通过情志的变化来推测体内五脏精气的充足程度和活动状态,也可以通过调节五脏精气的方法来实现对情志的改变。

（一）病因、病机

1.思伤脾。过度思虑,可使脾气郁结,脾失运化,可见食欲减退、脘腹胀满、便溏等症,还可暗耗心血而成"心脾两虚"证。

2.喜伤心。过度喜乐,可使心神涣散,神不守舍,可见注意力不集中,甚则失神狂乱等症。

3.忧伤肺。过度忧伤,可使肺气耗伤,肺失宣降,出现气短声低、倦怠乏力、精神萎靡不振等症。

4.怒伤肝。过度恼怒,可使肝气上逆,血随气逆并走于上,可见头目胀痛、面红目赤或呕血,甚至昏厥猝倒等症。

5.恐伤肾。过度恐惧,可使肾气不固,气泄于下,血亦随之下行而见面色苍白,头昏,甚至昏厥;肾气下陷不固常见尿频或二便失禁、遗精、孕妇流产等。

中医认为,情志内伤可致脏腑的功能失调,出现腹满、胀痛、呃逆、泄泻等症状。司侯因悲忧不解,气郁于中,聚合成痞,情志不畅是根本的原因。张氏巧用"喜胜忧"的情志相胜之理,使患者乐而忘忧,气其舒缓通和而祛病。

（二）中医特色治疗

1.意疗。意疗是指不用药物、针灸、手术等治疗手段,而借助于语言、行为以及特意安排的场景来影响患者的心理活动,唤起患者防治疾病的积极因素,促进或调整机体的功能活动,从而达到治疗或康复目的的方法。

2.中医行为疗法。习以平惊疗法、矫正疗法、厌恶疗法、责打疗法、旋转疗法、捕捉幻物疗法、行为诱导疗法、行为满足疗法、歌吟疗法及舞蹈疗法等。

3.气功疗法。气功疗法是一种运用主观意识使人体进行自我调节的心理治疗方法。它主要是通过求治者的意识控制达到肌肉放松、精神安宁、思想入静、呼吸深匀的目的,从而调节生理功能与心理状态,起到治疗的作用。临床实践表明,气功对神经系统的功能性疾病有明显的疗效。

4.音乐疗法。作为艺术疗法的一种,其在心理治疗上的作用毋庸置疑。古人云:"最好的作曲家一定是善于调和五行的高手。"因为在我们传统医学中,五脏可以影响五音,五音可以调节五脏。

5.中医古方疗法

(1)肝气郁结

【证候】精神抑郁,胸闷胁痛,腹胀嗳气,不思饮食,脉多弦细。

【治宜】以疏肝理气为主,可选用四逆散治之。

【方药】炙甘草、炙枳实、柴胡、白芍各3g,粉碎为末,白开水调服,1剂/天,分3次服下。方中柴胡散解表退热,疏肝解郁;白芍药平肝潜阳,养血敛阴,缓急止痛;枳实破气消积,消痰除痞,可泻脾气之壅气而调中焦之运化;甘草补中益气,清热解毒,缓急止痛,又可调和诸药。此方有收透解郁热和疏肝理气之功。

(2)气郁化火上逆

【证候】头痛头晕,胸闷胁胀,口苦咽干,苔黄舌红,脉多弦数。

【治宜】清肝泻火,可选用加味逍遥散。

【方药】当归、白术、茯苓、甘草、白芍、柴胡各6g,栀子、牡丹皮各3g,1剂/天,用水煎服。方中当归补血养血,活血止痛;白术补脾益气,健脾燥湿;茯苓健脾补中,宁心安神;栀子清热除烦,泻火凉血;牡丹皮清热凉血,活血散瘀;柴胡、白芍、甘草功效已如上述。此方能清肝泻火,顺气解郁。

(3)痰气郁结

【证候】咽中似有物梗阻,咯之不出,咽之不下。

【治宜】利气化痰,可选用半夏厚朴汤等方。

【方药】半夏、厚朴各10g,茯苓、生姜各15g,紫苏叶6g,1剂/天,用水煎服。方中半夏燥湿祛痰,降逆止呕,消痞散结;厚朴燥湿行气,化痰降逆;茯苓宁心安神;生姜温胃止呕,温肺止咳;紫苏叶理气宽中,善理脾胃之气。诸药互相配合,其利气化痰和宽中解郁之功更著。

(4)久郁伤神

【证候】精神恍惚,悲忧善哭,疲乏无力。

【治宜】养心安神,可选用加味甘麦大枣汤。

【方药】炙甘草10g,小麦30g,大枣5枚,酸枣仁15g,远志、香附、柴胡、郁金、香橼皮各10g,1剂/天,用水煎服。方中大枣补益脾胃,养血安神;小麦、酸枣仁、远志皆能养心安神,又可益阴敛汗,祛痰利窍;香附疏肝理气,解郁止痛;郁金行气活血,凉血清心;香橼皮能理气健脾化痰,柴胡可疏肝解郁。此方能养心安神,且有安眠作用,其疗效较为显著,药物可随证加减。

(5)阴虚火旺

【证候】眩晕心悸,心烦易怒,失眠。

【治宜】滋阴清火,养血柔肝,可选用滋水清肝饮。

【方药】熟地、山药、山茱萸、伏苓、泽泻、柴胡、白芍、酸枣仁、当归各 10 g,牡丹皮、栀子各 6 g,1 剂/天,用水煎服。熟地补血养肝,滋肾养阴,敛汗固脱,其他诸药功效已如上述。此方能滋肾水而清肝火,并可养血宁心安神,因而对抑郁症和失眠症均有较好的治疗作用。

(三)癌症各心理分期及应对的方法

1.否认期。多数癌症患者在开始检查得知自己已经患了癌症时,最初的心理反应多表现为怀疑或否认,他们经常会极力地否认、拒绝接受残酷的事实。这一时期的癌症患者典型心理表现就是坐立不安、心神不宁,他们经常四处求医,同时总在心里怀疑医生的诊断结果错了。这种怀疑或否认的癌症心理表现属于自我防卫性的心理表现。应对措施:动员家属和朋友陪伴在癌症患者身边,轻轻地握住患者的一只手或保持与患者适宜的身体接触,使得患者的心中有一种安全感,让其能感受到并非只有自己在面对不幸。

2.愤怒期。当否定无法再继续下去时,患者随之而来的一种心理状态是"为什么我会得这种病,这不公平"的气愤、怨恨及不公平感。癌症患者所表现的气愤怨恨情绪常常会直接迁怒于家人和身边的医护人员,这种愤怒的心理是癌症患者在面对死亡威胁时经常会出现的一种自然发泄性的心理反应,应对其予以充分理解。应对措施:医护人员或家属应鼓励患者表达感受,并通过表示自己的理解,给予身边的患者一些言语性或非言语性的心理安慰,如握手、轻抚等。当患者出现恐惧心理反应时,应留在其身边增加其安全感,并通过鼓励帮助患者长期保持良好的休息增强其应对的能力。指导患者采取放松的生活方式,如听故事、听音乐、深呼吸、肌肉放松等。通过这种交流方式让身边的患者将自己的恐惧表达出来,通过对有关知识的讲解,纠正一些患者对癌症的错误感知,或为其讲述一些病友成功应对癌症的经验和案例,增强其治疗的信心。

3.协议期。协议期又可以称为讨价还价期。这一协议阶段的持续时间一般很短,且不如前两个阶段明显。所谓"讨价还价",其目的可能是患者乞求命运之神给自己好的运气,能够顺利地出现癌症消失或自愈的奇迹;也可能是患者与医护人员"讨价还价",乞求医生给自己用"好药",请权威专家给自己进行癌症治疗。协议期实际上表现的是一种企图延缓死亡的心理反应,是一种顺应自然的心理反应发展的过程。应对措施:协议期要特别注意的是增强患者的信心,多与患者进行沟通,让其讲出忧虑并帮助积极解决,在进行治疗的过程中医护人员要注意自己的态度和方法,让患者全身心地理解和信任医护人员。

4.沮丧期。患者经历了前面的三个阶段以后,身体变得更加脆弱,疾病的恶化使其认识到自己协商的结果无效,自己将会彻底失去所热爱的个人生活、家庭、工作及宝贵的生命,这时他的气愤或者是暴怒,都会被一种巨大的精神失落感所完全代替。处于沮丧期的患者主要的表现为对周围的环境淡漠、语言表达能力降低、反应迟钝、对所有东西不感兴趣,经常感到悲伤并且哭泣。此期的持续时间相对较长,需要特别注意的是有的时候患者可能会逐渐出现轻生的情绪和念头。应对措施:治疗时医护人员需要注意与患者进行各种思想交流,列举成功的案例,或者组织经过积极治疗现一般情况良好的患者来讲述亲身经验,现身说法以鼓励患者,使其重新树立战胜疾病的信心。

5.接受期。在患者经历了以上四个心理阶段后,病情恶化、身体每况愈下的他们似乎已经失去了一切的希望和挣扎的力量,于是不得不重新接受现实。这个心理阶段的患者往往都会突然出现惊人的坦然,不再抱怨自己的命运。他们通常都会很平静地和别人一起努力完成自己尚未完成的一切事情,这时候就会使患者呈现出超越社会现实、超越自我的一个特殊心理过程。应对措施:医护人员及患者家属要与患者进行密切沟通,多陪伴患者,尽量满足患者的合理要求,使患者能够保持一种放松愉悦的状态和心情。

第二节　肿瘤患者的社会支持

一、前言

随着我国工业化、城镇化、人口老龄化进程不断加快,居民生活方式、生态环境及食品安全状况等对健康的影响逐步显现,恶性肿瘤等慢性病已成为严重危害中国居民健康的主要原因。根据 GLOBOCAN 2018 显示,全球恶性肿瘤新发病例约 1 808 万例,死亡病例约 956 万例,中国分别约占 23.7% 和 30%,发病率和死亡率均高于全球平均水平。据中国肿瘤登记中心数据显示,2015 年新发恶性肿瘤约 392.9 万例,发病率为 285.83/10万,死亡病例约 233.8 万例,死亡率为 170.05/10 万。

随着肿瘤的早筛早查及治疗技术水平的不断提高,肿瘤患者的五年生存率得到大幅度提升,目前肿瘤已被归类为慢性病范畴。依据《"健康中国 2030"规划纲要》,国务院办公厅于 2017 年 1 月 22 日印发了《中国防治慢性病中长期规划 2017～2025 年》,推动了肿瘤等慢性病由疾病治疗向健康管理的转变。多数肿瘤患者的治疗,都要经历手术、放化疗、身心康复、重返家庭、回归社会等过程,在这较为漫长的治疗与康复过程中,社会支持起到了不可低估的作用。关于社会支持对肿瘤等慢性病治疗结局的影响,学术界早有研究。社会支持是人们社会生活中一个非常重要的保护性因素。对于经历恶性肿瘤等创伤性事件的个体,社会支持是一种可利用的外部资源,是一个重要的缓冲系统,能够减轻创伤性事件对个体的负面影响,缓解个体的心理应激,利于其身心康复,减轻其痛苦,提高个体的生活质量。

二、社会支持的概念

"社会支持"这一专业术语的提出起源于 20 世纪 70 年代,随后在社会学、教育学及心理学等领域被广泛应用。国内外学者根据不同的研究领域和学术角度对社会支持有不同的理解,分类和定义也不尽相同。本文中对于社会支持的定义采用了肖水源在 1987 年提出的"社会支持的三部分概念",即社会支持包括客观支持、主观支持以及对支持的利用度。客观支持即个体得到的实际支持,指的是个人或者社会组织所给予的物质或者精神的帮助,这是人们赖以满足其社会、生理和心理需求的重要资源;主观支持即个体所能感受和体验到的情感上的支持,也称领悟社会支持,也就是个体在社会中受尊重、被支持、被理解从而产生的情感体验和满意程度,与个体的主观感受密切相关;对支持的利用度即反映个体对各种社会支持资源的主动利用情况,包括痛苦时的倾诉方式、困难时的求助方式和团体活动的参与情况。

三、社会支持评定量表

社会支持的评定和测量方式也有多种,常用的测量工具主要包括社会支持评定量表(SSRS)、领悟社会支持量表(PSSS)以及医疗社会支持量表(MOS‐SSS)等。国内应用较多的是社会支持评定量表,它是由肖水源等心理卫生工作者在借鉴国外量表的基础上,根据我国的实际情况自行设计编制的,是多年来广泛应用的量表。量表以社会支持与身心健康的关系作为理论指导依据,根据被测者的社会支持状况,推测可能导致心理障碍的社会环境因素。SSRS 共有 10 个条目,分为客观支持(第 2、6、7 条)、主观支持(第 1、3、4、5 条)及对支持的利用度(第 8、9、10 条)3 个维度。3 个维度计分之和为社会支持总分,总分越高,社会支持度越高。该量表具有较好的信度和效度。

四、社会支持对肿瘤患者生活质量的影响

关于社会支持对肿瘤患者生活质量的影响,国内外均有报道。

Osann K 等通过生物行为(即肿瘤生存实验)发现社会支持与生活质量显著相关,且良好的社会支持和较高的生活质量可以通过应激反应的调节而改变机体免疫状态。

Naseri N 对伊朗肿瘤患者的抑郁情况进行了研究,抑郁是肿瘤患者最常见的精神障碍,严重影响患者的生活质量,不幸的是它不太被关注和重视。研究显示肿瘤患者的社会支持和教育水平均与抑郁之间存在显著相关性,建议通过提高社会支持度来减轻患者的抑郁程度。

乳腺癌是女性最常见的肿瘤,位居女性肿瘤发病之首。乳腺癌的诊断和治疗可引起患者一系列负面情绪,进一步影响患者的生活质量。关于“社会支持对乳腺癌患者生活质量的影响”的研究报道也较多。研究显示,具有较强社会支持的患者具有更好的恢复能力和更好的生活质量,社会支持在乳腺癌患者身心恢复能力与生活质量的关系中起到了中介作用。魏淑霞等报道,癌因性疲乏在乳腺癌术后患者中广泛存在,而良好的社会支持和心理状态对预防和缓解癌因性疲乏有着重要作用。由于乳腺手术、放疗、化疗等导致患者形象改变,年轻乳腺癌患者普遍存在病耻感,这种负性心理体验会对患者的身心健康产生不良影响。孔荣华等对 304 例年轻乳腺癌术后患者病耻感的影响因素进行了调查,结果显示社会支持是病耻感的保护性因素,即良好的社会支持可以减轻这种负性心理。一项对 434 例肠癌患者术前焦虑的调查显示,社会支持是术前焦虑的相关影响因素。对西班牙 9 家医院 972 名肠癌患者的研究结果显示,患者的社会支持与至少一个健康相关生活质量(health-related quality of life, HRQOL)域的变化相关,社会支持程度越高,生活质量越高。王哲等报道,社会支持与肺癌患者的抑郁症状发生率呈负相关,应给予肺癌患者更多社会支持,从而帮助肺癌患者提高应对能力,降低其抑郁水平。李小玲报道,头颈部肿瘤患者的社会支持与生活质量之间有明显的相关性,良好的社会支持系统有助于患者生活质量的提高。

五、肿瘤患者的社会支持干预

相关研究认为我国肿瘤患者的社会支持水平在中等偏下水平,主要跟个体的性格特

点、文化程度、经济状况、婚姻状况及疾病的发展阶段等有关,多数肿瘤患者对社会支持内容中的信息支持及情感支持较为依赖,特别是对来自医护人员的疾病相关信息及家人的情感支持较为关注。

在一项题为"癌症的社会支持:患者希望我们做什么?"的调查中,要求患者列出希望得到的3种支持。答案中最常见的是对友谊的渴望、同理心、家庭支持、信息支持、治疗中的平等对待等。焦虑的患者更希望得到陪伴,而年轻患者更渴望得到家庭照护支持。医护人员也是患者社会支持的来源,作为最接近患者、最了解患者需求的人群,能够为社会支持干预提供方向和指导。汪海锋等报道,为血液肿瘤患者组建以医护人员为主体构成的社会支持干预团队,以充分利用和引导社会支持力量来改善血液肿瘤患者的生存质量,取得较好的成效。Pourfallahi M等报道了一种由护士主导的为期10周的信息情感支持项目计划,该项目包括5次与患者面对面交流、发放教育手册和5次电话随访,通过信息情感支持项目计划的实施,改变了肿瘤患者的疾病认知和情绪应对,提高了患者的生活质量。因此,医护人员要努力使患者感到被关心和理解,主动与患者及其家属沟通,及时了解患者需求,向患者和家属介绍肿瘤治疗的相关知识,根据患者情况及时给予必要的支持与帮助。

家庭是社会支持系统中最为重要的来源,每一位家庭成员在经济上、情感上与道德上有责任照顾其他家庭成员的健康。一项老年肝癌患者家庭功能对生活质量的影响研究显示,家庭功能是老年肝癌患者生活质量的重要影响因素。建议医护人员通过提高问题解决能力和家庭角色来改善患者的家庭功能,提高老年肝癌患者的生活质量。家庭支持系统中最关键的是配偶的支持。乳腺癌患者术后普遍存在性功能障碍,而性生活质量是总体生活质量的重要组成部分。研究显示,社会支持是性功能障碍的独立保护因素,配偶的态度很大程度上影响着乳腺癌患者的性功能康复和生活质量。面对乳腺癌患者性问题时,配偶的支持赋予了至关重要的作用。

社会支持是影响肿瘤患者生活质量结局的重要影响因素之一。良好的社会支持对肿瘤患者的身心健康有较强的保护作用,它帮助人们适应社会和环境变化,改善患者对负性事件的应对方式。因此,临床医护人员应积极调动患者周围的社会支持系统,更好地倾听并了解患者的主观感受,提供适当的指导策略来帮助患者寻求有效的支持,最终达到促进肿瘤患者康复、提高生活质量的目的。

第三章　肿瘤患者的营养与膳食指导

第一节　中医对肿瘤营养的认识

宋代《圣济总录》云:"瘤之为义,留滞而不去也,气血流行不失其常,则形体和平,无或余赘及郁结壅塞,则乘虚投隙,瘤所以生。"《素问·刺法论》云:"正气存内,邪不可干";《素问·评热病论》也云:"邪之所凑,其气必虚";《医宗必读》亦指出"积之成者,正气不足,而后邪气踞之"。

中医对肿瘤发病原因的认识,主要分为内因和外因。内因指人体气血亏虚,七情太过及脏腑气血功能失常;外因是指邪毒入侵,蕴聚经络、脏腑,而致气滞、血瘀、痰凝、食积等。但外邪必须在脏腑功能失常、真气耗损时方能趁机而入,进而发展为病患。

脾胃为后天之本,通过运化饮食水谷精微而维持"正气存内,邪不可干"的状态。若饮食失常,脾胃受损,影响运化可致食积,积久不解又可生热、生痰、生湿而百病丛生。过食厚味则生湿热而化生成痰,偏食辛燥、嗜酒过度可使肠胃积热,津液枯耗,气血郁滞而形成气结、痰凝、瘀血而致病。

华佗《中藏经》云:"虚则补之,实则泻之……,此乃良医大法。"

综上所述,中医认为正气的盛衰是决定形成肿瘤的重要内在因素之一,饮食宜注重气血阴阳的调养,如"春夏养阳,秋冬养阴",同时饮食要均衡,不能嗜食,通过辨证施膳,合理利用膳食营养保持人体"阴平阳秘"的最佳状态,是预防和治疗肿瘤的重要环节。

第二节　膳食营养的临床意义与进展

世界卫生组织对影响人类健康的众多因素进行了评估,结果表明膳食营养对人类健康的影响占13%,而其中大约1/3的肿瘤和大约1/2的其他慢性病的发生与饮食结构不良有关。

恶性肿瘤发病过程中营养代谢的变化会加速病程的恶化,调查显示40%~80%的肿瘤患者存在营养不良的状况,其中以消化系统肿瘤患者和头颈部肿瘤患者等营养不良的发生率最高,晚期肿瘤患者最终出现恶病质更是一种普遍现象。营养不良是20%的肿瘤患者死亡的直接原因,营养不良降低了患者的抵抗力,使治疗机会减少、疗效下降、并发症增加,明显降低患者的生存质量,缩短其生存期,并造成了巨大的经济损失和社会资源的浪费。临床医护人员结合营养不良类型和恶性肿瘤的预后,参考综合的抗肿瘤治疗强度和疗效,经过科学评估,确定合适的营养支持的途径和营养处方,有效地为肿瘤患者提供营养支持,可以对患者的治疗起到积极的作用,并能有效地改善肿瘤患者的预后及生存质量。

近年来,营养支持治疗已成为抗肿瘤治疗中不可或缺的重要措施。对肿瘤患者进行营养支持不仅能增加机体对化疗药物的吸收、代谢、排泄,同时能明显改善药物动力学,降低化疗药物的毒副作用,提高抗肿瘤药物的疗效。治疗肿瘤患者的营养不良或恶病质可以以手术、化疗、放疗等提供机体耐受的基础,提高治疗成功率,减少治疗的并发症及不良反应,降低患者死亡率。

综上所述,营养支持治疗已成为肿瘤治疗的基石,应早期常规进行NRS营养风险筛查、营养评估、综合测定,早期实施营养干预,评估干预效果和调整干预方案,以使患者受益更多。

第三节　肿瘤患者在不同治疗期间对营养的需求及护理

肿瘤是一种慢性消耗性疾病,在肿瘤患者接受治疗的不同时期,许多患者都会出现不同程度的营养障碍。如果患者的营养状况不能得到及时纠正和改善,则所有抗肿瘤治疗将无法进行,或勉强进行也无法达到预期。肿瘤患者的营养支持是所有抗肿瘤治疗的前提和保障,在抗肿瘤治疗的各个时期,必须加强患者的营养支持。只有提供合理充足的营养,才能增强机体的免疫力,提高患者对治疗的耐受性,减少治疗的并发症和副作用,从而增强抗肿瘤治疗效果,缩短患者住院时间,改善患者生活质量。

一、手术治疗患者对营养的需求及护理

(一)手术的影响

手术是治疗肿瘤常见方法之一,但因手术创伤、失血、禁食等因素常易导致患者水电解质平衡失调、贫血、营养不良和体重下降,从而影响患者手术伤口愈合、康复和预后。故加强手术患者的营养支持至关重要。

(二)手术患者的营养支持原则

1.术前的营养支持原则。术前应尽量改善患者机体的营养状况,纠正贫血、低蛋白血症及其他各项营养指标,最大限度地提高其手术耐受力,减少术后并发症和感染,促进伤口愈合。改善营养状况的方式依病情而定,尽量采用肠内营养,严重营养不良且伴有消化吸收功能障碍者可选用短肽型营养制剂以减轻胃肠道负担,或(和)采用肠外营养,直至经口进食。对于没有足够时间纠正营养不良需要手术的患者,多采用肠外营养,必要时选用血制品、新鲜血液或血浆,以迅速改善其营养状况。对于急诊手术的患者,应采用中心静脉营养,以利于在术中、术后进行营养支持和生命体征的监测。

2.术后的营养支持原则。原则上以肠内营养为主,经普通流质、半流质、软食逐渐过渡至普食。采用少食多餐的供给方式,必要时可由静脉补充部分营养。

3.肿瘤患者围手术期营养支持治疗新理念。以往医务人员针对肿瘤手术患者如何进行营养支持,一直存在着许多困惑或有争议的地方。加速康复外科通过优化围手术期的处理措施,减少了创伤应激代谢和并发症,促进患者快速康复,并缩短了患者的住院时间。其中有关营养管理的进展包括术前不常规进行肠道准备、术前缩短禁食时间、术前口服碳水化合物进行代谢准备、术后早期恢复口服饮食、术后早期下床活动、使用硬膜外麻醉及术后止痛、不常规使用鼻胃管及腹腔引流管、尽早去除导尿管等诸多优化措施。其中术前不常规进行肠道准备指术前 2 小时可以自由饮水,术前 6 小时可以自由进食,可以减少液体和营养素的丢失;术前口服碳水化合物进行代谢准备,可以降低术后高血糖的发生率,缓解胰岛素抵抗及高分解代谢;术后 4 小时,患者清醒以后就可以恢复口服清流质,而不需要等到通气或通便才开始恢复口服饮食;使用硬膜外止痛,减少了各种导管的使用;早期下床活动可以促进合成代谢。

(三)不同手术患者的营养支持

1.食管、贲门肿瘤手术

(1)患者自觉有哽咽感时应避免进食粗硬食物,应进食流质或半流质饮食,并注意细嚼慢咽,避免刺激局部肿瘤组织,引起出血、转移和疼痛。

(2)术前进食明显减少或体重明显下降,应及时通过口服肠内营养制剂进行营养补充。

(3)术后伤口未愈合、胃肠功能也未恢复,需早期鼻饲肠内营养制剂或进行肠外营养。

(4)遵循"少食多餐,循序渐进"的原则,嘱患者开始进食时一般只能喝清水或清流质,1～2天后尝试流质,2～3天后过渡到半流质,1～2周后进软食,约3个月以后进普食。每餐由50 ml开始,耐受后逐渐增加至150～200 ml,每天6～7餐。流质阶段营养不足部分可通过匀浆膳或肠内营养制剂进行补充。

(5)恢复正常进食后应注意膳食平衡,术后1年内饮食应细软易消化,切忌暴饮暴食。

(6)避免油腻、粗硬、过热、过冷、刺激性食物,以免引起恶心、呕吐等并发症或吻合口瘘。

(7)贲门切除术后为预防反流性食管炎的发生,应嘱患者戒烟酒;避免暴饮暴食;每餐食物最多不超过300 ml;禁食易刺激胃酸分泌的肥肉、浓肉汤、奶油、巧克力、咖啡、酸性果汁和饮料等;避免餐后弯腰及平卧,卧床患者应取30°～45°半卧位;裤腰不宜过紧,避免引起腹压增高;饭后不宜立即睡觉。

2.胃肿瘤手术。胃切除术后胃容积减小,进食后易出现倾倒综合征、低血糖等。倾倒综合征主要表现为进食后腹胀、腹痛、呕吐、出汗等,常发生在进食后15～30分钟,与胃容量缩小、幽门失控后大量食糜快速进入空肠有关。低血糖常发生在餐后2小时左右,表现为心悸、头晕、出冷汗等,原因为糖类吸收过快导致胰岛素快速升高,引起继发性血糖下降。

(1)可在术前7～14天进行营养治疗,首选肠内营养治疗,可以采用经口或经鼻肠内营养,若存在肠梗阻或肠内营养供给不足,应考虑肠外营养治疗。

(2)少食多餐:每天进餐6～7次,每餐30～40 ml开始,逐步增加到每餐150～200 ml,食物可以采用米汤、鱼汤、蛋花汤、稀藕粉、米汤冲蛋等。每餐进食流质100 ml左右,不宜过饱。开始1～2天给予清流质,以后逐渐改为稠流质,随病情好转改为少渣半流质,每餐主食50～100 g,每天5～6餐,而后逐渐加量。

(3)干稀分食:选择黏稠性的、排空较慢及少渣易消化的食物,以减缓食物进入小肠的速度,促进食物的消化吸收,防止倾倒综合征的发生。如进食汤类或饮料应注意干稀分食,并尽量在餐前或餐后30～45分钟进食汤类,以防止食物过快排空影响消化吸收。

(4)低糖饮食:术后早期禁食精制糖及甜饮料、甜食物,如果汁、甜点心、蛋糕等,每天主食少于100 g;宜进食含可溶性纤维较多的食物,如小米粥等,以延缓糖的吸收,防止低血糖的发生。

(5)足够的蛋白质:胃切除术后因胃酸及胰腺分泌相对减少,造成胰蛋白的缺乏,加上肠蠕动加速,部分蛋白质不能被吸收,易致血容量及血浆蛋白下降,从而导致患者耐受性差、伤口愈合能力减弱,甚至发生手术伤口裂开、吻合口水肿感染,严重的可发生吻合口瘘。患者应补充高蛋白质膳食,每天供给1.5～2 g/kg体重,选择易消化、必需氨基酸含量高且品种齐全、生物价值高的食品,如鸡蛋、鱼、虾、瘦肉、豆制品等。

(6)限制脂肪:如患者出现腹泻,每天可供给40 g以下烹调油、易消化吸收的脂肪,如植物油、奶油、蛋黄等,蛋黄中的脂肪吸收率可达93%,通常不易致腹泻。有少数发生脂肪痢的患者,应减少膳食脂肪的供给量,还需要配合无渣饮食。

(7)注意体位:嘱患者进餐时采取半卧位,细嚼慢咽,餐后保持半卧位20～30分钟,可减轻胃部不适症状。

3.肝脏肿瘤手术

(1)一般需禁食,使肝脏和胃肠道得到休息,围手术期间采取肠外营养。

(2)经口进食后(术后2~3天)的患者应渐进增加营养,先进食无脂流质饮食,逐渐改为低脂半流质饮食,再过渡到软食,最后慢慢恢复普食。每天进餐5~6次,烹调宜选择蒸、煮、炖的方式。

(3)为了避免低血糖可适当进食蜂蜜、果酱等甜食。

(4)为了避免增加肝脏负担可选择高蛋白质、高维生素、低脂的食物,如鱼、虾、蛋白、鸡肉、豆腐、脱脂酸奶及各种蔬菜水果。肝功能障碍、肝功能失代偿的患者应遵医嘱限制水、钠及蛋白质的摄入。

(5)戒酒,忌食油腻、腌制、膳食纤维高及刺激性食物,避免进食影响肝功能的食物,如霉变、含有人工合成的香精或色素的食物、饮料等。

4.胰腺肿瘤手术。术后胰腺分泌减少,胰岛素分泌不足,可能导致营养物质消化不良和继发性糖尿病。

(1)一般需禁食,使胰腺得到休息,围手术期间应采取肠外营养。

(2)术后胃肠功能恢复有一个过程,一般术后5~7天进食清流食,1周后无明显腹泻、腹痛症状,可过渡为流食,术后7~10天无不适症状可过渡为半流食,术后2周无不适症状可过渡为低脂少渣半流食,低脂少渣半流食持续2周后,在术后1个月左右可进食低脂半流食,此阶段持续2~3周逐渐过渡到软食。3个月至半年之内饮食应注意清淡、细软易消化,避免或限制油腻、粗硬及刺激性的食物。每天进食5~6餐,烹调宜选择蒸、煮、炖的方式。

(3)限制脂肪饮食,适当限制主食和高蛋白质饮食,避免进食纯糖类食品。

(4)疼痛和腹胀等导致食欲不佳的患者可采取少食多餐的方式增加营养,症状严重时可给予对症处理。

5.结直肠肿瘤手术

(1)一般术前12小时禁食,术前2小时禁水。

(2)术后1~2天可给予清流质,如糖盐水、米汤,每餐由50 ml开始,慢慢增加至100~200 ml,一天最少6餐,尽量减少患者大便次数,保持伤口清洁,避免感染及疼痛,促进伤口的愈合。

(3)术后5天左右可进极低纤维流质,如藕粉、婴儿米糊、淡果汁、胡萝卜汁、稀粥等。

(4)术后7天左右可进低脂少渣半流质,如米粥、蛋羹、虾仁面等,之后再尝试软食,并多饮水,以保持粪便软而通畅,防止粪便干结引起伤口疼痛或出血。约1个月后可逐渐采用普食。

(5)术后早期患者可口服肠内营养制剂补充营养。

(6)肠造口患者如果佩戴的造口袋不具防臭功能,应少食易产生异味的食物,如玉米、洋葱、鱼类、蛋类、大葱等,多喝脱脂牛奶或酸奶,以减少排泄物的臭味。

(7)便秘患者可服用苹果汁、香蕉汁等。

(8)结肠切除术患者可适量补充维生素C、维生素B_{12}及叶酸等。

二、化学治疗患者对营养的需要及护理

(一)化学治疗的影响

化疗是一种使用药物杀死肿瘤细胞的治疗方法,但几乎所有的化疗药物都会引起不同程度的食欲减退、味觉异常、恶心、呕吐、口腔炎、腹胀、腹泻、便秘及营养物质的消化吸收功能障碍等,并引起菌群移位,导致营养不良的发生率不断增加。

(二)化学治疗患者的营养支持

合理的饮食能预防和减少因化疗带来的体重减轻和营养不良,提高治疗耐受力,减少治疗中断率,缩短住院时间。研究发现,某些抗氧化营养素可以减轻化疗引起的不良反应,如含维生素 A、维生素 C、维生素 E 的食物。在食品的调配上,应色、香、味俱全,以增进食欲。嘱患者少食多餐,肉食以温热食、气味淡为主,注意膳食平衡。一些化疗引起的不良反应可能在治疗结束后几个小时或几天就消失了,如不良反应持续存在会导致食物摄入明显减少,应及时给予营养支持。

1.在化疗前、化疗不良反应发生的间歇期及食欲佳时多摄入些营养物质,进食时尽量保持好心情,可以通过使用漂亮的餐具、播放喜欢的音乐等方法让进食变得更快乐。

2.对于食欲不佳、消化不良的患者可选用开胃、易消化的食物,如山楂、谷麦芽、白萝卜、山药、刀豆、酸奶等,少吃荤腥食物。

3.化疗药物会刺激肠壁嗜铬细胞释放 5-羟色胺,从而兴奋呕吐中枢引起呕吐。应限制含 5-羟色胺丰富的水果、蔬菜及坚果,如香蕉、核桃、茄子等及含色氨酸的蛋白质的摄入量,以减少体内游离 5-羟色胺的含量。

4.灵活掌握进食时间,协助患者在呕吐间歇期进食,少食多餐,进食助消化食物或多吃干的食物,如干面包片、豆腐干等,多食用薄荷类食物及温凉食物等,避免进食油腻的食物。小口多次饮水,防止脱水,并在饭前、饭后及睡前刷牙,以去除口腔异味,保持口腔清洁湿润。

5.化疗药物影响增殖代谢活跃的黏膜组织,为寄生在口腔及肠道的细菌提供了入侵的途径,易引起口腔、舌、食管等炎症和口腔溃疡等。患者宜进食温凉流质或无刺激性软食,注意维生素及蛋白质的摄入,如新鲜蔬菜、水果、牛奶、鸡蛋、瘦肉及豆制品等。

6.抗代谢类化疗药物对增殖旺盛的胃肠上皮有抑制作用,可引起腹胀、腹泻,患者宜进食少渣、低纤维食物,避免进食生冷及易产气的食物,如糖类、豆类、洋白菜、碳酸饮料等,鼓励多饮温开水,每日约 3 000 ml,不宜饮用咖啡、浓茶和各种酒类。因腹泻造成大量钾离子丢失的患者宜进食含钾较高的食物,如土豆、橘子、桃子、杏等。

7.便秘者宜多饮水,进食高纤维素食物,包括带皮的新鲜水果、茎叶类新鲜蔬菜,如山药、地瓜、各种豆类等。

8.对化疗敏感的肿瘤,如急慢性白血病、淋巴瘤等在联合化疗后,大量肿瘤细胞被迅速破坏,血液中尿酸会急骤增加并在肾脏集合管形成结晶,影响尿液的生成。应注意控制食用高嘌呤食物,如肉类、动物内脏、花生、瓜子等,每日限制蛋白质摄入,多吃新鲜蔬菜及水果等,别嘌醇可用于预防尿酸性肾病。

三、放射治疗患者的营养需求及护理

(一)放射治疗(简称放疗)的影响

放疗可以杀死肿瘤细胞,但对周围正常组织和细胞也会产生影响。患者在放疗期间往往会出现消化道黏膜损害、吞咽咀嚼困难、口干、咽痛、鼻咽干燥、味觉及嗅觉变化等症状。

(二)放射治疗患者所需的营养支持

合理的营养支持可提高放疗耐受力,降低放疗中断率,缩短住院时间。放疗患者应食用清热解毒、滋阴生津的食物,如绿豆汤、梨汁、萝卜汁、冬瓜汤、藕汁、西瓜、南瓜、海带、菱角等;多食鱼、肉、奶、蜂蜜、新鲜蔬菜、水果等;忌食热性食物,如狗肉、羊肉、兔肉、黄鱼、荔枝、龙眼等;忌服辛辣香燥等刺激性食物,如胡椒、葱、蒜、韭菜等。

1.头颈部肿瘤放疗。患者宜服滋阴健脑、益智安神食物,如核桃、花生、绿茶、石榴、芒果、红枣、海带、猪脑等。鼻咽部肿瘤放疗会导致味觉减退或消失、唾液分泌减少、口腔干燥、黏膜溃疡、咀嚼和吞咽困难等,患者宜选用清淡、低脂、无刺激、易咀嚼、易消化的温凉流质、半流质饮食和软食,如新鲜蔬果汁、粥、面条、馄饨和软饭等,避免吃过咸、过辣、粗糙或坚硬的食物。为增加患者食欲,可稍放点食盐,以缓和口中乏味的感觉。冷冻食品和酸性较低的饮品,如苹果汁、桃汁可减轻口腔溃疡。口腔炎患者应定时漱口,如含庆大霉素的漱口水与2.5%碳酸氢钠漱口水或淡盐水交替漱口,有助于预防口腔感染,溃疡疼痛时在漱口水内加入2%利多卡因注射液,可以减少患者痛苦,促进溃疡的愈合。

2.胸部肿瘤放疗。患者宜选用滋阴润肺、止咳化痰的食物,如冬瓜、丝瓜、莲藕、银耳汤、百合、红萝卜、枇杷、杏等;增加蛋白质和维生素的食物,如鸡蛋、瘦肉、鱼、酸奶、豆制品、黑木耳、苹果、香蕉、橙子、海带等。

3.腹部肿瘤放疗。饮食宜细软,多选择易消化的食物,少量多餐,食物应多样化,少喝牛奶,少吃甜食和蜂蜜,给予患者高蛋白质、高维生素、高热量的食物。少数患者可发生放射性肠炎,急性期应避免食用油腻、高纤维、产气多的果蔬及碳酸饮料等,应食少渣、低纤维食物,并鼓励患者多饮水。腹泻严重者需暂禁食,可通过肠外营养支持补充营养。

4.泌尿生殖系统肿瘤放疗。患者宜选用补肾养肝、清热食物,如无花果、西瓜、苦瓜、向日葵子、牛奶、香菜等,同时保证优质蛋白质的补充,每天饮水2 000~2 500 ml。

5.对放疗后出现大面积口腔炎、食管高度梗阻致吞咽困难者,或放射性肠道损伤致吸收障碍导致肠腔狭窄、梗阻者,营养补充应选择完全胃肠外营养(TPN)。

四、骨髓抑制患者的营养支持

1.预防白细胞及血小板的下降。应给予高蛋白质饮食,如牛奶、大豆、瘦肉、动物内脏、牛肉、蛋黄、鱼肉、大枣、花生、核桃、黑木耳等,同时可配合药膳,如党参、黄芪、当归、阿胶等。

2.预防和纠正贫血。宜食含铁丰富的食物,如动物内脏、瘦肉、蛋黄,蔬菜类有菠菜、芹菜、西红柿等,水果类有红枣、杏、桃子、葡萄、菠萝、橘子、柚子等;宜食维生素C含量丰

富的食物,如橙子、柿子椒、草莓、葡萄柚,以及添加了维生素 C 的果汁,以促进患者对铁质的吸收;不宜喝茶和咖啡,因为铁剂与茶中的鞣酸结合会产生不溶于水的物质,不利于铁的吸收;补充叶酸可预防营养性贫血。

五、治疗恢复期患者的营养支持

在经过了最初的诊断和治疗后,大多数肿瘤患者的肿块会消失,病情趋于稳定。在此期间,建立并维持适当的体重、保持健康的饮食和积极运动的生活方式可以提高患者的生活质量并延长其寿命。恢复后的饮食及运动需遵循以下几个原则。

1.饮食多样化。重点食用植物来源的食物,每天至少摄入 500 g 蔬菜及 300 g 水果,优先选择全谷食物,限量食用红肉,尤其是高脂肪或加工的红肉,摄入的食物应有助于保持健康体重。

2.采取积极的运动生活方式。成人应进行每周至少 5 天、每天至少 30 分钟的中等强度的运动,每周至少 5 天、每天至少 45 分钟的中高强度的运动;儿童和青少年应进行每周至少 5 天、每天至少 60 分钟的中高强度的运动,以有效降低乳腺癌和结直肠癌的发病风险。

3.终身保持健康的体重。患者要维持热量平衡,如果目前已经超重或者肥胖则应减重、限制饮酒。

六、进展期肿瘤患者的营养支持

进展期的肿瘤患者常伴随食欲差、疼痛、早期饱腹感、味觉改变、便秘等,应积极对症治疗。此阶段膳食应能满足机体基本需要、维持体力、减轻进食相关的副作用。虽然良好的营养支持不能治愈恶性肿瘤,但可以增强患者的抵抗力,减少感染,提高患者的生活质量。

1.手边常备营养丰富的食物和饮料,当自身感觉良好或胃口好时争取多进食。

2.少量多餐,1～2 小时进食一次,每次量不要太大。

3.多选高热量、高蛋白食物,如鸡蛋、酸奶、豆腐、饼干等,限制脂肪的摄入。

4.避免吃饭时喝汤导致的早期饱腹感。

5.避免食用辛辣刺激性的食物。

6.维持目前的体重,如已发生体重丢失也不要有压力。

7.保证足量的水分,有助于保持胃肠功能正常。如出现便秘,尤其在服用一些止痛药期间,可以同时使用润肠通便的药物。

8.如患者吞咽困难或虚弱无力,可选用软食或液体食物。

9.不推荐常规的营养支持,鼓励患者经口进食,如经口摄入严重不足,可选择肠外营养支持,延缓患者体重丢失,提高生活质量。

10.临终肿瘤患者由于机体严重消耗,器官衰竭,已没有任何抗肿瘤治疗措施和营养支持可以逆转此状况。此时,患者已不能从营养支持获益,一般不推荐常规的营养支持,可根据个体情况给予适当液体补充以纠正脱水、谵妄、电解质紊乱等症状。应为临终患者提供一个药物治疗的通路,通过静脉输液补充水和电解质,避免脱水诱导的意识混乱。

第四节 肿瘤患者的辨证施膳

肿瘤属于慢性病,其发生、治疗、转归、预后与饮食调理息息相关。孙思邈在《千金方》中说道:"凡欲疗疾,先以食疗。"中医的饮食调理是根据患者的体质、病性等,运用食物的性味进行辨证施膳,纠正人体功能紊乱的内环境,达到预防和控制疾病的目的。患者建立良好的饮食习惯对于预防肿瘤、控制肿瘤、带瘤生存具有重要的意义。

一、辨体质施膳

体质调辨即是根据肿瘤患者的体质进行合理的饮食选择,既能补充营养又可以调整阴阳平衡,逐渐影响人的体质,从而达到预防肿瘤复发和转移的目的。根据现代医家王琦对中医体质分类标准的研究,将体质分为平和质、气虚质、阳虚质、阴虚质、痰湿质、湿热质、血瘀质、气郁质、特禀质9种,针对不同的体质类型采取针对性的食疗。

1.平和质(A型)。平和质的人具有阴阳和调、血脉畅达、五脏匀平的生理特点,其饮食调护的第一原则是膳食平衡,要求食物多样化,体现中国传统膳食平衡整体观。根据中医学阴阳五行的观点,在平衡膳食的基础上,平和质者还应注意气味调和,因时施膳,根据季节选择适宜的饮食,不宜偏食寒性或热性的食物,以维护机体的阴阳平衡,保障健康。

2.气虚质(B型)。气虚者多有脾胃虚弱,脾主运化,为气血生化之源,饮食宜清淡易消化,避免进食滋腻之食,可食用健脾益气之品,如小米、粳米、扁豆、猪肚、黄鱼、菜花、胡萝卜、香菇等。

3.阳虚质(C型)。注意饮食调护,平时宜多吃羊肉、狗肉、刀豆、核桃、栗子、韭菜等温补脾肾阳气的食物,少食蟹、冷饮、柚子、芹菜、绿豆、蚕豆、绿茶等寒凉之品,即使在盛夏也不要过食寒凉之品。

4.阴虚质(D型)。饮食上应多食滋阴潜阳的食物,如龟、鳖、牛奶、鸭肉、猪皮、百合、乌梅等;少食肥甘厚腻、辛辣燥烈之品,葱、姜、蒜等具有温热性味的调味品亦应少吃。阴虚质者多大便干结,可坚持晨起空腹补水,多食蔬菜、水果,食物中加入糙米、全麦等粗谷类,并注意养成良好的排便习惯等,老年或便秘者可兼服润肠通便药,如麻仁丸、五仁丸等以助排便。

5.痰湿质(E型)。饮食宜清淡,多摄取能宣肺、健脾、益肾、化湿、通利三焦的食物,如冬瓜、荷叶、山楂、赤小豆、扁豆等。体形肥胖的痰湿质者,应少吃肥甘厚腻之品。

6.湿热质(F型)。宜食用清利化湿的食物,如薏苡仁、莲子、茯苓、绿豆、鸭肉、鲫鱼、冬瓜、苦瓜等。忌食辛辣燥烈之品,如辣椒、狗肉、牛肉、羊肉、酒等。

7.血瘀质(G型)。宜选用具有活血化瘀功效的食物,如山楂、油菜、番木瓜、金橘、黑木耳、葱等。对非饮酒禁忌者,可适量饮用葡萄酒,有利于促进血液循环。

8.气郁质(H型)。肝主疏泄,调畅气机,并能促进脾胃运化。气郁体质者应多食具有疏肝理气功效的食物,如金橘、陈皮、佛手、大麦、刀豆、萝卜、菊花、玫瑰花等,以利气机通畅。

9.特禀质(I型)。根据个体的实际情况制订不同的保健食谱。如过敏体质者饮食宜清淡,忌食生冷、辛辣、肥甘油腻食物,忌食酒、鱼、虾、蟹、蛋、奶等各种"发物",以免引动伏痰宿疾。

中医体质学认为体质是一种在先天遗传和后天获得的基础上形成的相对稳定的状态,个人体质的差异是先天因素和后天因素共同作用产生的结果,而恶性肿瘤的治疗方法如手术、放疗、化疗及靶向治疗等,可作为一种后天因素影响患者的体质。医务人员应根据患者体质特点实施辨证施膳,指导患者学习一些中医常识,了解自己的身体,养成合理的饮食习惯,坚持调理,达到阴阳和调、血脉畅通、五脏匀平。

二、辨疾病施膳

肿瘤是一类具有特殊性和复杂性的慢性病,要有全程管理的观念,针对不同部位的肿瘤和肿瘤发展的不同阶段,采用不同治法与施护。

(一)不同部位肿瘤的施膳

1.胃肠肿瘤。常见于体质偏虚或寒热错杂的患者,此类患者应少食苦寒、生冷之物。日常饮食以清淡、细软、易消化、富有营养的食物为主,宜进蔬菜、瘦肉、鸡蛋、鱼类等,忌食生冷、煎炸、坚硬、刺激性食品,忌食土豆、黄豆、白薯等易胀气食物。可选用当归、党参、茯苓、白术、鸡血藤等健脾养胃、补益气血的中药食材调配成药膳食用。

2.肝胆肿瘤。肝胆病证常与肝胆的疏泄功能失常有关,宜食疏肝理气之品。日常饮食宜清淡,营养丰富,多食奶、鱼、瘦肉及豆制品,忌食油腻、生冷、辛辣食物。患者急性期以素食为宜,多食新鲜水果,肝硬化腹腔积液者应予低盐或无盐饮食,肝性脑病患者应控制动物蛋白的摄入量。

3.肺脏肿瘤。饮食宜清淡,多食水果以供给多种维生素、无机盐,以利于机体代谢功能的修复,补充咳嗽或发热所消耗的能量,忌食辛辣、油腻、甜黏类食物,忌食酒及海腥发物。咳嗽痰黄者可选枇杷、梨等清热化痰之品;痰白清稀者避免食用生冷瓜果;痰中带血者宜食藕片、藕汁等以清热止血;久病肺阴虚者可选食百合、银耳、甲鱼等滋阴补肺之品。

4.肾脏肿瘤。饮食宜清淡,富于营养,可多食动物性补养类食物。水肿者应予低盐或无盐饮食,可食用冬瓜、赤小豆以利尿消肿;肾虚者可食用牛肉、羊肉、狗肉及蛋类;肾衰者应补而有节,主要限制米、豆类食物,宜食优质低蛋白、高维生素、高热量食物,以适当限制摄入钠、钾为原则,食用鱼肉时以蒸煮、做汤为宜。

5.血液系统肿瘤。予以补气养血、生血填精之膳食,如山药、桂圆、桑葚、枸杞子、甲鱼、驴皮胶等,汤类可食用龙眼大枣煲鳝鱼、乌豆猪骨水鱼汤等。

(二)肿瘤发展不同阶段的施膳

1.初期。正气未衰,邪气渐盛。为防止邪气扩张、疾病发展,饮食宜清淡,并多食新鲜蔬菜,如胡萝卜、苋菜、芹菜、生姜、大蒜、芦笋、菜花、南瓜、西红柿、甘薯等。

2.中期。正气渐衰,邪气已盛。此时饮食宜清淡,偏于温补,如气虚者宜食用猕猴桃、芦笋等,阳虚者宜食用长刀豆子、生姜等。

3.晚期。邪气大盛,正气极衰,正虚至极。此时汤药难入,强攻难效,饮食当以滋补为主,可食用黄芪、冬虫夏草、蚕蛹、龟、大枣、香菇、猴头菇、银耳、牛奶等。

三、辨性味施膳

中医药膳是根据食物寒、热、温、凉的四气和酸、苦、甘、辛、咸的五味进行组合,以及临床肿瘤患者不同的症状,结合患者体质、禀赋、年龄、爱好及环境等因素,全面归纳分析,准确辨认出不同的"证",遵循"寒者热之""热者寒之""虚则补之"及"实则泄之"的原则,调配组合恰当性味的食物,纠正人体偏颇的内环境,达到防治肿瘤的目的。

在日常生活中,体质偏于虚寒的患者应少食凉性食物,可适当进食温性和平性食物。相反,体质偏于热性的患者应少食温热性的食物。关于五味,辛味药食具有发散、行气、行血、健胃的功能,肿瘤患者化疗后食欲不振、舌苔白腻、湿邪阻滞,可选辛味药食开胃,如茴香、橘皮之类;酸味具有收敛、固涩等功能,头颈部肿瘤患者放疗后,易出现口舌干燥、舌红少苔、气阴两伤等症状,可含服乌梅、甘草之类食物酸甘化阴;苦能燥能清,平素体质壮实、多食易饥、口舌生疮、脉数有力者可以食用苦丁茶、苦瓜之类食物以清泻火热;甘具有补益、和中、调和药性和缓急止痛的功能,肿瘤患者出现气短乏力、行气不足等症状时,可以食用小米粥、大枣、山药、鸡肉、薏米等药食。

四、饮食宜忌

饮食宜忌,俗称忌口、食忌,指疾病期间对某些食物的禁忌,是食疗学的重要组成部分。《金匮要略》指出:"所食之味,有与病相宜,有与身为害,若得宜则益体,害则成疾。"病证的饮食宜忌是根据病证的寒热虚实、阴阳偏盛,结合食物的四气、五味、升降浮沉及归经等特性来确定的。食物的性味、功效等应与疾病的属性相适宜,否则会影响治疗结果。如热证患者忌辛辣、醇酒、炙烤等热性食物,如鸡肉、鹅肉、狗肉、羊肉等,食用热性食物不仅助热邪,亦可促进疾病的进展,故需忌之;阳虚者忌寒凉类食物;阴虚者忌温热类食物。

在临床上,患者忌口往往存在误区。有学者认为要严格忌口,鸡、鸭、鱼等所有肉类都不能食用,结果忌口后患者日渐消瘦;也有学者认为不用忌口,什么都可以食用,以增强体质和免疫力来对抗肿瘤,结果食用了很多的肉类食物,引起消化不良、腹泻等不良反应,甚至加速肿瘤复发等。《素问·热病论》谓:"热病少愈,食肉则复。"不少中医师及中医肿瘤学专著在谈到癌症忌口时提出忌吃"发物"。中医肿瘤学家周岱翰教授认为发物是指辛辣燥热刺激、肥甘厚味及低级海生物等一类食物。鸡、鱼、虾、黄鳝、泥鳅、鳗鱼、汪刺鱼、甲鱼、带鱼、黄鱼等腥、膻、辛类食物,皆属于中医"发物",其是否能确切地引起肿瘤复发,目前尚无定论,但为风热证、痰热证、斑疹疮疡患者所忌。在科学昌明的现代,正确地理解中医饮食禁忌和发物的概念及范畴,对于肿瘤患者的饮食指导、机体康复有着积极重要的意义。

随着肿瘤病因研究的日渐深入,关于饮食结构的不合理因素越来越受到关注。对肿瘤患者饮食禁忌方面的研究,需要更多人的参与、总结与验证。

第五节　膳食营养与肿瘤的关系

一、膳食营养与肿瘤的发生及种类有关

在非洲、拉丁美洲和亚洲的一些发展中国家,膳食中谷类多,动物性食物少,口腔癌、咽癌、食管癌、肝癌、宫颈癌发病较多。

在欧洲、北美洲和大洋洲的一些经济发达国家,膳食中植物性食物较少,动物性食物较多,结肠癌、直肠癌、与激素有关的乳腺癌、子宫内膜癌、前列腺癌发病较多。

二、膳食营养对肿瘤的影响

膳食营养可影响肿瘤生成的启动、促进、进展等任一阶段,包括致癌物质的宿主对肿瘤细胞的抵抗力,肿瘤细胞分化过程及肿瘤的形成等。诱发癌症的主要因素中膳食不合理占 35%～40%,吸烟占 30%,饮酒占 10%。

三、膳食营养素与肿瘤的关系

（一）热量

1.较低的热量摄入可降低肿瘤的发生率,热量摄入过高会影响人体的抵抗力,引起肿瘤发生。

2.动物实验研究显示,限制热量的摄入(喂食对照动物食物的 50%～70%),可以减少大部分移植性肿瘤的生长及许多自发性肿瘤的发生,其受抑制程度主要与限制食物能量程度、范围及肿瘤类型等有关,低能量供食在抑制肿瘤生成和促进阶段有效,特别是促癌阶段最为有效。

3.用限制饮食热量来阻碍肿瘤生长和转移仅在宿主体重减低时采用。在动物实验中,可见肥胖本身常会使肿瘤过快形成,在肥胖女性中,与卵巢有关的肿瘤的发生率常常增高。

（二）蛋白质

1.蛋白质摄入过少易诱发食管癌和胃癌。

2.蛋白质摄入过多易引起结肠癌、胰腺癌、乳腺癌等。

3.有些应用高蛋白质低脂肪饲料的动物,肝肿瘤发生率比食用低蛋白质高脂肪者少 1/4,因而认为高蛋白质食物可能抑制动物肿瘤细胞分化,从而降低亚硝胺的毒性。

4.用黄曲霉毒素诱发大鼠肝癌时,用低蛋白质饲料者短期内会发生亚急性重型肝炎,原发肝癌出现较早;而饲以常规蛋白质饲料者罕见发生肝坏死,肝癌出现较晚。其作用机制为饲料中蛋白质不足,使肝线粒体中酶活性下降,黄曲霉毒素作用所致。

（三）脂肪

1.脂肪与结肠癌、乳腺癌、前列腺癌的发病率呈正相关,与胃癌的发病率呈负相关。

2.n-6 系的亚油酸能促进乳腺肿瘤细胞生长,n-3 系的 DHA、EPA 对肿瘤有抑制作用。

3.高脂膳食地区结肠癌、直肠癌与乳腺癌的发病率及病死率高,与动物脂肪摄取量多呈正相关。

4.摄入脂肪过多可促进雌激素和催乳素增生,增加子宫内膜癌的发病率。有人报告子宫内膜癌危险性随胆固醇摄入量增加而增加,增加饮食中胆固醇的含量还可能增加肺癌与胰腺癌的危险性。

5.多食不饱和脂肪酸(主要为亚油酸)可促进大鼠移植性乳腺癌生长。

6.在摄食高脂饮食地区,前列腺癌的病死率提高;脂肪与卵巢癌及睾丸癌也有关系。

7.在脂肪与癌的发展中,学者推测脂肪是在致癌机制的促癌阶段起作用。

8.高脂肪与结直肠癌发生机制的关系可能是高脂肪酸使肝脏分泌胆汁增多,胆汁中的初级胆汁酸在肠道厌氧细菌作用下转变成脱氧胆酸及胆石酸,两者都是促癌物质。

(四)碳水化合物与膳食纤维

1.高淀粉膳食与胃癌有关。

2.保证了蛋白质、脂肪的摄入量后,淀粉摄入量与结肠癌发病率呈负相关。精制糖(主要是蔗糖)含量高的膳食与结肠癌、直肠癌的危险性增高有关。

3.膳食纤维有吸水性,可吸收有害物质,从而增加粪团体积,减少致癌剂,如大便中胆酸的浓度低可以阻止胆酸与结肠黏膜接触,从而缩短致癌物在肠道内的存留时间,降低癌肿发病的危险。

4.膳食纤维可以促使粪便中酸度下降,可抑制类固醇形成和胆汁酸的脱羧作用,从而减少致癌物的形成和活化。

5.肠道细菌与膳食纤维作用产生挥发性脂肪酸可产生通便作用,在防止结肠癌方面亦有一些作用。

6.Howe 等进行的《4 年营养干预治疗有癌前症状的多发性家族性腺瘤样息肉》的随访报道认为,多食富含膳食纤维的饮食有预防结肠癌、直肠癌的作用,也有一定的预防乳腺癌的作用。

(五)维生素

1.维生素 A 类及衍生物的防癌机制

(1)维生素 A 对气管、支气管上皮的作用是抑制 DNA 过度合成和基底细胞再生,使其保持良好状态。

(2)维生素 A 能抑制致癌性多环芳烃所诱导的微粒体混合功能氧化酶活性,并能促进细胞的正常分化,逆转癌细胞恶变,进而抑制癌瘤的生长。

(3)维生素 A 又是溶酶体的不安定剂,能增强溶酶体内水解酶类(蛋白酶类)释放进入细胞质,增强肿瘤细胞的退化。

(4)维生素 A 可改变致癌物代谢或起到载体作用。

(5)维生素 A 可加强动物免疫力及其对肿瘤的抵抗力,激活 T 淋巴细胞,影响其基因表达及细胞分裂。

2.维生素 B 族及衍生物的防癌机制

(1)叶酸、维生素 B_{12}、胆碱与蛋氨酸统称为趋脂物质,与甲基代谢有关,胆碱与蛋氨酸缺乏或叶酸、维生素 B_{12}、胆碱与蛋氨酸缺乏可诱发动物肝脏的癌变。

(2)甲基供体使 DNA 甲基化对预防癌症十分重要,而甲基缺乏则是强有力的致癌因素。

(3)维生素 B_1 即硫胺素,维生素 B_1 缺乏可促进肝癌的发生。

(4)维生素 B_2 即核黄素,是治疗口腔溃疡常用药物。在食管癌高发地区中,人体中的维生素 B_2 及烟酸常缺乏。维生素 B_2 及其复合物对食管上皮增生有逆转作用,而食管上皮增生者比正常人群癌变率高 140 倍。

(5)维生素 B_6 即吡哆醇,缺乏可使 DNA 复制错误,突变增加。实验动物在给予黄曲霉毒素后先发生维生素 B_6 缺乏,再引起肝细胞的损害与癌变,维生素 B_6 很可能是黄曲霉毒素的抵抗物。维生素 B_6 缺乏可使患者免疫功能受损而预后不良。

3.维生素 C 及衍生物的防癌机制

(1)维生素 C 可抑制致癌物亚硝胺的形成,有效防止亚硝酸盐及胺类并用所诱发的食管癌。

(2)维生素 C 摄入量增高可使喉癌和宫颈癌发病的危险性降低。

(3)在河南林县食管癌高发点,可用维生素 C 阻止食管上皮增生转化为癌。

(4)江苏扬中市、淮安市、邳县及吴县均为食管癌低发区,与该地人群维生素 C 摄入量较高有关。

(5)胃癌高发区(冰岛、日本本土)与该地人群维生素 C 摄入量不足或缺少有关,而胃癌低发区(美国夏威夷及日本冲绳等地)则与该地区人群多吃新鲜蔬菜和水果有关,可能由于这些食物富含维生素 C,有保护性抗癌的作用。

4.维生素 E 的防癌机制

(1)维生素 E 是一种抗氧化剂,可保护抗击致癌物进入染色体内引起自由基损伤。通过消除氧自由基和终止自由基链式反应而保护细胞膜内的不饱和脂肪酸,使之免受氧化损害。氧化作用导致产生可能有改变作用的丙二醛和能损伤 DNA、细胞膜的自由基。

(2)身体还可通过还原型谷胱甘肽、辅酶 Q、维生素 C 等物质而使有活性的维生素 E 再生。

(3)维生素 E 能使硒及胡萝卜素保持还原状态,从而加强这些物质的抗氧化能力。

(4)维生素 E 可抑制亚硝胺这一类有可能使胃癌危险性增加的物质形成。

(5)维生素 E 含量高的膳食有可能降低肺癌、宫颈癌的发生率。

5.微量元素

(1)碘与甲状腺癌发病率有关,碘过量和碘缺乏都会增加甲状腺癌的危险性,这可能与甲状腺癌的不同组织类型有关。碘摄入量不足可增加滤泡型甲状腺癌患病的危险性,而碘摄入过多可增加乳头型甲状腺癌患病的危险性。

(2)锌/铜比值,肿瘤患者多有锌/铜比值下降。

(3)锌过多会影响硒的防癌功能。

(4)硒是谷胱甘肽过氧化酶的组成成分,能清除氧自由基,增强免疫功能。

(5)由于膳食铁摄入过多或特发性血红蛋白沉着而引起的铁过多,与肝癌、胃癌、结肠癌、直肠癌危险性增高有关。铁过多也是发生肝硬化的因素,肝硬化可发展为肝癌。

防止铁摄入过多,是减少肝癌和其他与铁有关的癌症危险性的重要措施。

　　6.其他微量元素

　　(1)动物实验发现钼能抑制大鼠食管与前胃肿瘤。中国医学科学院肿瘤研究所测定了食管癌患者血清、夜尿及头发中钼的含量,并与食管癌高发区林县及低发区禹县、信阳及永清县居民的数据相比较。结果发现林县居民血液、粪便及头皮中钼含量最低,与低发区各县居民相比较差异均十分显著($P<0.01$)。

　　(2)在肝癌及鼻咽癌患者中,血清锰水平均显著低于健康人,胃癌组织中锰也较胃溃疡处明显低,但也发现血清锰水平有特高者。

　　(3)在广东调查发现,鼻咽癌高发区大米和水中镍含量比低发区高,镍能促进亚硝胺诱发鼻咽癌,可能是促癌剂。食用咸鱼及腌制食品是我国南方鼻咽癌发生的高危因素,且与食用腌制食品的年龄、食用期限、频率及烹调方法有关。

四、食品加工处理过程对肿瘤的影响

　　1.食品添加剂对肿瘤发生的影响。在糖精动物实验中,应用大量糖精可导致膀胱癌的发生,对小鼠产生膀胱癌的致癌物起催化作用。一般在烘烤食品、制饮料时会用糖精及糖精钠盐作甜味剂,我国规定糖精在食品中用量不得超过 0.15 g/kg。

　　2.硝酸盐、亚硝酸盐对肿瘤发生的影响

　　(1)硝酸盐、亚硝酸盐在胃内可以在胃酸和细菌作用下形成亚硝胺,是一种强致癌物。

　　(2)硝酸盐、亚硝酸盐可出现在各式各样的食物中,包括肉类、蛋类、鱼类、乳类及各种发酵食品,如酱油、醋、白酒、酸菜等。

　　(3)盐腌干鱼、火腿、腊肉中易检出亚硝酸盐,因在腌制过程中常加入硝酸钠和硝酸钾,含有的硝酸盐被还原为亚硝酸盐。

　　(4)新鲜鱼类及蔬菜很少有亚硝酸盐,但存放在室温下,由于细菌和酶的作用,硝酸盐可还原为亚硝酸盐。硝酸盐与蔬菜品种、土壤中硝酸盐量及施肥等有关。

　　(5)在胃癌高发区,饮水和土壤中含硝酸盐量较高。在硝酸盐还原为亚硝酸盐时可与食物中的酶解物——胺及酰胺相接触,产生亚硝胺或亚硝基胺,统称 N-亚硝基化合物(NOC)。N-亚硝基化合物除硝酸盐、亚硝酸盐外,还有亚硝酸胺、亚硝基脲及环状亚硝胺等致癌物质,其中亚硝酸致癌作用最强,亚硝胺可使人发生肝硬化。

　　3.烟熏和烧烤食品对肿瘤发生的影响。鱼或肉类经过烟熏和烧烤,表面可形成多环芳烃类(PAH)和杂环芳香胺类有毒物质,如 B(α)P 是多环芳烃类代表物质,具有很强的致突发性,因而是致癌物质。流行病学调查研究指出,吃烟熏和烧烤制作的食物,患胃癌及食管癌的危险性常会增加。

　　4.黄曲霉毒素污染对肿瘤发生的影响。黄曲霉毒素是黄曲霉和寄生曲霉的代谢产物,具有强烈的毒性和致癌性。其主要分布在长江流域及长江以南的高温高湿地区,污染品种主要是玉米、花生及大米,可致肝癌。

　　5.酒精与烟草是诱发某些肿瘤的危险因素,致病原因是自由基过多导致代谢酶失衡。

第六节　中医药膳的基本知识

一、中医药膳学的基本概念与发展

中医药膳是在中医药学和烹饪学的理论指导下,将中药材与食物进行合理组方配伍,采用传统或现代烹调技术,制作而成的具有保健、防病、治病等作用的食品。

中医药膳历史悠久,在人类社会的原始阶段,即有"药食同源""药食一家"的观念,《淮南子·修务训》记载:"神农尝百草之滋味,水泉之甘苦,令民知所避就。当此之时,一日而遇七十毒。"《说文解字》言:"酒,所以治病也。"自西周至先秦时期,药膳的理论和实践逐渐积累,药膳理论体系形成于先秦、秦汉时期,其代表作《黄帝内经》开创了药膳的理论体系。首先,《黄帝内经》肯定了食物在养生和疾病治疗过程中的重要地位,此外还确立了以五味治疗五脏疾病的原则。如《素问·脏气法时论》指出:"毒药攻邪,五谷为养,五果为助,五畜为益,五菜为充,气味合而服之,以补精益气""肝欲散,急食辛以散之,用辛补之,酸泻之……心欲软,急食咸以软之,用咸补之,甘泻之……脾欲缓,急食甘以缓之,用苦泻之,肝补之……肺欲收,急食酸以收之,用酸补之,辛泻之……肾欲坚,急食苦以坚之,用苦补之,咸泻之。"东汉末年,张仲景对药膳理论和实践都做出了卓越的贡献,其认为在治疗疾病时选择适当的食物既能协助药物发挥效力,治疗疾病,又可以达到保护脾胃的作用。如服用解表发汗药"桂枝汤"后需"啜热稀粥一升余,以助药力,温覆令一时许"。晋唐至今,药膳一直处于不断的发展之中。孙思邈《备急千金要方》一书中已设有《食治方》一卷,说明"食疗"已成为专门的学科。金元四大家之一的张从正也强调食养、食疗在养生、治病中的作用,他认为:"养生当论食补,治疗当考药攻","精血不足当补之以食"。《随息居饮食谱》《粥谱》《费氏食养三种》《《食鉴本草》《本草饮食谱》《食养疗法》)等著作的出现,使药膳食疗得到了全面的发展。

二、中医药膳学的基础理论

中医药膳是运用中医理论实现对疾病的预防、治疗、康复的重要手段,整体观念、辨证论治和阴阳五行学说是药膳学的重要理论。

(一)以五脏为中心的整体观

中医学认为人体是以五脏为中心,以心为主宰,通过经络系统"内属于脏腑,外络于肢节"的功能,沟通五脏六腑、皮毛肌腠、四肢百骸,形成一个有机的整体,并通过精、气、血、津液的作用,完成人体的功能活动,形成人体内环境的统一性。生理上各器官相互关联,病理上相互影响。如肝气可以横逆客犯脾胃,肝火上阳又可反侮肺金。人自身的整体观还包括形神一体,神不能离开形体单独存在,有形才能有神,而神一旦产生就对形体起着调控的作用。

人与自然、社会环境是协调统一的。人体随着四季气候、地域环境的变化,相应地调整自己,以适应其变化的规律,如人的脉象有春弦、夏洪、秋毛、冬石的规律性变化。南方多湿热,人体腠理多疏松,体型清瘦;北方多燥寒,其腠理多致密,体型壮实粗犷。中医药膳利用自然产物协调机体统一性的方法,恢复人体阴阳、五行的平衡,调理精、气、血、津液,从而维持机体的协调统一。民间食谚"冬吃萝卜夏吃姜,不用医生开处方",以冬瓜及薏苡仁治长夏湿盛、以秋梨来缓解秋燥等药食调配都是顺应四时、协调人与自然关系的体现。另外,骤变的社会环境会对人体生理功能造成较大的影响,损害人的身心健康,如压力过大可导致紧张、焦虑,使人出现失眠、烦躁的病态,而这些正是对患者施予药膳时需要考虑的因素。

(二)辨证施膳

辨证论治原则不仅是药治理论,也是药膳运用的原则。"证"是施膳的前提,"施膳"以"证"为依据,证同治同,证异治异,这个过程也称辨证施膳。体质的差异也是辨证施膳时需要考虑的重要因素。对于不同体质的个体,在以药膳养生防病及膳后调理时都需要区别对待。如在日常饮食方面,偏阳体质者宜食甘润生津之品,不宜过食辛辣燥烈之物;偏阴体质者宜食温补之品而忌生冷;痰湿体质者宜食清淡而忌肥甘厚味。

药膳的治疗还要辨明"证"与"体质"的差异,抓住本质,才能达到使脏腑功能正常、气血畅顺、阴平阳秘的目的。如泄泻,实证多表现暴泻如注、气味臭秽,多由湿热伤中或食滞胃肠引起,宜食清热燥湿或消食导滞之类药食;虚证则久泻居多,兼见脾胃虚弱或肾阳衰惫的表现,宜食健脾祛湿、温肾固涩之类药食。

(三)阴阳五行学说的应用

阴阳五行学说是中国古代有关世界本原和发展变化的宇宙观和方法论,是对中医学理论体系的形成和发展具有重要影响的古代哲学。将阴阳五行学说引入中医学中,可用于概括人体组织结构,解释生理、病理现象,指导疾病的诊断和治疗。药膳作为中医治疗方式的一种,其应用也需要遵循阴阳五行的规律和原理。

阴阳是对自然界既相互对立又相互关联的事物或现象属性的概括,同时也是万物变化所遵循的规律。阴阳学说不仅用于确立治则,也用来概括药物和食物的性味。温、热属阳,寒、凉属阴;辛、甘为阳,酸、苦、咸为阴。疾病的根源都脱离不了阴阳失衡这个本质,而恢复机体阴平阳秘是药膳调治的总则。悉知药食性味的阴阳属性方能指导临床用药及施膳,以药食之偏性纠正人体阴阳之偏颇。

五行是指木、火、土、金、水五种物质及其相生相克的运动变化。人体五脏的生理特点与五行特性相对应,生理联系也符合五行相生相克的规律。此外,药物、食物的五味分属五行,与五脏有对应关系,在药膳治疗中可指导辨证施膳,如根据五行规律所确立的"补母泻子""抑强扶弱"的治疗原则及相应具体治法。

三、中医药膳学的药性理论

食物和药物均具有四气、五味、升降沉浮、归经等特性,药膳养生防病治病就是利用药食之偏性纠正人体阴阳之偏胜或偏衰,损其有余,补其不足,用食物的五味作用和对人体的亲和作用来调整脏腑功能,达到阴平阳秘。

四性又称四气,即寒、凉、温、热四种不同性质。寒与凉同属一种性质,只是程度不同,凉次于寒,寒凉性的药食具有清热泻火、凉血解毒的作用,适于热性病证及热性体质。温与热同属一种性质,温次于热,温热性药食具有温散寒邪、温阳化气的作用,适于寒性病证及寒性体质。如鸭梨可用于防治咳嗽、咳黄痰，生姜、葱白用于防治风寒感冒。有部分药食寒热性质均不明显，较为平和，属于平性，如土豆、芋头、蜂蜜、天麻、枸杞子等，其适用于任何病证和体质。

五味指辛、甘、酸、苦、咸五种基本的味道，还有淡味和涩味，一般认为淡味附于甘味，涩味与酸味功效相似。《素问·至真要大论》言："辛甘发散为阳，酸苦涌泄为阴，咸味涌泄为阴，淡味渗泄为阳，六者或收或散，或缓或急，或燥或润，或软或坚"，可总体概括为辛散、甘缓、酸收、苦坚、咸软。

升降沉浮是指药食在机体内的四种不同功效趋向。其中升是药效的上行，浮是药效的发散，降是药效的下降，沉是药效的内行。凡具有升浮作用的药食，大多性属温热，味属辛甘，具有升阳、发表、祛风、散寒、开窍、涌吐、引药上行等功能，如芫荽、葱白气味芳香，可辛温解表、发散风寒。凡具有沉降作用的药食，大多性属寒凉，味属涩或酸、苦，具有清热、泻下、利水渗湿、止咳平喘、安神镇静、引药下行等功效，如玉米须、冬瓜，可利尿治水肿、小便不利。

归经指药食对机体脏腑有选择性作用。同为补益，又有偏于补脾、补心、补肺等区别，如茯苓、山药入脾经，莲子心入心经，百合入肺经，酸枣仁入肝经，桑葚入肾经。

每一种药食都有性、味、归经及不同的升降沉浮之功效趋向，在应用药食时，要把其性、味、归经、功效趋势结合起来考虑，兼顾药膳原料对人体的危害作用，做到准确辨证施膳、适当运用，方可收到较好的效果。否则如《素问·五脏生成》所言："多食咸，则脉凝泣而变色；多食苦，则皮槁而毛拔；多食辛，则脉急而爪枯；多食酸，则肉胝而唇揭；多食甘，则骨痛而发落，此五味之所伤也。"

四、中医药膳学的配伍与治法

（一）药膳配伍原则

将两种以上的药膳原料按一定的配伍原则适当配合使用，能调整药食的性能，增强疗效。一般按主（君）、辅（臣）、佐、使的配伍原则进行调配。主是针对主病、主证起主要作用，解决主要矛盾的原料；辅是配合主要原料加强疗效，起协同作用的原料；佐是协助主要原料治疗兼证或缓解原料烈性的原料，也有"返佐"的作用；使是引经或调和性质或赋形用的原料。药食的"七情"即药食有各自的性能，它们之间配合使用时，会产生各种变化，具体如下：

1.单行。单用一原料，独自发挥作用，没有配伍关系。如独参汤单用一味人参，大补元气，治疗虚脱等。

2.相须。功用相似的原料配合应用，起协同作用，加强原有的功效。如大黄、芒硝均能泻热通便，二者合用，则增强功效；附片炖狗肉，能增强壮阳作用。

3.相使。两种以上的原料同用，以一种原料为主，其余为辅，来提高主要原料的功效。如脾虚水肿，黄芪配合茯苓，可加强补气健脾、利水消肿的作用。

4.相畏。一种原料的毒性或其他有害作用能被另一种原料抑制或消除。生姜制半夏毒，所以半夏畏生姜。

5.相杀。两种原料配伍时，一种原料能减轻或消除另一种原料的毒性或副作用。相杀与相畏,实际意义差不多。如绿豆杀巴豆毒、防风杀砒霜毒等。

6.相恶。一种原料能减轻另一种原料的作用。如人参补气,萝卜耗气,两者配合后,后者能减弱人参的补气作用。

7.相反。两种原料配伍时,能产生毒性反应或副作用。

药膳学在配伍禁忌方面,要注意药食的"七情",其中相须、相使、相畏、相杀等作用应加以运用,相恶、相反的配伍尽量不用。身体状态特殊时期也要注意药食宜忌,如妇女的经期、孕期,中药中的妊娠禁忌也列为药膳配伍禁忌。

(二)十八反、十九畏

1.十八反口诀。最早见于《儒门事亲》:"本草明言十八反,半蒌贝蔹及攻乌,藻戟遂芫具战草,诸参辛芍叛藜芦。"即乌头反贝母、瓜蒌、半夏、白及、白蔹,甘草反甘遂、大戟、海藻、芫花,藜芦反人参、沙参、苦参、玄参、丹参、细辛、芍药。

2.十九畏口诀。最早见于《医经小学》:"硫黄原是火中精,朴硝一见便相争。水银莫与砒霜见,狼毒最怕密陀僧。巴豆性烈最为上,偏与牵牛不顺情。丁香莫与郁金见,牙硝难合京三棱。川乌草乌不顺犀,人参最怕五灵脂。官桂善能调冷气,若逢石脂便相欺。"即硫黄畏朴硝,水银畏砒霜,狼毒畏密陀僧,巴豆畏牵牛,丁香畏郁金,川乌、草乌畏犀角,牙硝畏三棱,官桂畏赤石脂,人参畏五灵脂。

(三)药膳治法

药膳治法是针对不同体质状态的人所确定的具体施膳方法,以达到防病治病、增强体质的目的。其源于中医治法,常用的治法有汗、下、温、消、补、理气、理血、祛湿八种。

1.汗法。汗法是指通过开泄腠理,宣发肺气,以促进出汗,使表邪随汗而解的一种治法;主要用于外感初起,如恶寒发热、头痛项强、肢体疼痛、无汗或有汗等表征。表证有风寒与风热的不同,因此,解表药膳又有辛温解表和辛凉解表之分。如前者有姜糖饮,以生姜、红糖煎汤热服取汗;后者有银花茶、桑菊薄竹饮等。

2.下法。下法是指通过荡涤肠胃,泻下大便或瘀积,使积聚的宿食、燥屎、冷积、实热、瘀血、水饮等有形实邪排出体外的一种方法;适用于燥屎内结、冷积不化、瘀血内停、宿食不消、痰饮停留以及虫积等。积滞不同,下法也有区别,因津液不足,肠道枯涸所致便秘,需用润下法,如桑葚糖可滋阴润燥;热结胃肠,便结不下,需用芒硝莱菔汤以泻下热结。

3.温法。温法是指通过温里、祛寒、回阳、通脉等作用,以消除脏腑经络寒邪的一种治疗方法;适用于寒饮内停、寒湿不化、阳气衰微等。寒证常与虚证并见,祛寒常多兼温补。脾胃虚寒者,用干姜粥、黄芪建中汤等以温中祛寒;寒滞经脉者,用附子粥、姜附烧狗肉等以温经散寒。

4.消法。消法是指通过消导散结作用,祛除水、血、痰、食等有形之邪所致积滞结聚,使之渐消缓散的方法;适用于饮食停滞、气滞血瘀、癥瘕积聚、水湿内停、痰饮不化等。由于有形之邪种类较多,消的范围也较广,如祛痰、祛湿、驱虫、活血消瘀、消食导滞、消坚散结等,但消法主要指消食导滞、消癥瘕积聚,多用于饮食积滞、痞块类病证。消法与下法还应注意区别,虽皆治有形之实邪,但下法主要针对病势急迫,多实证,必须急下的情况;消法则是对病在脏腑、经络、肌肉之间渐积而成,病势较缓,多虚实夹杂,必须渐消缓散而不能急于排除的病情而设。

5.补法。补法是指通过补益人体的气血阴阳,或加强脏腑功能,使人体脏腑或气血阴阳趋于平衡的一种治疗方法,适用于一切虚证。具体可分别采用补气、补阳、滋阴、补血等。补气法适用于机体虚弱引起的气虚证,药膳有黄芪猴头菇汤、人参粥等。补阳法适用于各种原因引起的阳虚证,药膳有姜附烧狗肉、双鞭壮阳汤等。滋阴法适用于阴液亏耗引起的阴虚证,药膳有地黄田鸡、清蒸人参鼋鱼等。补血法适用于气血生化不足,或失血引起的血虚证,药膳有红杞田七鸡、当归生姜羊肉汤等。气血双补法适用于气血两虚证,药膳有归芪蒸鸡、十全大补汤等。

6.理气法。理气法是指通过调理气机,疏畅气血,以促进气血运行的方法;适用于气机阻滞或逆乱的证候。气机失调包括气滞、气逆、气虚、气陷等,以气滞、气逆者居多,故有行气、降气之法。行气法具有疏通气机、促进气血运行、消除瘀滞作用,药膳有肉豆蔻粥、薤白汤等。降气法具有降逆作用,药膳有柿蒂汤、芹菜肉丝等。

7.理血法。理血法是指以调理血液为主的方法。根据病机的变化,主要有活血化瘀与止血。活血化瘀法适用于血行不畅或瘀血内阻的各种状态,药膳有红花当归酒、三七蒸鸡等。止血法适用于体内或体外各种出血,防止血液进一步流失,药膳有血余藕片饮、槐叶茶、白茅根饮等。

8.祛湿法。祛湿法是指以化除湿邪、祛除水饮、通淋泄浊为主的方法;具体可分为燥湿化浊法、利水渗湿法、利水通淋法。燥湿化浊法适用于湿阻中焦,药膳有陈皮鸡块。利水渗湿法适用于水湿壅聚所致腹胁胀满,药膳有薏苡仁粥、赤小豆鲫鱼汤。利水通淋法适用于小便隆闭,淋漓点滴作痛,药膳有滑石粥、甘蔗白藕汁。

第七节 肿瘤患者常用饮食种类及特点

根据肿瘤患者病情、消化及吸收能力,饮食种类分为普通膳食、软食、半流质饮食与流质饮食。

一、普通膳食

(一)特点

1.普通膳食与健康人的膳食相似,但更强调营养丰富、清淡可口、易于消化。

2.食物中应含有较多的维生素,宜多食新鲜的蔬菜、水果。

3.要注意食物的烹调方式、合理搭配及多样性,适应不同患者的口味。

4.应在正常饮食基础上增加富含动物性蛋白的食物,如牛肉、鸡肉、鱼、鸡蛋、牛奶等。

5.可在三餐之间增加2~3次点心,如蛋糕、饼干、牛奶、豆浆等。

(二)适用人群

普通膳食适用于非消化道肿瘤或无消化系统功能障碍的肿瘤患者,术后恢复期的肿瘤患者,化疗、放疗前后的患者,以及不伴有发热、出血等临床急性期症状的肿瘤患者。普通膳食是多数早期、中期肿瘤患者的常用膳食。

二、软食

（一）特点

1.软食介于普通膳食和半流质饮食之间,其含食物残渣较少,便于咀嚼,易于消化,不能用油炸和油煎等烹调方式。

2.以馒头、面包、包子、饺子等面食为主,蛋类、鱼类、虾肉、肝脏等都可食用,可以用肉末做成松软的丸子或肉饼。

3.蔬菜应切碎煮烂,不应食用拌菜或含纤维素较多的蔬菜,如芹菜、豆芽、韭菜等。

4.不添加辣椒、芥末等刺激性较强的调味品。

5.食用水果前应先去皮,香蕉、橘子、苹果、梨等均可食用。

（二）适用人群

软食适用于化疗、放疗后消化功能较弱的肿瘤患者及胃肠道肿瘤术后痊愈的患者。

三、半流质饮食

（一）特点

1.半流质饮食一般以半流状食物为主,含食物残渣极少,比软食更易于消化。

2.由于半流质饮食含水较多,实际摄入的食物量较少,营养素供给较低,为了满足肿瘤患者对营养素和热量的需要,大多采用少食多餐的进食方式,即每隔 2~3 小时进食一次,每天 5~6 次。

3.可以食用米粥、面条、面片、馄饨、藕粉、饼干等。

4.只能食用少量瘦、嫩、筋少的猪肉、牛肉或羊肉,并且一定要剁碎煮软,或先炖烂再切碎,与肝泥、菜泥等拌在主食中食用。

5.蔬菜选择细软少渣的叶菜、瓜茄类。

6.可以食用蛋羹和各种乳制品、豆浆、豆腐脑等。

（二）适用人群

适用于肿瘤术后恢复期的患者、有较严重消化功能障碍的患者、咽喉肿瘤造成吞咽困难的患者及伴高热的患者。

四、流质饮食

（一）特点

1.流质饮食食物多呈液体状,没有食物残渣,极易消化。

2.流质饮食每天需少食多餐,即使高热量但仍不能满足患者每天对营养素和热量的需要,故只宜短期使用。

3.可食用鸡蛋汤、蛋羹及新鲜的果汁。

4.胸腔、腹腔肿瘤术后的患者为避免胀气,不宜食用牛奶、豆浆或过甜的流质饮食。

（二）适用人群

适用于中、晚期食管已发生梗阻的食管癌患者、有吞咽困难的口腔及咽喉肿瘤患者、各种胸腹部肿瘤术后最初摄入食物的患者、体质极度虚弱的晚期肿瘤患者。

第四章　肿瘤患者常见症状的中西医结合护理常规

第一节　恶心、呕吐患者的中西医结合护理常规

化疗引起的恶心、呕吐,属中医"呕吐"病证范畴。中医认为,呕吐时有物有声谓之呕,有物无声谓之吐,无物有声谓之干呕,临床上呕和吐常常同时发生,故统称为呕吐。恶心、呕吐是肿瘤化疗中最常见的不良反应,也是很多患者恐惧化疗的原因,如果没有镇吐治疗,70%～80%的化疗患者可能会出现恶心、呕吐的症状。

一、中西医对疾病的认识

(一)病因、病机

病因为寒、热、痰饮、七情及药物毒邪等致病因素侵袭于胃,胃失和降,气逆于上,迫使胃中之物从口而出。病机为肝胃不和、胃寒痰滞或胃热伤阴。

(二)辨证分型

1.寒邪犯胃。突然呕吐,发热恶寒,头身痛,伴有胃脘满闷,不思饮食,舌苔白腻。

2.饮食停滞。呕吐酸腐食物,吐出为快,嗳气厌食,脘痞腹胀,大便或溏或结,气味臭秽,舌苔腻或垢。

3.痰饮内阻。呕吐清水痰涎,头眩心悸,胃脘痞满,咽干不欲饮,饮水则吐,苔白腻。

4.肝气犯胃。呕吐泛酸,口苦嗳气,脘胁烦闷不适,因情志不遂而加重,舌边红,苔薄腻或微黄。

5.脾胃虚寒。饮食稍有不慎,则易呕吐,大便溏薄,时作时止。或伴胃纳不佳,食入难化,脘腹痞闷,口淡不渴,倦怠乏力,面色㿠白,舌质淡或胖,舌苔薄。

6.胃阴亏虚。时时干呕,呕吐量不多或仅唾涎沫,胃脘嘈杂,似饥而不欲食,口燥咽干,大便干结,舌红少津。

(三)临床表现

1.症状

(1)急性的恶心、呕吐是指给予化疗药物数分钟至数小时后出现的恶心、呕吐,通常在治疗后5～6小时达到高峰,多在24小时内缓解。

(2)迟发型的恶心、呕吐是指给予化疗药物24小时后出现的恶心、呕吐,有时可持续5～7天,其严重程度较急性恶心、呕吐轻,但往往持续时间较长。

(3)预期性的恶心、呕吐是条件反射所致,常见于既往化疗过程中恶心、呕吐控制不佳的化疗患者。其特点是恶心、呕吐发生在化疗前,患者看到或听到该化疗药物的名称或嗅到该药物的气味即可诱发恶心、呕吐。

(4)爆发性的恶心、呕吐是指尽管已对患者进行了预防性的处理,但仍然发生的严重的恶心、呕吐,需按解救性的止吐治疗进行处理。

(5)难治性的恶心、呕吐是指既往预防性和解救性的治疗失败以后再次出现的恶心、呕吐。

2.体征。无明显体征。

3.并发症。严重的恶心、呕吐可导致营养不良、脱水、电解质紊乱、机体功能受损、创伤愈合延迟及生活质量下降等,还会降低患者对化疗的依从性,导致患者拒绝进一步化疗。

(四)治疗原则

辨证治疗多采用疏肝和胃、温胃化痰、清胃降气、益胃养阴等治法,同时注重中西医结合使用镇吐药,以达到控制呕吐的目的。常用的中医外治技术包括:

1.耳穴贴压。取穴:脾、胃、神门,随证配穴,肝胃不和者可增加肝穴。

2.穴位按摩/揿针埋针。取穴:内关、合谷、足三里,随证配穴。

3.隔姜灸。取穴:足三里、中脘、神阙。

4.穴位贴敷。取穴:合谷、内关、中脘等。

5.穴位注射。取穴:双侧足三里。

二、护理

(一)护理要点

1.一般护理

(1)保持病室安静整洁,光线柔和,无刺激性异味。

(2)观察呕吐物和大便的颜色、性状及患者的生命体征、伴随症状,严格记录出入量。

(3)呕吐患者需侧卧以防窒息,轻拍其背部可利于呕吐物吐出,保持口腔清洁。

2.给药护理

中药汤剂应采用浓煎,少量多次频服。因呕吐不能服药者,可在服药前先滴姜汁数滴于舌面,稍等片刻再服药,以缓解呕吐症状。遵医嘱及时、准确给予止吐药。对胃肠道有刺激性的药物,如铁剂、抗生素类药物,应尽量饭后服用,以减轻药物对胃肠道的刺激。

3.膳食调理

(1)寒邪犯胃:呕吐剧烈者应暂禁食,好转后适宜食用些许生姜、萝卜等有散寒、温中、降逆作用的食物。忌食生冷油腻之品,以免再次感受寒邪,损伤脾胃。若呕吐量多时,应注意补充水及电解质,遵医嘱补液。

(2)饮食停滞:饮食宜偏温热,可食消食化滞之品,如山楂、萝卜等,忌食坚硬不易消化之物。

(3)痰饮内阻:饮食宜细软温热,以素食为主,忌食生冷、肥甘生痰之品,不宜多饮水以免痰饮内停而加重呕吐。生姜有止呕化痰之效,可煎汤服或以鲜姜片含服。

(4)肝气犯胃:饮食宜清淡,多食蔬菜,忌食油腻、辛辣、酒类、黏滞助火之品。可多食金橘和柑橘等行气解郁、健脾和胃之品,以疏肝理气、和胃止呕。

(5)脾胃虚寒:饮食宜细软,清淡偏热性,如半流质或软饭,多食健脾益胃之品,如山药、莲子等。少食多餐,餐间可加些糕点之类,也可食用生姜、红糖以祛寒止呕。

(6)胃阴亏虚:饮食宜细软多汁,少食多餐,可多进滋养胃阴之品,如牛奶、豆浆、鸡蛋等;患者口舌干燥可饮果汁、汤剂,如梨子汁、绿豆汤;忌食辛辣燥热之品,以免助热生火,更伤阴津。

4.情志护理。护理人员应给予患者安慰和帮助,劝其保持乐观情绪,如出现焦虑和抑郁等精神症状应及时调整,因为不良的情绪可使体内 5 - 羟色胺含量升高,加重恶心、呕吐的症状。可嘱患者多听平静、和缓、旋律慢且频率低的音乐或做渐进式的肌肉放松等。

5.临证施护

(1)寒邪犯胃:病室宜温暖向阳,清静舒适,兼有风寒表证者应注意防寒保暖。中药汤剂宜饭后热服,服药后可添加衣被以助药力,协助发汗以驱散表邪。可遵医嘱艾灸中脘、神阙、天枢、足三里等穴或热敷胃脘部以温中散寒止呕。

(2)饮食停滞:呕吐频繁时不宜止呕,应鼓励患者继续将胃中积滞之食吐出。待患者胃中感觉舒适时,可让其先进食流质食物,若食后不吐,再逐渐改为半流质食物、软食。可遵医嘱取内关、中脘、合谷、公孙、足三里等穴位行穴位按摩,也可按摩腹部,消食导滞。呕吐严重者可遵医嘱取双侧内关穴行甲氧氯普胺 10 mg 穴位注射。

(3)痰饮内阻:病室温度宜偏热,阳光充足,干燥而不潮湿。中药汤剂宜热服,痰饮证兼热者宜温服。呕吐剧烈或伴有眩晕症状时,可遵医嘱选取风池、丰隆等腧穴针灸,以达到祛风化痰、止眩晕的功效。

(4)肝气犯胃:病室环境宜安静,室温偏凉,光线柔和。中药汤剂宜饭前凉服。呕吐频繁者可遵医嘱行耳穴压丸,取肝、脾、胃、交感等穴以平肝和胃、降逆止呕。也可遵医嘱取中脘、足三里、期门、内庭、太冲、内关等穴位行穴位按摩,每日一次。

(5)脾胃虚寒:病室室温宜偏高,避免感染风寒,加重患者病情。虚证患者宜多休息以培养正气,适当活动以不感疲劳为度。中药汤剂宜饭后热服,必要时可在舌尖滴生姜汁以免随服呕吐。可遵医嘱艾灸中脘、足三里等穴,或遵医嘱用盐袋热敷胃脘部,以达到温中散寒止呕的目的。

(6)胃阴亏虚:病室宜凉爽背阳,光线应柔和。可遵医嘱取内关、中脘、合谷、公孙、足三里等穴位行穴位按摩。

(二)健康教育

1.生活起居。慎起居,避风寒,劳逸结合;进行力所能及的活动,如做保健操、练气功、八段锦、五禽戏,打太极拳等;戒烟酒。

2.饮食指导。选择易消化的碱性食物,如蔬菜、水果、薏米、小米等;少食多餐,每天 4～6 餐,注意食物色、香、味的搭配;避免进食产气、油腻或辛辣的食物;呕吐后不要立即进食,休息片刻后进食清淡的流质或半流质食物;频繁呕吐时应多食水果多喝富含电解质的饮料,以补充水分和钾离子,忌食 5 - 羟色胺丰富的食物,如香蕉、核桃、茄子等。

3.保持心态平和,戒躁戒怒,调畅情志,避免精神刺激。

第二节 恶性胸腔积液及腹腔积液患者的中西医结合护理常规

恶性胸腔积液

恶性胸腔积液又称癌性胸腔积液,为胸腔内异常体液蓄积,是恶性肿瘤尤其是肺癌、乳腺癌最常见的并发症之一。当恶性胸腔积液超过 500 ml 时,患者可出现呼吸困难、咳嗽和胸痛等临床表现。恶性胸腔积液属中医"悬饮"范畴,是饮证中"四饮"之一,指水饮之邪渗流于两胁之下,停积不散,如物悬空,阻滞了阴阳气血的升降输布,而发生咳嗽、气急、胸胁作痛的病证。

一、中西医对疾病的认识

(一)病因、病机

肺癌是引发恶性胸腔积液的主要原因;肺癌、乳腺癌及淋巴癌占恶性胸腔积液病因的 75%,其次为卵巢癌等。中医对恶性胸腔积液形成的原因有独到的认识:

1.饮食不节。暴饮、冷饮、酒后,中阳暴压、脾失运化。

2.劳欲所伤。劳倦纵欲久病,伤及脾肾,水液蒸腾失司。

3.外感寒湿。寒邪袭肺,肺失宣发肃降,环境湿冷,邪入肌肉,由表入里,脾失运化。

4.七情所伤。气机不畅,脉络受损,气滞血瘀成癌致病,久则气机失调,津液偏渗胸胁,聚结成饮。

(二)辨证分型

1.邪犯胸肺。寒热往来,身热起伏,汗少或发热不恶寒,有汗而热不解,咳嗽少痰,气急,胸胁刺痛,呼吸转侧时疼痛加重,心下痞硬,干呕口苦,咽干,舌苔薄白或黄,脉弦数。

2.饮停胸胁。咳嗽,胸胁胀闷,咳唾引痛,呼吸困难,甚则咳逆气喘息促不能平卧,或仅能偏卧于停饮一侧,病侧肋间胀满,甚则偏侧胸廓隆起,舌苔薄白腻,脉沉弦或弦滑。

3.络气不和。胸胁疼痛,胸闷不舒,胸痛如灼,或感刺痛,呼吸不畅,或有闷咳,甚或迁延日久不已,天阴时更为明显,舌苔薄质黯,脉弦。

4.阴虚内热。呛咳时作,咯吐少量黏痰,口干咽燥,或午后潮热,颧红,心烦,手足心热,盗汗或伴胸胁闷痛,病久不复,形体消瘦,舌质偏红,少苔,脉细数。

(三)临床表现

大部分患者为肿瘤晚期的恶病质表现,如体重下降、消瘦乏力、贫血等。患者主要表现为进行性加重的呼吸困难、胸痛和干咳。呼吸困难的程度与胸腔积液量的多少、形成的速度及患者本身的肺功能状态有关。当积液量少或形成速度缓慢时,临床上呼吸困难较轻,仅有胸闷、气短等;若积液量大,肺脏受压明显,临床上呼吸困难加重,甚至出现端坐呼吸、发绀等。

(四)治疗原则

1.西医治疗原则。明确有转移癌的患者病程中出现胸腔积液时,应首先以治疗原发肿瘤为主;无恶性肿瘤的患者出现胸腔积液时,应首先排除心力衰竭、结核等原因引起的特发性胸腔积液,然后行胸腔穿刺并对胸腔积液进行生化分析及肿瘤细胞检查,或进行胸膜活检,一般均能确诊,确诊后的恶性胸腔积液治疗原则如下:

(1)病因治疗。

(2)排除积液:少量积液可不处理,待其自然吸收;中等量以上积液有压迫症状时,应行胸腔穿刺抽出积液,每周2~3次,抽液不宜过快,抽液量不宜过多,防止发生胸膜性休克及同侧扩张性肺水肿。

(3)药物注射:癌性胸膜炎可注入抗癌药物,或在彻底引流后注入四环素,产生化学性刺激造成粘连,以减轻恶性胸腔积液增长过快造成的压迫症状。

(4)胸膜腔置管引流:恶性胸腔积液反复抽吸效果不佳时,可置入导管行闭式引流,72小时内争取彻底引流,再注入四环素。

(5)保守治疗无效的患者,可考虑外科手术治疗。

2.中医治疗原则

(1)邪犯胸肺:治宜和解宣利。

(2)饮停胸胁:治宜逐水祛饮。

(3)络气不和:治宜理气和络。

(4)阴虚内热:治宜滋阴清热。

二、护理

(一)护理要点

1.一般护理

(1)为患者营造一个良好的生活环境,不能过于僻静,保持气氛轻松、光线充足、空气流通、整洁舒适。阳虚者病室应温暖向阳、干燥;阴虚者病室应保持凉爽;气滞者病室应温度适宜,湿度略大。

(2)指导患者取患侧卧位或半卧位,胸腔积液量多、胀满气急者取半卧位休息;恢复期适当活动,以不感疲劳为宜,并逐渐增加活动量,年老体弱、长期卧床患者应注意皮肤护理,预防压力性损伤。

2.给药护理。中药汤剂宜温服,如服用逐水祛饮剂时,应向患者讲明服药方法、药物作用及服药后可能发生的不良反应等,并做好护理记录。

3.膳食调理

(1)宜食软饭或半流质饮食,食物应清淡易消化,食性宜偏温,以助温软化邪。平时可选用赤小豆、薏苡仁、冬瓜、芹菜、紫菜、红枣、桂圆、鸡蛋、鲤鱼、甲鱼等健脾、利气、行水的食物。

(2)饮邪亢盛者应限制饮水量,忌食煎炸、油腻、黏滑的食物,以免助生水湿痰热,加重病情。

(3)饮邪久郁者可选用红花泡酒、桃红煮粥,常饮常食,以活血通络祛瘀。

(4)尽量少食或不食酸性食物,因其具有收敛作用,往往使邪恋难去。

4.情志护理。恶性胸腔积液患者病情较重,特别是呼吸困难、剧烈胸痛等症状易使患者心情紧张、顾虑重重,医护人员要关心体贴患者,舒畅患者情志,引导其保持乐观开朗、积极向上的心态,帮助其摆脱思想上的阴影,保持情绪稳定。

5.临证施护

(1)胸腔积液引流的护理:向患者解释胸腔穿刺引流的目的和注意事项,消除其紧张情绪;观察穿刺点周围有无渗液、贴膜有无松动,保持引流管通畅,妥善固定,并使引流袋低于引流平面,防止引流液逆流;观察患者病情变化并及时处理。

(2)胸腔灌注化疗患者的护理:准备好胸腔灌注化疗所需物品,指导患者取合适卧位,协助医生实施灌注化疗;胸腔灌注化疗中注意观察患者有无心慌、胸闷及呼吸困难等不适症状;化疗后指导或协助患者左右变换体位,每半小时一次,以利化疗药物被充分吸收,注意观察患者有无化疗不良反应;对胸腔化疗带管患者,要注意观察其导管有无脱出,局部有无渗液、渗血等。

(3)患者有气急、气喘、呼吸困难等症状时,应立即给予氧气吸入。

(4)对痰多患者应鼓励其积极排痰、保持呼吸道通畅。

(5)胸痛剧烈患者可用热水袋热敷患侧胸部,或针灸阳陵泉、外关或背俞穴,以理气活血止痛。

(二)健康教育

1.鼓励病友间相互交流治疗体会,以帮助患者增强治病信心,保持心情舒畅。

2.慎风寒,防感冒,平时可按揉迎香、足三里等保健穴位。

3.饮食有节,戒烟酒。

4.积极治疗原发病,定期到医院复查。

5.进行中医养生锻炼,锻炼原则为动静结合、以静为主,并指导患者练习太极拳、八段锦、回春医疗保健操等。

6.顺应四时,平衡阴阳,按照"春夏养阳,秋冬养阴"的原则来适应四时气候变化,保持人与自然的协调统一。

恶性腹腔积液

恶性腹腔积液常见于卵巢癌患者,初诊时约有 33% 的患者出现腹腔积液,疾病末期约有 60% 的患者出现腹腔积液。产生恶性腹腔积液的恶性肿瘤,还有胃癌、恶性淋巴瘤、子宫内膜癌、结肠癌、恶性间皮瘤、乳腺癌、胰腺癌等。胃肠道恶性肿瘤腹腔积液大多发生在疾病末期,腹腔积液与疾病预后有关,一旦出现腹腔积液,其预后通常很差。恶性腹腔积液在中医中被称为鼓胀,是指以腹部胀大如鼓、皮色苍黄、脉络暴露为特征的一类病证。

一、中西医对疾病的认识

(一)病因、病机

1.西医病因、病机

(1)腹膜本身疾病,如各种原因导致的腹膜炎、腹膜的恶性肿瘤等。

(2)肝脏和门静脉系统疾病,如肝硬化、肝脏肿瘤、肝脓肿、门静脉炎、门静脉血栓形成等。

（3）心血管系统疾病，如充血性心力衰竭、心脏压塞、下腔静脉梗阻等。

（4）肾脏疾病，如肾炎、肾脏肿瘤等。

（5）腹腔脏器破裂，如胃肠穿孔、肝脾破裂等。

（6）其他，如各种原因导致的低蛋白血症、腹腔淋巴瘤、丝虫病、结缔组织病、甲状腺功能减退等。

2.中医病因、病机

（1）酒食不节：嗜酒过度或恣食肥甘厚腻之物。

（2）虫毒感染：多因血吸虫感染。

（3）他病继发：如黄疸、积聚。

（4）情志刺激：忧思郁怒，损伤肝脾。

鼓胀基本病理变化总属肝、脾、肾三脏受损，气滞、血瘀、水停腹中。

（二）辨证分型

1.气滞湿阻。腹胀按之不坚，肋下胀满或疼痛，饮食减少，食后胀甚，得嗳气、矢气稍减，小便短少，舌苔薄白腻，脉弦。

2.水湿困脾。腹大胀满，按之如囊裹水，甚则颜面微浮，下肢水肿，脘腹痞胀，得热则舒，精神困倦，怯寒懒动，小便少，大便溏，舌苔白腻，脉缓。

3.湿热蕴结。腹大坚满，脘腹胀急，烦热口苦，渴不欲饮，小便赤涩，大便秘结或溏垢，舌边发红，苔黄腻或兼灰黑，脉象弦数。

4.肝脾血瘀。脘腹胀满，青筋显露，肋下症结痛如针刺，面色晦暗鳖黑，或见赤丝血缕，面、颈、胸、臂出现血痣或蟹爪纹，口干不欲饮，或见大便色黑，舌质紫暗或有紫斑，脉细涩。

5.肝肾阴虚。腹大胀满，或见青筋暴露，面色晦滞，唇紫，口干舌燥，心烦失眠，时或鼻衄，牙龈出血，小便短少，舌质红绛少津，苔少或光剥，脉弦细数。

6.脾肾阳虚。腹大胀满，形似蛙腹，朝宽暮急，面色苍黄或苍白，脘闷纳呆，神倦怯寒，肢冷水肿，小便短少不利，舌质胖紫，苔淡白，脉沉细无力。

（三）临床表现

1.表现为蛋白尿，尿量减少。

2.出现腹部呼吸运动减弱或消失，伴随其他腹腔积液的症状，如充血性心力衰竭者，可有心慌、气急、咳嗽、咯血、全身性水肿等；结核性腹膜炎患者可有发热、乏力、食欲减退、全腹不适或疼痛等症状。

3.肝硬化腹腔积液，起病隐匿，病程缓慢，早期会有肝大，或仅有食欲不佳、恶心、呕吐、肝区胀痛不适等症状；晚期可出现腹壁静脉曲张、脾大、脾功能亢进，有的患者还会出现面色灰暗、消瘦、贫血、蜘蛛痣、手掌发红、男性乳房女性化等，还可并发上消化道大出血、感染和肝性脑病等。

（四）治疗原则

1.综合治疗

（1）全身支持治疗：给予高蛋白、高热量饮食，胃肠外全静脉营养，输入白蛋白等。

(2)利尿治疗:可缓解腹胀症状,但利尿过度,会导致脱水、低血压和电解质紊乱,需监测电解质情况,并进行及时调整。

(3)腹腔内化疗:根据原发癌选用不同的化疗药物,常用药物有丝裂霉素、氟尿嘧啶、阿霉素、顺铂等。

(4)在抽净腹腔积液后,注入榄香烯注射液 400 mg/ml,每周 1 次,同时注入地塞米松 10 mg,治疗 2 周。

2.中医治疗

(1)气滞湿阻:治宜疏肝理气,运脾利湿。

(2)水湿困脾:治宜温中健脾,行气利水。

(3)湿热蕴结:治宜清热利湿,攻下逐水。

(4)肝脾血瘀:治宜活血化瘀,行气利水。

(5)肝肾阴虚:治宜滋肾柔肝,养阴利水。

(6)脾肾阳虚:治宜温补脾肾,化气利水。

二、护理

(一)护理要点

1.一般护理。保持患者皮肤清洁,定期用温水擦身,避免擦伤、抓伤,预防感染。根据病情指导患者适量活动,避免过度疲劳,生活起居有规律,注意保暖,防止正虚邪袭。

2.给药护理。对长期使用利尿剂的患者,应注意监测其水和电解质平衡,在服药时应适当补充钾盐,多吃一些富含钾的食物,如柑橘、香蕉、苹果、蘑菇等;对服用逐水药及攻下药的患者,治疗前需要向患者解释服药的方法、作用、服药后可能出现的不良反应及注意事项,服药前后应测量并记录患者血压、脉搏、腹围、体重,密切观察其服药后的反应,注意中病即止,避免久用伤阴耗气;便秘者可食蜂蜜、麻仁丸,或用开塞露塞肛门;口燥心烦者可予麦冬煎水代茶,或以陈葫芦煎汤代茶;小便赤涩者可用白茅根 30 g 煎水饮用;有黑便者可遵医嘱以三七粉、白及粉各 1.5 g 温开水冲服。

3.膳食调理

(1)气滞湿阻:忌食生冷、油腻、海腥之品,戒烟酒。宜多食清淡、低盐低脂、营养丰富之品,如鸡蛋、牛奶、鱼、青菜、白萝卜、豆腐、赤小豆等。

(2)水湿困脾:饮食可选偏温热、益气利湿的食物,宜食鲤鱼、鲫鱼、赤小豆、红枣、山药、薏苡仁,可用姜、葱做调料。忌食生冷油腻之品,限制钠和水的摄入。

(3)湿热蕴结:饮食以低盐或无盐、营养丰富、容易消化的食物为宜,宜选偏凉、滑润渗利的食物,可食葫芦、藕、梨、西瓜、黄瓜、鲤鱼等,忌食肥甘厚腻、海腥之品。控制钠和水的摄入,每日进水量不得超过 1 000 ml,食盐控制在 2 g 以下。

(4)肝脾血瘀:饮食宜选偏温热、辛散的食物,常食山药、柑橘、萝卜、桃仁,忌食辛辣、煎炸、硬固之物。有出血时应暂禁食或予无渣饮食。

(5)肝肾阴虚:饮食宜偏凉润,可食瘦肉、甲鱼、牛奶、木耳及润燥生津之物,如梨汁、藕汁、番茄汁等,忌食辛辣、煎炸等刺激性食物。

(6)脾肾阳虚:饮食宜选温热、补益的食物,常食山药、羊肉、牛肉、核桃仁、韭菜,忌食生冷瓜果。

4.情志护理。忧思抑郁损伤肝脾,易致肝气郁结、脾失健运,愤怒易使肝阳上亢、气火伤络,甚则引起呕血、便血等危候,故鼓胀患者应保持心情舒畅、情志调和,避免抑郁愤怒。责任护士应关心体贴患者,多与患者交谈,向患者介绍本病相关知识、本病与情志的关系,教会患者自我调适的方法,如听音乐、练习呼吸、看电视、听广播等,消除患者易怒、烦躁、忧虑、恐惧的心理,使其积极配合治疗。

5.临证施护

(1)气滞湿阻:腹腔积液少时,可适当活动,但不宜疲劳;轻度腹腔积液者应尽量平卧,以增加肝脏血流量;病情较重者,应卧床休息,保持舒适体位。腹胀者可遵医嘱采用中药穴位贴敷以缓解症状。

(2)水湿困脾:指导患者卧床休息,取舒适体位,下肢适当抬高;尽量避免引起腹内压骤增的因素,如剧烈咳嗽、打喷嚏、用力排便等;保持患者皮肤清洁,定期用温水给患者擦身,避免擦伤、抓伤,防止破溃使腹腔积液外溢。可遵医嘱艾灸脾俞、肾俞、命门、复溜、公孙、神阙等穴,中药敷神阙穴以温中散寒、理气消胀。

(3)湿热蕴结:大量腹腔积液者取半卧位休息,使横膈下降,减少呼吸困难和心悸。密切观察患者腹胀及腹腔积液消长情况,监测其尿量,协助患者准确记录24小时液体出入量,定期测腹围、体重和血压。便秘者指导患者饭后做顺时针腹部按摩,促进肠蠕动。

(4)肝脾血瘀:嘱患者卧床休息,协助定时翻身,骨隆突处或水肿部位垫棉垫,以改善血液循环,避免压疮发生。用软毛刷刷牙,防止牙龈受损引起出血。

(5)肝肾阴虚:患者宜卧床静养,因腹胀而致呼吸困难者,可取半坐卧位,以保证充足睡眠;轻者可适当活动,活动量以不加重疲劳感和其他症状为度。指导患者使用软毛刷刷牙,勿用手挖鼻腔,防止出血。心烦失眠者可遵医嘱予耳穴压丸,取神门、交感等穴。

(6)脾肾阳虚:病室宜温暖向阳,安静舒适。患者应卧床休息,避风寒,多加衣被,防止受凉。可遵医嘱艾灸关元、中极、神阙穴理气宽胀,或腹部施以热敷法、盐熨法、葱熨法。

(二)健康教育

1.调节情志,怡情养性,安心休养。

2.慎风寒,防感冒。

3.注意饮食清淡、营养丰富且易于消化,忌食生冷寒凉不洁、辛辣油腻、粗硬食物,限制钠和水的摄入,戒烟酒;食管静脉曲张者,药丸应研碎后服。

4.积极治疗原发病,定期到医院复查。

5.指导患者和家属掌握测量腹围、记录尿量、测体重等知识,用药后注意定期测量腹围及体重,准确记录。保持大便通畅,便秘时可口服蜂蜜、麻仁丸等。

6.进行中医养生锻炼,锻炼原则为动静结合、以静为主,并指导患者练习太极拳、八段锦、回春医疗保健操等。

7.起居有常,劳逸适度,指导患者根据季节变化制订符合生理需要的作息制度,养成良好的作息习惯。

第三节　不完全性肠梗阻患者的中西医结合护理常规

任何原因引起的肠内容物通过障碍统称为肠梗阻,它是常见的外科急腹症之一。肠梗阻按梗阻程度分为完全性肠梗阻和不完全性肠梗阻,其中梗阻程度较轻者,称为不完全性肠梗阻,是腹部外科常见疾患,梗阻以上的肠腔有扩张,且由于长期肠蠕动增强,肠壁呈代偿性增厚。

一、中西医对疾病的认识

(一)病因、病机

不完全性肠梗阻的病因以饮食不节、气滞血瘀、湿热闭阻、寒结肠腑等为主,引起机体经络气血功能障碍,以致气滞、血瘀、痰凝。病位在肠,与脾胃关系密切,脾虚则升降失司,大肠传导失职,出现便秘。脾不统血亦会出现便血、出血,脾虚可贯穿肠癌的整个病程。胃功能失常则不可降浊,湿浊壅滞,邪毒内侵,与痰湿、血瘀互结,壅塞于肠道,形成肿块,阻碍中焦气血运行,脾气更虚,和降失司,终致肠腑不通。

(二)辨证分型

1.气机壅滞。腹胀如鼓,腹中转气,腹痛时作时止,痛无定处,恶心呕吐,无矢气,便闭;舌淡,苔薄白,脉弦紧。

2.实热内结。腹胀,腹痛拒按,口干口臭,大便秘结,或有身热,烦渴引饮,小便短赤;舌红,舌苔黄腻或燥,脉滑数。

3.脉络瘀阻。发病突然,腹痛拒按,痛无休止,痛位不移,腹胀如鼓,腹中转气停止,无矢气,便闭;舌红有瘀斑,苔黄,脉弦涩。

4.气阴两虚。腹部胀满,疼痛,忽急忽缓,喜温喜按,恶心呕吐,大便不通,乏力,面白无华,或有潮热盗汗;舌淡或红,苔白,脉细弱或细速。

(三)临床表现

1.症状

(1)腹痛:程度较轻,也可表现为腹部胀痛或阵发性绞痛,缓解期相对较短。

(2)恶心、呕吐:初始可无呕吐,随着梗阻时间延长,程度加重,可出现恶心、呕吐,呕吐物多为未消化的食物。

(3)全身症状:一般较轻,梗阻时间长可出现水、电解质紊乱,营养不良等。

(4)停止排便排气:发生不完全性肠梗阻时也可以有少量的肛门排便排气,因此不能单纯因为肛门还有排便排气就将肠梗阻完全排除在外。

(5)腹胀:腹胀症状一般不明显。

2.体征

(1)上腹或脐周轻度膨隆,可出现胃肠型或蠕动波。

(2)腹部触软;叩诊呈鼓音;听诊肠鸣音亢进,病情较重时有高亢的肠鸣音或气过水声。

(四)治疗原则

中医整体观认为,人体是一个有机的整体,各脏腑、组织、器官在生理上相互联系,相互协调,相互为用,病理上相互影响。在传统的西医治疗、护理的基础上,我们应用中医辨证,以辨证为指导,因证而异,因人而异。中医认为大小肠为"藏化之腑",其功能是"泄而不藏",以通为用,以"泄塞上逆"为病。六淫、七情、饮食不节均能引起腑气不通、阴阳关格,或津液燥竭、糟粕痞结,致使肠道阻塞、大便秘结不通而致本病。

1.气机壅滞

【治法】行气导滞,理气通便。

【方药】厚朴三物汤加减。选用厚朴、生大黄、炒枳实、炒莱菔子、砂仁、川楝子、炙甘草等。中成药:四磨汤口服液等。

2.实热内结

【治法】泻热导滞,通里攻下。

【方药】大承气汤加减。选用生大黄、炒枳实、芒硝、厚朴、延胡索、白芍、甘草等。中成药:莫家清宁丸等。

3.脉络瘀阻

【治法】活血化瘀,行气通便。

【方药】桃仁承气汤加减。选用桃仁、丹参、当归、生大黄、炒枳实、厚朴、延胡索、白芍、炙甘草等。

4.气阴两虚

【治法】益气养阴,润肠通便。

【方药】新加黄龙汤加减。选用火麻仁、苦杏仁、生大黄、枳实、厚朴、太子参、生地、麦冬、当归、黄芪、甘草等。中成药:麻仁滋脾丸等。

二、护理

(一)护理要点

1.一般护理

(1)病情观察:严密观察患者腹痛、腹胀、呕吐及腹部体征情况,定时测量并记录其体温、脉搏、呼吸、血压等,若患者症状与体征不见好转或反有加重,应考虑有肠绞窄的可能。绞窄性肠梗阻的临床特征为:①起始即为持续性剧烈疼痛或在阵发性加重期间仍有持续性疼痛,肠鸣音可不亢进;②呕吐出现早、剧烈而频繁;③不对称性腹胀,腹部有局部隆起或触及有压痛的包块;④有明显腹膜刺激征,体温升高,脉率增快,白细胞计数和中性粒细胞比例增高;⑤呕吐物呈血性,胃肠减压抽出血性液体,肛门排出血性液体或腹腔穿刺抽出血性液体;⑥经积极非手术治疗后症状、体征无明显改善。经确诊为绞窄性肠梗阻,应及早行手术治疗。

(2)体位护理:生命体征稳定者取半卧位,有利于膈肌下降,减轻腹胀对呼吸、循环系统的影响。重症患者平卧,头转向一侧,以防呕吐物吸入气管导致窒息或吸入性肺炎。对于术后患者,应鼓励其尽早下床活动,以促进胃肠道功能的恢复。

2.给药护理。若患者无肠麻痹或肠绞窄,可遵医嘱应用阿托品类抗胆碱药物,以解除胃肠道平滑肌痉挛,缓解腹痛。若患者为不完全性、痉挛性肠梗阻,可以顺时针方向适当轻柔按摩腹部。还可热敷腹部,针灸双侧足三里穴,以促进肠蠕动恢复。

3.膳食调理。患者出现恶心、呕吐等不适症状时,遵医嘱指导其禁食,留置胃肠减压管,以减轻肠腔上段的压力。定期冲洗引流管,保持通畅,防止堵塞;定时检查引流瓶内的负压,并注意观察引流液的量及颜色。禁食期间给予补液,以保证营养及维持电解质平衡。待患者肠梗阻缓解、肛门排气后,可帮助其开始进食少量流质饮食。

4.情志护理。肠梗阻患者往往存在不同程度的紧张、焦虑等情绪。因此,针对患者的心理特点,应连续、动态地给予心理指导,及时与患者沟通,耐心解释肠梗阻的原因、治疗方法和预后,消除其恐惧心理,使其积极配合护理与治疗。

5.临证施护

(1)气机壅滞:禁食、持续胃肠减压。密切观察患者病情,如腹痛程度、时间、性质及呕吐物颜色、性质、量的变化,并记录。将具有通里攻下作用的中药浓煎至 100 ml,经过鼻饲管注入患者胃内,注药前先确定鼻饲管是否在胃内,抽出胃液时,再缓慢注入药液,注药后用温开水冲洗鼻饲管,夹管保留 1 小时,以免中药被吸出影响疗效。服通腑剂中药后,应观察疗效。若患者出现病情变化,应及时报告医生更改治疗方案。针刺足三里、上巨虚、合谷、内关等穴,每次留针 20～30 分钟,可以达到镇痛、止吐的目的。护士双手掌涂上滑石粉给患者进行腹部按摩,以顺时针或逆时针方向进行,感觉舒适即可。给予患者中医情志护理和心理疏导。

(2)实热内结:密切观察患者病情变化,及时准确地记录其舌苔、脉象及腹部有无肠型及腹膜刺激征等,配合医生积极纠正失津少液的情况。持续胃肠减压,每次用注射器缓慢注入液体 200 ml,两次间隔时间大于 2 小时。关心安慰患者,稳定其情绪,使其配合治疗。

(3)脉络瘀阻:呕吐频繁不进食者,应重点观察患者的全身及脱水情况,如皮肤松弛、眼眶凹陷、精神萎、舌干、尿少,提示患者津伤失水严重,应静脉补液,并取尿送检尿常规、尿比重,抽血送检血电解质,以利于医生纠正水、电解质失衡。应重视对患者腹部体征的观察,注意有无固定压痛、反跳痛和腹肌紧张。如梗阻的同时伴有明显压痛、反跳痛和腹肌紧张,提示病情严重,应迅速进行抢救。密切观察患者全身情况,并记录其生命体征。

(4)气阴两虚:密切观察患者病情变化,如腹痛程度、时间、性质及呕吐物颜色、性质、量的变化,并记录。重视对患者腹部体征的观察,注意有无固定压痛、反跳痛和腹肌紧张。如梗阻的同时伴有明显压痛、反跳痛和腹肌紧张提示病情严重,应迅速进行抢救。密切观察全身情况,并记录生命体征。关心安慰患者,稳定其情绪,使其配合治疗。

(二)健康教育

1.少食刺激性强的辛辣食物,宜多食营养丰富、高维生素、易消化吸收之物;反复发生粘连性肠梗阻的患者应少食含粗纤维的食物;避免暴饮暴食,饭后忌剧烈活动。

2.注意饮食及个人卫生,饭前、便后洗手,不吃不洁食物。

3.便秘者应注意通过调整饮食、腹部按摩等方法保持大便通畅;无效者可适当予以口服缓泻剂,避免用力排便。

4.保持心情愉悦,每天进行适量体育锻炼。

5.加强自我监测,若出现腹痛、腹胀、呕吐、停止排便等不适,及时就诊。依据肠梗阻发生的原因,有针对性地采取措施,可有效防止或减少肠梗阻的发生。

6.对患有腹壁疝的患者,应及时予以治疗,避免因嵌顿、绞窄造成肠梗阻。

7.加强卫生宣教,养成良好的卫生习惯,预防和治疗肠道蛔虫病。

第四节　手足综合征患者的中西医结合护理常规

手足综合征(HFSR)又称掌跖感觉丧失性红斑(PPES),是手掌—足底感觉迟钝或化疗引起的肢端红斑,是一种皮肤毒性反应,主要发生于受压区域。肿瘤患者在接受化疗或分子靶向治疗的过程中可出现此病症。

一、中西医对疾病的认识

(一)病因、病机

手足综合征是诸多化疗药物常见的副作用,有剂量限制性毒性,虽不会危及生命,但对化疗的顺利进行及患者的生活质量会造成重大影响。在中医辨证论治和整体观念理论的指引下,大多数中医学者认为手足综合征在中医中属"痹证"范畴,但其病机及中医证候存在差异。

(二)辨证分型

1.气血两虚。患者化疗后气血亏虚,气虚失运,血虚不荣,不荣四末。

2.脾虚血瘀。手足综合征多发于手足四肢末端,且应用抗肿瘤药物多会出现乏力、纳差、恶心、呕吐等脾虚症状,脾主四肢,故病位为脾。

3.湿热蕴结。瘀血凝滞,血瘀阻络,导致肌肤失养。

(三)临床表现

1.手足综合征是一种进行性加重的皮肤病变,手较足更易受累,表现为手掌和足底皮肤瘙痒,手掌、指尖和足底充血。

2.患者有指/趾末端疼痛感,手/足皮肤红斑、紧张感,感觉迟钝、麻木,皮肤粗糙、皲裂。

3.患者可有手指皮肤切指样破损,出现水疱、脱屑、脱皮、渗出,甚至溃烂,还可能出现继发感染,患者可因剧烈疼痛而无法行走。

4.患者可丧失生活自理能力。

5.手足综合征具有自限性,但再次给药后会再次出现。

6.手足综合征分级标准:NCI分级标准(表4-4-1)、CTG分级标准(表4-4-2)。

表4-4-1　手足综合征NCI分级标准

分级	症状表现
一级	轻微皮肤改变或皮炎(如红斑、脱屑)伴感觉异常(如麻感、针刺感、烧灼感),但不影响日常活动
二级	皮肤改变有疼痛感,轻度影响日常活动,皮肤表面完整
三级	溃疡性皮炎或皮肤改变,伴有剧烈疼痛,严重影响日常生活;明显组织破坏(如脱屑、水疱、出血、水肿)

表 4 - 4 - 2　手足综合征 CTG 分级标准

分级	症状表现
一级	不痛,红斑或肿胀,麻木,感觉迟钝,感觉异常和麻刺感,不影响日常生活
二级	疼痛,红斑伴肿胀,影响日常生活,水疱或溃疡直径<2 cm
三级	皮肤潮湿、脱屑、溃疡、水疱和严重疼痛,干扰日常生活,不能穿日常的衣服
四级	病变弥散或局部进展引起感染并发症,卧床或住院

（四）治疗原则

本病的治疗原则为驱邪活络,缓急止痛。针对不同症状,可选择不同方剂治疗。

1.皮损明显者。【方药】丹皮 15 g,冰片 3 g,苦参 15 g,徐长卿 15 g,山慈姑 15 g,赤芍 15 g,野菊花 15 g,蒲公英 15 g,紫花地丁 15 g,紫草 20 g。

2.手足麻木者。【方药】海风藤 15 g,赤芍 15 g,路路通 30 g,山慈姑 15 g,三棱 15 g,莪术 15 g,川芎 10 g,木通 10 g。

3.皮肤瘙痒者。【方药】蛇床子 15 g,地肤子 15 g,防风 15 g,赤芍 15 g,蝉蜕 10 g,生地 30 g,白蒺藜 15 g,丹皮 15 g。

4.四肢不温者。【方药】桂枝 10 g,川芎 10 g,路路通 15 g,玄胡 10 g,红花 10 g,赤芍 15 g,当归 10 g。

二、护理

（一）护理要点

1.一般护理。保持病室安静整洁、光线充足、温湿度适宜。监测患者生命体征,注意观察药物不良反应并及时处理。建立良好的护患关系,对待患者热情、主动、态度和蔼,鼓励患者说出自己的忧虑和痛苦。在病情允许的情况下,鼓励患者参与社会活动和集体活动。

2.给药护理

（1）在敷药过程中,让患者采取适当的体位。

（2）治疗环境注意保暖,防止患者受凉而加重病情。

（3）进行常规消毒,防止感染。

（4）有皮肤过敏,易起丘疹、水疱者慎用。

（5）敷药的摊制厚薄要均匀,外敷腐蚀性药物应注意保护皮肤。

（6）饴糖调制的药物,夏天易发酵,宜现配现用或冷藏,每日更换药物或添加适量防腐剂。

3.膳食调理。鼓励患者进食高蛋白、高维生素、低脂肪的食物,如多吃动物肝脏、瘦肉,大枣,阿胶,新鲜蔬菜、水果等,少食多餐,避免进食咖啡、酒、辛辣、煎炸、油腻食物。制订营养计划,每日更换食物品种,以增进患者食欲,达到营养均衡的目的。确保每日饮水量>2 500 ml,保持大、小便通畅,以促进体内药物排泄,减少对机体的伤害。

4.情志护理

（1）诚挚体贴、全面照顾:帮助患者树立战胜疾病的信心,以亲切、诚恳的态度,同情、关怀的心情,协助患者适应新的社会角色。

(2)因人施护、有的放矢:在情志护理过程中,应特别强调根据患者性别、年龄,生活的自然条件、社会环境,精神因素等特点因人施护。

(3)乐观豁达、怡情养生:护士应向患者说明保持情绪稳定的重要性,积极向患者宣传心理养生知识,调动患者养生的积极性。

(4)避免刺激、稳定情绪:护士在工作中应做到"四轻",对于探视者要提醒其保持情绪稳定,言语平和,避免给患者带来各种不良刺激。

5.临证施护

(1)用黄芪桂枝五物汤化裁方湿敷患处,可明显减轻患者症状,加速患处愈合,从而改善患者生活质量。

(2)紫草油具有凉血活血、解毒透疹之功效,外涂可预防及减轻手足综合征的相关症状。

(3)中药浸泡法可通过温热和药物刺激作用部位的皮肤和神经,疏通血脉、改善循环。

(二)健康教育

1.告知患者化疗方案,药物不良反应的预防和处置方法。

2.睡觉时适当垫高上下肢体,促进肢体静脉回流。

第五节　使用靶向药引起皮疹患者的中西医结合护理常规

肿瘤靶向治疗近年来发展迅速,其具有较好的分子选择性,能够高效选择性地杀伤肿瘤细胞,减少对正常组织的损伤,但在发挥抗肿瘤效用的同时,也常给患者带来各种皮肤不良反应,尤以皮疹常见。多组临床研究证实皮疹的出现及其程度可能是靶向药物治疗临床获益的标志,皮疹越严重,可能提示疗效越好,然而无皮疹并不表示治疗无效。出现明显皮疹的靶向药物主要集中在表皮生长因子受体抑制剂(EGFRls)及部分单克隆抗体。据有关数据统计:吉非替尼的皮疹发病率为44%、厄洛替尼为75%、伊马替尼为15%、索拉非尼为34%、埃克替尼为40%,而西妥昔单抗、利妥西单抗等也有10%左右的发病率。

一、病因与病机

目前分子靶向药导致皮疹的病因及发病机制尚未明确,通常认为对滤泡以及滤泡间细胞表皮生长信号传导通路受干扰是关键原因;EGFRls治疗可增加调节炎症、凋亡、黏附相关基因的表达;免疫组化研究发现EGFRls治疗可抑制基底角质化细胞中EGFR磷酸化,并减少丝裂原活化蛋白激酶(MAPK)的表达,从而导致角质化细胞的生长抑制、提前分化及异常迁移,致使炎症细胞化学诱导物的释放,诱导白细胞积聚,进而释放蛋白酶类导致角质化细胞凋亡。

二、临床表现

皮疹出现的时间集中在用药后的7~15天,其特点表现为散在性或融合性痤疮样的滤疱疹,主要分布于躯干、面部、颈部和头皮。皮疹出现的常见顺序为:头面部→前胸后背→颈项部→腹部→腹股沟→会阴、肛周及四肢,其中多以头面部为重,且皮疹较密集,体积大,四肢则分布较散在。

(一)皮疹的发展阶段

1.第0~1周。感觉障碍,伴皮肤红斑和水肿。

2.第1~3周。丘疹脓疱性皮疹(即粉刺或痤疮样皮疹),局部破溃,剧烈瘙痒。

3.第3~5周。结痂,瘙痒和皮肤破溃症状略减轻。

4.第5~8周。红斑,毛细血管扩张症。

(二)CTCAE V4.0 皮疹分级

1级:丘疹和(或)脓疱<10%体表面积,伴有或不伴有症状(瘙痒、敏感、发热等)。

2级:丘疹和(或)脓疱累及10%~30%体表面积,伴有或不伴有症状,影响心理与日常生活。

3级:丘疹和(或)脓疱>30%体表面积,伴有或不伴有症状,影响生活自理,伴有局部浅表感染,需要口服抗生素。

4级:丘疹和(或)脓疱累及任何体表面积,伴有或不伴有症状,影响生活自理,伴有广泛的二重感染,需要静脉使用抗生素,威胁生命。

5级:死亡。

三、治疗原则

(一)轻度

皮疹分级1级。治疗措施:无须任何干预,亦可局部使用地塞米松乳膏、2.5%氢化可的松软膏、克林霉素凝胶、红霉素软膏等;皮肤干燥伴瘙痒者,可予薄酚甘油洗剂每日2次或苯海拉明软膏局部涂敷。靶向药剂量:继续目前剂量,密切观察皮疹严重程度变化,2周后再次评估皮疹程度。

(二)中度

皮疹分级2级。治疗措施:局部使用2.5%氢化可的松软膏或红霉素软膏,并口服开瑞坦;对皮肤干燥伴瘙痒者,可予苯海拉明软膏或复方苯甲酸局部涂敷;有主观症状者,应尽早口服多西环素100 mg/bid。靶向药剂量:继续目前剂量,密切观察皮疹严重程度的变化,2周后再次评估皮疹程度。

(三)重度

皮疹分级3级、4级。治疗措施:治疗基本同中度皮疹,但药物剂量可适当增加,必要时可给予甲强龙冲击剂量治疗,若合并感染应选择合适的抗菌药。靶向药剂量:可考虑适当减少剂量,密切观察皮疹严重程度变化,2周后再次评估皮疹程度;若皮疹未缓解,则考虑暂停用药或终止治疗。

四、护理

(一)护理要点

1.一般护理。切勿用力挤压皮肤,以防损伤引起感染,穿柔软舒适的衣服,避免强烈阳光刺激皮肤,使用防晒用品。皮肤干燥和瘙痒者,日常皮肤护理建议冷水浴或微温的热水浴,避免水温太高,使用温和的香皂、不含芳香剂与酒精的润肤剂;严重干燥伴有湿疹可局部外用中强效糖皮质激素,但面部和胸部不宜使用油腻性软膏,防止阻塞毛孔引起毛囊炎;瘙痒严重者可口服抗组胺类药物,如氯雷他定、多虑平等,当抗组胺药无效时可选用普瑞巴林、加巴喷丁或阿瑞匹坦。

2.给药护理。多数靶向药物引起皮疹是可控的,停药后皮疹可自行消退,再次用药皮疹再发或加重,部分继续治疗后皮疹可自行消退或趋向稳定。因此为改善患者生活质量,提高靶向治疗的依从性,应正确防治 EGFRls 相关皮肤不良反应。对轻中度不良反应,可采取综合防治措施,如改变生活方式及药物干预等;对重度不良反应,应系统用药对症处理,必要时减量或暂停抗肿瘤靶向治疗,待皮疹改善后调整抗癌方案。遵医嘱给予清热祛湿解毒的中药外洗,如用中药金银花煮水,清洗头颈部;用新鲜的艾草煮水洗头可以减轻头皮胀痛、瘙痒的不适感;芦荟肉汁涂擦痤疮瘢痕、痘印处,有利于瘢痕恢复。

3.膳食调理。指导患者进食清淡易消化、富含高蛋白质的食物,忌食辛辣、煎炸食物及鱼、虾、蟹等。常用食疗方有黄豆苦瓜排骨汤、土茯苓炖龟汤等。

4.情志护理。加强与患者的沟通和交流,用药前医护人员应告知患者出现皮疹的严重程度与生存的受益关系,增强患者应对不良反应的信心。

(二)健康教育

通过指导患者每日服药后进行适量的有氧运动,例如太极拳、八段锦等,充分调动患者的积极性。此外,根据患者的个人情况,选择合适的按摩、熏洗、耳穴压豆等中医特色护理技术,从而更好地缓解病情。

第六节　消化道出血患者的中西医结合护理常规

消化道出血在中医归属为血证。凡由多种原因致使血液不循常道,或上溢于口鼻诸窍,或下泄于前后二阴,或渗出于肌肤所形成的疾患统称为血证。

一、中西医对疾病的认识

(一)病因、病机

1.内因。情志过极,饮食不节,劳欲体虚,久病阴伤、气虚、血瘀。

2.外因。感受外邪,以热邪及湿热所致者为多。

3.病机。血证根据出血部位,分属不同脏腑。共同的病机可以归结为火热熏灼、迫血妄行及气虚不摄、血溢脉外两类。由火热亢盛所致者属于实证,由阴虚火旺及气虚不摄所致者则属于虚证,虚实常发生转化。如开始为火盛气逆,迫血妄行,但在反复出血之后,则会导致阴血亏损,虚火内生,或因出血过多,血去气伤,以致气虚阳衰,不能摄血。

因此,有时阴虚火旺及气虚不摄,既是引起出血的病理因素,又是出血所导致的结果。此外,出血之后,离经之血留积体内,蓄结而为瘀血,妨碍新血的生长及气血的正常运行。

(二)辨证分型

1.吐血

(1)胃热壅盛

1)证候表现:脘腹胀闷,甚或作痛,吐血暗红,常混有食物残渣,口臭,便秘或大便色黑,舌红,苔黄,脉滑数。

2)证候分析:嗜酒或多食辛辣之物,热积于胃,胃失和降,食不得化,故脘腹胀闷,甚则作痛,热伤胃络,则吐血鲜红,或瘀结而色紫暗;若血随大便而下,则色黑如柏油样;胃中饮食不化,随呕吐而出,夹有食物残渣;舌红,苔黄腻,脉滑数,均为胃有积热之征。

(2)肝火犯胃

1)证候表现:吐血,色红或紫暗,胁痛,口苦,心烦易怒,寐少梦多,舌质红,脉弦数。

2)证候分析:暴怒伤肝,肝火横逆犯胃,胃络受伤则吐血鲜红或紫暗;肝胆之火上逆,则口苦胁痛善怒;肝火扰乱心神,则心烦不宁,多梦少寐;舌质红,脉弦数,为肝火上逆、耗伤胃阴之象。

(3)脾不统血

1)证候表现:吐血反复不止,时轻时重,血色暗淡,胃脘隐痛,喜按,神疲畏寒,心悸气短,自汗,便溏色黑,面色苍白,舌质淡,苔白,脉弱。

2)证候分析:久病脾气亏损,气虚不摄,血溢脉外,血从胃出而见吐血缠绵不止、血色淡;神疲乏力,心悸气短,面色苍白,舌质淡,脉细弱为气虚之征。

2.便血

(1)肠道湿热

1)证候表现:便血鲜红,大便不畅或稀溏,腹痛,口苦,舌质红,苔黄腻,脉濡数。

2)证候分析:由于饮酒嗜辛,湿热蕴积,下移大肠,灼伤血络,故便血鲜红,或先血后便;湿热蕴积大肠,气机失和,传导功能失调,故大便不畅;口苦,苔黄腻,脉濡数,是湿热内蕴之象。

(2)气虚不摄

1)证候表现:便血鲜红或紫暗,食少,体倦,面色萎黄,心悸,少寐,舌质淡,脉细。

2)证候分析:久病体衰或失血过多,或劳累过度,中气不足,气虚不摄,血溢脉外,故见便鲜红或紫暗;食少,体倦,面色萎黄,心悸,舌质淡,脉细为气血亏虚之征。

(3)脾胃虚寒

1)证候表现:便血紫暗,或呈黑色,腹部隐痛,便溏,喜温,喜热饮,面色不华,倦怠懒言,舌质淡,脉细。

2)证候分析:脾胃虚寒,中气不足,脾不统血,血溢于肠内,随大便而下,故便血,其色紫暗或黑色;中虚有寒,不能温养肠胃,气机失和则腹部隐痛,喜热饮,大便稀溏;面色不华,神疲懒言,舌淡脉细,均为脾阳虚弱、气血不足之象。

(4)胃肠积热

1)证候表现:便干夹血,色鲜紫或暗红,口苦口干,嘈杂烦渴,脘腹痞满胀痛,舌红,苔黄燥,脉洪数。

2)证候分析:嗜酒或多食辛辣之物,热积于胃肠,胃失和降,食不得化,嘈杂烦渴,故脘腹胀闷,甚则作痛;热伤肠络,则便干夹血,色鲜紫或暗红;舌红,苔黄燥,脉洪数均为胃肠积热之征。

(三)临床表现

1.呕血和黑便。上消化道出血的特征性表现是呕血和黑便。幽门以上出血常有呕血和黑便,幽门以下出血常为黑便。出血量少而速度慢可仅见黑便,出血量大而速度快可因血液反流入胃引起呕血。

2.失血性周围循环衰竭。当出血量超过 1 000 ml 且速度快者,可引起头昏、心悸、出汗、口渴、晕厥、脉搏细速、脉压变小、血压波动,如果不及时治疗患者会进一步出现皮肤湿冷、花斑,精神萎靡或烦躁,重者反应迟钝,意识模糊。

3.发热。大量出血后,多数患者在 24 小时内出现发热,一般不超过 38.5℃,持续 3~5 天。

4.氮质血症。肠道中血液的蛋白质消化产物被吸收,引起血中尿素氮浓度增高,称之为肠性氮质血症。

5.贫血。患者可出现面色苍白,伴头晕、心悸,其贫血程度取决于失血量、出血前有无贫血、出血后液体平衡状态等因素。

(四)治疗原则

血证的治疗可归纳为治火、治气、治血三个原则。

1.治火。火热熏灼,损伤脉络,是血证最常见的病机,根据证候虚实的不同,实火当清热泻火,虚火当滋阴降火。

2.治气。气为血帅,气能统血,血与气休戚相关,实证当清气降气,虚证当补气益气。

3.治血。要达到治血的目的,最主要的是根据各种证候的病因病机进行辨证论治,其中包括适当地选用凉血止血、收敛止血或活血止血之法。

二、护理

(一)护理要点

1.一般护理

(1)环境:保持病室整洁安静,温湿度适宜。

(2)体位:患者卧床休息,予舒适卧位,头偏向一侧,保持呼吸道通畅,避免呕血时误吸引起窒息。对于休克者采取休克卧位,将头及躯干抬高 20°~30°,下肢抬高 15°~20°,集中护理操作,注意保暖。

(3)口腔护理:出血期禁食水,每日清洁口腔 2 次。呕血时应随时做好口腔护理,保持口腔清洁无味,呕吐后及时用盐水或银花甘草水漱口。

(4)皮肤护理:大便次数频繁时,每次便后应擦净,保持肛周清洁干燥及床单元清洁干燥、平整,以防发生湿疹和压疮,出血后 3 天未解大便者,慎用泻药。

(5)使用三腔二囊管压迫治疗时,参照三腔二囊管护理常规,并按时注入大黄粉、田七粉等中药止血。

2.给药护理

(1)通常建立两组静脉通路,备好抢救物品,一组缓慢泵入止血剂,另一组给予补液、输血等。肝硬化并发消化道出血者,遵医嘱补液,避免补液量过多、血压升高诱发再出血。

(2)对于中药汤剂,虚证者宜温服,热证者宜凉服,服药时不宜与西药止血剂同服,以利观察用药后反应。中成药丸剂应研成细末加凉盐水吞服,服用散剂切勿直接倒入口腔,避免吸入气管引起呛咳,加重出血。

3.膳食调理。出血期禁食1～3天,根据出血情况可适当延长。出血停止后可给予温凉的流质饮食,少量多餐,防止过热或过量进食诱发再出血。避免给予质地粗糙、坚硬的食物或刺激性食物,如酒、辣椒及油炸食品等,食物要充分咀嚼。病情稳定后可给予高热量、高蛋白质、富含维生素、低脂肪、易消化膳食,食物必须细软易咽。如肝功能严重障碍者应严格限制蛋白质与油脂类的摄入,水钠潴留及有明显腹腔积液患者应进低盐或无盐饮食。偏热盛者宜食凉性食物,如荠菜、莲藕、苦瓜、菠菜、梨、百合等;渴饮者可用鲜茅根或鲜藕节、鲜小蓟煎水饮以清热止渴;肝火上炎者宜食解郁理气之品,如佛手煲瘦肉粥、麦片粥等,也可用夏枯草、白茅根煎水代茶饮;气血亏虚者宜食牛奶、山药粥、藕粉莲子羹、莲子桂圆粥、红枣、瘦肉等以补益脾气而固摄止血。

4.情志护理。患者常因出血而感到恐惧紧张或心烦失眠。长期反复出血,体质虚弱者情绪更易波动、烦躁,对治疗缺乏信心。护理人员应体贴和同情患者,指导患者自我调整情绪,保持心情舒畅。

5.临证施护。注意患者神志、面色、血压、脉象、舌象、汗出及皮肤肢温等变化。消化道大出血时,保持患者的呼吸道通畅,取平卧位,头偏向一侧,及时清除血块,做好口腔护理,防止误吸。密切监测生命体征,观察皮肤和甲床色泽及肢体温度。迅速建立两条以上的静脉通路,保证血制品和静脉用药的有效输入。根据病情调整输液速度和输液量,使血压维持在90/60 mmHg左右。记录患者出入量,每小时尿量不应<30 ml。三腔二囊管护理时应注意胃气囊与食管气囊压力,要仔细观察引流液的颜色和量,判断止血的效果。止血后仍需观察有无再出血。

(二)健康教育

1.生活起居有常,劳逸结合,避免过劳。注意精神调摄,保持良好的情绪及乐观的生活态度。加强体育锻炼,如练保健操、太极拳等,以增强机体正气。

2.饮食有节,宜进食清淡、易消化、富含营养的食物,如新鲜蔬菜、水果、瘦肉、蛋等,忌辛辣、生冷、刺激性食物,不饮浓茶、咖啡等。

3.加强病证及相关知识宣教,使患者及家属了解可能发生出血的诱因,加强针对性的预防措施。积极治疗原发病,定期门诊随访,发现出血应立即就诊。

第七节 腹泻、便秘患者的中西医结合护理常规

腹 泻

腹泻是以排便次数增多,粪质稀溏或完谷不化,甚则泻出如水样为主证的病证。

一、中西医对疾病的认识

(一)病因、病机

腹泻多由于感受外邪、饮食内伤、情志失调或体虚久病等多种原因引起的脾胃运化失司,小肠分清泌浊及大肠传导功能失常,致排便次数增多,便稀溏或如水样。病位在大肠,主病之脏属脾,同时与肝、肾密切相关。

(二)辨证分型

1.寒湿困脾。大便清稀或如水样,腹痛肠鸣,畏寒食少,苔白滑,脉濡缓。

2.肠道湿热。腹痛即泻,泻下急迫,粪色黄褐秽臭,肛门灼热,可伴有发热,舌红,苔黄腻,脉濡数。

3.食滞胃肠。腹满胀痛,大便臭如败卵,泻后痛减,纳呆,嗳腐吞酸,舌苔垢或厚腻,脉滑。

4.脾气亏虚。大便溏薄,夹有不消化食物,稍进油腻则便次增多,伴有神疲乏力,舌质淡,苔薄白,脉细。

5.肾阳亏虚。晨起泄泻,大便夹有不消化食物,脐腹冷痛,喜暖,形寒肢冷,舌淡胖,苔白,脉沉细。

(三)临床表现

1.症状。排便次数增多(每日>3次),粪便量增加,粪质稀溏或完谷不化,甚至泻出如水样,可伴有腹胀腹痛等症。

2.体征。腹部听诊肠鸣音亢进或出现腹胀、肠鸣音减弱、心律失常等电解质紊乱的表现。

3.并发症。脱水与电解质紊乱,因久泻不止或暴泻致津液亏损出现脱水的表现。

(四)治疗原则

腹泻治疗原则以运脾化湿、温肾健脾为主。若病情处于虚寒热兼夹或相互转化时,当随证而治。急性腹泻多以湿盛为主,重在清热燥湿,分利止泻。夹有表邪者,佐以疏解;兼有伤食者宜消食导滞、和中止泻。久泻以脾虚为主,当以健脾益气、化湿止泻;因肾阳虚衰者,宜温肾健脾、固涩止泻。

二、护理

(一)护理要点

1.一般护理

(1)保持病室清洁,空气新鲜,温湿度适宜;及时倾倒排泄物和更换被污染的衣被。

(2)急性腹泻者,应卧床休息。

(3)久泻者加强肛周皮肤护理,便后温水清洁局部皮肤、软卫生纸轻擦肛门、涂擦氧化锌软膏等以渗湿清热,防肛周皮肤糜烂或溃疡。

(4)长期卧床者,应定时翻身,保持床单元清洁、干燥,防压疮发生。

(5)遵医嘱及时、准确地留取大便标本送检。

(6)疑似痢疾等传染性腹泻者,便器要消毒处理,做好肠道隔离。

(7)做好病情观察与护理记录。注意观察大便的次数、量、色、质及气味,有无里急后重等情况。同时注意观察体温、脉搏、舌苔、口渴、饮水、尿量和皮肤弹性等变化,如出现腹泻频繁、量多,眼窝凹陷,口干舌燥,皮肤无弹性,腹胀无力或呼吸深长,烦躁不安,精神恍惚,四肢厥冷,尿少或无尿时,应及时报告医生,并配合处理。

2.给药护理。中药汤剂宜饭后温服,服后盖被静卧,注意观察患者用药后的反应。腹泻严重出现阳气外脱症状时,应及时进行抢救,快速建立 2 条以上的静脉通路,快速补液,准确给药,以免延误时机。

3.膳食调理

(1)寒湿困脾:饮食以清淡、易消化、无渣及营养丰富的流质或半流质为宜。忌食油腻、辛辣、生冷、不易消化的食物。急性暴泻应予淡盐水、米粥以养胃生津。

(2)肠道湿热:多食玉米、萝卜、薏米、绿豆等祛湿清热之品,忌食生热助湿之品。

(3)食滞胃肠:宜控制或限制饮食,食用健脾消食导滞的食物,如山楂、白萝卜、麦芽等,伴呕吐者,不急于止吐,应让宿食全部吐出。

(4)脾气亏虚:饮食宜温热软烂,少油脂而易于消化,少食多餐,多食健脾益气食物,如山药、红枣、扁豆、白果等。

(5)肾阳亏虚:宜多食温肾固摄食物,如胡桃、黑大豆等。

4.情志护理。及时做好心理指导,解释不良情志与腹泻的关系,使患者情绪稳定、心情愉快、气机调畅,积极配合检查和治疗,忌抑郁恼怒。

5.临证施护

(1)寒湿内盛、腹痛:遵医嘱腹部中药热敷,艾灸足三里、中脘、天枢、关元等穴或隔姜灸神阙穴,以散寒止痛、温胃止呕。

(2)肠道湿热,肛门灼热疼痛:遵医嘱给予木香、苦参调糊状敷脐,有通利脏腑湿热之功。

(3)食滞胃肠、腹痛:遵医嘱给予针刺及腹部热敷。

(4)肾阳亏虚:可取肾俞、命门、关元等穴进行隔姜灸或隔附子灸;久泄不能自控,五贝子和醋调成糊状敷脐。

(二)健康教育

1.起居有常,慎防风、寒、湿等邪气侵袭。畅情志,勿思虑,忌烦躁郁恼。

2.注意饮食清洁,饭前便后要洗手,防止病从口入。

3.恢复期加强营养,适当休息;慢性久泄,适当锻炼,可选择八段锦、五禽戏等健身运动,以促进血脉流畅,增强体质。

4.指导患者遵医嘱正确服药,注意饮食调理,定时定量,少食多餐。

5.积极治疗原发病。

便　　秘

便秘是指粪便在肠内滞留过久,秘结不通,排便周期延长,或周期不长,但粪质干结、排出艰难,或粪质不硬,虽有便意,但便而不畅的病证。

一、中西医对疾病的认识

(一)病因、病机

便秘多因疾病本身因素、药物因素、禀赋不足、饮食不节、情志失调、外邪犯胃等,致肺、脾、肝、胃、肾等脏腑功能失调,大肠传导功能失常而致。病位在大肠、小肠,涉及脾胃。

(二)辨证分型

1.肠道实热。大便干结,腹部胀满,按之作痛,口干或口臭,舌苔黄燥,脉滑实。

2.肠道气滞。大便不畅,欲解不得,甚则小腹作胀,嗳气频作,苔白,脉细弦。

3.脾虚气弱。大便干结如栗,临厕无力努挣,挣则汗出气短,面色㿠白,神疲气怯,舌淡,苔薄白,脉弱。

4.脾肾阳虚。大便秘结,面色萎黄无华,时作眩晕,心悸,甚则少腹冷痛,小便清长,畏寒肢冷,舌质淡,苔白润,脉沉迟。

5.阴虚肠燥。大便干结状如羊屎,口干少津,神疲纳呆,舌红,苔少,脉细小数。

(三)临床表现

1.症状。便意少,排便时间延长,3 天以上排便 1 次,有便意但排便不畅、艰难、费力,有排便不净感。粪便干燥坚硬,重者如栗或羊屎,可伴失眠、烦躁、多梦、抑郁、焦虑、腹胀、纳差、神疲乏力等症。

2.体征。查体腹胀或伴腹痛,或出现腹部肠型。

3.并发症。便秘常因排便困难易引起痔疮、肛裂等肛周疾病,坚硬的粪块阻塞肠腔压迫肠腔组织造成血液循环障碍形成粪性溃疡,严重者可产生结肠憩室、肠梗阻。

(四)治疗原则

便秘治疗以通下为主。针对不同病因采取相应的治法,不可单纯用泻下。肠道实热者,邪滞肠胃、壅塞不通给予泻热、温散、通导之法,去邪为主,使邪去便通;肠道气滞者给予顺气导滞法;脾肾阳虚者,肠失润养、推动无力,给予滋阴养血、益气温阳之法以扶正;阴虚肠燥者,阴津不足给予滋阴通便。

二、护理

(一)护理要点

1.一般护理

(1)为患者提供隐蔽舒适的排便环境,指导患者养成定时排便的习惯,戒除忍便的不良行为。

(2)保持肛周皮肤清洁,如伴有肛裂等肛周疾病可便后用苦参、五贝子等清热燥湿中药煎汤后坐浴,坐浴后外敷黄连膏。

(3)指导患者进行适当的腹肌锻炼和提肛运动,以促进肠蠕动,改善排便情况。

(4)指导患者进行自我腹部顺时针按摩。

(5)病情观察:注意观察排便间隔时间、大便形状、便后有无出血、腹部有无硬块、有无腹痛等情况;注意观察服药后排便的次数、量和粪质的特点。

2.给药护理。遵医嘱给予通便泄泻的药物,不可滥用。热秘者中药汤剂宜饭前空腹或睡前凉服;虚秘者中药汤剂宜空腹温服。注意观察患者服药后的效果及反应。

3.膳食调理

(1)饮食宜多食富含纤维、水分且易消化的食物,如水果、蔬菜等,忌食辛辣、煎炸食物。

(2)脾虚气弱、脾肾阳虚:宜进补黄芪、人参、薏苡仁、桂圆、羊肉、牛肉、银耳百合等补气、温阳、润肠之品。

(3)阴虚肠燥(血虚便秘):宜食滋阴、润肠通便之品,如黑芝麻、枸杞、当归等。

(4)肠道实热:宜食清热凉润之品,如麦冬、鲜芦根等煎水代茶饮,宜少食或忌食热性食物。

(5)肠道气滞:宜多食行气润肠通便之品,如萝卜、花生、柑橘、佛手等。

4.情志护理。肿瘤并发便秘会加重患者焦虑、抑郁等不良情绪,应多给予关心,指导学会自我放松、调摄情志的方法,以保持心情舒畅,避免过度紧张及忧思。

5.临证施护

(1)肠道实热:遵医嘱给予大黄、芒硝研磨调制外敷神阙穴,按揉或推按天枢、中脘、足三里、大肠俞、支沟、曲池穴。

(2)脾虚气弱、脾肾阳虚:遵医嘱给予吴茱萸或肉苁蓉腹部热熨以温补肾阳;给予穴位按摩,注意防寒保暖。

(3)肠道气滞、阴虚肠燥:鼓励患者在病情和体力允许的情况下,尽量多运动,如散步、做操,打太极拳等,促进气机通畅;每日按摩腹部;便前热敷腹部或遵医嘱艾灸天枢、关元、气海、足三里等穴,促进排便。

(二)健康教育

1.指导患者正确选择食谱,调节体质,改变不良饮食习惯。

2.指导患者养成定时排便的习惯,便秘时切忌滥用泻药。

3.保持心情舒畅,劳逸结合,进行适量体育锻炼,避免久坐少动,以利于胃肠功能的改善。

4.每日晨晚行自我腹部顺时针按摩和提肛运动,促进肠蠕动。

第八节　压疮患者的中西医结合护理常规

压疮,又名压力性损伤(pressure injury),中医称之为褥疮或席疮,是发生于皮肤和(或)皮下组织范围内的损伤,由于局部组织长期受压,致使局部皮肤持续缺血、缺氧、营养缺乏而引起的组织破损和坏死。主要表现为局部组织受损但表皮完整或开放性溃疡并可能伴有疼痛,是临床上常见的并发症;通常位于骨隆突处或皮肤与医疗设备接触处,较常见于长期卧床、坐轮椅以及安装义肢或矫形器的人群。

一、中西医对疾病的认识

(一)病因、病机

中医学认为压疮的病机多因久病卧床、气血运行失畅、气血亏虚、气滞血瘀、经络受阻、肌肤失养、摩擦皮破、染毒而成。血虚是指血液不足导致血的濡养功能减退的病机。形成血虚的原因主要有失血过多、脾胃虚弱、营养不足、久病不愈、慢性消耗等。常见症候为面色淡白或萎黄、神疲乏力、眩晕、心悸和脉细等。血瘀是指血液循环不畅或停滞的病机。形成血瘀的原因主要有气虚、气滞、血寒、血热等。常见症候为固定部位的疼痛、肿块、出血、肌肤甲错、唇舌紫暗及舌有瘀点瘀斑、脉涩等症状。

(二)辨证分型

1.气滞血瘀。病发部位初为淡红色,肿、热、有触痛,局部出现褐红斑,继而紫暗红肿,或有破损。舌苔、脉随原发病而异。多为压疮的前驱期,因局部长期受压,影响气血运行所致。

2.瘀腐热郁。局部皮肤色紫,渐趋溃破,浸及肌肉,重者溃烂可深及筋骨,四周漫肿。常伴有发热或低热、口苦且干、形神萎靡、不思饮食等。舌质红、苔少,脉象细数。主要包括皮损期和肉损期:皮损期创面色鲜红为正气上充,内蕴热毒;肉损期疮面稍凹,边缘微肿,中央生黄、绿色脓液,质稠气臭,为热毒蕴结,营血失调。

3.气血两虚。疮面腐肉难脱,或腐肉虽脱、新肌色淡、愈合缓慢,伴面色白、神疲乏力、纳差食少。舌质淡、苔少,脉沉细无力。治宜行气补血,健脾生肌。

4.气虚瘀腐

(1)虚实夹杂型:局部皮肤色淡紫,疮面塌陷,上盖稀白脓液,气腥或无臭。

(2)气虚夹湿型:疮面无脓,但多渗液,久不敛口。

(3)气虚寒瘀型:疮面淡紫,有清稀渗液少许,同时患者畏寒,四肢不温。

(4)气虚津亏型:疮面淡紫而较干,久不敛口。

(三)压疮分期和临床表现

1.压疮1期。局部皮肤完好,出现不变白的红斑,深色皮肤表现可能不同;此期的颜色改变不包括紫色或栗色变化。

2.压疮2期。部分皮层缺失伴真皮层缺失,伤口床呈粉红色或红色、湿润,也可表现为完整的或破损的浆液性水疱。脂肪及深部组织未暴露。无肉芽、腐肉、焦痂。

3.压疮3期。全层皮肤缺失可见脂肪、肉芽组织和边缘内卷。可见腐肉和(或)焦痂。不同部位的组织损伤的深度存在差异,脂肪丰富的区域会发展成深部伤口,可能会出现潜行和(或)窦道。无筋膜、肌肉、肌腱、韧带、软骨和(或)骨暴露。

4.压疮4期。全层皮肤和组织缺失,可见或可直接触及筋膜、肌肉、肌腱、韧带、软骨或骨头。可见腐肉和(或)焦痂。常常会出现边缘内卷、窦道和(或)潜行。不同解剖位置的组织损伤的深度存在差异。

5.不可分期压疮。全层皮肤和组织缺失,由于被腐肉和(或)焦痂掩盖,不能确认组织缺失的程度。只有去除足够的腐肉和(或)焦痂,才能判断损伤是3期还是4期。

6.深部组织损伤。完整或破损的局部皮肤出现持续的指压不变白的深红色、栗色或紫色,或表皮分离呈现黑色的伤口床或充血水疱。该分期不可用于描述血管、创伤、神经性伤口或皮肤病。

(四)治疗原则

1.全身治疗:积极治疗原发病,增加营养和全身抗感染治疗等。

2.压疮分期治疗

(1)压疮1期:此期为可逆性改变,皮肤尚未破损,若及时去除致病因素,可阻止压疮的继续发展。

(2)压疮2期:处理原则为保护皮肤、预防感染,保护新生上皮组织。

(3)压疮3期:处理原则为彻底清创,减少感染发生。

(4)压疮4期:处理原则为彻底清创,去除坏死组织,减少感染发生。

(5)不可分期压疮:外科清创后判断分期,从而进行相应处理。

(6)深部组织损伤:保护局部,防止继续受压,密切观察发展趋势。

3.中医辨证治疗。

(1)辨色:压疮色泽红为佳,绛红为郁热,色紫为瘀,色淡为气虚,紫晦不泽为正虚瘀阻,预后较差。

(2)辨脓液:脓宜稠不易稀,稠为正气较盛,稀为正气虚弱。若先出黄稠脓,后出黄滋水,为佳象;若脓转厚体质渐复,由厚转稀为体质渐衰,一时难敛;若脓如米泔,色晦腥臭,为气血衰竭之败象。脓宜明净不宜污浊,色绿有腥气为顺象,秽臭不堪为逆象。

二、护理

(一)护理要点

1.一般护理

(1)病室保持整洁、舒适,空气新鲜,湿度、温度适宜。

(2)长期卧床患者,应定时翻身,使用减压垫保护骨突部位。

(3)递送便盆时应动作轻柔,避免摩擦,保持会阴部清洁干燥。

2.给药护理。遵医嘱选择合适的敷料和药物,如水胶体敷料、泡沫类敷料及藻酸盐敷料等。对长期卧床、恶病质患者,应遵医嘱输血、静脉输注高营养物质,增强其机体抵抗力及组织修复能力。

3.膳食调理

(1)气滞血瘀:宜食行气活血之品,如木耳瘦肉汤、黄芪瘦肉汤;忌寒凉生冷之品滞气血,如黄瓜汤。

(2)蕴毒腐溃:宜食清热解毒之品,如马齿苋煲粥、小米粥、菊花茶、冬瓜汤、绿豆煲白鸽等;忌辛辣、热毒、煎炸之品和发物,如杧果、菠萝、烧鹅和鸭、豆制品等。

(3)气血两虚:宜食行气补血、健脾生肌之品,如黄芪瘦肉汤、淮山煲瘦肉、生鱼汤、鲫鱼煲、去核红枣等;忌寒凉生冷之品;对吞咽困难者可采用鼻饲。

4.情志护理

(1)介绍病情,说明治疗的必要性,取得患者合作,缓解其紧张情绪。

(2)由于患者内心恐惧,精神过度活动,导致人体阴阳失调,气体(机)受阻,气血不合,对恢复造成不利影响,需基于中医理念给予患者全程情志护理,可以为患者讲解发病原因,帮助患者分散注意力,传授给患者自我调节的正确方法,鼓励患者悦志怡情,消除忧虑,配合治疗。

5.临证施护

(1)压疮1期:完全减压;选择大于病变面积2~3 cm的溃疡贴或透明贴保护,并促进瘀血吸收,硬结软化。

(2)压疮2期:完全减压;如有水疱,剪开疱皮充分引流;用生理盐水清洗伤口或疱皮下创面,蘸干伤口周围皮肤;渗出液较少时,使用溃疡贴或透明贴覆盖伤口;如果渗出液较多,则使用渗液吸收贴覆盖。

(3)压疮3期:完全减压;用生理盐水冲洗伤口;刮去或剪去腐肉,使用康惠尔清创胶加渗液吸收贴,或银离子敷料;经过以上处理,伤口床变为红色后,使用藻酸盐敷料填充,外层覆盖渗液吸收贴或银离子敷料。

(4)压疮4期:完全减压;用生理盐水清洗伤口;外科清创,在骨骼、肌腱、肌肉暴露部位使用清创胶保湿;无感染但有焦痂、渗液少的,外层覆盖溃疡贴;无感染但渗液多的,外层覆盖渗液吸收贴;有感染的外层覆盖银离子敷料;肉芽组织生长良好,包围骨骼、肌腱后,按照3期第4步处理伤口;多学科合作,烧伤科VSD治疗。

(5)不可分期压疮:完全减压;用生理盐水清洗伤口;外科清创;难切除的焦痂和腐肉,可用无菌刀片在表面划痕后,使用清创胶加溃疡贴或透明贴溶解;缺血肢端或足跟部位的稳定性焦痂(表现为干燥、紧密黏附、完整无红斑和波动感)不应去除。

(6)深部组织损伤:完全减压;无血疱、黑硬者,选择大于病变面积2~3 cm的溃疡贴或透明贴,促进瘀血吸收,软化硬结;有血疱、黑软者,无菌操作剪开疱皮,彻底引流;使用渗液吸收贴覆盖保护,促进愈合;密切观察发展趋势,好转者可2~3天更换敷料,恶化者依据3~4期治疗原则处理。

(二)健康教育

1.做好患者及其家属对压疮发生的原因及危害性的认识,了解预防是最好的措施。

2.教会患者及其家属经常自行检查皮肤,定时变换体位,采取多种方法避免压疮的发生。

3.指导患者和家属加强营养,增加皮肤抵抗力和创面愈合能力。

4.教会患者及其家属正确的翻身操作方法,指导正确使用便器,预防性使用保护性用具,如气垫、凝胶垫等,选择合适的产品,预防和治疗压疮。

5.保持皮肤及被服的清洁卫生,特别是大、小便后应及时清洁蘸干。

第九节　上腔静脉综合征患者的中西医结合护理常规

上腔静脉综合征(SVCS)是恶性肿瘤临床较常见的急性合并症,系上腔静脉受压迫或阻塞导致血液流回心脏受阻而引起的一组症候群。中医根据临床表现将本病归于"悬饮""水肿"等范畴,均因津液代谢失常所致。肺脾肾三脏通调水道,肺失通调,脾失传输,肾失开阖,三者有一,则水液不能正常代谢,进而形成本病的一些主要临床表现,如头面肿胀等。

一、中西医对疾病的认识

(一)病因、病机

上腔静脉综合征本虚标实,以气虚为本,痰浊、瘀血为标。面颈部水肿、前胸壁浅表静脉曲张、上肢肿胀、颈静脉怒张是癌毒所致痰瘀互结、水饮内停的表现,其病位主要在肺、脾、肾。癌毒日久耗伤正气,肺脾肾功能失调,肺为水之上源,肺失通调,脾失传输,肾失开阖,气化不利,体内水液代谢失常,水饮内停,日久发为头面肿胀、肢肿等。痰饮、瘀血互为病理因素,痰饮阻肺,肺失宣降,发为咳嗽、咳痰等;肝失疏泄,气机不畅,气滞则血瘀,血瘀促进痰饮内生。痰瘀互结,气机阻遏加重,则胸闷气促;脉络瘀滞,故见前胸壁浅表静脉曲张、颈静脉怒张。本病病程较长,痰饮、血瘀互为因果,恶性循环,加之患者久病体虚,正气虚损,病情迁延难愈,甚至不断恶化,预后差。

(二)辨证分型

1.痰浊阻肺。主症有头面部肿胀、气短、上肢水肿、纳差、咯白痰、神疲乏力、胸闷、便溏,苔白腻、脉滑。治法:行气祛痰,健脾燥湿。方药:五苓散合瓜蒌薤白半夏汤加减。

2.肺阴虚损。主症有头面部肿胀、咳嗽、气短、上肢水肿、纳差、胸前瘀斑、神疲乏力、舌暗、手足心热、痰中带血、头痛、声音嘶哑、便干、咽痛、盗汗等。治法:养阴清热,解毒散结。方药:沙参麦冬汤合五味消毒饮加减。

3.气虚血瘀。主症有头面部肿胀、咳嗽、气短、上肢水肿、纳差、胸前瘀斑、胸痛、神疲乏力、脉细。治法:活血散瘀,行气化滞。方药:生脉饮合血府逐瘀汤加减。

(三)临床表现

1.症状:呼吸困难、面部肿胀、咳嗽、声音嘶哑、鼻塞、恶心、视物不清、头晕等。

2.体征:可以出现颈静脉怒张、上肢肿胀、嗜睡或昏睡、发绀、面部和上身充血等。

(四)治疗原则

扶正祛邪、标本兼治是治疗肿瘤的基本原则。本病整体属虚,局部属实,正虚为本,邪实为标。肿瘤早期,以邪实为主,治当行气活血、化瘀软坚和清热化痰、利湿解毒;肿瘤晚期,以正虚为主,治宜扶正祛邪,分别采用养阴清热、解毒散结及益气养阴、清化痰热等法。临床还应根据虚实的不同,每个患者的具体情况,按标本缓急恰当处理。由于肿瘤患者正气内虚,抗癌能力低下,虚损情况突出,因此,在治疗中要始终顾护正气,保护胃气,把扶正抗肿瘤的原则贯穿治疗的全过程。西医给予放化疗等综合治疗缩小癌瘤,减轻压迫程度,应在辨证论治的基础上选加具有一定抗肿瘤作用的中草药。

二、护理

(一)护理要点

1.一般护理

(1)体位:抬高床头 30°~45°,使膈肌下降,胸廓增大,以改善通气功能,改善患者缺氧症状。

(2)严密观察病情变化:密切观察患者生命体征、肢体活动及意识状态等情况,并详细记录。

(3)加强对放疗的护理:在患者进行放疗期间,要观察其是否出现了中枢神经系统的相关症状以及头痛、视力下降等症状。要注意观察患者放射区的皮肤反应,要使放射确定的标识保持清晰,避免过度擦洗损伤皮肤。保持照射野皮肤清洁干燥,使用温水及中性肥皂清洁皮肤,并让水流过照射野皮肤,不能涂抹有刺激性的药物,瘙痒时不能用手抓挠。湿性反应表现为照射野皮肤出现水疱,水疱逐渐增大破溃流出渗出液,继之出现湿性脱皮。康复新液外涂治疗湿性反应疗效较好,研究表明,康复新液对放射性皮炎具有良好的修复作用。美宝湿润烧伤膏应用于急性放射性皮炎能促进创面愈合,减轻疼痛。

(4)静脉输液:避免从上肢静脉输入,以免引起患者血流速度减慢而导致静脉炎和血栓形成;可以在下肢静脉进行输液,同时注意输液的量和速度。拔针时,按压的时间应为平时的 2 倍,且不要立即活动该侧下肢。穿刺技术应娴熟,避免因反复穿刺对血管造成损伤,避免化疗药物尤其是发疱性化疗药物外渗。

(5)测血压:以左上肢为宜,因上腔静脉回流受阻致右上肢静脉压增高,故不宜测右上肢。

(6)给氧的护理:上腔静脉综合征患者多伴有发绀、呼吸困难等症状,迅速有效地给氧可以有效地纠正低氧血症,降低肺动脉压。使用鼻塞吸氧法,氧流量控制在 3~5 L/min,同时注意监测血氧分压、血氧饱和度及血气分析的变化。

2.给药护理。 掌握常用药物的使用量以及使用方法,防止患者出现药物使用不当造成的不良反应。要适时地为患者建立静脉输液通路,从而保证药物能够及时进入患者体内。在患者进行静脉滴注时,要密切观察患者用药后的反应,一旦出现异常及时与医生沟通以便妥善进行处理。

3.膳食调理。 饮食宜富有营养,多食易消化的高蛋白、高热量、低盐食物,少食多餐,限制钠盐的摄入。禁止食用腌制品、罐头。对于病情危重,不能进食者应给予鼻饲饮食,以及时补充机体能量的消耗。

4.情志护理

(1)采用暗示疗法、认知疗法、移情调志法,帮助患者建立积极的情志状态。

(2)指导患者聆听五音中的商调音乐,抒发情感,缓解其紧张焦虑的心情,达到调理气血阴阳的作用。

(3)指导患者进行八段锦、简化太极拳的锻炼。

(4)责任护士多与患者沟通,了解其心理状态,及时予以心理疏导。

(5)鼓励家属多陪伴患者,给予情感支持。

(6)鼓励病友间相互交流治疗体会,提高认知,增强治疗信心。

5.临证施护

(1)痰浊阻肺:病室宜安静、舒适,避免噪声,温度、湿度适宜,光线柔和。多与患者交谈,劝告患者避免忧郁、烦躁不安、紧张激动等不良情绪,消除顾虑,保持心情舒畅,调畅气机以缓解病情。宜食高蛋白、富含营养的低盐低脂饮食,如瘦肉、蛋类、鲫鱼汤、赤豆汤、海藻、紫菜等软坚消积之物。进食应细嚼慢咽,由少及多,勿食生冷,忌烟酒及辛辣刺激食物。可给予大枣莲子粥、瘦肉香菇粥、萝卜粥等以畅气机,宽胸散结。遵医嘱可给予针刺足三里、内关、中院、天枢、阳陵泉等。

(2)气虚血瘀:病室宜向阳、温暖,室温24℃左右,避免直接当风;不宜在阴雨潮湿寒冷季节在户外活动;鼓励患者多晒太阳,劳逸结合。中药宜温服,饮食选用温性食物,以质软、少渣、易消化、少量多餐为原则;忌食寒性食物,如冬瓜、丝瓜等。遵医嘱给予温热疗法。

(3)肺阴虚损:病室应安静,阳光充足,空气新鲜,避免对流。饮食以清热养阴为主,如甲鱼、银耳、蜂蜜等,忌辛辣之品,多吃含维生素的蔬菜、水果及抗癌的食物,如芦笋、海带、蘑菇等。

(二)健康教育

1.经常与患者交谈,给患者心理支持与疏导,嘱患者保持乐观情绪,参加社交活动,正确对待疾病。

2.根据患者的生活习惯鼓励其看书、看报、看电视及听音乐等,增加生活情趣,分散注意力。

3.创造良好的休息环境,保持房间整齐、清洁、安静、舒适、温湿度适宜。室内空气新鲜,光线充足。

4.轻者取半卧位,借助重力作用使膈肌下降,减轻对心肺的压迫。重者取坐位并双下肢下垂,减少下肢的静脉回流量,减轻胸闷气促症状。

5.予以持续低流量吸氧,保持呼吸道通畅,减轻缺氧症状。嘱患者卧床休息,注意保暖,防止上呼吸道感染,指导患者进行有效咳嗽、咳痰。

6.定时变换体位,穿柔软衣服,勤换内衣,按摩骨隆突处,防止压疮发生,并保护上肢水肿皮肤,避免在上肢输液及测量血压,禁用热水袋,保持皮肤清洁。

7.给予高蛋白质、高热量、富含维生素、低盐易消化食物,如牛奶、豆制品、鱼、瘦肉及新鲜蔬菜、水果等,忌食辛辣刺激食物。同时少食多餐,以补充机体能量的消耗。

第十节 骨髓抑制患者的中西医结合护理常规

一、中西医对疾病的认识

(一)病因、病机

中医认为骨髓抑制属于祖国医学"虚损"范畴,以脏腑亏损、气血阴阳不足为主要病机,尤与肺、肾、脾亏虚关系密切。盖肺主气、司呼吸、朝百脉、主治节。《素问·经脉别论》中曰:"食气入胃,浊气归心,淫精于脉,脉气流经,经气归于肺,肺朝百脉,输精于皮毛。"有形之血的运行,有赖于无形之气的推动。肾主藏精,主骨生髓,为先天之本;脾主运化,为气血生化之源,为后天之本,而化疗药及一些艾滋病抗病毒药克伐脾肾之气,引起恶心、呕吐,血常规异常及机体免疫功能下降,出现脾肾虚弱症状、不同程度骨髓抑制。恶性肿瘤患者化疗后骨髓抑制临床表现主要为乏力、头晕、少气懒言、食欲不振、面色苍白、腰膝酸软等。中医理论将其归入"血虚""虚劳""血证"等范畴。骨髓抑制根据不同阶段临床证候的变化可分为不同的证型:气血不足型、脾肾亏虚型、瘀毒互结型。

(二)辨证分型

1.气滞血瘀。刺痛拒按,痛处不移,面色晦暗或黧黑,胸胁胀闷,走窜疼痛,口唇爪甲青紫,肌肤甲错,血色紫暗,夹有血块。

2.肝肾亏虚。头晕、目眩、目干、视物昏花或雀盲、形体消瘦、口燥咽干、失眠多梦、腰膝酸痛、不孕、舌红、少苔、女子月经量少,男子遗精,脉沉弦数等。

3.癥瘕积聚。一般以腹中坚硬,按之应手,不能移动为癥;腹中虽硬而聚散无常,且可活动,或上或下,或左或右为瘕。

(三)临床表现

骨髓抑制期就是肿瘤患者经过放疗、化疗以后,由于这些治疗措施对造血干细胞的损伤,导致造血干细胞不能正常地增殖分裂,外周血中全血细胞减少的情况,患者表现有:

1.贫血。表现出面色苍白、头晕、乏力、心慌、胸闷、耳鸣、眼花等。

2.出血。表现为皮肤黏膜的出血点、瘀斑,或者是鼻腔牙龈的出血,呕血,黑便等内脏出血的情况。

3.感染。由于中性粒细胞数量减少,患者表现为发热、畏寒、咳嗽、咳痰等一系列症状。

(四)治疗原则

预防感染,避免诱发或加重出血,避免一切可能导致骨髓损伤或抑制的因素,避免再次接触放射性的物质,停用或者禁用有骨髓抑制作用的药物,控制出血、纠正贫血、控制感染,针对不同发病机制进行病因治疗。

二、护理

(一)护理要点

1.一般护理

(1)为减少感染有害病菌,患者需进行保护性隔离措施。将患者移到单人病房,提高护理等级,定时对病房内地面、空气、床单等进行消毒处理,保证病房内空气新鲜,谢绝探视,将可能发生的交叉感染降到最低。对于进入病房的医务工作者要进行严格的消毒预处理,穿隔离服,戴医用手套等。一旦患者显示有感染的可能应协助医生进行检查,检查内容包括血液、咽部、尿液、分泌物和粪便。

(2)定期更换消毒干净、柔软的衣服;保持皮肤褶皱处卫生;加强肛周皮肤护理,防止肛周感染,女患者保持外阴清洁;加强对血管穿刺或置管处皮肤的护理,严格无菌操作,护理人员动作轻柔,注射后延长按压针眼时间并观察患者皮肤是否有瘀点等出现。

(3)患者进食后需用软毛刷进行口腔擦拭。一旦出现口腔溃疡等炎症应联合使用抗生素等积极治疗。

2.给药护理。严格遵医嘱使用升白药物,药物严格执行现配现用,每次抽吸药物时注射器末端保留少量空气,保证药物全量注射不浪费。注射后用干燥无菌棉球按压针眼5分钟,防止药物从针孔外溢。如果患者Ⅳ度骨髓抑制且有不规则发热,则抗生素的使用必不可少。使用止血带时不可扎过紧,时间不可过长,以免引起皮下出血。补液结束,拔针后按压针眼10分钟,掌握好合适力度,避免过度按压。

3.膳食调理。患者同期放疗、化疗杀伤肿瘤细胞时,对其身体也有不同程度的损伤,故应加强营养护理,促进患者组织修复,从而提高治疗效果,对减轻患者毒副反应有积极作用。进行营养知识宣教,制订合理的饮食计划,为其提供高蛋白质、高维生素及高热量的营养丰富且易消化的饮食,禁食生冷、油腻、辛辣等刺激性食物,多食用新鲜水果蔬菜,保持大便通畅,防止便秘,减少肛周感染。放疗、化疗易引起腹泻,故可食用低纤维饮食,少食豆类、牛奶等易产气类食物;若患者腹泻严重,暂停治疗,给予胃肠外营养。嘱多饮水,增加尿量,促使放疗、化疗毒物质排出体外。针对并发骨髓抑制的患者,可食用桂圆红枣粥,有益于补心脾,养血安神。

4.情志护理。用亲切、耐心的态度亲近患者,减少与患者之间的距离感,通过沟通了解患者的具体情况,针对不同患者进行不同的情志护理,可以疏通气血,缓解患者本身对病况的消极情绪,减轻其对身体恢复过程的刺激,促使疾病往好的状态发展,提高临床治疗的效率,达到让患者可以尽早康复的目的。

5.临证施护

(1)气滞血瘀:宜活血化瘀,攻下软坚,局部敷化瘀散结之药膏,适当冲以蜂蜜,散瘀除积、补中润燥,鼓励患者多饮水,有利大便的通畅。

(2)肝肾亏虚:治宜补益肝肾,方用调元肾气丸或六味地黄丸加补中益气汤。保证营养均衡丰富,可食血肉有情之品,必要时冲饮参汤,泡服滋补药;保持环境温暖,不令外感,以图元气徐徐来复。

(3)癥瘕积聚:治宜消癥祛瘕,软坚散结,方用消癌片、大车螯散加减。适当辅以理疗、中药外用等,减少患者痛楚,或通过牵引、固定、针灸等配合其他止痛疗法,使病情得到姑息;加强护理,定时翻身、按摩、拍背等,鼓励患者咳嗽,防止肺部感染、泌尿系感染、压疮等并发症的发生。

(二)健康教育

1.放疗、化疗之前,告知患者治疗药物可能引起的不良反应等相关知识,促使患者配合治疗。

2.注意个人卫生,定期修剪指甲、洗澡、漱口及刷牙等,若患者出现身体虚弱易出汗,及时擦干身体或更衣,皮肤褶皱处保持干燥卫生。

3.若出现骨髓抑制,需积极配合治疗,注意卫生、限制探视,明确保护性隔离的意义。

第五章　肿瘤患者微创治疗的中西医结合护理常规

第一节　CT 引导下肺穿刺术后患者的中西医结合护理常规

肺穿刺(多是经皮肺穿刺)是胸膜腔脏层胸膜穿刺入肺,用于肺周边部病变或弥散性肺病变的诊断和鉴别诊断。

一、适应证及禁忌证

(一)适应证

1.胸部孤立性占位病变。

2.肺部多发占位病变。

3.肺良性病变需取得局部感染细菌学或免疫学诊断以确定治疗计划。

4.放化疗前取得肺内恶性占位病灶细胞组织学诊断。

5.胸腔积液、胸膜增厚伴肺部肿块的定性诊断。

(二)禁忌证

1.可疑肺内血管源性病变(血管瘤、肺隔离症、动—静脉畸形、动脉瘤等)。

2.凝血障碍或有严重出血倾向者。

3.肺内病变可疑为包虫病。

4.严重肺气肿、肺纤维化、肺动脉高压者。

5.肺内或胸腔内化脓性病变者。

6.穿刺行径有肺大疱或肺囊肿者。

7.严重恶病质不能配合者。

8.病灶位于肺门区、大血管旁、纵隔内或病灶直径小于 0.5 cm。

二、护理

(一)一般护理

1.病情观察。要加强对穿刺患者的病情观察,观察的项目有精神状态、情绪、面色神情、体温、血压、脉搏、尿量、睡眠以及穿刺点等,通过观察来判断病情的变化。要密切观察并记录患者饮食的种类,并且要观察舌象和脉象的变化,有利于判断穿刺患者的邪正虚衰的变化以辨证施护。一旦发现患者病情出现异常变化时,要及时通知医生并采取相应的应急措施。

2.基础护理。要保持环境安静、室内整洁,定时通风换气,注意消毒,病房温度以18～20℃为宜。要加强个人卫生,保持衣物被褥干燥整洁,增强营养,增强机体免疫功能。根据不同体征的患者调节室内的湿度和光线,防寒保暖,防止感冒,保护皮肤。

3.情志护理。穿刺极易出现悲观、焦虑、紧张、烦躁、绝望、恐惧等不良情绪,因此护理人员要积极与患者沟通,及时进行疏导,制定个体化方案。鼓励患者在条件允许的情况下听音乐、读书,适当地进行生活自理,以分散患者对疾病的注意力,保持良好的心理状态去接受各种治疗和康复措施。同时,使患者及其家属树立战胜疾病的信心,对医护人员充满信赖感,积极配合治疗。

(二)辨证护理

辨证是根据脏腑生理功能、病理表现来判断病变的正邪、盛衰等情况的一种辨证方法。比较典型的症候有肺阴虚、痰热虚、痰湿阻肺、脾气虚弱。中医的精神实质是"辨证论治",强调人体是一个有机的整体,而辨证施护是中医对疾病的一种特殊护理。

(三)出血护理

穿刺患者比较严重的症状之一是出血。要密切观察患者的脉搏、血压等变化,如果患者出现出血症状往往比较焦虑、恐惧,进而引起心率加快,使出血量增加。要准备好急救药品,并且叮嘱患者放松心情,并根据出血量及相应症状选择云南白药等止血剂。

(四)体温护理

穿刺患者常有不同程度的发热,主要治疗方法如下:

1.气虚发热者。应用补益元气、健胃和脾之品,嘱咐患者卧床休息。

2.恶寒发热者。应先治表,后治里,避免并发感染。

3.壮热者。可用物理降温,如酒精、冰块、肛门解热等。

4.阴虚潮热者。应嘱患者多吃水果或滋阴药物。

第二节　CT引导下肝穿刺术后患者的中西医结合护理常规

肝穿刺术是对肝脓肿及肝内占位性疾病等进行穿刺抽脓或采取活组织的方法。选择无禁忌证的患者检查,确定病变位置、大小、范围,然后明确穿刺部位、方向及进针深度,在CT引导下进行穿刺。

一、适应证及禁忌证

(一)适应证

1.异常肝脏检测结果。

2.慢性乙型肝炎和丙型肝炎纤维化分期和炎症分级的确定。

3.自身免疫性肝炎。

4.没有表现出肝细胞癌典型影像学特征的肝肿大。

5.酒精性肝病严重程度的评估。

6.药物毒性评估。

7.活体肝移植的适宜性评估。

8.不明原因的黄疸。

9.胆汁淤积性肝病的诊断。

10.评估浸润性或肉芽肿性疾病。

11.免疫抑制剂(甲氨蝶呤)所致肝损伤程度的评估。

12.慢性丙型肝炎抗病毒治疗的随访评估。

13.治疗过程中监测自身免疫性肝炎的疾病状态。

(二)禁忌证

1.用临床常规检查方法可达到目的的患者。

2.有出血倾向的患者,如血友病、海绵状肝血管瘤、凝血时间延长、血小板减少至80×10^9/L以下者。

3.大量腹腔积液或重度黄疸者。

4.严重贫血或一般情况差者。

5.肝昏迷者。

6.严重肝外阻塞性黄疸伴胆囊肿大者。

7.肝缩小或肝浊音界叩不清。

8.疑为肝包虫病或肝血管瘤者。

9.严重心、肺、肾疾病或其功能衰竭者。

10.右侧脓胸、膈下脓肿、胸腔积液或其他脏器有急性疾病的患者,穿刺处局部感染者。

11.严重高血压(收缩压>24 kPa)者。

12.儿童、老年人及不能合作的患者。

二、护理

(一)术前中医护理

术前应对患者及其家属有针对性地进行中医情志疏导,向其讲解肝穿活检术的目的、方法、术中配合、术后注意事项及可能出现的并发症,使患者及其家属消除顾虑,增强信心,积极配合。

(二)术中中医护理

肝穿活检术属于有创检查,患者难免会出现紧张不适等,术中可根据患者的中医辨证情况,予播放中医五行音乐,以舒缓患者紧张情绪。行肝穿活检术患者术后应绝对平卧6小时,监测患者生命体征及血常规等指标,并予肢体制动,置1 kg沙袋压迫穿刺处6小时,严密观察穿刺部位渗血情况,发现异常及时处理。嘱患者在咳嗽、移动身体时用手压迫穿刺部位。

(三)术后中医护理

疼痛是肝穿活检术后最常见的症状之一,多表现为穿刺口疼痛、拒按、膈肌活动时疼痛加剧等,多为麻醉不彻底或穿刺刺激相关神经等因素所致,因此术后采取有效止痛措施是必要的,可予针刺腰痛穴(针尖向下平刺1.5寸)及右侧膝痛穴(针尖向肝脏方向直刺1.5寸),待患者出现明显针刺感后留针并配合呼吸运动,予患者良性刺激信息,使其在病理状态下进行自我干预,从而使机体达到新的平衡而疼痛停止。腰背部酸痛是术后另一常见症状,其原因为术后肢体制动所致,可予中药通络宝治疗仪或吴茱萸、川朴等制成的中药封包外敷局部腰背部,可起到行气止痛、活血化瘀的作用,提高患者的舒适度。此外,不管是术后伤口疼痛或腰背部酸痛,若表现为气滞血瘀者,可予中药汤剂膈下逐瘀汤加减口服;对于疼痛尚可耐受,但表现为虚证者,可予四君子汤或一贯煎加减口服治疗。

第三节　肝肿瘤微波消融患者的中西医结合护理常规

肝脏微波消融术(liver microwave ablation)简称肝消融或者热消融,是将一根特制微波针,经皮穿刺到肝脏肿瘤中心区域,在微波针的某一点上含有一个 1 mm 大小的"微型微波炉",由它释放的微波磁场可以使周围的分子高速旋转运动并摩擦升温,当温度达到 60℃以上时会使肝脏肿瘤及其周围组织凝固、脱水坏死,达到治疗肝脏肿瘤的目的。

一、适应证及禁忌证

(一)适应证

基于病情,根据治疗目的不同,适应证可分为三类:根治性治疗、亚根治性治疗以及姑息性治疗。

1.根治性治疗。采用微波治疗,要求一次达到肿瘤完全性坏死即原位适形凝固灭活。

(1)单发肿瘤,肿瘤最大直径≤5 cm。

(2)多发肿瘤,肿瘤数目≤3 个,肿瘤最大直径≤3 cm。

(3)无全身或局部病灶,如血管、胆管癌栓或肝外转移灶。

(4)肿瘤距周边重要结构,如肝门部肝总管、左右肝管或胃肠管的距离应至少为 5 mm。

(5)肝功能 Child-Pugh 分级 A 或 B,或经内科治疗达到该标准,无腹腔积液或少量腹腔积液。

2.亚根治性治疗。患者条件要比根治性治疗差,一般需要多电极、组合热场进行多点多次治疗,或是与其他治疗方法联合应用,力争达到肿瘤的完全性坏死。

(1)单发肿瘤,肿瘤最大直径≥5 cm,但一般≤8 cm,可先行肝动脉导管栓塞化疗阻断肿瘤供血血管,再行微波治疗,这有助于提高热效率,增大凝固范围。

(2)多发肿瘤,肿瘤数目≤5 个,肿瘤最大直径≤5 cm。如血供不丰富,可直接行微波治疗;如血供丰富,可先行肝动脉导管栓塞化疗,再行微波治疗。

(3)伴门静脉癌栓,但癌栓局限于门静脉三级分支以下,通过微波可以直接阻断该段血流者,先消融癌栓,再凝固病灶。

(4)肝转移癌无论单发或多发肿瘤,需与全身化疗或内分泌治疗(对前列腺癌或乳腺癌等内分泌依赖性肿瘤)等联合应用,并应始终注意原发病灶的治疗情况。

(5)肿瘤靠近肝门部胆管、胃肠管时,为预防微波高温区造成上述结构的损伤,或肿瘤靠近较大血管时,形成局部"冷区",留有残癌,可先行肿瘤局部化学消融治疗,再行微波消融治疗。

3.姑息性治疗。此类主要针对那些肿瘤较大较多且无法手术治疗,采用其他方法如肝动脉栓塞化疗又无明显效果的患者。治疗的目的主要是降低肿瘤负荷,以减缓病情,减少痛苦并延长生命。这类患者往往病情重、肿瘤大、肿瘤数目较多,微波治疗中首先要考虑安全性,酌情进行减瘤治疗。每次消融体积不宜过大,治疗肿瘤数目不宜过多,注重对肿瘤周边的消融和肿瘤内部滋养血管的凝固。

需说明的是,由于肝癌病情的复杂性和个体对治疗的反应的差异,上述三种治疗方式没有绝对的区分界限。

(二)禁忌证

1.有严重的凝血功能障碍,血小板$<40\times10^9/L$,凝血酶原时间>30 s,凝血酶活动度$<40\%$,经输血、给予止血药等治疗仍无改善;不可纠正的凝血功能障碍及严重血常规异常血液病,有严重出血倾向者。

2.顽固性大量腹腔积液,经保肝、利尿等治疗后仍有较多腹腔积液,恶病质。

3.肝性脑病较重,意识障碍或精神障碍不能配合治疗的患者。

4.位于肝脏表面,其中1/3以上外露的肿瘤;肝脏显著萎缩,肿瘤体积过大,如超过肝脏体积的2/3,消融范围达1/3肝脏体积者;弥漫性肝癌,合并门脉主干至二级分支或肝静脉栓塞。

5.有全身任何部位的急性或活动性的感染病变(尤其是胆道系统炎症等),待感染控制后方可治疗。

6.肿瘤伴有脉管癌栓或者邻近器官侵犯,如距离肝门部、胆总管、左右肝管、胆囊不足0.5 cm者慎用。

7.肝功能 Child-Pugh 分级 C 级,经保肝治疗无法改善者。

8.近期有食管胃底静脉曲张破裂出血者。

二、护理

(一)术前护理

1.遵医嘱测定患者血常规、全套肝功能、肿瘤标志物、止凝血时间、凝血酶原时间和活动度。若检验结果异常,需遵医嘱用药,复查正常者方可手术。50 岁以上患者查心电图和 X 线,糖尿病患者测血糖,宜将这些指标调理到较佳状态下时才能进行治疗。

2.预防上呼吸道感染,戒烟,穿病员服,训练床上使用便器,术前排空大小便,测量生命体征,去除首饰及活动性义齿,低脂饮食,术前 12 小时常规进食,4~6 小时禁饮水(或手术当天遵医嘱禁食),做好抗生素过敏试验,手术区备皮,清洁皮肤。

3.术前可予基础麻醉镇静剂和止痛药,如肌注地西泮 10 mg、哌替啶 50 mg,治疗前需建立两条静脉通道。

4.向患者解释消融的目的、意义及方法,消除其顾虑和紧张情绪,并训练其屏息呼吸方法(深吸气—呼气—憋住气片刻),以利术中配合。对有心梗病史或极度紧张者,术前加用镇静剂和止痛药。

(二)术中护理

严密观察患者病情,常规吸氧、心电监护;保持治疗环境安静,温湿度适宜;巡视静脉通道是否通畅、微波消融系统及心电监护各连接线是否正确连接;注意监测生命体征变化,每 15~30 分钟记录一次,注意观察患者面色及腹部体征,询问患者主诉,如发现异常情况,立即告诉医生,并随时做好抢救准备。

(三)术后护理

1.术后患者应卧床 48 小时。

2.吸氧,测量生命体征,术后 12 小时内,每 2 小时测量一次。若患者出现血压下降、脉搏下降、烦躁不安、面色苍白、出冷汗等内出血现象,应立即通知医生紧急处理。

3.注意观察消融穿刺点有无伤口渗血、红肿、疼痛,若穿刺部分疼痛明显应仔细检查原因。若为一般组织创伤性疼痛,可遵医嘱给予止痛剂;若为气胸、腹膜炎、发热、黄疸、血尿等症状,应及时处理。

4.术后及术后第二日晨,需遵医嘱进食。患者术后有腹带包扎于腹部,则于次日早晨由医务人员去除;术后应避免用力屏气排便,防止腹内压增高;若排便不畅,可遵医嘱使用缓泻剂排便;若需咳嗽,则应用手按压穿刺部位。

5.术后 3 天内不能做剧烈活动,进食清淡易消化软食,忌食生冷刺激性食物;术后 2 天内不能沐浴,只能擦浴。

6.告知患者定期随访,及早发现情况有利于及时治疗,一般术后 1 至 2 个月复查肝脏 CT 或磁共振。

（四）中医护理

1.一般护理

(1)按中医外科一般护理常规和手术前后护理常规。

(2)注意休息。

(3)术后取平卧位,待生命体征平稳后方可下床活动。

2.病情观察

(1)密切观察腹部有无疼痛,疼痛的性质、程度、时间,局部压痛、腹肌紧张程度,腹部包块等情况。

(2)观察神志、血压、呼吸等变化,并做好护理记录。

(3)若患者高热寒战、腹肌紧张、血压下降等,应及时通知医生抢救。

3.给药护理

(1)服用疏肝利胆的中药,鼓励多饮水。

(2)术后予耳穴压豆以促进肠蠕动。

(3)火热伤津证,治宜清热解毒、养阴生津;阴伤阳脱证,治宜回阳救逆护阴;火毒内陷证,治宜清营凉血解毒;气血两伤证,治宜补益气血;脾胃虚弱证,治宜健脾和胃。

4.膳食调理

(1)饮食宜清淡,忌生冷、辛辣、煎炸、油腻食物及酒、浓烈调味品。

(2)发热伴呕吐者暂禁食,必要时行胃肠减压。

(3)恢复期可进食高蛋白食物、新鲜蔬菜水果,忌食生冷食品。

5.情志护理。劝患者戒恼怒,少忧愁,勿过度焦虑,保持情绪稳定。

6.辨证施护

(1)出血:严密监测生命体征、腹部体征,发现异常及时处理。

(2)发热:穴位按摩,可选择合谷、曲池或耳尖、大椎放血(营养不良者慎用)。

7.健康指导

(1)慎起居,防感冒,养成良好的生活习惯。

(2)避免饮食不节及进食油腻肥厚的食物。

（3）保持良好情绪。

（4）动静结合,情志调畅,使气血、阴阳平衡。

（5）注意饮用水安全。

（6）保持健康体重,戒烟、戒酒。

（7）预防肝炎,定期体检、自检。

第四节　肺肿瘤微波消融患者的中西医结合护理常规

微波是一种波长为 1 mm 至 1 m,频率为 30 MHz 至 300 GHz 的高频电磁波。医学上最常用的微波频率为 2 450 MHz、915 MHz、433 MHz。当人体组织受到微波作用时,组织内水分子吸收微波能量后高速运动,摩擦产生热量,使组织温度增高到一定温度时(60 ℃以上),组织瞬间凝固毁损,从而达到治疗的目的。

一、适应证及禁忌证

（一）适应证

1.原发性周围型肺癌,患者不能耐受手术或不愿行手术治疗或者其他局部治疗后复发的单发病灶,且无其他部位转移。

2.转移性周围型肺癌,一侧肺病灶数目≤3 个。

3.病灶最大直径≤3.5 cm,且无其他部位转移。

（二）禁忌证

1.病灶距肺门≤1 cm,治疗靶距皮肤≤2 cm,无有效的穿刺通道者。

2.病灶周围感染性及放射性炎症没有得到很好的控制。

3.严重全身感染,体温>38.5℃者。

4.有严重的出血倾向,血小板<50×10⁹/L 和凝血系统功能紊乱者。

5.消融病灶同侧恶性胸腔积液没有很好的控制者。

6.肝、肾、心、肺、脑功能严重不全者,严重贫血、脱水及营养代谢严重紊乱、无法短期内纠正或改善者,晚期肿瘤患者 KPS 评分<70 分者。

二、护理

（一）术前护理

1.术前完成常规检查,包括血型、出凝血时间、肝肾功能、心电图等,指导患者深呼吸、屏气训练锻炼肺功能。特别是要完成增强 CT 检查为手术提供可靠依据。对合并肺部感染、咳嗽频繁、痰多、气促的患者,遵医嘱给予抗感染、止咳、平喘等治疗,待感染控制、症状减轻或消失后再行射频消融术,并签署知情同意书。

2.术前一天备皮,评估患者心理状态,做好术前宣教,同时详细解答患者及家属提出的问题,使其充满信心地迎接手术并配合治疗。术前要保证患者得到充分的休息。

（二）术中护理

1.建立静脉通路、吸氧、连接心电监护仪。

2.为患者摆放合适体位(仰卧、侧卧、俯卧,两手上举),贴电极片。

3.CT定位:穿刺点用1%利多卡因局麻(局部胸膜充分麻醉),应避开肋骨、大血管、肺大疱,将电极针快速穿刺达病变部位。

4.确认无误后开始消融,消融范围超过肿瘤边缘0.5～1cm可防止肿瘤复发。嘱患者尽量不要挪动体位,避免射频消融针移位,随时询问患者感觉,保证治疗的顺利进行。

5.对于有疼痛感的患者,要向其解释疼痛的原因,消除患者的紧张情绪,遵医嘱使用止痛药物。

6.治疗结束,用碘伏消毒穿刺处后用无菌纱布按压数分钟,明确无出血后用胶布固定。

7.最后行CT扫描,观察有无并发症,将患者送回病房。

(三)术后护理

1.嘱患者平卧6个小时,进行适当床上活动;病情稳定后鼓励其下床活动,以促进血液循环防止静脉血栓。

2.给予心电监护及吸氧,观察生命体征及血氧情况。术后2～5天多数患者出现发热,一般为38～39℃。告知患者发热与术后肿瘤病灶炎症、坏死吸收有关,鼓励其多饮水,体温低于38℃可不做处理,如果体温持续不退并超过38.5℃,给予患者物理降温或药物降温。

3.观察患者呼吸频率有无明显增快,有无胸闷气促等异常,以便及时发现局限性气胸的发生。

4.观察患者咳嗽、咳痰情况,多数患者痰中带血,向患者解释原因,可给予止血药物应用,抗感染治疗2～5天症状逐渐改善。有痰不易咳出者予雾化吸入,避免剧烈咳嗽,以减少气胸的发生。

5.观察穿刺部位有无渗血、血肿及感染,常规予静脉滴注抗生素及止血药。

6.合理均衡饮食,给予高蛋白、高热量、高维生素、易消化食物。

(四)中医护理

1.一般护理

(1)按中医外科一般护理常规和手术前后护理常规。

(2)保持良好的康复环境。

(3)床边监护,术后取平卧位,避免不必要的翻动,待患者生命体征平稳、无不适症状主诉后方可下床活动。

2.给药护理

(1)遵医嘱用药,观察用药疗效。

(2)中药汤剂宜温服。寒凝心脉、气阴两虚、心肾阳虚者中药汤剂给予热服。

(3)恶心呕吐者,可分次少量服药,在用药前以姜汁滴入舌面,稍等片刻再服药。

(4)术后予耳穴压豆、中药按摩可促进肠蠕动。

3.膳食护理

(1)选择清淡易消化饮食,少量多餐,避免进食易产气、辛辣、油腻刺激的食物。

（2）进食健脾益气、补肺止咳的食物。

（3）恢复期可进食高蛋白饮食，多食新鲜蔬菜水果，忌食生冷食物。

4.情志护理

（1）鼓励家属多陪伴患者，给予情感支持。

（2）采用暗示疗法、移情法，帮助患者建立积极的情志状态。

第五节　内支架置入术后患者的中西医结合护理常规

支架置入术指的是利用穿刺、导管、球囊导管扩张形成和金属内支架置入等技术，使狭窄、闭塞的血管或腔道扩张、再通，是解决传统手术盲区的一种技术。

一、适应证及禁忌证

（一）适应证

1.冠心病。

2.恶性肿瘤引起的食管—气管瘘或食管—纵隔瘘。

3.良性病变出现食管破裂瘘，如外伤、术后吻合口瘘、化学性灼伤破裂等；保守治疗失败或不能耐受外科手术治疗。

4.食管良性狭窄反复球囊扩张治疗效果不佳者。

（二）禁忌证

1.凝血机制障碍未能纠正。

2.严重心、肺功能衰竭。

3.严重恶病质状态。

4.重度食管胃底静脉曲张，支架置入手术有引起出血的可能。

二、护理

（一）病情观察

术后应密切监测患者的生命体征，每小时测一次血压，遵医嘱补充足够的血容量，防止低血压。低血压时患者血流缓慢，人工血管吻合口处易发生血栓，术后可有脑血管意外发生，需严密观察患者的意识。

（二）术肢的观察和护理

1.术后应至少卧床1周，将患肢平放并注意保暖。密切关注患者肢端的血液循环情况，定时检查足趾的颜色、运动情况、温度以及足部动脉的搏动情况，每小时1次，如果发现肢端青紫、发凉、动脉搏动消失等，提示可能是人工血管堵塞，要及时通知医生，给予适当处理。

2.术后常规使用抗凝血药物，密切观察患者的凝血功能，观察有无皮肤瘀斑、皮下黏膜出血、牙龈出血等现象，定期检查止凝血四项。由于手术创伤及术后抗凝药物的应用，创面渗血、渗液至深筋膜间隙，易发生深筋膜综合征，因此应严密观察患肢有无肿胀、疼痛等，一旦发现异常，立即通知医生，及时切开减压。

3.注意患肢伤口局部的清洁卫生,防止感染。术后经常给伤口消毒并保持清洁,严密监测体温及血常规变化,如果体温连续数天居高不下,血常规升高,伴有伤口渗液,说明感染可能性大,应及时通知医生,给予妥善处理。

（三）胃肠道护理

由于术后长时间卧床导致胃肠蠕动减少,加上精神紧张、焦虑等因素,患者很容易出现排便困难,因此术后指导患者多饮水,每日至少1500 ml,饮食清淡,进食粗纤维及易消化食物,少喝浓茶、咖啡,并嘱患者如感大便困难,不可过度用力,可服用开塞露等药物以保持大便通畅,必要时可加用缓泻剂。

（四）中医护理的融合

1.按摩护理。长期卧床患者的肌肉会萎缩,按照中医经络循行路径给患者进行推拿按摩,帮助血脉运行通畅,不仅能防止肌肉萎缩,还能预防压疮的发生。嘱患者饭后顺时针按摩腹部15分钟,可有效防止便秘。

2.穴位按压。中医穴位按压能促进患者障碍肢体的感觉功能恢复;对卧床患者,便秘的防治也非常有效,如按压中脘、支沟穴等主治便秘的穴位,能刺激胃肠的蠕动,达到促进排便的效果。

3.针灸治疗护理。针灸疗法在中医护理中应用广泛,也很受患者的信赖,对患者的感觉、运动等能力的恢复有明确的疗效,对长期卧床患者,可以按摩风池、环跳及绝骨(足少阳胆经,治下肢痿痹)等穴位。

4.耳穴疗法。耳郭为百脉之汇,耳穴与人体脏腑经络相通,可反映机体生理及病理变化。可于患者耳郭取3～5个穴位,每个穴位按压3～5分钟,直至出现酸、麻、胀等感觉,可起到舒缓神经、放松心情及一定的治疗作用。

5.中药内服与外洗。番泻叶3～6 g,用开水浸泡半小时,取汁一次或分次口服,通便效果较好。活血化瘀中药(如丹参、红花、赤芍等)每天浸泡双脚10～15分钟可促进血液循环和功能恢复。

6.情志护理。情志在疾病的发展及预后中发挥着很大的作用,下肢动脉硬化闭塞症病程长,严重影响生活质量,患者易产生严重的焦虑及恐惧。因此,做好心理护理就显得十分重要。应向患者耐心解释,给予悉心照顾,安慰鼓励患者,帮助其振作精神,树立战胜疾病的信心。

第六节　经皮肝胆内外引流术(PTCD)后患者的中西医结合护理常规

经皮肝胆内外引流术(PTCD)是在影像技术下经皮经肝在胆道内放置导管的一项技术手段。对很多胆道疾病来说,PTCD是首选的治疗方案,也可以是姑息性的治疗方法。

一、适应证及禁忌证

（一）适应证

1.手术不能切除的恶性梗阻性黄疸,如胰腺癌。

2.原发性胆系恶性肿瘤。

3.中晚期肝癌造成的梗阻性黄疸。

4.肝门区转移性肿瘤,肿大淋巴结压迫胆总管。

5.各种因素致使行外科手术危险性大,如年老体弱、心肺功能差、手术部位解剖结构复杂、手术难度大等。

6.外科手术前暂时引流,以改善肝功能及全身情况,降低手术风险,为手术做准备,使肝功能差不能手术者也能达到手术治疗的目的。

7.术后胆道狭窄。

8.局部放疗后胆道狭窄。

9.先天性胆道狭窄。

(二)禁忌证

1.对造影剂过敏,有严重凝血功能障碍,严重心、肺、肾功能衰竭者。

2.肝内胆管被肿瘤分隔成多腔,不能引流整个胆管系统者。

3.疑为肝包虫病者。

二、护理

(一)以发热为主症的护理

1.肝胆湿热。药物治疗外,配以清热利湿的食疗进行辅助,如黄花菜瘦肉薏仁粥,少量频服。

2.火毒盛旺。药物治疗同时辅以中药代茶饮,主要有金银花露、菊花茶、玫瑰花茶。嘱患者食用清热蔬菜和水果,主要有苦瓜、丝瓜、藕、空心菜、海带、紫菜、豆豉、梨、香蕉等。为预防复发还可多饮绿豆汤或绿豆粥。

3.阴虚火旺。配合食用滋阴清热的食物,如百合。足浴以滋阴降火方药为主。遵医嘱使用吲哚美辛栓降温,并经 PTCD 管进行冲洗,动作轻柔,缓慢注入。冲洗液选择甲硝唑注射液或生理盐水 100 ml 加庆大霉素 16 万单位,用 50 ml 注射器每次 5～10 ml 进行反复冲洗,用力适中,然后轻轻地回抽;冲洗后夹管保留 30 分钟后开放引流。严格无菌操作,每天更换引流袋;保持穿刺点敷料干燥,有渗出时及时更换;保持引流袋固定位置低于引流口。

(二)以不寐为主症的护理

不寐是加重恶性肿瘤患者病情的重要因素,也是影响恶性肿瘤患者康复的主要障碍之一。失眠的改善程度直接影响其康复和预后。失眠分为三种证型:

1.心脾气血两虚。应尽可能使患者保持乐观情绪,常服山药、莲肉、红枣、龙眼肉等食物,注意饮食的清淡,并坚持进行涌泉穴位按摩。足浴以补益心脾气血方药为主,睡前 2 小时开始,时间为 30 分钟。

2.肝胆湿热。指导患者采取舒适卧位休息,饮食忌油腻和辛辣食物,在睡前由护理人员指导进行放松训练,嘱患者服用薏苡仁、冬瓜、苦瓜等食物清热祛湿。足浴以清热利湿方药为主。

3.阴虚。在饮食上服用银耳、食莲、红枣等清淡饮食,多食用蔬菜水果,并坚持进行天庭、内关等穴位按摩,保持病室安静。足浴以滋阴为主。同时,针对每个患者的不同爱好进行个体化护理,转移患者注意力,从而改善睡眠。患者通过辨证护理、心理护理和中药足浴等多种方法联合应用,睡眠质量得以改善。

（三）以皮肤瘙痒为主症的护理

恶性梗阻性黄疸者因免疫力低下、消瘦、腹腔积液,患者皮肤上有胆盐沉积,易导致瘙痒等,抓痒可引起皮肤损伤。在护理上,经常为患者修剪指甲,预防其搔抓皮肤导致破损,用中药苦参、茵陈等清热利湿药物煎煮后常温足浴进行退黄治疗,使用止痒霜剂改善局部症状,皮肤结痂脱落者嘱患者转移注意力,减少皮肤抓伤,禁止使用碱性的沐浴露及过高的水温沐浴,以免加重瘙痒。

（四）以疼痛为主症的护理

根据 WHO 三阶梯止痛原则,遵医嘱予止痛药治疗的基础上,分析术后引起疼痛的原因,采取针对性的护理措施。

1.与引流管位置有关的头痛。应告知上级医生,在 B 超引导下调整引流管位置,并做出相应的止痛处理。

2.由支架置入引起的疼痛。由于胆管梗阻情况不同,患者的疼痛程度不同,部分患者需用药物镇痛,一般术后 7 天左右患者疼痛可自行缓解。

3.肿瘤性疼痛。这是影响肿瘤患者生活质量的常见症状,超过80％的进展期患者因肿瘤的直接浸润而经受着不同程度的疼痛。多数患者在术后 3 天内疼痛明显,部分患者睡眠受到影响。经仔细观察并排除感染性、梗阻性因素后,可给予药物镇痛,同时给予中西医结合镇痛药物、心理疏导、针刺足三里穴等,其作用为理气止痛,增强抵抗力,促进肠蠕动,有利于缓解症状。针灸时要留针 20～30 分钟,并做好解释工作以取得患者配合,避免针刺时体位活动频繁造成弯针、断针,确保治疗顺利进行。"实邪阻滞"与"虚不濡养"是中医癌痛发生的两大主要病机。针对不通则痛的患者,予行气活血的食物进行食疗,如海带、山楂、葡萄、白萝卜、木瓜等。

（五）引流管的护理

1.防止引流管脱落。患者术后均外置1～3 根引流管,一旦脱落可造成胆汁渗漏至腹腔或黄疸加重。穿刺后护理人员要保持引流管标识清晰,将引流管用腹带绑好;同时做好患者及家属的宣教,告知其引流管的重要性及日常注意事项,尤其注意翻身、上下床活动时固定好引流管;按时巡视,在生活上给予患者帮助。

2.保持引流管通畅。若引流管扭曲、阻塞可导致黄疸下降不明显或导致胆汁外渗至皮肤。护理人员可采用输液导管自制引流管防扭曲折叠保护套,套在引流管外侧,做好固定,可有效防止引流管扭曲。针对胆汁浓稠或伴脓液而引流不畅者,可以采用生理盐水或甲硝唑氯化钠注射液进行导管冲洗,以保持通畅。

第七节　协同微创治疗的古方运用

随着科学技术的进步,肿瘤的治疗不仅仅局限于手术、化疗、放疗,肿瘤的微创治疗在现代肿瘤治疗模式中崭露头角。微创医学是以医学影像为导向,微创穿刺技术为基础的治疗与诊断相结合的新方法。有了医学影像的引导,使微创治疗的定位和治疗都更加精准,因此具有创伤小、痛苦轻、疗效确切等优点,但也有一些术后的并发症,如肝动脉化疗栓塞术(TACE)术后的腹痛、恶心呕吐、发热等;射频消融术后的发热、气胸、胸痛、咳嗽等。这些术后并发症除了西医的对症治疗,也可辅以以整体观念、辨证论治为基础的中医药治疗。因此协同微创的古方运用也必不可少。

一、恶心、呕吐

中医认为脾为气血生化之源,肿瘤患者往往病程长、体质差、脾胃素虚,再加之微创手术中的创伤及所用药物,故易引起恶心、呕吐。除了予以甲氧氯普胺、托烷司琼等护胃止吐处理,亦可予针刺、艾灸、穴位注射、耳穴压丸以及降逆止吐、益胃补中的中药汤剂,随症调理。

二、发热

微创治疗术后尤其是消融术后坏死物质的吸收,会引起发热,一般为低热。在肿瘤坏死后,坏死物质会被身体逐渐吸收,吸收的过程会产生热量,导致身体发热,但一般以低热为主。如果出现高热,需要考虑坏死组织内可能出现细菌感染,细菌感染后会形成脓肿,导致脓液积聚在肿瘤坏死的位置,从而引起高热且持续不退。因此除了术后常规的消炎抗感染治疗,也可予以艾灸、扶正益气的中药汤剂来提高机体抵抗力,并予以清热解表、活血散结的中药内服或外敷来预防或缓解患者术后的发热不适。

三、疼痛

微创治疗虽创伤小,但也会出现术后的疼痛。患者术后可予以消瘤止痛方外敷,以助气血流通。针灸、艾灸、穴位注射及推拿等理疗方法可达到通络止痛的效果,用来预防或减轻患者术后的疼痛;亦可口服中药汤剂,但需"察色按脉,先别阴阳",再四诊合参、辨证论治。辨虚实、辨寒热、辨每一个患者的不同证候,是气滞血瘀还是痰湿内阻等。还可根据疼痛所属经络的不同,酌情加入引经药如羌活、独活、葛根等,做到个体化用药,精准治疗。

四、气胸

气胸在微创治疗中尤其是射频消融术术后较为常见,一般以小量气胸最为常见。一般为操作中刺伤肺组织引起,术后常规予以吸氧半卧位,无须进行胸腔闭式引流。若为大量气胸则需根据实际情况而定。对于术后出现的症状较轻的气胸,可予以补中益气汤剂口服,组成有黄芪、白术、陈皮、人参、柴胡、升麻、当归身、五倍子、玄胡、甘草等。亦可予以推拿治疗,根据病情以及临床实际,运用一指禅推法推肺俞、脾俞以及背部的阿是穴10~15分钟。对伴有咳嗽症状的气胸患者,也可予以止咳化痰的中药方制成外敷中药,进行穴位贴敷治疗。

中医古方是中医药宝库中的重要组成部分,其形成之初,大多经过临床检验,确有良效,继则口耳相传,或著之医籍,再经反复验证,优胜劣汰,才得以千载流传,而广泛用之于临床实践。因此,协同微创治疗的古方在治疗微创术后的一些常见并发症上亦有不错的疗效。但在运用的同时,应做到治病求本,以平为期,知常达变,因势利导,不可违背中医辨证论治的原则。

第六章　肿瘤化疗患者的中西医结合护理

第一节　肿瘤化疗的简述

化疗作为肿瘤治疗的一种重要手段,临床上是通过化学药物来杀灭肿瘤细胞,达到控制肿瘤病情的目的。化疗是一种全身治疗的手段,无论采用什么途径(口服、静脉和体腔给药等)给药,化疗药物都会随着血液循环遍布全身的绝大部分器官和组织。化疗贯穿肿瘤治疗的全过程,包括术前新辅助化疗、肿瘤术后的辅助化疗及中晚期肿瘤的姑息化疗。

一、肿瘤化疗的理论基础

一是肿瘤细胞群体动力学,即研究肿瘤细胞在总数和成分方面变动的规律。二是细胞周期,即肿瘤细胞一次分裂结束到下次分裂结束的时间。

二、肿瘤化疗的目的

治愈肿瘤、防止肿瘤扩散、延缓肿瘤生长、杀灭可能扩散到其他部位的肿瘤细胞、缓解肿瘤引起的症状。

三、肿瘤化疗的基本原则

1.化疗敏感性
2.多程化疗
3.治疗指数和剂量强度
4.辅助化疗
5.联合化疗

四、肿瘤化疗药物的选择

肿瘤化疗的目的是治愈肿瘤、防止肿瘤扩散、延缓肿瘤生长、杀灭可能扩散到其他部位的瘤细胞、缓解肿瘤引起的症状。因此,在药物选择上,应遵循以下原则:

1.选择肿瘤敏感药物
2.选择毒副作用较小的药物
3.联合应用特异性和非特异性药物

五、肿瘤化疗的适应证

(一)造血系统恶性肿瘤

对化疗敏感,通过化疗可完全控制甚至根治,如白血病、多发性骨髓瘤、恶性淋巴癌等。

(二)实体恶性肿瘤

化疗效果较好的某些实体瘤,如绒毛膜上皮癌、恶性葡萄胎、生殖细胞肿瘤、卵巢癌、小细胞肺癌等。

(三)其他

1.实体瘤的手术切除和局部放疗后的辅助化疗或手术前的新辅助化疗,如乳腺癌、非小细胞肺癌、胃癌、结直肠癌等。

2.与放疗联合对部分肿瘤进行根治性治疗,如头颈肿瘤(鼻咽癌、喉癌、口腔癌等),胸部肿瘤(食管癌、肺癌),腹盆部肿瘤(宫颈癌、直肠癌、肛管癌等)。

3.实体瘤已有广泛或远处转移,不适宜手术切除和放疗者;实体瘤手术切除或放疗后复发、播散者,可考虑姑息化疗。

4.癌性体腔(包括胸腔、心包腔及腹腔)积液采用腔内注射化疗药物,常可使积液得到控制或消失。

六、肿瘤化疗毒副作用

1.过敏反应

2.骨髓抑制

3.肝肾功能损害

4.心脏毒性

5.神经系统毒性

6.其他:消化道反应、口腔炎、恶心、呕吐、腹泻等。

七、肿瘤化疗停药指标

1.无效

2.严重胃肠反应:电解质失衡,腹泻5次以上,便血。

3.Ⅱ度以上骨髓抑制。

4.感染:发热38℃以上。

5.严重并发症或重要脏器功能损害

6.完全缓解后已完成巩固化疗

八、肿瘤化疗的疗效

肿瘤化疗后的疗效可分为完全缓解(CR)、部分缓解(PR)、稳定或无变化(SD)、进展(PD)。

1.完全缓解(CR)。所有靶病灶消失,无新病灶出现,且肿瘤标志物正常,至少维持4周。

2.部分缓解(PR)。靶病灶最大直径之和减少≥30%,至少维持4周。

3.疾病稳定(SD)。靶病灶最大直径之和缩小未达PR,或增大未达PD。

4.疾病进展(PD)。靶病灶最大直径之和至少增加≥20%,或出现新病灶。

第二节　抗肿瘤药物的分类、特点及主要毒副作用

一、根据药物化学结构分类

(一)烷化剂类药物

烷化剂是一类高度活泼的化合物,能与许多亲核基团形成共价结合,DNA、RNA、蛋白质及其他分子的亲核基团均可被烷化。烷化剂的细胞毒作用是许多不同损伤的综合结果。烷化剂包括氮芥、环磷酰胺(CTX)、异环磷酰胺(IFO)、洛莫斯汀(CCNU)、塞替派等,主要毒副作用是骨髓抑制及迟发性毒性反应。

(二)抗代谢类药物

抗代谢药通过干扰细胞正常代谢过程发挥作用;毒副作用是时间依赖性毒性,主要为黏膜炎。

1.叶酸类抗代谢药:甲氨蝶呤(MTX)等。

2.胞苷类抗代谢药:阿糖胞苷(Ara-C)等。

3.嘧啶类抗代谢药:氟尿嘧啶(5-Fu)等。

4.嘌呤类抗代谢药:6-巯基嘌呤(6-MP)等。

(三)抗生素类药物

抗生素是由微生物产生的具有抗肿瘤活性的化合物,嵌入DNA的碱基对之中,干扰DNA的合成,如多柔比星(ADM)、表柔比星、柔红霉素、博来霉素(BLM)等。它们的主要毒副作用是心脏毒性(蒽环类)、高热寒战、肺纤维化和骨髓抑制。

(四)植物碱类药物

植物碱类药物通过阻止细胞有丝分裂杀死癌细胞。

1.长春碱类。长春新碱(VCR)、长春花碱(VLB)、长春地辛(VDS)、长春瑞滨,主要毒副作用是周围神经毒性。

2.紫杉类。紫杉醇(PTX)、多西他赛(TXT),主要毒副作用是骨髓抑制。

3.鬼臼毒类。依托泊苷(VP-16)、替尼泊苷。

4.喜树碱类。伊立替康、羟喜树碱,主要毒副作用是严重腹泻。

（五）激素类药物

激素类药物通过改变体内的内分泌环境导致某些肿瘤消退，包括他莫昔芬、甲地孕酮、来曲唑、氟他胺、泼尼松、地塞米松等。

（六）其他

顺铂（DDP）、卡铂（CBP）等通过与 DNA 结合使 DNA 在复制过程中断裂，达到抑制肿瘤细胞增殖的目的。主要毒副作用是肾毒性、胃肠道反应及骨髓抑制。

二、根据抗肿瘤作用机制分类

（一）干扰核酸生物合成药

干扰核酸生物合成药的化学结构与核酸合成所必需的物质如叶酸、嘌呤、嘧啶等类似，从而干扰核酸代谢而阻止肿瘤细胞分裂；包括甲氨蝶呤（MTX）、氟尿嘧啶（5-Fu）、6－巯基嘌呤（6-MP）、阿糖胞苷（Ara-C）。

（二）影响 DNA 结构与功能药

影响 DNA 结构与功能药通过破坏 DNA 结构或抑制拓扑异构酶活性，影响 DNA 结构与功能，从而使细胞停止分裂或凋亡。包括氮芥、环磷酰胺（CTX）、异环磷酰胺（IFO）、洛莫斯汀（CCNU）、博来霉素（BLM）、喜树碱类、鬼臼毒类等。

（三）干扰转录过程和阻止 RNA 合成药

干扰转录过程和阻止 RNA 合成药通过嵌入 DNA 双螺旋、干扰 RNA 转录，阻止 mRNA 合成，如柔红霉素等。

（四）干扰蛋白质合成药

干扰蛋白质合成药抑制微管蛋白聚合功能，干扰蛋白体功能或影响氨基酸供应，从而影响蛋白质合成。包括长春碱类、紫杉醇类、门冬酰胺酶等。

（五）调节激素平衡药

调节激素平衡药补充或拮抗调节体内激素平衡，从而治疗某些激素依赖性肿瘤。如他莫昔芬、甲地孕酮、泼尼松、地塞米松等。常见毒副作用是免疫抑制。

三、根据细胞周期分类

（一）周期非特异性药物

周期非特异性药物作用于增殖细胞群中各个时期的肿瘤细胞，作用快而强，对肿瘤细胞的效果与药物成正比，多采用间歇大剂量给药，包括烷化剂类、抗生素类。

（二）周期特异性药物

周期特异性药物仅作用于细胞周期中某一时相的肿瘤细胞，作用弱而缓慢，用药达到一定剂量后再增加剂量也无法加强疗效，多采用缓慢静脉注射或肌肉注射给药；包括作用于 S 期的甲氨蝶呤（MTX）、氟尿嘧啶（5-Fu）、6－巯基嘌呤（6-MP）、阿糖胞苷（Ara-C），作用于 M 期的长春新碱（VCR）等。

第三节　化疗药物给药时应遵循的原则

一、化疗前注意事项

（一）化疗禁忌证

1.全身衰竭或恶病质。

2.心功能不全者禁用蒽环类或抗生素类药物，因其可引发心脏毒性。

3.严重黄疸或肝功能异常者不宜全身化疗。

4.肾功能不全者禁用顺铂和大剂量甲氨蝶呤。

5.严重肺功能不全者禁用博来霉素、甲氨蝶呤。

6.明显骨髓功能不全者禁用全身化疗（顺铂和肾上腺皮质激素除外）。

7.发热、大出血、感染、失水、电解质和酸碱平衡失调者不宜全身化疗。

8.胃肠道吻合术术后2周内一般不宜化疗（腔内化疗除外）。

9.大面积放疗结束后需休息2～4周，再行全身化疗。

10.已知对某类化疗药物过敏者。

（二）患者评估

了解患者的基本情况，包括诊断、有无转移扩散、恶性程度、既往史、家庭及本人的社会情况、患者对疾病的认知度、体重、营养状况以及一些辅助检查如血常规、生化检查等。

（三）健康教育

1.评估患者心理状况，给予心理护理，告知其可能出现的不良反应，如消化道反应、出血、脱发、血小板及白细胞降低等，以取得患者合作，配合治疗，并签署化疗知情同意书。

2.告知家属治疗的目的及预后效果，使其充分了解，有思想准备，避免期望过高而产生误解。

3.告知患者的病情和预后，必要时采取保护性医疗。

4.告知家属如何照顾患者，包括饮食、症状的护理等。

5.告知家属协助观察药物的不良反应，并及时报告。

二、化疗药物的配置原则

（一）严格的人员要求

配置化疗药物的应是具有肿瘤专业护士资格并受过相关专业知识及技能培训的护士。操作者清洁双手后，穿一次性防护服，戴一次性防护帽、一次性防吸入口罩、防护目镜，戴一次性聚氯乙烯手套，外套乳胶手套。

（二）正确的配药方法

1.备药前准备。宜在生物安全操作柜内备药，备药前紫外线消毒柜内40分钟；操作者操作前洗手，着装符合要求，操作中手套破损应及时更换；操作台面覆以一次性防渗透性防护垫，药液外渗污染时及时更换；在备药操作室内禁止进餐、饮水、吸烟、化妆，以减少药物对人体的伤害。

2.备药操作规程。严格执行无菌技术,无菌注射盘内用聚氯乙烯薄膜铺盖,每次用后按污物处理;抽取药液以不超过注射器容量的 3/4 为宜;配置完成后用 75％的酒精擦拭操作台面;废安瓿与瓶装药用后放塑料袋密封,以防蒸发,配制过程中的废物均统一放入污物专用袋中集中封闭处理;操作完毕后脱手套,用肥皂水及流动水彻底洗手并行沐浴。

三、化疗药物给药时的注意事项

(一)严格"三查七对一注意"

1.三查。备药后查,服药、注射、处置前查,服药、注射、处置后查。

2.七对。床号、姓名、药名、浓度、剂量、用法及用药时间。

3.一注意。注意用药后的反应。

(二)静脉选择

选择合适的静脉,必要时可用 CVC、PICC 及 PORT。

(三)给药的原则

1.相互作用原则。临床上为提高抗肿瘤疗效,减轻不良反应和耐药性,通常选择 2 种以上的药物联合化疗。抗肿瘤药物的相互作用可分为药代动力学和药效学 2 个方面。在药代动力学方面,静脉用细胞毒药物主要体现在对代谢和排泄两个环节的影响,如顺铂联合紫杉醇化疗时,顺铂可延缓紫杉醇的排泄,引起严重的不良反应,因此两药联用时应先用紫杉醇,待紫杉醇基本排泄完后再用顺铂。在药效学方面,主要体现在抗肿瘤效果的协同及增敏作用,如甲氨蝶呤和氟尿嘧啶联合化疗时,如果先用氟尿嘧啶后用甲氨蝶呤,则产生肿瘤疗效的拮抗作用,反之先用甲氨蝶呤,间隔 4~6 小时再用氟尿嘧啶,则可产生抗肿瘤疗效的协同作用。

2.刺激性原则。在联合化疗中,蒽环类抗生素、氮芥、长春碱类药物外渗后可引起组织炎症、疼痛和局部组织发疱,这类药物称为"发疱性化疗药物";顺铂、奥沙利铂、多西他赛等药物浸润到皮下不会导致组织坏死,但会引发皮肤脱落症,这类药物称为"非发疱性化疗药物";伊立替康和鬼臼毒素类药物可引起轻度疼痛、炎症而无坏死,称为"刺激性化疗药物"。以上药物均可选择中心静脉给药或经外周静脉给药,在联合化疗时,应遵守先使用刺激性强的药物,即"先浓后稀"的原则。

3.细胞动力学原则。周期非特异性药物(CCNSA)对肿瘤细胞作用强而快,能迅速杀灭肿瘤细胞;周期特异性药物(CCSA)作用弱而慢,需要较长时间才能发挥作用。因此,针对增长缓慢的肿瘤,应先使用 CCNSA,后使用 CCSA;而倍速增长的肿瘤,则先使用作用于 S 期或 M 期的 CCSA,后使用 CCNSA。这是根据肿瘤细胞增殖动力学原理中药物对肿瘤增殖细胞和非增殖细胞的敏感性差异而制定的细胞动力学原则,也是联合化疗时的给药原则。

4.同步化作用原则。选择能积聚细胞周期某一时相的 CCSA,能够集中杀灭肿瘤细胞,增强化疗效果,即同步化作用原则。在实施同步化化疗方案时,必须强调同步化药物给药后的第二轮给药时间,不宜提前或推迟,否则都会因错过肿瘤细胞积聚同一时相的高峰期而降低化疗效果,并消灭过多的正常骨髓细胞。同步化作用原则是基于 CCSA 杀灭肿瘤细胞的时相特点,原因是 CCSA 除了可以杀灭特定时相的肿瘤细胞外,部分药物还能延缓某一时相向下一时相的过渡,使肿瘤细胞堆积在某一时相,当该药物作用解除时,增殖细胞将同时进入下一时相,便于 CCSA 下次给药时更加集中地消灭肿瘤细胞。

(四)化疗后的注意事项

1.定期检查血常规,通过白细胞和血小板的计数反映患者的耐受度,决定是否能继续进行治疗。

2.认真观察疗效,及时做好记录。观察患者的食欲、活动能力、疼痛等是否有改善,注意病情的转归。

3.增强患者抵抗力,避免发生感染。加强饮食营养,鼓励患者多食高蛋白质、高热量、易消化的食物;观察患者口腔黏膜、肺、泌尿道、皮肤等处是否有感染;白细胞低的患者做好保护性隔离,注意环境卫生及隔离消毒,避免交叉感染,必要时遵医嘱使用升白细胞药物;血小板低的患者应防止出血,避免频繁穿刺,防止受伤,必要时遵医嘱使用升血小板药物。

第四节　常见化疗方案的给药顺序

化疗已广泛用于恶性肿瘤的治疗,给药顺序不同,可加重药物不良反应,也可影响临床疗效,甚至导致治疗失败。下面列出一些常见化疗方案的给药顺序。

一、TP 方案

先紫杉醇,后顺铂。Ⅰ期临床试验表明,紫杉醇在顺铂之后给予与紫杉醇在顺铂之前给予相比较,骨髓抑制更为严重。药代动力学表明,先用顺铂再给予紫杉醇时,紫杉醇的清除率大约减低 33%。

二、AT 方案

先多柔比星,后紫杉醇。据报道,当紫杉醇与多柔比星联合使用时,可能会提高多柔比星及其活性代谢物的血药浓度。紫杉醇在多柔比星之前给药时,发生中性粒细胞减少和口腔炎等并发症的情况更为严重。

三、LV/5-Fu 方案

先亚叶酸钙,再氟尿嘧啶。亚叶酸钙是氟尿嘧啶的增效剂,联合使用可提高氟尿嘧啶的疗效。先给予亚叶酸钙,可以提前增加细胞内活性型叶酸的浓度,以便与氟尿嘧啶和胸苷酸合成酶形成一个稳定的三联体,使氟尿嘧啶抑制胸苷酸合成酶作用时间延长,增加疗效。若亚叶酸钙在氟尿嘧啶之后给药,则无法起到增效的作用。

四、PC 方案

先培美曲塞,再顺铂。药品说明书指出,培美曲塞与顺铂联合用药时,先给予培美曲塞,给药结束 30 分钟后再给予顺铂滴注。

五、FOLFOX 方案

先奥沙利铂,再氟尿嘧啶。药品说明书指出,奥沙利铂与氟尿嘧啶联用时,奥沙利铂需在氟尿嘧啶前滴注,先使用周期非特异性药物奥沙利铂杀伤一部分细胞,再以周期特异性药物氟尿嘧啶作用于恢复的 S 期细胞,从而最大限度地杀死肿瘤细胞。

六、FOLFIRI 方案

先伊立替康,然后亚叶酸钙,再氟尿嘧啶。药品说明书指出,亚叶酸钙应该在盐酸伊立替康输注后立即给予,之后再立即给予氟尿嘧啶。据报道,给予伊立替康后再用亚叶酸钙及氟尿嘧啶,伊立替康活性代谢产物 SN-38 的清除率较之相反顺序下降约 40%,且不良反应的发生率更低,同时患者的耐受性增加。

七、多西他赛/曲妥珠单抗

先曲妥珠单抗,再多西他赛。多西他赛与曲妥珠单抗联用时,多西他赛首次静脉给药应于曲妥珠单抗第一次用药后 1 天;如果患者对前次曲妥珠单抗剂量耐受良好,多西他赛以后的用药应紧随曲妥珠单抗静脉输注之后。

八、VLP 方案

先长春新碱,再 L-门冬酰胺酶。长春新碱与 L-门冬酰胺酶合用,可能增强对神经系统及血液系统的抑制。为将毒性控制在最小,可将长春新碱在门冬酰胺酶给药前 12～24 小时使用。

九、甲氨蝶呤/L-门冬酰胺酶

先甲氨蝶呤,再 L-门冬酰胺酶。L-门冬酰胺酶与甲氨蝶呤一起用时,可通过抑制细胞复制的作用而阻断甲氨蝶呤的抗肿瘤作用。据相关研究,在给甲氨蝶呤后 24 小时内应用 L-门冬酰胺酶,可以避免产生抑制甲氨蝶呤的抗肿瘤作用,并可减少甲氨蝶呤对胃肠道和血液系统的不良影响。

十、甲氨蝶呤/长春新碱

先长春新碱,再甲氨蝶呤。长春新碱可阻止甲氨蝶呤从细胞内渗出,提高后者的细胞内浓度,故先给予长春新碱,再用甲氨蝶呤,可增加化疗的疗效。

十一、甲氨蝶呤/氟尿嘧啶

先甲氨蝶呤,再氟尿嘧啶。氟尿嘧啶与甲氨蝶呤合用,应先给甲氨蝶呤,间隔 4～6 小时再给予氟尿嘧啶,否则会减效。

十二、CF 方案

先顺铂,后氟尿嘧啶。据报道,先给予顺铂可能具有更好的抗肿瘤活性,机制尚不明确。临床试验表明,顺铂在氟尿嘧啶之前用药组总体有效率、中位总生存期、疾病进展时间均优于氟尿嘧啶在顺铂之前用药组。

十三、GP 方案

先吉西他滨,再顺铂。据报道,吉西他滨可抑制顺铂引起的 DNA 损伤修复、增加双链的断裂和顺铂- DNA 复合物的形成。此外,先给予吉西他滨再给顺铂时,不良反应的发生率也较低。

十四、IP 方案

先顺铂,再伊立替康。Ⅰ期临床试验表明,顺铂在伊立替康之前给药有较高的有效率。研究者认为,先给顺铂,可增加伊立替康活性代谢产物 SN-38 的清除率,降低严重恶心呕吐、腹泻、骨髓抑制的发生率。

十五、CHOP 方案

先长春新碱,再环磷酰胺。据报道,长春新碱具有同步化作用,使肿瘤细胞停滞在 M 期,间隔 6～8 个小时细胞同步进入 G1 期,此时用环磷酰胺可增效;另一方面长春新碱可能增加肿瘤细胞的通透性,提高细胞内环磷酰胺的浓度,产生更强的抗肿瘤作用。

第五节　化疗药外渗的处理原则及护理措施

一、处理原则

应立即停止原部位输液,抬高患肢,及时通知医生,给予对症处理。

二、护理措施

（一）评估

观察局部进入组织的药液量,观察患者的症状和体征及外渗区域的皮肤颜色、温度、感觉等变化;观察关节活动及远端血运情况;评估外渗液体量。

（二）倾听主诉

当患者主诉穿刺部位或周围、导管尖端位置或整条静脉通路上有疼痛,有灼热、刺痛和(或)紧绷感时,提示有外渗的可能。

（三）停止输液

将输液装置与导管接口断开,回抽导管内液体,禁止冲洗静脉通路装置,拔除外周导管,禁止按压外渗部位。

（四）标识与记录

在明显有外渗迹象的区域做好标记,以便评估变化;对该区域拍照留存,以便识别组织损伤的进展或恶化。

(五)患肢抬高

促进对药物的淋巴再吸收。

(六)局部封闭及解毒剂的使用

应使用细管径针头,封闭液宜联合选用生理盐水、地塞米松和2％利多卡因;封闭剂量应根据外渗范围而定,封闭进针部位宜避开静脉,围绕外渗部位外缘进行多点扇形注射;封闭范围及深度应大于外渗部位;根据需要可重复局部封闭;针对不同药物外渗选择注射适当的解毒剂(表6-5-1)。

表6-5-1 化疗药物外渗时解毒剂/拮抗剂的使用方法

解毒剂/拮抗剂	外渗化疗药	给药方式	用量	配置	保存
右丙亚胺(Dexrazosane)	宜用于DNA结合的蒽环类药物外渗	应避开外渗部位静脉内输注。宜选择对侧肢体大静脉,维持超过1～2个小时。输注前15 min应移除冷敷	按患者体表面积计算:①第一天1 000 mg/m²,在外渗发生6个小时内使用,单次最高剂量2 000 mg/m²;②第二天1 000 mg/m²,单次计量1 000 mg/m²;③第三天500 mg/m²	每支500 mg右丙亚胺必须用50 ml特定稀释液混匀,再取出患者使用的剂量加入1 000 ml生理盐水中	室温25 ℃
50％～100％二甲亚砜	宜用于与DNA结合的蒽环类药物和丝裂霉素外渗,建议外渗10分钟开始使用,不可与右丙亚胺同时使用	二甲亚砜1～2 ml用棉签或纱布涂抹于大于外渗面积2倍的皮肤表面,自然晾干,4～8个小时一次,持续7～14天	—	—	
1/6 mol/L硫代硫酸钠	宜用于氮芥、丝裂霉素、更生霉素和高浓度(＞0.5 mg/ml)顺铂发生大范围(＞20 ml)外渗	在外渗部位皮下注射	每外渗氮芥1 ml使用2 ml硫代硫酸钠	①4 ml 10％硫代硫酸钠加6 ml注射用水;②1.6 ml 25％硫代硫酸钠加8.4 ml注射用水	室温15～30 ℃
150 U/ml透明质酸酶	宜用于非DNA结合的长春花碱类和紫杉醇类化疗药物外渗,建议外渗1个小时内开始使用	平均分5次在外渗部位顺时针方向皮下注射	每外渗1 ml药液使用1 ml透明质酸酶	—	2～8 ℃冷藏

(七)干冷敷/热敷

1.冷热敷原则:除睡眠外,每4小时一次,每次15分钟,持续48小时。

2.干冷敷的外渗药物包括非刺激性药物、高渗液体、多柔比星等部分抗肿瘤药物,其目的是限制组织中的药液、减轻炎症。奥沙利铂禁冷敷。

3.干热敷的外渗药物包括长春新碱等部分抗肿瘤药物,其目的是增加局部血流、分散药液。

(八)上报与记录

及时上报不良事件,记录外渗部位的评估、监测并记录该事件涉及的所有因素。

(九)会诊

必要时邀请多学科团队会诊,利用影像学检查确定导管尖端位置,同时基于护理计划,权衡中心静脉导管拔出的时机。

第六节　协同化疗的古方运用

在化疗越来越广泛应用的同时,我们必须认识到,在有效的肿瘤化疗中,毒副反应几乎是伴行的。毒副反应与疗效一样,通常是剂量依赖性的,剂量越大,毒性越大。化疗的成功与否,取决于在取得最大疗效的同时,能否把药物的毒性降到最低。除了药效的把控、药代动力学、肿瘤的生物特性不同,肿瘤患者还存在个体差异,那么,以整体观念、辨证论治为基础的中医药治疗在化疗的同时就起到了不可或缺的作用。

化疗药物的毒性反应一般包括:立即反应,如恶心、呕吐等消化道反应;发热、寒战、过敏性休克、水肿等变态反应;局部刺激所致的静脉炎;近期反应,如骨髓抑制、腹泻、脱发、口腔溃疡、肝肾损伤、肺毒性、心脏毒性、神经毒性等;远期反应,如致癌、不孕等。化疗药物毒性属于中医"热毒"范畴,热毒伤阴,耗伤正气,气血失调,血脉瘀滞,脾胃失司,肝肾俱损,五脏六腑诸症丛生,百病齐发。

一、恶心、呕吐、呃逆

许多化疗药物会引起不同程度的恶心、呕吐及呃逆。顺铂、达卡巴嗪、氮芥、环磷酰胺、阿糖胞苷、卡莫司汀等导致的呕吐最为剧烈。中医认为脾为气血生化之源,肿瘤患者往往病程长、体质差、脾胃素虚,加之化疗药物损伤脾胃,脾运失司、痰浊内生、胃失和降,故出现恶心、呕吐及呃逆。

素体胆虚,久病情志不畅,肝失疏泄、横逆犯胃、故胆胃不和者,可予温胆汤清胆和胃、理气化痰;若胃寒呃逆者,予丁香柿蒂汤降逆止呕、温中益气;若胃虚有热、气逆不降者,予橘皮竹茹汤益气健脾、清热降逆;脾虚湿阻气滞者,予香砂六君子汤益胃补中、理气和胃;兼外湿者,予藿朴夏苓汤芳香健胃,解表化湿。配合穴位针刺、艾灸、神灯照射、耳穴埋豆等中医外治法效果更佳。值得一提的是,格拉司琼、阿瑞吡坦等止吐剂长期应用引起的便秘,中药方剂亦可随症调理。

二、发热

《医学心悟·火字解》将外邪引起的发热称为"贼火",内伤引起的发热称为"子火","贼可驱而不可留,子可养而不可害"。中医认为,癌性发热属于内伤发热,肿瘤患者因气滞血瘀、痰湿阻络,郁而化热,或热毒内结,或脏腑气血阴阳失调所致发热。化疗药物毒性则属于中医"热毒"范畴,热毒伤阴耗气,阴虚复生内热,两热相搏,灼伤阴液,炼液为痰,痰瘀互结,阻滞机体,气血运行不畅,夹虚夹瘀,故而运用中医调和阴阳、益气养血、养阴行气散瘀之法。

宋钱乙认为阴虚发热,拟六味地黄丸滋阴泻热。金元朱丹溪又对阴虚发热做了较多补充,强调保养阴精的重要性。金元李东垣认为气虚发热,拟补中益气汤以甘温除热。明秦景明认为血虚发热,拟血虚柴胡汤以养血除热。清唐宗海认为瘀血发热,并论述于《血证论》中。故面对肿瘤患者的发热,不可一见发热,就一味发散表邪、苦寒泻热,以免耗伤正气,给邪气内侵以可乘之机。部分化疗后患粒细胞缺乏症的恶性肿瘤患者继发的发热,临床虽诊断为癌性发热,但同时应考虑免疫力低下引发的感染性发热。

三、局部刺激

大部分抗肿瘤药物局部刺激大,如氮芥漏出血管外可致组织坏死,丝裂霉素、长春花碱等常引起不同程度的血栓性静脉炎。中医可口服五味消毒饮以清热解毒、消散疗痈。仅皮肤局部红肿热痛未溃破者,以如意金黄散醋调外敷;皮肤溃破者,以三黄散收湿,后以生肌散外敷。

四、腹泻

化疗相关性腹泻以氟尿嘧啶和伊立替康引起的发生率最高,可达80%。西医以易蒙停、蒙脱石散对症治疗,止泻效果欠佳,往往病情反复。中医通过调理脾胃、改善大肠传导功能则取得不错的疗效。中医认为化疗相关性腹泻属于"泄泻""下利"的范畴,总的病机为脾虚和湿盛,宜根据患者体质及疾病发展辨证论治。

气虚夹湿者,予参苓白术散益气健脾渗湿;肝脾不和者,予痛泻要方调和肝脾;脾胃虚寒者,予附子理中汤温中健脾;热邪入里者,予葛根黄芩黄连汤清热燥湿;大便赤白相间、里急后重者,予芍药汤清热理血、导滞止痛;肾为胃之关,主二便开合,病久则脾肾阳气亏虚、命门火衰,不能温养脾土,亦可致泄泻,此予四神丸温补脾肾、涩肠止泻。

五、骨髓抑制

化疗所致的骨髓抑制多为药毒,伤及肾中、元阴、元阳,影响肾精生髓造血功能。属中医"虚劳""血虚"范畴,其表现为气血损伤、肝肾亏虚、脾不统血、热毒伤阴等,故当治以补气养血、滋补肝肾、益精生髓、健脾通血、滋阴润燥等。

脾虚者,气血生化无源,予四君子汤补气健脾;脾虚湿盛者,予六君子汤健脾化湿;脾虚气陷、提升无力者,予补中益气汤健脾益气、升阳举陷;阴虚者,阴伤气耗,予生脉散益气养阴;阴伤发热者,予秦艽鳖甲汤滋阴清热;血虚者,予当归补血汤补血活血;肝肾亏虚者,予河车再造丸滋补肝肾、填精益髓;气血俱虚者,予八珍汤、十全大补汤补气养血。

六、肝损伤

甲氨蝶呤、巯基嘌呤、氟尿嘧啶、达卡巴嗪、依托泊苷、门冬酰胺酶等可引起肝损伤。化疗药物引起的肝损伤通常为急性过程,常见血清转氨酶升高,随着疾病发展可产生脂肪浸润和胆汁淤积。需要注意的是,若患者本身患有病毒性肝炎,化疗药物可使其感染迅速恶化,引起急性或亚急性肝坏死。

肝损伤在中医属"黄疸""胁痛"范畴,热重者,予茵陈蒿汤清热利湿退黄;若湿重者,可加胃苓汤、三仁汤健脾利湿;湿热相当者,予茵陈四苓散或甘露消毒丹清热利湿、利胆退黄;急黄者,予黄连解毒汤和犀角散清热解毒、凉血开窍。

七、肾损伤

顺铂、环磷酰胺可引起肾小管损伤。大剂量的环磷酰胺、异环磷酰胺可引起化学性膀胱炎(出血性膀胱炎),中医属"癃闭""淋证""水肿"范畴,膀胱湿热者,予八正散清热利湿通淋;膀胱瘀热者,予小蓟饮子清热通淋、凉血止血;瘀浊阻滞者,予抵当丸以行瘀血;肾气亏虚者,予济生肾气丸温肾化气、利水消肿。

八、心脏毒性

化疗药物引起的心脏毒性包括充血性心力衰竭、心律失常、心包炎、心肌缺血及心肌梗死。蒽环类药物是常见引起心脏毒性的化疗药物之一。阿霉素、柔红霉素可引起剂量相关的心脏毒性,尤其是蓄积性心脏毒性。

心脏毒性在中医属"胸痹""心悸"范畴,心胃诸痛者,可予丹参饮活血化瘀、行气止痛;气血亏虚、心失所养、血行不畅者,予炙甘草汤益气滋阴、养血复脉;痰浊较甚、胸痛喘息不得卧者,予栝蒌薤白半夏汤行气通阳、祛痰散结;血瘀胸部、气机不利者,予血府逐瘀汤活血化瘀、行气止痛。

九、肺毒性

长期使用博来霉素、白消安会引起慢性肺纤维化。丝裂霉素可引起胸腔积液和毛细血管渗漏及肺水肿综合征。肺毒性以咳、喘、闷、痛为主要表现。

肺毒性在中医属"肺痿""悬饮"范畴,肺痿以肺脏虚损、津气耗伤以致肺叶枯萎。悬饮以饮邪停留于胸膈之间,上迫于肺,肺失肃降所致。肺痿虚热者,予麦门冬汤清养肺胃、降逆下气,或清燥救肺汤清燥润肺;虚寒者,予甘草干姜汤温里驱寒、回阳复气,或生姜甘草汤益气温阳化气;悬饮予十枣汤、控涎丹攻逐水饮。上述阴虚兼肝气不舒者,予一贯煎养阴疏肝。

十、神经毒性

化疗药物引起的手足综合征属于周围神经病变,以手足麻木、皮肤红斑、色素沉着、脱屑、肿胀、疼痛为主要表现。该类药物以长春新碱、铂类药物、紫杉醇、卡培他滨、氟尿嘧啶最为常见。

神经毒性在中医属"痹证""中风历节病"范畴。多因风寒湿邪侵袭及痰瘀阻络以致气血运行不畅、皮肉筋脉失养所致。寒湿重者,可予黄芪桂枝五物汤益气温经、和血通痹;气虚血瘀者,予补阳还五汤益气活血、四妙勇安汤活血解毒。"外治之理,即内治之理",中药外治经体表直接给药,药物直达病所,于口服而言,既增效,又减毒,故中药口服配合同方剂熏洗效果更佳。

总而言之,化疗于中医来说,系本虚标实之属,五脏受损、气血亏虚为本,痰火气滞血瘀为标。故运用中医古方协同化疗时,既不可峻补,亦不可徒攻,以免造成闭门留寇或损伤正气之弊。

第七节　肿瘤化疗患者的中西医结合护理常规

化疗是治疗中晚期肿瘤的主要手段之一,但是在治疗的过程中,抗癌药物在杀死和抑制癌细胞的同时,也对正常的人体细胞有着极大的伤害,导致人体免疫系统遭破坏。

中西医结合治疗护理可以减轻化疗的毒副反应,减轻患者的痛苦,改善临床症状,提高患者的生活质量及生存率。

一、化疗对机体的损伤的中医认识

(一)病因、病机

脾胃失和、气血亏损、热毒壅盛、肝肾亏虚等。中医药辨证组方可增强化疗药物对癌细胞的杀伤作用,减轻化疗的毒副反应。

(二)辨证分型

1.脾虚湿盛。恶心、呕吐,神疲,气短,畏寒、自汗,纳差,便溏,面色苍白,四肢清冷,舌淡,脉沉细等。

2.阴虚内热。咽干、口燥,干呕、恶心、胃脘嘈杂,大便秘结,目干燥,舌红少津,脉搏细等。

3.气血不足。恶心、呕吐,面色苍白,少气懒言,乏力,纳差、脘腹胀满、嗳气不舒,情志抑郁,舌红,苔白,脉弦。

4.气虚血瘀。乏力,面色苍白,少气懒言,纳差,易怒烦闷,咽中似有物梗阻,易叹气,舌暗,苔有瘀斑瘀点,脉弦细。

(三)临床表现

1.骨髓抑制:外周血常规降低。

2.胃肠道反应:恶心、呕吐、腹泻、便秘、腹痛。

3.肝肾损伤:多数化疗药可引起轻度和一过性肝损伤;顺铂可引起一过性肾损伤,尤其在剂量大、未足量补液利尿时,可导致严重肾损伤。

4.心肺毒性:心肌炎表现、左心室射血分数下降;肺纤维化。

5.神经毒性:周围神经毒性表现为手足麻木、对冷敏感,尤其是注射侧肢体。中枢神经系统毒性可表现为小脑共济失调。

6.静脉炎和局部组织坏死。

7.其他不良反应:听力衰退、脱发、色素沉着、指甲变形、皮疹、黏膜炎、发热、血栓性静脉炎、局部组织坏死、过敏反应、流感样症状、肾上腺皮质功能减退、胰腺炎、低血压、低血钠、低血钙、低血镁、低血糖、高血糖、骨质疏松、白内障、生育问题等。

(四)中医治疗原则

1.化疗的消化道反应:益气,健脾,和胃。

2.化疗的骨髓抑制:多用健脾益肾、补气养血之中药。

3.化疗药物引起的肝肾功能损伤:可食用滋补肝肾的药物,如炒柴胡、山栀、丹参、当归、枸杞、女贞子、茯苓、桑寄生、黄精等。

4.化疗药引起的心脏功能损伤:应用益气养血、活血通脉的中药,如黄芪、当归、川芎、丹参、赤芍、桃仁等,方剂如生脉散等。

5.化疗引起的其他不良反应

(1)静脉炎:生肌玉红膏外敷。

（2）化疗药物外渗：黄连、黄柏、虎杖煎汤冷敷。

（3）周围神经炎：常以通经活络法调治。

6.情志治疗。畅情志。

7.饮食治疗。调饮食。

二、护理

（一）护理要点

1.一般护理。保持病房的整洁；准确测量患者的生命体征、身高和体重；协助患者进行血常规、肝肾功能、心电图等检查；做好患者静脉护理，选择合适的穿刺方式和血管；保持口腔清洁。

2.给药护理。熟悉化疗药物的作用、特性、毒性反应及处理方法，准确使用药物。根据辨证，指导患者正确服用中药。

3.膳食调理。宜食高蛋白质、高纤维素、高热量的食物；饮食结构多样，丰富营养；多饮水；少食多餐；避免进食辛辣刺激性食物。

4.情志护理

（1）鼓励患者多与他人沟通，减轻抑郁、焦虑等不良情绪。

（2）鼓励患者诉说、宣泄、交谈以发泄内心的焦虑，使患者勇敢地面对现实，战胜焦虑和恐惧。

（3）鼓励家属亲友关怀照顾患者的生活和情绪。

5.临证施护

（1）脾虚湿盛：遵医嘱指导患者选用中药党参、山药、白术、茯苓，易食用化湿的食物，如薏苡仁、赤小豆、莲子等；不宜长期熬夜；多运动。

（2）阴虚内热：患者易郁怒、惊恐，应稳定好患者的情绪，做好心理疏导，避免不良刺激。使患者保持心情开朗、乐观的状态，积极配合治疗及护理。多食蔬菜、水果，可指导患者多进食莲子羹、百合粥、甲鱼等食物。

（3）气血不足：遵医嘱指导患者选用益气养血类中药，如人参、黄芪、党参、太子参、阿胶等。虚证患者可以用龙眼肉、红枣炖汤以代茶饮，避免进食生冷食物。

（4）气虚血瘀：遵医嘱指导患者选用补气化瘀类中药，如当归、黄芪、党参、川芎、阿胶等。虚证患者可以用龙眼肉、百合、红枣、莲子炖汤以代茶饮，避免进食辛辣刺激性食物。

（二）中医特色健康教育

1.起居护理。顺应四时，平衡阴阳；睡眠充足，适当锻炼；慎避外邪，形神共养；避免过劳过逸；环境舒适。

2.饮食指导。饮食适量，顾护脾胃；软硬适当，凉热相宜；注意饮食卫生；注意饮食禁忌。

（1）化疗期间常见的胃肠道反应，多属脾胃受损，此时可选用健脾和胃之品，如山药、扁豆、薏苡仁、芡实、白及、白术、茯苓等。

（2）化疗期间的骨髓抑制，每呈气血亏虚之象，可选用补益气血之品，如大枣、枸杞子、桂圆肉、莲子、乌骨鸡、黑木耳、动物内脏、动物骨汤等。

（3）肿瘤患者一般不宜吃肥腻、辛辣、燥热刺激性食物，如肥肉、辣椒、酒、煎炸或熏制食物、公鸡、狗肉、羊肉、蚕蛹、蟹、螺、蚌等。

3.加强情志护理，思伤脾、怒伤肝、恐伤肾、悲伤肺，要避免七情过激，保持情志舒畅。

第七章　肿瘤放射治疗的中西医结合护理

第一节　中医对放射治疗的认识

一、概述

放射治疗是利用放射线给予恶性肿瘤一定的照射剂量，在确保正常组织较小损伤的情况下，使肿瘤缩小或消失的一种治疗方法，在恶性肿瘤的治疗中占有重要的地位。放射治疗分为根治性放疗和姑息性放疗。对于早期的且对放射治疗敏感的恶性肿瘤，如鼻咽癌、喉癌、食管癌、宫颈癌，根治性放疗后的长期生存率高达90％左右。对于一些病情较重、分期较晚的恶性肿瘤，放射治疗可以达到缩小肿瘤、减轻症状、缓解痛苦的目的，如肺癌合并纵隔巨大淋巴结压迫、骨转移所致的疼痛、肿瘤溃烂不愈合等，适当的放疗可以收到较好的疗效。放射治疗是现代医学的一种治疗技术，传统中医理论中无此病因的记载。现代中医学者通过观察肿瘤患者放射治疗后各种症状并联系中医理论，总结出各类范畴，并利用辨证施治，效果较好。

二、放疗的常见不良反应

（一）放射性口咽黏膜反应

临床症状类似中医"燥症""疮疡"，放射线损伤是一种热损伤，放射线作为一种热性杀伤剂，损伤口腔、咽喉黏膜及唾液腺，相当于中医所谓热邪入侵，内外热毒交困结合，化火灼津，从而造成人体局部热毒亢盛、津液不足，临床表现为口干、咽喉干燥疼痛、吞咽困难等一派热象，病变可涉及肺、脾、胃三脏，病在气分、营血分。放疗首先出现津液耗伤的症状，随着放射量的增加，热毒淤积，"热邪易致疮疡"，口腔黏膜局部或皮肤黏膜溃疡化脓，疼痛难忍，热邪日久，损伤正气，从而造成人体气阴两虚，局部津液不足，临床上常表现为口干、咽喉干燥疼痛、吞咽困难等一派阴虚内热之象。

（二）放射性肺损伤

临床症状属于中医"燥咳""肺痛""热喘""肺痿"等范畴。放射线具有高能量、速度快、穿透力强、热源性等特点，与中医"火热"毒邪和"燥"邪类似，可将其归属于温病热毒之邪的范畴，即具有由外侵犯人体、温热性质显著、可直中脏腑、易耗伤气血等致病特点。具体分析为热毒之邪内蕴于肺，耗液伤阴，耗气伤血，致肺气阴两伤，肺络失养；人体自身正气不足，瘀血内结，致毒瘀更甚，热毒熏蒸，痰瘀互结，更易阻滞肺络。其外因是放射线照射而致损伤，内因是正气不足、毒瘀内结。其病机要点为热毒、气虚、阴虚、血瘀。其中,气阴两虚是其基本的病机;正气亏虚是该病病程较长,久治难愈的原因。临证中患者常见咳嗽、咯痰、气促、胸闷、胸痛伴局部灼热或发热、口干、舌红、少苔、脉细数等肺热炽盛、气阴两虚证候。随着症情加重,可表现为频频剧咳,进行性呼吸困难。如《素问·痹论》中曰:"肺痹者,烦满,喘而呕。"《症因脉治·肺痹》中云:"肺痹之症……烦满喘呕,逆气上冲,右胁刺痛,牵引缺盆,右臂不举,痛引腋下。"书中有关这些症状的描述,与肺纤维化所导致的肺通气功能下降以及由于肺纤维化所致的胸胁痛的临床表现极为相似。根据其临床症状和病机要点,目前对于放射性肺炎和肺纤维化的中医治疗原则主要是清热、养阴、益气、活血。

(三)放射性肠炎

相当于中医的"肠风""鸡鸣泻""泄泻""腹痛""疟疾""肠癖"等范畴。放射性肠炎临床主要表现为中医上的湿热下注,肠失固涩,脾胃虚弱,毒邪留恋,肝脾不和,脾失健运的症状。近年来,随着盆腔、腹腔、腹膜后恶性肿瘤发病率的不断升高,术后放疗成为必选的治疗手段。随着放射剂量的不断增加以及患者本身的因素,放射性直肠炎的发病率逐年升高,严重影响了患者的术后生活质量。传统中医学认为,放射线当属中医"火毒"范畴,正如《素问·至真要大论》中"病机十九条"所言:"诸呕吐酸,暴注下迫,皆属于火。"放射线可直接损伤中焦脾胃,火邪伤津耗气,致脾胃气阴两虚,一方面脾统血功能降低,另一方面脾胃运化失职,湿邪内生,湿热相搏,蕴蒸中焦,气机运行不畅,故可症见腹痛、便血等;放射线亦可直接损及肠腑,腑气壅滞,气滞血瘀,肠络受损,而后可见里急后重、黏液血便甚至纯下鲜血等症状。恶性肿瘤本为消耗性疾病,故本病病机总属本虚标实之虚实夹杂证。

(四)放射性皮炎

由于接受放射线等火热邪毒过甚,热极伤阴,引起热蕴肌腠而致红斑、脱皮、溃疡甚至坏死,属于中医"疮疡"的范畴。《素问·玄机原病式》曰:"微热则痒,热甚则痛,附近则灼而为疮。"中医理论认为机体在射线等火热毒邪的作用下造成经络瘀滞不通,瘀滞长时间不解则"瘀久化热",进而皮肤出现红斑甚至肿疡,若不及时治疗则肿疡肉腐而形成皮肤溃疡或化为脓水。放射性皮炎发病总体可分为以下三个阶段:第一阶段为气虚血弱、瘀滞脉络,第二阶段为瘀久化热、热盛肉腐,第三阶段为皮肤肉腐随机体气血盛衰变化而变化。初期因火热毒邪照射皮肤,导致热毒等致病之邪进入营血,久之血热互结,经络阻滞;中期局部气血瘀滞加剧,火热邪毒熏蒸于肌肤表面导致热盛肉腐;后期若邪毒仍不能缓解则火热之邪由表及里,火热邪毒耗伤气阴,使机体气阴亏虚,正不胜邪,甚至危及生命。后期若干预治疗,调动机体气血正常运行,则疮疡可祛腐生新,创面可重新愈合。

(五)放射性食管炎

属于中医学"噎膈""反胃"范畴。放射性食管炎是胸部及头颈部恶性肿瘤患者接受放射治疗时出现的剂量限制性反应;以照射野内食管黏膜发生充血、水肿、糜烂、溃疡等改变为病理基础;临床上常常表现为吞咽困难伴疼痛及胸骨后异物感、烧灼感。中医认为,放射线属火毒之邪,最易伤津耗气,结合放疗后放射性食管炎的咽干疼痛等症状,亦符合火热邪毒的特点。因此,一般认为其发病机制为放射线产生之火热毒邪,损伤人体,致毒热炽盛,津伤血燥,侵犯脏腑,至血脉受损,气机不畅,瘀血内阻;亦可影响脾胃功能,至水谷不化,痰湿内蕴。因此,其既有邪实的一面,即气结、痰凝、血瘀,又有本虚的一面,即津枯血燥,病理性质为本虚标实。

对于放疗副反应的病因、病机,国内外大多中医学者认为放射线为外来热邪,易造成体内热毒过盛,损伤人体正气和阴血,从而导致机体阴阳失调"变生他症"。肺为娇脏,不耐寒热,放射线因其"火热毒邪"特性伤及肺系,使气阴受损,宣肃失常,而导致肺系疾病;放疗损伤中焦脾气,脾气虚则不能运化水湿,而出现水湿内蕴症状;脾胃气虚则生化无源而致肢倦乏力、食少纳呆、面色㿠白、体重下降等气血亏虚证候;气虚无以鼓动血行,从而导致一系列血瘀症状;阴虚,津液亏少,则无以濡养五脏六腑而导致脏腑功能失调,继而出现各种病症。所谓"邪之所凑,其气必虚",肿瘤患者其气本虚,外受毒邪则易发生本虚标实之症,放疗后相当部分肿瘤患者可出现虚劳证中的气阴两虚证象,多有倦怠乏力、口干咽燥、舌红少津、脉细数等症状,故放疗后各病症的本质多为气阴两虚。

第二节　放射治疗的适应证与禁忌证

一、适应证

按照各系统中的不同种类的肿瘤,目前放射治疗的适应证可以分为以下类别:

(一)消化系统

口腔部肿瘤早期手术和放射治疗疗效相同,有的部位更适合于放射治疗,如舌根部肿瘤和扁桃体肿瘤;中期综合治疗以手术前放射治疗疗效较好;晚期可做姑息性放射治疗。食管肿瘤早期以手术为主,中晚期以放射治疗为主。肝、胰、胃、小肠、结肠、直肠肿瘤以手术治疗为主,其手术治疗较放射治疗效果更佳。早期直肠肿瘤腔内放射的疗效与手术治疗相同。肝、胰腺肿瘤的放疗有一定的姑息作用。

(二)呼吸系统

鼻咽癌以放疗为主,不能手术者行单独放疗,一部分可以治愈。喉癌早期放疗或手术治疗,中晚期放疗与手术综合治疗。肺癌以手术为主,不适合手术又无远处转移者可行放射治疗,少数可以治愈。小细胞未分化型癌要行放疗加化疗。

(三)泌尿生殖系统

肾透明细胞癌以手术为主,放疗为辅。膀胱癌早期以手术为主,中期手术前放疗有一定好处,晚期可做姑息治疗。肾母细胞癌以手术、放疗、化疗三者综合治疗为好。睾丸肿瘤应先手术,然后行放疗。子宫颈癌早期手术与放疗效果相同;Ⅱ期以上只能单纯放疗,疗效较好。

(四)乳腺癌

乳腺癌以手术治疗为主;近年来国外对早期乳腺癌采用手术摘除肿瘤后,对乳腺淋巴区进行放疗,疗效也很好。

(五)神经系统肿瘤

脑瘤大部分要手术后放疗。髓母细胞瘤应以放疗为主。神经母细胞瘤手术后应行放化疗。

(六)皮肤及软组织恶性肿瘤

皮肤黏膜(包括阴茎及唇)早期手术或放疗均可,晚期也可放疗。黑色素瘤及其他肉瘤应以手术为主,也可考虑配合放疗。

(七)骨恶性肿瘤

骨肉瘤以手术为主,也可做术前放疗。骨网织细胞肉瘤、尤文氏瘤可行放疗,辅以化疗。

(八)淋巴类肿瘤

Ⅰ、Ⅱ期以放疗为主;Ⅲ、Ⅳ期以化疗为主,可加用局部放疗。

二、禁忌证

放射治疗的绝对禁忌证很少,但仍要进行治疗前的严格评估,避免由于放射治疗给患者造成不必要的身体和精神负担。当出现以下几方面情况时,患者一般不能接受放射治疗:

(一)全身情况

1.心、肝、肾等重要脏器功能严重损害时。

2.严重的全身感染、败血症或脓毒血症未控制者。

3.治疗前血红蛋白<80 g/L 或白细胞<$3.0×10^9$/L,且未得到纠正者。

4.癌症晚期合并贫血、消瘦或处于恶病质状态,评估生存期不足 3~6 个月者。

(二)肿瘤情况

1.肿瘤晚期已出现广泛转移,而且该肿瘤对射线敏感性差,放射治疗不能改善症状者。

2.肿瘤所在脏器有穿孔可能或已穿孔时。

3.凡属于放射不敏感的肿瘤应视为相对禁忌证,如皮肤黑色素瘤、胃癌、小肠癌、软组织肉瘤、软骨肉瘤等。

(三)放射治疗情况

1.近期曾做过放射治疗。

2.皮肤或局部组织纤维化。

3.皮肤溃疡经病理证实阴性。

4.不允许再行放射治疗者。

第三节 放射治疗的方式

一、放射治疗的概念

放射治疗简称放疗,俗称"照光"。此处的"光",既非可见光,亦非激光,而是指高能量的放射线。放疗就是利用高能量射线破坏肿瘤细胞的遗传物质 DNA,使其失去再生能力,从而杀伤肿瘤细胞的治疗手段。放疗与手术、化疗并列,是恶性肿瘤的三大治疗手段之一,放射线被誉为"隐形的手术刀"。治疗的目标是最大限度地杀灭肿瘤细胞,同时最大限度地保护邻近的正常组织和器官。

二、放射源的种类

放射线包括放射性同位素产生的 α、β、γ 射线和各类 X 射线治疗机或加速器产生的 X 射线、电子线、质子束及其他粒子束等。放射线作用的生物原理:任何形式的辐射,X 线或者 γ 射线,带电或者不带电粒子,被生物物质吸收后可以与细胞 DNA 直接发生作用,从而引起一系列导致生物变化的事件。此外辐射也可以通过间接作用与细胞内的成分(特别是水)相互作用,产生自由基,经由自由基损伤细胞的 DNA 或其他结构。

三、放射治疗的方式

临床上常用的放射治疗方式大体分为内照射和外照射两种。

(一)内照射

内照射亦称近距离照射,通过传输设备如针、导管或其他运输工具,将密闭放射源(如铱-192、铯-139、碘-125 等)直接放入肿瘤内部或肿瘤表面,如肿瘤邻近管腔(气管、食管、阴道、鼻咽、宫体等)进行照射。照射源直达肿瘤部位,其基本特性是放射源可以最大限度地贴近肿瘤组织,使肿瘤组织得到有效的杀伤剂量,但周围的正常组织受量较低,从而保护周围正常组织。

(二)外照射

外照射亦称远距离照射,又可分为单向照射或多向照射,是指将放射源(钴-60 射线源、电子直线加速器、回旋加速器等)置于体表外,与患者身体保持一定距离进行照射,从而使放射线到达人体内需要治疗的区域。该治疗方式要严格固定患者体位及确定治疗范围和剂量,防止遗漏病灶。体外照射的放射性剂量均匀且并发症较少,是放疗科最常见的放射治疗方式。

第四节　放射治疗的临床应用

恶性肿瘤是威胁人类健康,导致人类死亡的主要疾病之一。临床研究表明,大部分肿瘤患者都能够通过放疗获得较为理想的效果,可延缓疾病的进程,提高生活质量。从 20 世纪 30 年代放射治疗起始至今,我国的放射治疗取得了巨大的进展,使国内肿瘤患者群体的治疗情况得到明显的改善。放射治疗除用于恶性肿瘤外,还用于治疗一些良性肿瘤(如垂体肿瘤)及很多种良性疾病。

1973 年,相关机构统计了北京、上海、广州及杭州四家肿瘤医院的患者,其中 65%～75% 的患者在治疗过程中接受过放射治疗。在美国每年约有 60% 的癌症患者接受过放射治疗。Tubiana1999 年报告 45% 的恶性肿瘤可治愈,其中手术治愈 22%,放射治疗治愈 18%,化学药物治疗治愈 5%。

近年来,由于电子计算机及影像学的发展,放射治疗有了飞速发展,由二维放射治疗发展为三维、四维放射治疗,剂量分配也由点至体积剂量分配。如今,主流的放射治疗技术为立体定向放射治疗,包括三维适形放射治疗、三维适形调强放疗和立体定向放射外科,包括 X 刀、γ 刀、射波刀。肿瘤在照射过程中体积及位置的变化,摆位的误差,器官运动特别是呼吸运动带来肿瘤位的变化,给精确治疗带来了困难。目前,医学界已经能做到精确定位、精确设计以及精确治疗,可以在保护正常组织的前提下,提高患者生存率及生活质量。立体定向放射治疗一些早期病变也取得进展,但是肿瘤内有生长活跃的部分、坏死区、乏氧的细胞,肿瘤的周围还有亚临床病灶,它们需要的剂量不一,要求放射治疗可以做到给予肿瘤内不同区域不同的剂量。但目前影像学还不能提供上述信息,随着影像学(如 PEI、fMRI、MRS、分子显像、基因显像等)的发展,可能在不远的将来可以提供上述信息,放射治疗对不同肿瘤或同一肿瘤不同的部位可以给予照射不同剂量。

第五节 协同放射治疗的古方运用

西医放射治疗方法主要是通过放射线进行治疗,这也是现在西医临床上治疗肿瘤的主要手段之一。由于各种因素侵入人体的五脏六腑,肿瘤患者的机体免疫力下降,从中医学的角度上认为是"正气亏虚",只有根治才能有效地预防和治疗肿瘤。中医学的治疗原则是"扶正祛邪",等同于西医中的提高机体免疫力。中医治疗肿瘤的过程重视祛除致病因子,在祛邪的同时不伤正,待患者的身体逐渐恢复后,转入以打击肿瘤为主,进行巩固治疗,尽可能地清除残存的肿瘤细胞,最后进行辅助治疗。这是中医治疗肿瘤的独特之处,具有早期治疗肿瘤的彻底性,中期治疗肿瘤的可行性以及晚期治疗肿瘤的安全性,在改善肿瘤患者免疫功能的同时提高了治疗的效率。药物治疗对肿瘤患者身体的各个器官造成损害,中医在治疗时讲究根治,在治疗过程中主要目的是减毒增效,帮助患者扶正祛邪、活血化瘀、清热解毒,通过抑制肿瘤的复发和生长,固本培元,最后起到消灭肿瘤的作用。

中医与西医放射结合治疗是继承和发扬中医药学的同时运用现代医学技术进行综合治疗,不仅可以弥补西医的不足,控制放射治疗的局部作用,也可以减少治疗后的后遗症以及不良反应,提高肿瘤患者的生存率和生活质量,治疗效果明显高于单独治疗的效果。古方今用一直为中医临床所探讨,是取得临床疗效的一个重要方向。为了减轻放射治疗的不良反应,增强放射治疗的效果,较多的学者善于古方今用之道,收效甚佳。

一、骨髓抑制

放射治疗热毒炽盛,灼津耗气伤血,致气血损伤,加之正气亏虚,脾胃失调,肝肾亏虚,以致气血津液亏虚,后天生化乏源。临床表现为身倦乏力、头晕寐差、心悸气短、面色无华、手足心热、纳差、舌淡或偏红或有齿痕、苔白、脉细弱或数而无力等。常见证型有心脾两虚、肝肾阴虚等。治宜补益气血、益气健脾、滋补肝肾等。方剂有归脾汤、八珍汤、六味地黄汤、十全大补汤、当归补血汤等。

二、消化道反应

脾胃为后天之本,主升清降浊。放射线作用于人体使其功能受损,热毒炽盛,气血凝滞、湿、热、毒蕴结于胃肠道,通降失职而常常出现消化道反应,故临床表现为恶心呕吐、胸闷不适、呃逆嗳气、大便溏或干、纳呆食少、腹痛腹泻、里急后重、便血、肛门坠痛、舌红、苔黄腻、脉数等。常见证型有湿热下注、热毒伤阴、胃阴不足、痰热内阻等。治宜清热利湿、化痰解毒、养阴清热等。方剂有白头翁汤、葛根芩连汤、橘皮竹茹汤、麦门冬汤、小半夏汤、半夏厚朴汤等。

三、放射性皮炎

放射热毒作用于体表皮肤,损伤皮肤组织。临床表现为皮肤发红、脱屑、破损,甚或溃烂、黄水淋漓、局部疼痛难忍、口干喜饮、舌红、苔黄、脉细数等。常见证型有火毒伤肤、湿热蕴表等。治宜清热利湿、解毒等。临床多外用药物,方剂有黄连解毒汤、王黄油等。

四、放射性口鼻干燥症

放射线属火毒之邪,邪热亢盛,煎灼口鼻腔津液。临床表现为口咽干燥难忍、鼻干唇燥、口渴饮冷、肌肤干燥、干咳无痰、发热心烦、大便干结、小便黄赤、舌质红、苔黄干、脉细数等。常见证型有阳明炽热、气阴两虚、肺燥津伤等。治宜清热除烦、益气养阴、生津润燥止渴等。方剂有白虎汤、承气汤、一贯煎、清燥救肺汤等。

五、放射性食管炎

放射线致使食管损伤。临床表现为吞咽不适、进食后胸骨后灼痛、食之难下、呕吐痰涎、舌红、苔黄、脉数等。常见证型有热毒炽盛、胃阴不足、痰瘀交阻等。治宜清热解毒、滋养胃阴、清化痰热、活血化瘀等。方剂有白虎汤、麦门冬汤、益胃汤、半夏厚朴汤等。

六、放射性肺炎

肺司呼吸,为娇脏,不耐寒热。辐射热毒直中脏腑血络,毒瘀壅肺,肺失濡养,宣肃失职。临床表现为咳嗽、咳痰或干咳无痰、偶咳血丝痰、胸闷胸痛、咽燥口渴、呼吸困难等。常见证型有气阴两虚、阴虚内热、痰热壅肺、毒瘀互阻等。治宜益气养阴、生津润燥止渴、清热化痰、解毒化瘀等。方剂有生脉散、沙参麦门冬汤、血府逐瘀汤等。

七、放射性肠炎

热毒侵袭大肠,伤及脉络,湿热瘀毒胶结,壅塞气机,气血凝滞。临床表现为腹痛腹泻、便中带血或带黏液、便溏不爽、肛门灼痛、胸闷烦渴、恶心呕吐、纳呆、脘腹胀痛、舌红、苔黄腻、脉濡数等。常见证型有湿热下注、热毒蕴结、瘀热互阻等。治宜清热利湿、解毒化瘀等。方剂有白头翁汤、甘露消毒丹、少腹逐瘀汤、枳实导滞丸等。

八、放射性膀胱炎

热毒伤及脉络,湿热下注、毒瘀互结。临床表现为尿频、尿急、甚至尿血、小便灼热刺痛、口干喜饮、大便干、舌暗红、苔黄、脉数无力等。常见证型有热毒下注、毒瘀伤络、肝肾亏虚等。治宜清热利湿解毒、化瘀通络、滋补肝肾。方剂有八正散、小蓟饮子、六味地黄汤等。

第六节　放射性皮炎的中西医结合护理常规

放射性皮炎是肿瘤放射治疗中最常见的并发症,是由 α 和 β 射线及 X 线照射引起的皮肤黏膜炎症性损害。放疗时,电离辐射产生自由基和活性氧损伤皮肤基底层细胞,在常规照射剂量 20～30Gy 时,基底层内的前细胞不能再产生新细胞,成熟的上皮细胞持续丢失,以及毛细血管扩张瘀曲、小血栓形成引起缺血坏死等改变,患者出现皮肤红斑、痒、干性脱皮,严重时可出现皮肤色素沉着、粗糙,部分可出现皮肤水疱、表皮剥脱、渗液及溃烂,引起局部或全身感染,甚至导致放疗中断,影响治疗效果。

一、中西医对放射性皮炎的认识

(一)病因、病机

中医理论认为,放射线是火热邪毒,在治疗肿瘤的同时,耗伤人体正气,损害脏腑。

(二)分级标准

放射性皮肤损伤的诊断标准按美国肿瘤放射治疗协作组 RTOG 急性放射损伤分级标准:

0 级　无变化;

1 级　滤泡样暗红色斑、脱发、干性脱皮、出汗减少;

2 级　触痛性或鲜红色斑、片状湿性脱皮、中度水肿;

3 级　皮肤皱褶以外部位融合的湿性脱皮、凹陷性水肿;

4 级　溃疡、出血、坏死。

(三)临床表现

放射治疗后热毒壅盛,火毒郁于肌肤,皮肤热盛而肉腐,则见脱屑、溃疡;热邪伤阴,热毒内郁而见脱屑、热痒;热入营血,血热互结,外发于皮肤则见红斑;血失濡润,气血凝滞,经络阻塞而致灼痛;毒入营血,心火气盛,皮肤见水肿、潮红;湿毒未净,热伤营血,阴津被耗,则肤失濡养。

(四)治疗原则

在中医学范畴内,放射性皮肤损伤与烫伤、烧伤等属同一类型。中医主要以清热泻火、解毒化瘀、行气活血、消肿止痛、去腐生肌诸法治疗放射性皮炎。

二、护理

(一)放疗前护理

1.情志护理。利用文字、语音、视频等告知患者放疗流程及可能出现的皮肤反应。鼓励患者说出心中所担心的问题并进行疏导。

2.健康教育。根据患者的文化程度、年龄、性别、疾病,制定个性化的宣教材料。嘱患者着全棉、宽松、柔软、吸汗性强的衣物;照射野的皮肤禁止使用肥皂、乙醇、碘酒等,用软毛巾蘸水轻轻擦拭,禁贴胶布,禁止使用热水袋、冰袋等冷热刺激;放射标记不清晰时应找医生重新描画;修剪指甲,避免搔抓;进入放疗室要取出金属物品,如饰品、假牙、钥匙等；头颈部放疗的患者应避免强风、强冷刺激，可使用遮阳帽、遮阳伞、墨镜以避免阳光直射，局部剃毛应用电动剃须刀。

（二）放疗中护理

1.情志护理。当出现放射性皮炎时，要告知患者坚持治疗的重要性，并请结束放疗的病友现身说法，让患者树立战胜疾病的信心。责任护士应多关心患者，可成立病友会或微信群，缓解患者的紧张焦虑情绪。

2.膳食调理。宜进食高蛋白质、高热量、高维生素、清淡易消化饮食，少食多餐，多食鱼、肉、鸡、蛋、奶、豆制品、新鲜蔬菜、水果等，做到营养均衡，忌油炸、腌制的食物，禁烟、酒、辛辣及刺激性食物。多喝水，鼓励每天饮水 2 500～3 000 ml，可放入参须、麦冬等。

3.皮肤护理

（1）注意观察放射野皮肤的变化，尤其是皮肤褶皱处有无颜色的改变和破损、干性脱皮、湿性脱皮、疼痛、瘙痒。可遵医嘱预防性地使用射线防护剂、三乙醇胺软膏、赛肤润、芦荟胶、宝肤灵烧伤膏等。

（2）出现 1～2 级放射性皮炎时，切勿搔抓、撕剥；患者主诉瘙痒时，可用手或湿毛巾轻轻拍打；可少量外涂薄荷淀粉、痱子粉、滑石粉，既可止痒，又可保持局部皮肤的干燥；继续使用射线防护剂。

（3）出现 3 级放射性皮炎时，可暂停放疗，小水疱不宜刺破，大水疱用无菌注射器抽取后保护好创面，充分暴露放射野皮肤，保持局部皮肤的清洁干燥。疼痛明显者，可先使用镇痛药止痛，再去除局部的坏死组织，外用美宝烫伤膏或重组人表皮生长因子（rhEGF）。遵医嘱使用抗生素，防止感染。

（4）出现 4 级放射性皮炎如皮肤溃烂，局部按外科换药处理，可选用溃疡贴、渗液吸收贴、清创敷料等换药。

（5）近年来有大量文献介绍放射性皮炎的护理进展，如生物制剂、中西医膏药、氦氖激光、各种新型敷料等，我们应按常规护理的同时，结合患者治疗的实际情况进行个体化护理，制定出适合患者的护理方案。

（三）健康教育

1.指导患者放疗结束后继续保护放射野皮肤，3 个月内勿使用碱性肥皂液擦洗，勿用力揉搓。

2.鼓励患者宣泄不良情绪，保持精神愉悦，使体内真气畅达。

3.生活规律，增加营养并适当运动以增强体质，可行太极拳、五禽戏、气功等传统的养生术导引吐纳，使助气行血，正气存内，体质增强，邪不可干。

第七节　放射性肠炎的中西医结合护理常规

据报道，中国每年的恶性盆腔肿瘤新发病例超过 50 万。放疗是盆腔恶性肿瘤最有效的手段之一，显著提高了患者的生存率，但也会导致盆腔正常脏器的放射性损伤。放射性肠炎（radiation proctitis，RP）为盆腔恶性肿瘤（如宫颈癌、直肠癌、前列腺癌、卵巢癌等）接受放疗后引起的小肠、结直肠放射性损伤，其中以直肠损伤最为常见。根据起病时间及病程变化情况,分为急性放射性直肠炎(acute radiation proctitis,ARP)和慢性放射性直肠炎(chronic radiation proctitis,CRP),通常以3个月为急慢性分界。盆腔放疗后超过75%的患者会发生ARP,5%～20%的患者会发展为CRP。

一、中西医对疾病的认识

(一)病因、病机

根据古代医籍的描述,放射性直肠炎归属于中医学"肠澼""痢疾""泄泻""肠风""脏毒""内痈"等范畴。西医学认为放射性直肠炎的发生是由于放射线引起肠上皮细胞的增生以及肠黏膜下动脉的损伤,从而导致闭塞性动静脉内膜炎,进一步引发肠壁缺血,肠壁黏膜糜烂、溃疡等。

(二)辨证分型

根据2017版中医诊疗专家共识,放射性直肠炎被统一命名为"肠澼",按整体辨证中常见的中医证型分为热毒伤络、寒热错杂、脾虚湿滞、脾肾阳虚、阴虚津亏5种。

1.热毒伤络。大便脓血,里急后重,肛门灼热,腹痛,尿痛,舌红,苔黄,脉滑数。

2.寒热错杂。腹冷,肠鸣,口干口苦,心烦,嗳气,泛酸,舌红,苔黄,脉弦滑。

3.脾虚湿滞。排便不爽,自汗,头晕,头重,身重,纳呆,腹胀,肢体倦怠,舌淡胖,苔白腻,脉细缓。

4.脾肾阳虚。泄泻,畏寒肢冷,腰膝酸软,小便清长,舌淡,苔白,脉沉。

5.阴虚津亏。泄泻,时有出血,量少,便时疼痛,口干咽燥,五心烦热,舌红,少苔或无苔,脉细数。

(三)临床表现

1.症状。腹痛、腹泻、黏液血便、便急、便频、里急后重和肛门疼痛是RP常见的临床表现。CRP患者因肠道吸收不良、慢性失血等可导致消瘦、贫血;病情加重时,可出现肠梗阻、肠穿孔、水电解质紊乱,甚至导致死亡。

2.体征。CRP患者呈慢性面容,贫血貌;发生肠梗阻或肠穿孔并发症时伴有肠型、肠鸣音改变、移动性浊音、腹膜刺激征等体征。

3.并发症。CRP患者症状迁延反复,易出现严重并发症,如消化道出血、肠穿孔、直肠狭窄、肠梗阻、肠瘘和肛门失禁等,约90%的CRP患者可有永久性的排粪习惯改变,严重影响患者生活质量。

(四)治疗原则

1.热毒伤络。治则清热解毒,凉血止血。

2.寒热错杂。治则辛开苦降,平调寒热。

3.脾虚湿滞。治则健脾化湿。

4.脾肾阳虚。治则温补脾肾,固涩止泻。

5.阴虚津亏。治则滋阴生津。

总之,RP的临床治疗原则是根据患者的主要问题选择治疗方式。而西医治疗以收敛、解痉、消炎、保护肠黏膜、促进损伤修复和止血为主。治疗方案应注意中西医结合,并将改善患者的长期生活质量作为治疗的最终目标。

二、护理

(一)护理要点

1.一般护理

(1)保持病室整洁,空气清新,保持床单元、衣物清洁,有大便污染时及时更换。

(2)观察大便颜色、气味、形状及性状。腹泻严重者,监测血电解质,记录出入量。

(3)观察患者生命体征及腹部体征的变化,以便及时发现肠梗阻、肠穿孔等并发症,及时报告和处理。

(4)做好肛周皮肤护理。嘱患者着全棉内衣,勤换洗,便后温水清洗,轻轻擦拭,保持肛周皮肤清洁干燥,局部皮肤可涂氧化锌或金霉素软膏,防止发生皮肤溃烂,必要时可用高锰酸钾坐浴或中药熏洗。失禁者肛门可使用造口袋,以避免污染衣物,刺激皮肤。

2.给药护理。临床多以肠道给药的途径,常用中药或中西药物联合保留灌肠。中药肛滴保留灌肠方法是治疗放射性直肠炎的最优方案,通过肛滴保留灌肠使药物与病变直肠部位长时间充分接触而发挥作用。

(1)根据局部分证论治,推荐中药肛滴保留灌肠方药:①葛根芩连汤加减:葛根、黄芩、黄连、败酱草、白头翁、三七、地榆、牡丹皮、槐花等;②锡类散加减:青黛、壁钱炭、人指甲、珍珠、冰片、牛黄、牡丹皮、三七、地榆、槐花等;③其他中药灌肠剂:地榆、三七、儿茶、白及、仙鹤草、阿胶、大黄、牡丹皮、槐花等。

(2)中药肛滴保留灌肠方法:①灌肠前嘱患者排空大小便,以减轻腹压。灌肠剂以生理盐水 100 ml 溶解,药液温度 37～39℃;②灌肠时患者取左侧卧位,并抬高臀部 8～10 cm,肛管应充分润滑,慢慢旋转插入,深度为 15～20 cm,动作应轻柔,药液滴入时间为 30 分钟;③灌肠后嘱患者卧床休息,每 30 分钟更换体位(左右侧卧位、仰卧、俯卧位)一次,保留 2 小时。急性期保留灌肠每日 2 次,慢性期每日 1 次,症状缓解后改为隔日 1 次。疗程为急性期 2～4 周,慢性期 4～6 周。

(3)中药肛滴保留灌肠注意事项:①肛滴速度宜缓慢而匀速,以免刺激直肠而产生便意;②药液温度适宜,过冷会刺激肠道,过热会造成肠道损伤;③操作过程中,密切观察并记录患者有无腹痛、肛门坠痛、里急后重等临床症状;④出血量较大的患者慎用,有肠梗阻或直肠穿孔倾向者禁用。

(4)西医口服药物主要有洛哌丁胺、蒙脱石散、抗生素、类固醇药物、止血药物、菌群调节剂、细胞保护剂等,注意观察药物的作用和副作用。常用的菌群调节剂包括乳杆菌、双歧杆菌等益生菌,需要冷藏保管以保证其药物活性。

3.膳食调理。患者宜进食低纤维素、低脂、高热量、高蛋白质、高维生素饮食,限制乳糖摄入,禁食油腻、辛辣刺激性以及粗纤维、产气食物。低纤维素饮食可以改善放疗引起的腹泻症状,也可避免坚硬粪便反复摩擦受损直肠黏膜,造成疼痛和出血。高热量、高蛋白质、高维生素饮食可以为机体提供必要的能量。

4.情志护理。RP 患者会出现腹痛、排便性状及习惯改变,尤其是 CRP 患者病程迁延,易出现恐惧、焦虑、抑郁、悲观等负性情绪。与患者沟通交流并做好病情教育,注意评估患者心理状态,帮助患者树立信心并保持乐观情绪。中医情志护理的方法有五行音乐法、顺情从欲法、移情易性法、情志相胜法等,可以帮助患者放松身心,从而改善其情绪状态,达到舒缓情志、静志安神的目的。

5.临证施护

(1)热毒伤络:饮食宜清淡,以软食或半流质饮食为主,多饮温开水、淡盐水、白头翁、乌梅粥等清热解毒、生津止泻之品;忌食油腻肥甘之品及鱼腥、腐乳等。

(2)寒热错杂:注意腹部保暖,饮食宜少量多餐,不暴饮暴食,忌食生冷寒凉之品。

(3)脾虚湿滞:饮食宜定时、定量,选用易消化、营养丰富、温热软烂之品,可服党参、山药、砂仁、谷麦芽等健脾药粥;忌水果、冷饮及生冷凉拌菜等。

(4)脾肾阳虚:饮食宜清淡温热,可进食山药粥、芡实粥等补脾止泻药粥;忌食生冷、油腻、寒性食物。

(5)阴虚津亏:多食养阴生津的食物,如小米、麦粉、各种杂粮和豆制品、牛奶、鸡蛋、瘦肉、鱼肉、苹果、甘蔗、香蕉、葡萄、山楂等。

(二)健康教育

1.起居有常,避风寒。

2.畅情志,勿思虑,忌郁闷。

3.合理膳食,忌油腻、辛辣刺激性以及粗纤维、产气食物,食物应温度适宜。

4.中医养生锻炼,锻炼原则为动静结合、以静为主,并指导患者练习太极拳、八段锦、回春医疗保健操等。

5.患者若无便血症状,可鼓励其多做提肛运动,以恢复肛门部肌肉功能,有利于保持正常的排便功能。

第八节 放射性肺炎的中西医结合护理常规

放射性肺炎(radiation pneumonitis)是肺组织接受一定剂量的电离辐射后所导致的急性炎性反应,是胸部肿瘤,如原发性肺癌、食管癌、乳腺癌、胸腺瘤和胸膜间皮瘤等放射治疗的剂量限制性毒性,轻者影响患者的生活质量和后续治疗的顺利进行,严重者甚至危及生命。通常将发生于放射治疗结束后 3 个月内的肺损伤称为急性放射性肺炎;而将放射治疗结束 3 个月后的肺组织的放射性损伤称为晚期放射性肺损伤,晚期损伤一般表现为肺纤维化,少数情况下表现为急性渗出性炎症。RTOG 组织制定的急性放射性肺损伤的分级标准:

0 级:无变化。

Ⅰ级:存在轻度干咳、用力时呼吸困难症状;

Ⅱ级:存在持续性咳嗽症状,用力时呼吸困难,需接受麻醉性镇咳药;

Ⅲ级:存在严重咳嗽症状,给予患者麻醉性镇咳药无效,且处于安静状态时呼吸困难;

Ⅳ级:存在呼吸功能缺陷;

Ⅴ级:致死。

一、中西医对疾病的认识

(一)病因、病机

放射性肺炎属中医"咳嗽""喘证""肺萎"等范畴,其外因是放射线照射,内因是正气不足,瘀血内结,其病机要点为热毒、阴虚、瘀血。

(二)辨证分型

目前缺乏对放射性肺炎的统一分型标准,一般可分为风温袭表、风寒束表、痰热阻肺、毒热炽盛、阴虚燥咳、气阴两虚、气虚血瘀、阳虚水泛 8 型,也可分为阴伤肺燥、气虚血瘀、痰热郁肺、毒热炽盛 4 型,可分热毒壅盛、肺阴亏虚、气血瘀滞、肺气亏虚 4 型。

(三)临床表现

放射线属热毒之邪,热灼肺津,肺失濡润,肺失宣降,津血不行则痰浊血瘀内生,致痰热内蕴,瘀血内阻,从而出现咳喘气促、呼吸困难,甚至发绀等呼吸道症状。

(四)中医治疗原则

西医治疗主要是在使用肾上腺皮质激素的基础上,辅以抗炎、吸氧、平喘、止咳等对症治疗。中医防治原则是以补虚、止咳平喘、清热化痰、清热凉血、活血化瘀为主,辅以清热解毒、清热燥湿等治法。

二、护理

(一)护理要点

1.一般护理

(1)放疗前护理:告知患者放疗流程及放疗过程中可能出现的症状,减轻其焦虑心理;认真询问病史,如有上呼吸道感染、支气管炎、肺部合并感染等,应与医生充分沟通,严格控制放射面积,照射剂量、分割剂量要适当。

(2)放疗中症状护理:责任护士按时巡视病房,如患者出现缺氧、干咳、气促、胸闷、发热、咯血等症状,应及时通知医生。

2.膳食调理。保证营养的摄入,进食高蛋白质、高维生素、高热量、清淡易消化饮食,适当运动,保证充足睡眠,增强机体抵抗力,多饮水,戒烟酒。

3.情志护理。安抚患者,消除其紧张、焦虑、恐惧的情绪。

4.临证施护

(1)呼吸困难:协助患者取半卧位,给予鼻导管吸氧,根据缺氧情况调节氧流量,症状无改善者,可改用面罩吸氧。每日更换鼻导管与面罩,防止感染。对痰液黏稠不易咳出者,可遵医嘱给予雾化吸入,时间为 15～20 分钟,指导患者深呼吸,使药液到达气管深部以更好地稀释痰液。嘱患者多饮水,并拍背排痰,观察痰液的性状、颜色和量,必要时给予吸痰。

(2)咳嗽、胸痛:可遵医嘱给予镇咳药,观察用药效果及有无药物不良反应。治疗护理尽量集中,夜间减少刺激,保证患者睡眠。如患者咳嗽致胸痛,嘱患者取侧卧位,必要时遵医嘱应用止痛药。

（3）发热：密切监测患者体温，低热者给予物理降温，如多饮水、温水擦浴、冰块降温；高热者遵医嘱使用退热药及抗生素，推拿涌泉穴、合谷穴；保持口腔清洁及衣物、床单的清洁干燥；卧床休息，减少探视；病室环境整洁，温度、湿度适宜，通风良好，避免冷风直接吹袭；饮食宜清淡，易于消化，忌食肥甘辛辣之品，可饮梨汁、藕汁、萝卜汁，以生津止渴，促使小便以泻热。

（4）咯血：平复患者紧张、恐惧情绪；取侧卧位，尽量使口腔的血液咳出；遵医嘱给予止血药物；观察出血量，密切监测生命体征。

（二）健康教育

1.嘱患者按时复查。

2.注意保暖，预防感冒。

3.选择适当的锻炼方式以增强体质、扶助正气，注意劳逸结合，以免疲劳过度。

4.出现咳嗽、呼吸困难、胸闷等症状应及时就诊。

第九节　放射性膀胱炎的中西医结合护理常规

放射性膀胱炎是下腹部肿瘤（如宫颈癌、膀胱癌、前列腺癌、直肠癌，尤其是宫颈癌）放射治疗后的常见并发症。临床主要表现为反复发生顽固性肉眼血尿，严重时出现急性膀胱大出血。盆腔肿瘤放射治疗后，膀胱壁接受了超过耐受剂量10%的放射线照射即可发生放射性膀胱炎。放射性膀胱炎按其临床过程分为急性（4～6周）、亚急性（6个月～2年）及慢性（3年以上）；其病理改变主要是膀胱壁不同程度纤维化，膀胱黏膜溃烂、出血，黏膜下血管扩张、充血，微动脉瘤形成等。

一、中西医对疾病的认识

（一）病因、病机

放射性膀胱炎在中医属血热毒盛，中医理论认为放射线为毒热之邪，可伤阴耗气，消灼阴液，灼伤脉络，损伤脏腑功能，影响气血生化之源，使机体出现一系列病理性改变。本证的病机为下焦瘀热，以尿血、小便赤涩热痛为主症。因瘀热结于下焦，损伤血络，血随尿出，故见尿中带血，为血尿。瘀热蕴结，阻滞下焦，故小便频数，尿急，尿痛。

（二）临床表现与分级

参照2002年卫生部颁布实施的《中华人民共和国国家职业卫生标准》进行分级：

Ⅰ级　仅出现尿急、尿频、尿痛等轻微症状，膀胱黏膜出现浑浊、充血、水肿现象为轻度。

Ⅱ级　出现血尿且反复发作，膀胱镜检发现膀胱三角区后壁及输尿管间的皱褶处发生黏膜水肿及毛细血管、纤维膜扩张合并发生溃疡为中度。

Ⅲ级　形成膀胱阴道瘘者为重度。

（三）治疗原则

目前放射性膀胱炎尚无统一治疗方法，一般轻度采用保守治疗；中度采用膀胱冲洗、中西药膀胱灌注、经尿道电凝止血治疗；重度采用经尿道电凝止血联合选择性双侧髂内动脉分支栓塞术。中医认为放射性膀胱炎为患者感热毒之邪所致,故治宜清热祛湿,兼以行瘀散结,凉血止血。

二、护理

(一)护理要点

1.一般护理。放疗时嘱患者排空膀胱,以减轻压力,减少辐射受量;宫颈癌行腔内照射时,可在阴道内填塞纱布以减少膀胱辐射受量。养成定时排尿的习惯,不可憋尿,保持会阴部清洁干燥,每晚用温水清洗并更换棉质透气内衣。

2.膳食调理。少食多餐,多饮水,每日饮水2 000～2 500 ml;有贫血者多食含铁食物,选择含优质蛋白质食物,摄入适量维生素,禁食油腻厚味及油炸香燥之物。常用补血食物有乌骨鸡、鸭血、动物内脏、猪心、猪蹄、鲍鱼、驴肉、阿胶、龙眼、花生、红糖等。

3.情志护理。充分告知患者放疗的基本流程和常见并发症,帮助其减轻焦虑,树立战胜疾病的信心。当出现尿频、尿急、尿痛,尤其是血尿等症状时,应密切关注患者的心理变化,讲解放射性膀胱炎的发病原因及配合治疗的注意事项,帮助其克服恐惧心理,使患者保持心情舒畅、情绪稳定、气机调畅,积极配合检查与治疗,促进早日康复。

4.膀胱冲洗护理。注意保暖,保护患者的隐私;保持引流通畅,避免引流管扭曲、受压;冲洗过程中注意观察患者的生命体征、引流液颜色,根据引流液的颜色调节冲洗速度,色深则快,色浅则慢;导尿管堵管时,可用注射器反复抽吸;记录24小时出入量。

5.膀胱灌注护理。灌注前嘱患者禁水2～4小时并排空膀胱,避免尿液对药物的稀释;灌注过程中注意观察患者有无不适,认真听取其主诉;灌注后嘱患者卧床2小时,分别取左侧卧位、右侧卧位、平卧位、俯卧位各10～30分钟,后排尿,并多饮水。

6.导尿管护理。注意观察尿液的颜色、性质、量等;妥善固定尿管,防止打结、反折;引流袋低于膀胱位置,防止逆行感染;引流袋下缘不要接触地面,避免细菌感染;每日用0.1%碘伏行会阴擦洗两次;多饮水,每日饮水2 000～2 500 ml,防止尿路感染;严格执行无菌技术,引流袋每周更换,硅胶气囊导尿管每4周更换;拔管前3天应训练膀胱功能,白天定时每3～4小时采用间隙式夹闭尿管,夜间开放,以此方式反复训练,当患者训练到尿量300～500 ml即有尿意时,行拔管;长期留置尿管患者排尿后必须测量残余尿,残余尿≥100 ml则必要时遵医嘱重新留置尿管。

(二)健康教育

1.起居有常,慎防风、寒、湿等邪气。

2.调节情志,保持心情舒畅。

3.适当运动,加强锻炼,可选择散步、太极拳、八段锦、五禽戏等运动,以促进血液流畅,增强体质。

4.嘱患者放疗结束后,多饮水,保持会阴部的清洁干燥,定时排尿并观察尿液颜色,如出现尿频、尿急、尿痛及肉眼血尿,应及时就诊。

第八章　肿瘤生物治疗患者的中西医结合护理

第一节　中医对生物治疗的认识

一、肿瘤生物治疗的概述

外科手术是治疗肿瘤的一种方法,但由于肿瘤细胞具有隐匿性,更有部分患者确诊时肿瘤细胞已经出现转移,因此手术不一定能完全切除癌变细胞和组织。1982 年 Oldman 创立生物反应调节剂理论后,提出了肿瘤的第四治疗方法,即肿瘤生物治疗。肿瘤生物治疗主要包括细胞因子治疗、单克隆抗体治疗、基因治疗、肿瘤疫苗治疗等。肿瘤生物治疗是指应用现代生物技术及其产品进行肿瘤防治的新方法,它通过调动宿主的自身防卫机制来达到抑制和杀伤肿瘤的目的。有足够的临床证据表明,生物治疗不仅可以治疗肿瘤,而且能改善肿瘤患者的预后。这种新的治疗方法,直接提高患者自身的免疫力和抵抗力,从而实现对肿瘤特异性的治疗,可延长患者寿命,提高生活质量。

虽然生物治疗具有一定的优势,但是由生物治疗引发的副作用也会让患者身心受到伤害,如寒战高热、厌食、恶心、呕吐、腹泻等。

二、肿瘤生物治疗的护理

恶性肿瘤的患者,大多数经历了化疗、放疗等多种治疗,他们缺乏对自身疾病的认识,存在复杂的心理障碍,而且癌症难愈,患者往往会对治疗缺乏信心。因此,护理人员应多与患者沟通,采用暗示疗法、认证疗法、移情调志法,帮助患者调节情志状态,缓解紧张焦虑的情绪,以达到调节气血、平衡阴阳的目的;应指导患者进行八段锦、太极拳及通络操锻炼,以提高自身的抵抗力;应将癌症的相关知识以及生物治疗的理念介绍给患者,减少患者对于治疗的疑问,增强患者的信心。

（一）寒战高热的护理

生物治疗最常见的不良反应是寒战高热。若患者出现高热,应适当给予物理降温,如温水擦浴、酒精擦浴等,密切观察体温的变化。出汗较多时,切忌当风着凉,可取合谷、内关、大椎、曲池等穴给予刮痧,或耳尖放血以辅助降温。宜食用生津止渴的食物,如梨汁、荸荠汁、藕汁、绿豆汤等。做好患者口腔护理,可用金银花液漱口。

（二）恶心、呕吐的护理

提供安静整洁的就医环境,观察和记录呕吐物的颜色、性质、量、气味以及呕吐次数,密切观察电解质的变化,预防水电解质的紊乱。根据患者病情可以给予穴位按摩,取穴内关、胃俞、脾俞、膈俞;中药热熨胃脘部 30 分钟;耳穴埋豆取穴脾、胃、神门、交感、皮质下,配穴内分泌、枕。

（三）腹泻的护理

观察排便的次数、性质、量等,有无里急后重、黏液、血液及伴随症状,指导患者正确使用止泻药,便后及时清理排泄物,保持肛周的清洁,严重腹泻者适量饮用淡盐水,遵医嘱耳穴埋豆,取穴大肠、小肠、脾、胃,或艾灸腹部,每次 20 分钟。

作为手术、化疗、放疗后的第四大治疗方法,肿瘤生物治疗以其独特的治疗优势在临床中占据了重要地位,其与化疗、放疗中医特色护理技术联合使用,可以较安全地清除手术、放化疗后残余的癌细胞及微小病灶,有利于预防及减少肿瘤复发或转移,增强患者对化疗治疗的敏感性,提高患者生活质量。

第二节　肿瘤生物治疗的临床应用

一、肿瘤生物治疗的发展

肿瘤的发生、发展表明了肿瘤细胞已冲破了机体的免疫监控和抵御防线。动物实验表明一定数量的肿瘤细胞能够冲破机体的防御体系而进行恶性增殖形成肿瘤。肿瘤生物治疗是运用生物工程的方法增强机体的防御功能,以抑制或杀伤肿瘤细胞,维持机体内环境稳定平衡的疗法,即中医的扶正固本和阴阳平衡学说。随着现代肿瘤免疫生物学和基因工程的飞速进展,生物治疗内涵不断丰富和更新,除特异性免疫治疗外,相继建立了非特异性免疫疗法、单克隆抗体疗法、细胞因子疗法、抗癌细胞过继免疫疗法和现代基因疗法。因此,现代生物治疗已成为继手术、化疗、放疗之后的第四种临床肿瘤治疗模式。

(一)肿瘤患者实施免疫治疗的必要性

已有大量的实验资料和临床研究证明,肿瘤的发生、发展及其预后与机体的免疫状态密切相关。

1.免疫缺陷与肿瘤发生密切相关。如果将人体肿瘤手术切除后接种到免疫功能正常的动物身上,则肿瘤细胞通常不易长出来,因为机体正常的免疫细胞能将外来的癌细胞杀灭。但是,若将一定量的肿瘤细胞接种到免疫缺陷小鼠(T 细胞缺陷的无胸腺小鼠,或经辐射、免疫抑制剂处理的小鼠)身上,则肿瘤很快就长出来。有资料显示免疫缺陷患者肿瘤发生率为同年龄免疫功能正常人群的 10 000 倍,接受器官移植者继发性免疫缺损肿瘤发生率为同年龄健康人群的 100 倍。这提示肿瘤的发生、发展与机体的免疫功能健全与否密切相关。

2.肿瘤患者的抗肿瘤效应细胞的免疫功能普遍降低,表现在 T 淋巴细胞、自然杀伤细胞(NK 细胞)和单核巨噬细胞的免疫活性明显低于正常人群,而且在细胞群体中,T 细胞亚群(CD、CD2)比例失调。这提示肿瘤患者的免疫系统处于失衡状态,不能起到正常的自身防御作用。

3.肿瘤细胞逃脱机体免疫监控。肿瘤的发生、发展归纳起来有两大因素,一是宿主的免疫防御功能低下;二是肿瘤细胞具有逃脱机体免疫系统监控的"魔法",使机体免疫细胞无法履行识别和排斥肿瘤细胞的功能,这是肿瘤细胞固有的特性所决定的。此外,肿瘤组织还分泌免疫抑制因子抑制宿主的免疫功能,诸如此类已成为免疫治疗必须解决的难题。

4.体外实验显示人体免疫细胞对肿瘤细胞具有杀伤效应,主要是 T 淋巴细胞、NK 细胞、LAK 细胞和单核巨噬细胞。进行细胞过继免疫治疗,对肾癌、黑色素瘤、肺癌以及癌性胸腔积液、腹腔积液,有时可收到意想不到的效果。

5.肿瘤临床常规治疗,尤其是放疗和化疗对免疫系统有损伤作用,加重原来已不大正常的免疫功能,削弱了机体的防御功能。

基于肿瘤患者出现上述的免疫特点,对患者尤其是经过常规抗癌治疗后的患者实施免疫治疗,对恢复机体免疫功能、巩固疗效、防止复发是有必要的。

(二)肿瘤生物治疗的应用原则

1.作为临床常规治疗的补充。肿瘤的复发意味着患者经过常规治疗后,还有残余瘤细胞潜伏在体内。生物治疗的独特作用是动员体内免疫系统清除残余瘤细胞,作为巩固疗效和防止复发、扩散的重要辅助治疗手段。

2.减轻肿瘤负荷,解除机体的免疫状态,以提高患者免疫应答反应能力,是提高治疗效果的重要方式。因此,患者应通过常规治疗尽量将肿瘤清除再实施免疫治疗,此时免疫治疗最有效。另外,手术、化疗、放疗期间,免疫功能受到短暂的抑制,免疫治疗难以发挥效应。因此,进行免疫治疗一般在术后 1～2 周,放疗、化疗之后或疗程之间进行。

3.接受免疫治疗的机体必须具备免疫反应性。对免疫应答反应严重低下的患者施行免疫治疗,尤其是主动免疫治疗(瘤苗)不仅无益,有时还有害,会加重机体对抗原的耐受性。应选择那些免疫原性强的肿瘤实行免疫治疗,这样才能收到较好的效果。在人类肿瘤中,黑色素瘤、白血病、结肠癌、宫颈癌、乳腺癌、膀胱癌、肾癌、卵巢癌、绒毛膜上皮癌、子宫内膜癌、肉瘤及神经母细胞瘤等有较强的免疫原性。

4.实施抗癌细胞过继免疫治疗,供体细胞与受体的组织相溶性(MHC)应力求匹配。为防止免疫排斥和外来的有害因子侵染,应以自体细胞为主。

5.使用免疫活性细胞或基因药物,尽可能通过导管介入或基因枪将抗癌生物治疗剂注入肿瘤区域内,达到效应细胞、靶细胞(肿瘤细胞)短兵相接的效应。

6.综合疗法优势互补。生物疗法同手术、化疗、放疗各有长短之处,根据患者的情况和肿瘤的特性,科学巧妙地运用现有的治疗手段进行综合治疗,是提高疗效的明智方法。

7.给药方法。研究表明,每天给药可能引起机体对免疫调节剂的耐受,而间断给药疗效可能较好,但应用干扰素的经验是持续低剂量较有效。

二、肿瘤生物治疗分类

(一)非特异性免疫治疗

非特异性免疫疗法是 20 世纪 70 年代以来肿瘤免疫治疗应用最多的疗法。该法可提高机体的细胞免疫反应,此外对体液免疫抗体、补体亦有促分泌作用,从而增强机体的抗癌能力,达到破坏和消灭癌细胞的目的。该类疗法的制剂有微生物及其制剂,如卡介苗、短小棒状杆菌和真菌多糖体(香菇多糖、云芝多糖、茯苓多糖等),这些制剂可口服、肌肉注射、皮下注射、皮内注射、瘤内注射及胸腹腔给药等,主要用于手术、化疗、放疗后的非特异性免疫治疗。某些中草药,如人参、黄芪、刺五加、灵芝、党参、白花蛇舌草、鱼腥草、蒲公英、山立根等,均有提高机体免疫功能及抗肿瘤作用。用免疫组织细胞制备的生物制剂,如胸腺素(肽)、免疫核糖核酸、转移因子等,也是临床常用的免疫增强剂和免疫调节剂。

1.卡介苗(BCG)。BCG 原是作为预防人类结核病的疫苗,20 世纪 60 年代 Mathe 将其用于联合化疗治疗小儿急性白血病取得较好疗效后引起广泛兴趣,主要用于急性白血病、黑色素瘤、淋巴肉瘤、膀胱癌的非特异性免疫治疗。

(1)BCG 的抗肿瘤作用主要通过细胞免疫,促进单核巨噬细胞、T 细胞、NK 细胞免疫活性和多种细胞因子(如肿瘤坏死因子(TNF)、干扰素(IFN)、白介素-2(IL-2)等)的分泌。

(2)BCG 的临床应用:治疗方法有皮肤划痕法、皮内或瘤内注射法、腔内(膀胱、胸腔、腹腔)灌洗法和口服法。皮肤划痕法,即用一次性针头交替在已消毒的四肢皮肤上纵横划痕,每道痕长约为 5 cm,交叉成方块,以在表皮内见有组织液渗出但不见出血为合适深度,搽上 75 mg BCG(含活菌数 7.5×10^8 以上),第一个月每 4 天一次,以后每周一次,10～16 次为一个疗程;治疗期间用化疗药、中药配合。膀胱灌注法每次 2 ml 药液(每毫升含量 60～75 mg BCG,活菌数 7.5×10^8 以上),加生理盐水 50 ml,从导尿管注入膀胱,每周一次,连续 6 周后改为每月一次,持续至两年,偶尔会出现低烧和局部皮肤溃烂。对于体质极度虚弱、免疫力严重低下的患者,要警惕发生结核菌播散,必要时可口服异烟肼预防。

2.短小棒状杆菌(CP)。CP 是一种革兰阳性厌氧杆菌。经加热灭活后的菌苗,具有免疫佐剂的性能和抗肿瘤效果。

(1)实验证明 CP 能刺激单核巨噬细胞,增强溶酶体活性,促使干扰素和肿瘤坏死因子分泌,增强 NK 细胞活性从而达到抗肿瘤作用。

(2)临床应用:注射途径可根据不同的肿瘤性质和部位而异,有瘤内、皮下、肌肉、静脉、腔内注射法等。局部注射每次 2～4 mg,每周 1～2 次。静脉给药为 CP 4 mg＋5％GS 250 ml 静脉慢滴,每 3 天一次。CP 通过胞内注射对消除胸腹腔积液和瘤内注射(肺癌、黑色素瘤)有一定效果,每次 2～4 mg,一般主张 2 个月 10 次为一个疗程。国外有报道静脉注射治疗效果较显著,并认为皮下注射无效。

(3)CP 一般是安全的,它的副作用视其使用方法而不同,腔内注射可产生局部炎症粘连,静脉滴注可出现寒战、发热、乏力等,用吲哚美辛可解除副作用。

3.左旋咪唑是一种低毒性的广谱驱肠虫药和临床常用的简便免疫口服药。

(1)左旋咪唑属非特异性免疫刺激剂和免疫调节剂,能激活 T 细胞、NK 细胞的细胞活性,使受损的免疫机制得以恢复;适用于常规抗癌治疗后巩固疗效。

(2)临床应用:手术前 3 天,每天晚上口服 150 mg,每天一次,防止肿瘤转移和复发。一般疗程为 3～6 个月,一次连服 3 天,休息 11 天后复服。不良反应轻,可见胃肠不适和流感样症状。每日口服 150 mg,有助于增强 NK 细胞及 T 细胞的抗肿瘤活性。

4.多糖类及中草药。多糖类是目前应用最多的生物调节剂,具有提高细胞免疫、体液免疫和抑制肿瘤细胞生长的作用。临床常用的有香菇多糖、云芝多糖、多抗甲素等;中草药类有黄芪、党参、灵芝、刺五加、人参、枸杞子、石斛等,此外还有海洋生物等,都不同程度地显示有增强机体免疫功能的作用。据报道,灵芝孢子粉的疗效比灵芝制剂好。采用先进的生物制剂工艺提取的灵芝制剂,具有抑制肿瘤细胞端酶活性和拓构异酶 IH 型活性的双重作用,因而动物实验显示有一定的抑瘤作用。

5.免疫组织和免疫细胞制剂。这类制剂来源于免疫组织(胸腺、脾、淋巴结)和外周淋巴细胞,其功效与其供体的免疫特性有关,有特异性免疫与非特异性免疫之分;临床常用的有胸腺素(thymosins)、转移因子(TF)和免疫核糖核酸(IRNA)。这些制剂具有传递和过继免疫功能的作用;适宜于年老体弱或因接受放疗、化疗导致继发性免疫功能损伤的患者,一般没有明显的副作用。

(1)转移因子(TF):1955 年 Lawrence 发现从外周血白细胞内提取一种低分子可透析的免疫活性物质,其免疫学特性能转移给受体,使患者获得供体特有的抵御疾病的免疫力。TF 具有不太严格的种属特异性,制备 TF 除了可用人的免疫细胞外,还可取动物的脾、淋巴结。临床应用中 TF 不耐热,应冷藏。治疗剂量为每次 1 单位(1×10^6 个细胞),皮下注射,隔天注射一次,一个疗程为 3 个月。

(2)免疫核糖核酸(IRNA):从抗原致敏免疫细胞中提取的能传递特异性免疫信息的大分子 RNA。它能将免疫细胞获得的抗感染、抗肿瘤的免疫应答能力传递给受体,且无种属特异性,故可以通过瘤苗免疫动物制备特异性抗肿瘤 IRNA。临床应用多采用皮下或淋巴结注射,每 3 天一次,注射剂量为 $1 \sim 4$ mg/次,一个疗程为 2 个月,有明显疗效时,可多疗程间隔长期治疗。

(3)胸腺素(tymosin):胸腺是人体的重要免疫器官,T 细胞通过胸腺素及所在微环境的诱导,分化发育为成熟的 T 细胞群体。若胸腺缺损或损伤,则发生 T 细胞免疫功能缺陷,机体抵抗力降低,容易发生感染和形成肿瘤。人体青春期过后,随着年龄增长,胸腺组织出现缓慢退化,因此,适当补充胸腺素具有延缓衰老、增强机体抵抗力的功效。肿瘤患者应用胸腺素治疗,通过启动人体免疫机制增强 NK 细胞和 CTL 活性发挥抗肿瘤作用。临床应用于年老体弱者及预防感染者,5 mg/次;应用于抗肿瘤治疗者,最大剂量为 $50 \sim 100$ mg/次,隔天一次,皮下注射或肌肉注射,3 个月为一个疗程。

(二)瘤苗特异性主动免疫治疗

肿瘤疫苗用于肿瘤主动特异性免疫治疗,关键问题是肿瘤特异性抗原的存在和机体对肿瘤抗原的识别及应答反应能力,包括抗原的摄取加工、提取和激发 T 细胞特异性反应的复杂过程。制备疫苗的模式反映了肿瘤免疫治疗从细胞水平到分子基因水平的进展。研究疫苗常见的类型有:

1.肿瘤细胞异构疫苗,以瘤组织经过抗病微生物、放射照射或药物处理。

2.瘤细胞异质化,将同种异体 MHC 抗原基因导入瘤细胞,使瘤细胞表达同种异体抗原后,瘤苗注入体内,促使患者伴随产生抗肿瘤应答反应。

3.通过细胞因子基因导入的方法转染细胞,使其表达细胞因子(TNF、IL-2、GM-CSF、共刺激因子 B7)后用于免疫肿瘤宿主。

4.将癌胚抗原(CEA、AFP)基因插入重组病毒疫苗载体,用于免疫病患者。

5.DNA 疫苗-核酸疫苗。将携带编码抗原基因的真核表达质粒制成的核酸疫苗,直接注入体内,使之在体内激发机体产生特异性免疫应答。

6.抗独特型肿瘤疫苗,通过肿瘤抗原内彩像的抗独特型单克隆抗体制备抗独特型疫苗作为主动免疫。

如上所述,肿瘤疫苗种类颇多,基本原理是主动特异性免疫,其效果与疫苗的细胞抗原特异性和免疫抗原性及宿主的免疫应答反应能力有关。各种类型疫苗的疗效正在探索中,其治疗黑色素瘤的效果较显著。

(三)单克隆抗体疗法

单克隆抗体(McAB)是由致敏的 B 细胞与骨髓瘤细胞融合的杂交瘤细胞分泌的特异性抗体,具有高度特异性和专一性,应用在肿瘤治疗中有几种途径:

1.直接输注单抗治疗,通过激活补体依赖性细胞毒作用或抗体依赖性细胞介导的细胞毒作用(ADCC)杀伤肿瘤细胞。

2.生物导弹疗法是目前应用最多的一种疗法,通过单抗的特异性与抗原亲和结合的免疫学原理,以单克隆抗体为载体,与化学抗癌药物、放射性核素或生物毒素(白喉毒素、蓖麻毒素、蛇毒等毒素)交联,形成生物导弹,用于杀伤肿瘤细胞。

3.双特异性杂交抗体(BsAB)具有结合癌细胞和免疫效应细胞双重功能,即杂交单抗的一方与 T 细胞受体(TCR-CD3)复合体结合,另一方与癌细胞结合,通过效靶连接,激活 T 细胞毒作用,从而发挥杀伤癌细胞的效用。临床应用时抗体使用剂量可由数毫克至数克,通常在 1 周内分次输注。

4.单克隆抗体靶向治疗。造血细胞表面抗原是单克隆抗体治疗白血病的主要靶点,已有几种单抗新药进行临床治疗研究,取得较好的临床疗效。

(1)Rituxinab(利妥昔单抗,美罗华):是用于治疗肿瘤的第一种单抗药物,该单抗药物 IgG 与 CD20 抗原结合后在补体参与下,通过细胞介导,引起肿瘤细胞溶解、凋亡。一般治疗剂量为 375 mg/次,经静脉给药,每周一次,共 4 次。

(2)Herceptin (Trastuzumab 赫赛汀):是 1997 年美国 FDA 通过的第一个用于实体瘤治疗的单克隆抗体,它的治疗作用靶点是肿瘤细胞过度表达 HER2/Neu 受体,单抗药物与该复体结合,形成了复体内吞而抑制了 EGF 或 Neu 分化分子的连接,从而干扰了磷酸化和信号传导旁路而影响了细胞的增殖。HER2/Neu 过度表达的常见肿瘤有转移性乳腺癌、前列腺癌、卵巢癌、非小细胞型肺癌等。Hereptin 给药方法是初始负荷量 4 mg/kg,初始负荷量后接着每周 2 mg/kg 维持量,静脉滴注 90 分钟,可一直用到疾病进展。

如上所述,靶向治疗各种肿瘤的思路是肿瘤生物治疗行之有效的重要策略,近来对肿瘤表皮生长因子受体(EGFR)、肿瘤血管内皮生长因子单克隆抗体类(VEGF-ab)的研究颇受关注。

(四)细胞因子疗法

细胞因子(cytokines)是由免疫细胞(淋巴细胞、单核巨噬细胞)和其他细胞(成纤维细胞、内皮细胞等)合成分泌的一类分子蛋白或糖蛋白的大家族,是细胞与细胞间联系或活化的介质。临床上常用的抗肿瘤细胞因子有干扰素(IFN)、白介素类(IL-2、IL-12、IL-18)、肿瘤坏死因子(TNF)及粒细胞巨噬细胞集落刺激因子(GM-CSF)等。人类某些疾病发病过程中细胞因子可能异常表达,有些细胞因子含量增高,有些细胞因子分泌不足,使体内处于失衡状态。如晚期肿瘤恶病质及类风湿关节炎,TNF 含量增高,IL-2R 活性降低。

1.干扰素(IFN)

(1)IFN 主要有三种类型,即 IFN-α、IFN-β、IFN-γ 等。

(2)IFN 的抗肿瘤机制大致归纳为:

①直接作用:包括抑制致癌病毒的复制,抑制肿瘤细胞的蛋白合成和肿瘤细胞的增殖。

②间接作用:激活 NK 细胞和 CTL 的抗癌活性,诱导 MHCI、I 类抗原和 T 细胞 Fc 受体的表达,激活巨噬细胞和诱导单核巨噬细胞分泌细胞因子。

(3)临床应用:IFN 对肝转移癌效果较好,对白血病有效率达 $80\%\sim90\%$,对骨肉瘤有效率达 $70\%\sim80\%$,对基底细胞癌有效率达 91%,疗效较显著的还有肾癌、黑色素瘤、恶性淋巴瘤、多发性骨髓瘤等,但对肺癌、原发性肝癌、结直肠癌等基本无效。临床上最常用的为 IFN-α,常用剂量为 300 万～500 万单位/次,皮下注射或肌肉注射,隔天一次,一个疗程为 3～6 个月,有效时可持续使用 1 年以上,一旦抗体产生,需更换其他亚型 IFN。单用 IFN 效果较差,与抗肿瘤化疗药并用,疗效可明显提高。合理使用 IFN 十分重要,剂量过低($<1\times10^6$ 单位/天)或过高($>9\times10^6$ 单位/天)都会影响疗效。

(4)IFN 的副作用是普遍出现流感样症状,如疲倦、肌肉酸痛、发热、头痛等,与使用剂量有关,一般不用特殊处理。

2.白细胞介素- 2 (IL-2)

(1)1976 年 Morgan 发现在含有丝分裂原的淋巴细胞上培养的上清液存在一种能选择地维持 T 淋巴细胞在体外生长的物质,人们称之为 T 细胞生长因子,1979 年国际免疫会议正式将其命名为 Imterleukin-2 (IL-2,即白细胞介素- 2)。研究表明 IL-2 是机体免疫机制中起免疫调节作用的因子,它能激活多种免疫细胞,特别是 T 淋巴细胞、NK 细胞、单核巨噬细胞等的分化增殖,并增强其免疫活性,也能促进 B 淋巴细胞的免疫应答。因此,IL-2 对抗肿瘤、抗感染和纠正免疫功能低下的患者具有临床应用价值。

(2)IL-2 的临床应用

①IL-2 可激活和扩增 LAK 细胞和肿瘤浸润细胞(TIL),临床上常与 LAK 细胞、TIL 细胞联合使用构成过继免疫疗法,对肾癌、黑色素瘤有较好的疗效。

②肿瘤内局部注射能取得较好的疗效,常用 5 万单位隔日 1 次或每日 2 次。

③IL-2 单独应用的临床特点是需大剂量或连续注射,使体内保持一定浓度的 IL-2 才能发挥最大的作用,国内推荐剂量为 30 万～60 万单位,每日 1 次,每周连用 4 天,4 周为一疗程。但亦有介绍应用可以低剂量每日肌注 2 000～3 000 单位。

④腔内注射治疗胸腹腔积液疗效显著,每次注入 60 万～100 万单位,每周 1 次。

⑤其他免疫功能低下者(放疗、化疗后)。

⑥IL 2 与化疗合用,有协同抗肿瘤作用。

(3)IL-2 治疗的副作用:轻者寒战、发热,严重反应可能出现低血压、向心性水肿,即所谓毛细血管渗漏综合征。副作用的出现程度与使用剂量及药品质量有关。

3.肿瘤坏死因子(TNF)。TNF 分为两类,由单核巨噬细胞产生的 TNFa 和由活化型淋巴细胞分泌的淋巴毒素 TNFpo。TNF 最大的特点是专一杀伤肿瘤细胞,而对正常细胞无明显毒性;其抗肿瘤机制是破坏肿瘤内新生血管,首先是引起血管内皮细胞的凝血活性增高,进而造成内皮细胞损伤、肿瘤内循环障碍,最终导致肿瘤组织出血坏死。近年来有文献指出,TNF 对肿瘤呈双向性作用,既可杀伤肿瘤细胞,亦能促进肿瘤发展,因此,临床应用务必慎之。鉴于 TNF 静脉注射对全身副作用较大,建议以局部肿瘤注射为宜。我国学者对 TNF 进行了某些结构性改造,大大减轻了 TNF 的毒副作用,可增加治疗用药剂量以提高疗效。

4.集落刺激因子(CSF)

(1)外周血中所有红细胞、白细胞和血小板均来自骨髓中的多能干细胞,外周成熟的血细胞寿命很短,有赖于骨髓组织的不断分化增殖,以替代补充不断自然死亡的细胞。肿瘤患者因接受放疗或大剂量化疗常引起骨髓严重抑制,造血功能障碍,抵抗力降低,易发生感染和疾病恶化。随着现代生物工程的发展,人们已发现几种具有临床应用意义的集落刺激因子,能刺激骨髓干细胞增殖、分化、成熟和释放,促进骨髓造血功能的恢复,有力地支持大剂量化疗的开展。临床常用的有多集落刺激因子(Multi-CSF)、粒细胞集落刺激因子(G-CSF)、巨噬细胞集落刺激因子(M-CSF)、粒细胞-巨噬细胞集落刺激因子(GM-CSF)。

(2)临床应用:最常用于肿瘤化疗、放疗引起的骨髓抑制。

①G-CSF:一个疗程 5~14 天,直到白细胞总数为(10~15)×10^9/L 时停用。

②GM-CSF:当白细胞总数<2×10^9/L 时,皮下注射(3~10)$\mu g/kg/d$×10 天,当白细胞总数>10×10^9/L 时停药。注意 G-CSF 及 GM-CSF 不能和化疗药同时使用,应在停止化疗 48 个小时后或下一个化疗周期开始前 48 个小时应用,方能发挥刺激骨髓的最大效果。

③副作用与使用剂量和个体敏感度有关。个别患者可能会出现头痛、骨痛、低热、恶心、呕吐、胸部紧迫感。

(五)过继细胞免疫疗法

过继细胞免疫治疗(adoptive imune therapy),即通过给患者输注具有抗肿瘤免疫效应的细胞,使受体获得或提高抗肿瘤应答反应能力的方法,是现代肿瘤生物治疗的主要内容和临床疗效较确切的生物治疗模式。进入临床应用的主要是 LAK 细胞和 TIL 细胞。过继细胞免疫治疗原则:输注的效应细胞对宿主的肿瘤细胞具有特异性杀伤力,对正常细胞无害;符合组织相溶性抗原,原则上以自体细胞为主;输入足够数量的效应细胞;效应细胞能聚集到肿瘤靶区,通过导管介入输送到肿瘤区域较宜;保证安全性,经过外加修饰的生物制品应当对人体无伤害。

1.LAK 细胞。被淋巴因子(IL-2)激活的淋巴细胞称为 LAK 细胞。LAK 细胞临床应用于腹腔积液有较好的疗效。

(1)适用证:用于肿瘤常规治疗后的辅助治疗,对肾癌、黑色素瘤、肺癌疗效较好。

(2)回输途径:静脉、胸腹腔、动脉介入、瘤体注射。

(3)治疗前 1 个小时口服吲哚美辛 25mg,预防个别患者对 LAK 细胞、IL-2 产生发热等反应。

(4)每周回输 LAK 细胞两次,一个疗程 8 次。

(5)治疗期间,每周静脉滴注或肌注 IL-2,连续 4 天,每日 60 万单位,以维持 LAK 细胞在体内的活性。

2.肿瘤浸润性淋巴细胞(TIL)。TIL是宿主对抗肿瘤的主动免疫反应所产生,因此,渗入到肿瘤组织的淋巴细胞数量多少与临床疗效及预后有一定关联。将组织中浸润的淋巴细胞分离出来,并在体外培养,成为对该患者自身癌细胞最具杀伤力的淋巴细胞,这种细胞称为TIL细胞。将TIL细胞经体外诱导,使其数量及活性显著增加后再输回给患者,因对自身癌细胞有特异的溶解活性,其抗肿瘤活性比LAK细胞高50~100倍,但制作TIL需新鲜的癌肿标本。TIL用于手术后患者,协助机体清除残余的癌细胞,可提高术后疗效。临床应用中鉴于手术肿块大小和TIL多少,因人而异,较难制定使用TIL的数量标准。

3.树突状细胞(DC)。20世纪90年代以来,DC的研究已成为免疫学研究的新热点。DC是目前发现的功能最强的抗原提呈细胞,是巨噬细胞的10~100倍。引人注目的进展包括:应用人工合成或用弱酸洗脱肿瘤细胞表面抗原,或通过超声破碎肿瘤细胞后反复冻融获取肿瘤细胞相关性抗原致敏体外培养的DC,或DC与肿瘤细胞融合制备的疫苗等经皮下、皮内、淋巴结或静脉注射等途径将一定数量的DC回输给患者。

4.抗体激活的杀伤细胞(CD)用于抗癌治疗:AK细胞过继免疫治疗。CD的AK体外扩增数和抗肿瘤杀伤活力比LAK细胞强。临床用于肾癌、黑色素癌、霍奇金病,对手术、放化疗后的各类肿瘤患者均有一定效果。

5.细胞因子诱导的杀伤细胞(CIK)。其体外杀伤肿瘤活性比LAK强,已被推荐到临床应用。

(六)抗肿瘤血管生成生物疗法

研究表明,肿瘤发生的初期为无血管期,或称肿瘤血管前期,肿瘤细胞主要通过弥散作用获取营养,当瘤体达到$1\sim2\,mm^3$,细胞数大约达到10^7时,肿瘤细胞的继续生长就必须靠新生血管来提供营养物质。因此直接破坏已经形成的肿瘤血管通道,介入治疗或干扰肿瘤新生血管形成过程的一些重要环节,阻断肿瘤细胞增殖过程所必需的"粮草",促使肿瘤细胞饿死,是抗血管肿瘤生物治疗的重要策略。然而,抗肿瘤血管生成治疗后,残余的肿瘤细胞尚需靠肿瘤常规治疗(化疗、放疗、手术)及机体的免疫功能才能完全彻底杀灭。

1.阻断内皮细胞降解周围物质和基底物的破坏,从而抑制肿瘤血管的生成,如neov-astat、AG-3340、Marimastat等天然提取和人工合成的药物均正在临床应用实验中取得初步疗效。

2.血管内皮抑制素是活性较强的血管形成抑制因子(angiostatin、endostatin),如O-(氯乙酰氯甲酰基)烟曲霉素醇,商品药名TNP-470,具有抗血管生成作用。此物在动物实验中表现出双向性,低剂量时对内皮细胞表现为特异性DNA合成抑制作用,高剂量时表现为细胞毒作用。TNP-470现已成为颇受临床关注的血管合成抑制药物,已投入到临床试验,对乳腺癌、结肠癌、黑色素癌、肾癌以及神经系统肿瘤有一定疗效。

3.单克隆抗体靶向治疗,血管内皮生长因子(VEGF)是抗肿瘤血管治疗的主要靶点,它能特异性地刺激血管细胞增殖,增加血管通透性。应用单抗中和其活性或拮抗其功能及封闭其受体是应用单克隆抗体治疗肿瘤的重要策略。

(七)肿瘤基因疗法

基因治疗是现代医学生物学中令人瞩目的前沿研究领域,被视为人类攻克肿瘤希望所在。肿瘤的本质是基因变异,基因治疗是通过基因生物工程矫正替补异常表达的基因或导入有治疗作用的外源性基因,以增强发挥正常基因效果达到治疗疾病为目的。肿瘤基因治疗策略大致归纳为下列几方面:

1.免疫基因疗法。将细胞因子基因导入 TIL 进行过继免疫治疗。

2.抑癌基因治疗。将具有抑制肿瘤增殖活性功能的抑癌基因导入肿瘤细胞中,以恢复和发挥抑瘤作用。当前常用的抑癌基因有 P53、P16、Rb、P21。用法:皮下或瘤内注射 $1\sim200\,\mu g/m^3$,每周 2 次,共 4 周,与 IFN 或 IL-2 合用可增强抗癌效果。

3."自杀基因"诱导细胞基因治疗。如 HSV-tK、CD、VPV-K 基因转移到瘤细胞内,当此种线,例如当"自杀"基因单纯性疱疹病种细胞遇到该基因的底物使病毒胸腺嘧啶之转变为有毒的物质,导致肿瘤细胞死亡。

4.提高肿瘤细胞抗原免疫源性的基因治疗。以逆转成病毒或脂质体为载体,将 HLA-B7 基因或 MHC-I 抗原基因导入癌细胞,以提高免疫原性,诱导机体产生肿瘤特异性的细胞毒性作用。

5.反义基因疗法阻止癌基因恶性表达。反义核苷酸序列特异地互补癌基因 DNA 和 mRNA 结合,从而抑制癌基因表达效应。

第三节　分子靶向治疗常用药物的不良反应及中西医结合护理常规

一、白细胞分化抗原的抗体治疗

(一)抗 CD20 抗体

1.利妥昔单抗

(1)利妥昔单抗用于治疗低度恶性的 NHL 有效率为 40%～60%,中位缓解期近 1 年。

(2)利妥昔单抗的毒性表现:

①过敏反应,包括发热、乏力、疲乏、荨麻疹、低血压和血管神经性水肿。

②首次注射约有 80% 患者发生流感样综合征,可能与淋巴细胞消解有关,在治疗后可消失。

③约 82% 患者可有短暂轻微的血液学毒性,部分患者表现较严重。

④约 2% 患者可发生心动过速。

(二)其他抗 B 细胞表面抗原的抗体

1.阿伦单抗(alemuzumab)。阿伦单抗用于治疗慢性淋巴细胞性白血病,于初次静脉使用时常伴有输液反应,为减轻上述反应,可预防性应用对乙酰氨基酚和苯海拉明;并采用首次减量、逐渐加量的方法。早期可有发热、寒战、皮疹、恶心、呕吐、呼吸困难、低血压、腹泻等副作用,若经皮下给药,则急性副作用相对减少。

2.Pola(polatuzumab vedotin)。Pola 是一个 CD79b 抗体偶联药物(ADC),这种药物由三个部分组成:抗体(antibody,抗 CD79b 的抗体),连接物(linker,可裂解的蛋白酶连接肽),细胞毒素(MMAE,一甲基澳瑞他汀 E);对滤泡性淋巴瘤(FL)和弥散性人 B 细胞淋巴瘤(DLBCL)有明显的抗肿瘤效应。其副作用主要表现为发热、寒战、低血压等输液反应。

二、以表皮生长因子受体(EGFR)为靶点的肿瘤分子靶向治疗

(一)抗 EGFR 的单克隆抗体

1.西妥昔单抗(etuximab,erbitux. 商品名:爱必妥)。2004 年 2 月,西妥昔单抗被 FDA 批准用于转移性结直肠癌。西妥昔单抗每瓶剂量为 100 mg(50 ml),低温保存(2~8℃),禁止冷冻,开启后立即使用,避免剧烈摇晃。物理和化学的稳定性在室温(20~25℃)下为 8 小时。输注时,必须使用西妥昔单抗配备的低蛋白结合 0.22 μm 成行过滤器过滤(通常置于患者的近端)。首次滴注时间应超过 2 个小时,而后每周 1 次滴注时间 60 分钟。由外周浅静脉或深静脉输注。开始滴注前 10 分钟滴速应控制在 10 滴/分左右,观察患者有无异常反应后,再将滴速调至 40 滴/分（最大输液速率为 5 ml/分）。整个输注过程需使用输液泵控制滴注速度,用心电监护仪监测生命体征。为预防该药的不良反应,输液前 30 分钟给予苯海拉明 20 mg 肌肉注射。另外一个副作用是皮肤毒性,主要表现为痤疮样皮疹、皮肤干燥,发生率超过 50％。

2.曲妥珠单抗(rasuzumab,herceprin. 商品名:赫赛汀)。1998 年曲妥珠单抗被 FDA 正式批准上市,是第一个以癌基因为靶点的 Her-2 阳性转移性乳腺癌患者的治疗药物。2006 年曲妥珠单抗又被批准用于治疗早期 Her-2 阳性乳腺癌,经常与化疗药物、内分泌治疗药物联合使用,效果较为显著。最常见的不良反应为一过性寒战、发热等,发生率约为 25％,一般出现在首次给药以后。对该药产生抗体者罕见,仅 0.5％。值得注意的是部分患者用药后可能产生心脏毒性,主要表现为心力衰竭等。多数患者经相应治疗后,心功能不全的症状和体征好转。年龄、蒽环类药物史、心脏疾病史为引发心脏毒性反应的三大危险因素,故不提倡此药与蒽环类药物同时使用。曲妥珠单抗对心脏的毒性机制尚不清楚。在治疗过程中,需定期监测心功能,一旦出现典型症状即须停药,除非权衡患者情况是利大于弊。

(二)EGFR 受体酪氨酸激酶抑制剂(EGFR-TKIs)

1.吉非替尼(ifini ieue, ZD1839. 商品名:易瑞沙)。吉非替尼抑制细胞增殖的活性已经在许多癌种中得到证实,包括前列腺癌、乳腺癌、卵巢癌、结肠癌、上皮样癌、小细胞肺癌和非小细胞肺癌等。目前,吉非替尼主要用于治疗非小细胞性肺癌。吉非替尼的一般使用量为 250 mg/d。最常见毒副作用为痤疮样皮疹、腹泻,发生率分别为 51％和 44％,程度轻微,停药后可恢复,严重不良反应少见。吉非替尼每片剂量为 250 mg,于早餐后 1 个小时服用,并服温开水 100 ml,服药前后 1 个小时不再服用其他药,服药后尽量不再进食,以促进药物的充分吸收。在治疗的过程中不使用胃酸抑制药物,以免影响药物的正常吸收。

2.厄洛替尼(rloini.商品名:特罗凯)。2002年9月,FDA批准其作为标准治疗方案无效的晚期NSCLC的二线或三线治疗药物。常见不良反应为皮疹和腹泻。厄洛替尼每片剂量是150 mg,必须在进食前1小时或进食后2小时服用,并且服药前后1小时不再服用其他药物,以免影响药物的吸收。

三、肿瘤抗血管生成疗法

(一)针对VEGF及其受体的靶向治疗

1.索拉非尼(Sorstenih.商品名:Nexvar/多吉美)。索拉非尼于2007年11月被FDA批准用于无法手术切除的肝细胞癌。该药应用于恶性黑色素瘤、结直肠癌、非小细胞肺癌、前列腺癌、乳腺癌、胰腺癌等患者。索拉非尼的用法为每次400 mg,每日2次,空腹或伴低脂、中脂饮食服用。不良反应主要为手足综合征、疲乏和腹泻等。

2.舒尼替尼(sunitinib maltate.SU11248.商品名:Sutent/索坦)。2006年1月,FDA批准舒尼替尼作为肾细胞癌及伊马替尼耐药进展期胃肠间质瘤的治疗药物。其在乳腺癌、结直肠癌、非小细胞肺癌、前列腺癌治疗中的应用,正在Ⅰ期临床试验阶段。舒尼替尼用法为50 mg/天,连用4周,休息2周,6周为1个周期,与食物同服或不同服均可。不良反应主要为乏力、恶心、腹泻等。

(二)直接抑制内皮细胞增殖的抗血管生成药物

1.沙利度胺(thalidommide)。沙利度胺具有抗血管生成的作用,主要副作用是致畸,在研究中观察到的常见不良反应有轻中度便秘、疲乏、嗜睡、各种周围神经病变、直立性低血压,部分患者可发生红疹、水肿、甲状腺功能不足和中性粒细胞减少。其中,致畸作用是最大的危害,因此应慎重选用沙利度胺,对孕妇应禁用,对育龄孕妇最好不用,非用不可时,用药前应检查是否怀孕,使用中要绝对避免怀孕。

2.重组人血管内皮抑制素YH-16(endostar.商品名:恩度)。重组人血管内皮抑制素为血管生成抑制类新生物制品,其作用机制是通过抑制形成血管的内皮细胞迁移来达到抑制肿瘤新生血管的生成,阻断肿瘤细胞的营养供给从而达到抑制肿瘤增殖或转移的目的。本品联合NP化疗方案用于治疗初治或复治的Ⅲ/Ⅳ期非小细胞肺癌患者。不良反应有腹泻、胸闷、窦性心动过速、发热、乏力、疲乏、心慌、轻度ST-T改变、房室传导阻滞、房性期前收缩、偶发室性期前收缩、全身斑丘疹。

四、护理

(一)护理要点

1.一般护理

(1)病室环境整洁、安静、光线舒适、温度适宜,减少探视,避免噪声。

(2)嘱患者保持舒适体位。

(3)观察患者生命体征并做好各项记录。观察患者皮疹、心律、心率、血压、呼吸、面唇色泽、出汗等变化。出现脉速伴头晕,甚则晕厥、呼吸急促、面色苍白、口唇青紫、汗出肢冷等征,要立即汇报医生,配合处理。

2.给药护理。中药汤剂宜温服，心阳不振者可热服，观察药后效果及反应。

3.膳食调理。饮食宜清淡、避免过饱。忌饮浓茶、咖啡，忌食辛辣刺激之品，戒烟酒。心血不足、心神不宁者，可食大枣、龙眼、莲子、小麦、百合、枸杞粥等，以补益气血。痰火扰心者，可食山药、苦瓜、洋白菜、西红柿、百合冰糖水、桑葚粥、乌梅汁等，以滋阴清火。

4.情志护理。评估患者心理状态，给予心理安慰。帮助患者树立信心，保持乐观情绪。中医情志护理的方法有五行音乐法、顺情从欲法、移情易性法、情志相胜法等，帮助放松身心，从而改善其情绪状态，达到舒缓情志、静志安神的目的。

5.临证护理

(1)皮疹：常发生在脸部、后背、胸部和上臂背侧。有些患者在面部及头皮出现重度痤疮样皮疹，需告知患者这种皮疹不是痤疮，不应按痤疮来治疗，如按痤疮治疗会加重皮肤干燥和刺激。

①湿毒蕴肤者，可用三黄洗剂外擦或马齿苋煎汤外洗；皮损广泛者，用青黛散干扑。

②热毒入营者，体温高时可物理降温。

③气阴两虚者，出现大片脱屑时，可用消毒后的麻油少许调和外涂；结厚痂者，用棉花蘸麻油搽痂皮。

④皮疹瘙痒严重者，可按压涌泉穴。

⑤皮损处有水疱时，可用消毒后的三棱针刺破或用注射器抽吸疱液，切勿祛除疱皮，并予皮损表面扑六一散；眼睑水肿、结膜充血、睁眼困难者，遵医嘱白天用氯霉素眼药水与地塞米松眼药水交替点眼，晚间涂金霉素眼膏；口腔糜烂者，用锡类散、珠黄散、西瓜霜、养阴生肌散吹附于疮面；外阴糜烂者，选用月白珍珠散外涂。

(2)甲沟炎是指甲床周围的感染，手指或脚趾红肿、疼痛、皮肤皲裂，常发生于 EGFR 抑制剂治疗 2～3 个月后。护理干预措施：保持指甲清洁、干燥；温水浸泡指端 2～3 次/天，然后局部涂抗生素或抗真菌药物软膏；如局部用药无效，给予口服抗生素治疗；如果指甲仍疼痛、感染未控制，需行指甲撕脱法。皮肤皲裂局部使用抗生素软膏会增加舒适感。

(3)手足皮肤反应也称手足综合征，表现为红斑、痛性脱皮、水疱，伴感觉迟钝和感觉异常。预防措施：①避免热水洗澡或洗衣，避免手足按摩；②不要赤脚走路，着舒适鞋袜，不要太紧，垫厚底鞋垫，穿厚袜子；③戴厚手套，不要从事引起手部皮肤干燥、损伤的工作；④不要从事手足受压的剧烈运动；⑤在手足老茧处涂含尿素的乳液或霜剂。

(4)睫毛粗长症：眼睫毛过度生长、粗长、卷曲，引起视力模糊、眼睑刺激，绝大多数需修剪。

(5)心脏毒性：心悸时遵医嘱予耳穴埋豆，取心、交感、皮质下、神门、小肠等穴，每次按压 3～5 分钟，每日 2～3 次。心阳虚弱、水气凌心、喘促不得卧者，取半卧位休息，予吸氧。

(6)发热：热毒入营者，体温高时可物理降温，或刮痧，取百会、风池、大椎、曲池等穴；汗出较多者，用干毛巾擦拭后及时更换衣物；烦躁不安者，可加床栏防止跌倒。

(二)健康教育

1.保持心情舒畅，情绪稳定，指导患者掌握自我排解不良情绪的方法，如转移法、谈心释放法等。

2.合理膳食,忌油腻、辛辣刺激性以及粗纤维、产气食物。

3.皮疹瘙痒者,忌搔抓,穿柔软棉质内衣,避免紫外线照射,禁用化学类洗浴液。保持皮肤清洁、干燥,勤换内衣,禁用热水或肥皂水烫洗,防止继发感染。

4.严格遵医嘱用药,如有不适者及时就诊。

第四节　抗肿瘤血管生成靶向药物的常见不良反应及中西医结合护理常规

抗肿瘤血管生成是一种全新的靶向治疗策略,可以最大限度地控制和杀灭肿瘤。近年来,抗肿瘤血管生成靶向药物在临床肿瘤治疗中已被广泛应用,包括贝伐单抗、重组人血管内皮抑制素以及多靶点激酶抑制剂索拉非尼、舒尼替尼等。药物常见的不良反应有高血压、心脏毒性、出血、蛋白尿、血栓形成、胃肠穿孔、伤口愈合不良等,索拉非尼和舒尼替尼比较常见的不良反应有疲乏、腹泻、手足综合征、皮疹等,多数不良反应为1级或2级,患者耐受性及依从性较好。

一、常见不良反应

(一)高血压

高血压是贝伐单抗最常见的不良反应,重组人血管内皮抑制素应用中偶有高血压的报道,单药索拉非尼、舒尼替尼在治疗中引发高血压也较常见,但很少会出现高血压脑病或蛛网膜下腔出血。

(二)心脏毒性

心脏毒性是靶向抗肿瘤血管生成药物的常见不良反应之一,主要表现为左室射血分数下降、心肌缺血或梗死。心电图示:ST-T段轻度改变、QT间期延长、房室传导阻滞、室性期前收缩等。

(三)出血

主要为皮肤黏膜出血和严重的肿瘤相关出血,贝伐单抗出血发生率较高,重组人血管内皮抑制素引起出血的发生率较低,索拉非尼、舒尼替尼也可增加患者的出血风险。对于出血这一不良反应,最重要的是做好预防工作。

(四)血栓

抗血管生成治疗可增加脑血管事件、心肌梗死、一过性缺血、心绞痛等的危险。血栓形成可能与抗血管生成治疗血管内皮的作用有关,正常的血管内皮作为一个屏障,可防止凝血因子、血小板与内皮下的成分接触,从而避免激活凝血系统和血小板的活化,血管内皮细胞的破坏和受损使血栓形成发生率明显增加。心脑血管病史、高龄患者发生血栓的风险增加,一旦发生动脉血栓的事件应立即停药。

(五)蛋白尿

蛋白尿为贝伐单抗治疗的主要不良反应,主要是无症状蛋白尿。蛋白尿呈可逆性,一般不需要处理。尿液监测尿蛋白出现2+以上者,应进一步收集24小时尿液进行总蛋白测定,24 小时尿蛋白≥2 g,应停用贝伐单抗治疗。

（六）其他

伤口愈合不良、胃肠穿孔在贝伐单抗治疗中少见,但一旦发生后果严重,故胃肠穿孔一旦发现应立即停药。疲乏、手足综合征、腹泻、皮疹等不良反应在索拉非尼、舒尼替尼的应用中较为常见。

二、护理

（一）高血压的护理要点

1.进行血压监测并做好详细记录,血压轻度升高者,一般不需要特殊处理。

2.对于血压≥160/100 mmHg 或出现相应临床症状时应立即通知医生,遵医嘱服用降压药。注意观察用药后血压的变化以判定疗效,观察药物的不良反应。

3.肝阳上亢型高血压可遵医嘱给予耳尖放血,每侧穴位放血 5～10 滴,每滴如黄豆般大小,每周 2 次;可遵医嘱给予穴位贴敷,取 3 g 吴茱萸细末加陈醋 2～3 ml 调成糊状,于睡前敷于双足涌泉穴,并用纱布包扎固定,第二天去除,每天 1 次,14 天为一个疗程;可遵医嘱耳穴压豆,取穴内分泌、神门、皮质下、交感、降压沟等穴,每周 2 次。

4.中药泡足,根据不同证型选用相应的中药制剂,每日 1 次。

5.选择清淡易消化饮食,限制钠盐的摄入,每日应低于 6 g;保证充足的钾、钙的摄入;增加粗纤维,预防便秘;控制体重,戒烟限酒。

6.畅情志,保持心情舒畅。

（二）心脏毒性的护理要点

1.应用药物之前应详细评估患者年龄、病史,有心脏病史者应慎用。用药期间给予心电监护,直至输液完成后 1 小时。治疗开始前给予营养心肌的药物,如心肌极化液。每次治疗前或间隔 1 次,都需要进行心肌酶谱、心电图、超声心动图、心功能等检查,重点监测左心室射血分数的变化。

2.观察心率、心律、血压、呼吸频率和节律、面色及有无心悸、气短、胸闷、胸痛等伴随症状。

3.出现轻微反应,如心悸、心动过速等,遵医嘱给予普萘洛尔,也可遵医嘱给予耳穴压豆,取穴心、肺、肾、神门、皮质下等穴位。

4.出现严重症状时应立即停药并采取相应措施,床旁应常规配备急救设备和药品。

5.饮食应少量多餐,宜进食低脂、低胆固醇、高维生素、清淡、易消化的食物,避免饮食过饱及进食刺激性食物,忌食辛辣、醇酒、咖啡之品。

6.便秘者给予润肠通便之物,多食富含纤维素的食物。

7.避免情绪紧张及不良刺激,指导患者掌握自我排解不良情绪的方法,如转移法、音乐疗法、谈心释放法等。

（三）出血的护理要点

1.出现皮肤黏膜出血,局部可以按压控制,对于先天性、后天性凝血功能障碍或正接受全剂量抗凝药物治疗的患者用药应谨慎,禁用于有中枢神经系统转移的患者,出现严重出血并需要药物干预者应停药。

2.饮食不可过热或过冷,少食多餐,忌食浓茶、咖啡及辛辣刺激性食物等。

3.畅情志,允许患者表达内心的感受,关心尊重患者,多与患者沟通,了解其心理状态,及时给予心理疏导。可遵医嘱给予耳穴压豆,取穴心、肝、神门、交感、脾等穴。

(四)血栓的护理要点

1.定期检测凝血功能,评估患者发生血栓的风险。既往有动脉血栓栓塞史、高血压病史、65岁以上患者发生动脉血栓的风险增加,可应用全剂量的抗凝药物如华法林、低分子肝素等治疗,一旦发生动脉血栓事件应立即停药。

2.当患者突然出现严重的呼吸困难、胸闷、胸痛、头晕、头痛、偏瘫等症状时,应立即卧床休息,遵医嘱对症处理。

3.抗凝与溶栓的护理:按医嘱及时、正确给予抗凝及溶栓制剂,监测药物疗效及不良反应。

4.急性期抗凝治疗结束后,需要权衡血栓复发的风险和出血风险,评估是否需要长期甚至终身抗凝。

5.饮食宜清淡,少量多餐,宜进食低脂、低胆固醇、高维生素、清淡、易消化的食物,避免饮食过饱及进食刺激性的酸、辣食物。

6.可遵医嘱给予耳尖放血,每侧穴位放血5~10滴,每滴如黄豆般大小,每周2次;可遵医嘱给予耳穴压豆,取穴神门、肝、肾、交感、心、心血管系统皮质下、神经系统皮质下等穴位。

7.给予心理支持,允许患者表达内心的感受,关心尊重患者,多与患者沟通,了解其心理状态,及时给予心理疏导。

(五)蛋白尿的护理要点

1.观察小便的颜色、性状,收集24小时尿液进行总蛋白测定,24小时尿蛋白≥2g或出现肾病综合征,应停用贝伐单抗。

2.出现水肿、低蛋白血症、深静脉血栓等临床症状,立即通知医生,配合医生进行处理。

3.饮食做到色香味俱全,适当补充营养,可多食温肾助阳、行气利水之品,如冬虫夏草、大枣炖猪蹄、黑豆鱼片粥。

4.给予心理疏导,帮助患者保持心情舒畅,避免情绪波动。

(六)其他不良反应的护理要点

1.伤口愈合不良。伤口愈合不良者应汇报医生,积极干预,同时应中断抗肿瘤血管生成药物治疗,至少需要间隔30天才能择期进行手术;贝伐单抗应在术后28天且伤口完全愈合后才能使用。

2.胃肠穿孔。在贝伐单抗治疗中胃肠穿孔少见,但后果严重,应密切观察病情变化,一旦发现胃肠穿孔应立即停药。

3.疲乏、手足综合征。应注意休息,尽量避免手部和足部的摩擦及接触高温物品,避免剧烈运动和体力劳动。使用减震的鞋垫,在家可以穿拖鞋,坐位和卧位时将手和脚放在较高的位置。保持手足皮肤湿润,避免在阳光下暴晒,必要时在医生指导下使用抗真菌药物或抗生素治疗。如果出现水疱务必请医生处理,避免手撕,可用消毒剪刀剪去掀起的部分。

4.腹泻。遵医嘱给予口服止泻药物,嘱患者多吃清淡流质和半流质饮食,避免食用加重腹泻的食物,帮助患者保持内裤、床单、肛门的清洁干燥。

5.皮疹的护理:轻度皮疹范围局限,几乎无症状,对日常生活无影响,无继发感染,无须干预或局部使用地塞米松软膏、甘油洗剂等;中度皮疹范围比较广泛,症状轻,对日常生活有轻微影响,无继发感染,可口服氯雷他定,局部涂抹 2.5% 氢化可的松软膏或红霉素软膏;重度皮疹范围广泛,症状严重,对日常生活影响较大,有继发感染的可能,减少靶向药物用量,使用专业的肿瘤护理产品,如艾沃保湿修复霜、艾沃保湿喷雾,若合并感染,遵医嘱选择合适的抗生素治疗。平时应避免搔抓,穿舒适柔软的衣服,避免阳光暴晒刺激皮肤,勿接触碱性或刺激性强的洗漱用品,沐浴后涂抹温和润肤霜、维生素软膏以预防皮肤干燥。

第五节　免疫治疗常用药物的不良反应及中西医结合护理常规

一、常用药物的不良反应

（一）常用药物

1.PD-1 单抗。Nivolumab（纳武单抗）—BMS、Pembrolizmab（派姆单抗）—默沙东、特瑞普利单抗—君实 、信迪利单抗—信达（国内获批）。

2.PD-L1 单抗。atezolizumab（阿替珠单抗）—罗氏。

3.CTLA-4 单抗。伊匹木单抗—BMS。

（二）不良反应

1.皮肤。患者出现明显皮疹、瘙痒、干燥及皮肤色素沉着或颜色改变。

2.胃肠道。腹泻,或排便次数明显增加;胀气或排气增加;黑便或血便等;发热,腹痛或痉挛,恶心、呕吐,食欲减退。

3.肝脏。疲倦、乏力、易出汗等症状;黄疸（皮肤、巩膜变黄）、腹腔积液等肝病表现;右上腹疼痛;小便颜色变深、大便色浅。

4.肺部。气短、气促、喘息等;咳嗽或咳嗽加重。

5.内分泌

（1）甲状腺异常:疲惫、倦怠、体力明显变化、头痛、眩晕、恶心、呕吐、意识改变、视力障碍、发热等。

（2）下垂体炎:体重明显改变、疲惫、畏冷或不耐热、心悸、便秘或腹泻,情绪、行为明显改变,皮肤、发质变得粗糙。

（3）Ⅰ型糖尿病:多尿、易渴、易饿、疲惫、脱水、心跳加快,严重病例出现意识改变,呼吸有特殊的烂苹果味。

6.神经系统。肌无力、麻木和呼吸困难。

7.风湿病症状。轻度或中度肌肉或关节疼痛。

8.肾脏症状。尿量减少或血尿,脚踝水肿,食欲降低。

9.心脏症状。心肌炎症状,如胸痛、心悸。

二、中西医结合护理常规

(一)护理要点

1.一般护理

(1)护理评估:排除感染、非感染、疾病等相关病因。出现腹痛、恶心、痉挛、大便带血或黏液、排便习惯改变、发热、腹胀、顽固性便秘、咳嗽、呼吸困难、心悸、胸痛等症状要高度警惕,及时通知医生。

(2)症状观察:密切观察患者排便次数、大便颜色和性状(带血或黏液)、排便习惯改变,监测患者水和电解质紊乱情况、腹痛、痉挛、恶心,发热,并准确记录24小时出入量。疼痛患者密切观察疼痛的性质、部位、关节形态、持续时间等。皮疹患者密切观察皮疹的部位、性状、颜色等。

(3)皮肤护理:排便后协助患者应用温水清洗肛周,保持清洁干燥。涂抹无菌凡士林或抗生素软膏以保护肛周皮肤。注意保持内衣及床单位的清洁干燥。卧床休息,注意腹部保暖。

2.用药护理。轻度胃肠道毒性予密切观察、补液等支持治疗;已排除感染可能,使用洛哌丁胺减轻腹泻症状;必要时考虑暂停免疫治疗并开始类固醇激素治疗。中、重度胃肠道毒性,均建议患者暂停免疫治疗,尤其是发生4级胃肠道毒性,建议永久停用免疫治疗。加强糖皮质激素用药后不良反应观察。做到床边发药并协助患者服药到口,使患者意识到正确服药的重要性。按医嘱逐步停药。

3.膳食调理。轻到中度腹泻结肠炎患者多饮水,饮食以少渣、易消化食物为主;中重度腹泻结肠炎患者进食流食或禁食。避免生冷、多纤维、味道浓烈的刺激性食物。

4.情志护理。帮助患者调节心理状态,可以向他们多介绍医学的发展动态,并充分利用治愈的患者来现身说法,让他们看到治愈的希望,减少患者的恐惧心理。指导患者学会对人倾诉,并使用自我镇静方法来减少焦虑及恐惧感,如深呼吸、听音乐、自我安慰等。出院前护士应指导患者避免情绪刺激,保持乐观、平和的心境,饮食起居有规律,保持睡眠充足,坚持适量锻炼,增强机体抗病能力。

5.临证施护。皮疹患者出现瘙痒症状时,避免搔抓,穿棉质柔软内衣,外出时避免暴晒和紫外线照射,不要吃辛辣刺激性食物,及时更换床单衣物,加强五官及黏膜的护理,防止并发症的发生。关节疼痛患者避免过度劳累,减少活动,多休息,保持室内空气清新、干燥。

(二)健康教育

1.体位及运动。活动以不感到劳累为原则,多休息,根据病情需要保持合适体位。

2.饮食指导。进食高蛋白、高维生素易消化食物。

3.心理健康指导。保持心情愉快、乐观,学会自我调节。

4.用药指导。遵医嘱按时按量服药,注意观察药物副作用。

5.定期随访。

第六节 协同肿瘤生物治疗的古方运用

中医的扶正固本法和生物治疗法,可以调动机体内在的抗癌能力,提高人体免疫功能,达到预防肿瘤复发和转移的目的。研究证明,扶正中药具有免疫促进及双向调节作用,与生物治疗作用相似。中药直接抗癌力量虽然较弱,但扶正培本疗法可以提高机体抗癌能力及免疫功能,也可使病情相对稳定,使肿瘤与机体防御之间处于动态平衡状态。两者结合可提高生物治疗的抗癌效果。同时,在进行生物治疗的过程中可能会出现过敏反应及副作用,运用中医药的扶正祛邪,可以减轻各种毒副作用,对保证患者的生活质量有较好的效果。

一、中医扶正固本法的理念

《诸病源候论·积聚候》曰:"积聚者,由阴阳不和,脏腑虚弱,受风之邪,搏于脏腑之气所为也。"中医认为肿瘤是一种全身性疾病,是全身属虚,局部属实的病变;特点为因虚致实,又因实致虚。在七情、饮食等因素的长期作用下,机体的阴阳失调,又产生一些病理性的因素,如气滞、湿聚、痰凝、血瘀等,与正虚同时并存,互为因果,形成恶性循环。因而扶正培本法在肿瘤的治疗中,有十分重要的地位。其次是在扶正的基础上,结合病因、病机,辨证分型,活血行气,化瘀散结、滋阴补血,这样方能达到控癌消癌的效果。

(一)扶正培本

正气虚是恶性肿瘤形成和发展的根本条件,正气虚以气虚、阴虚、气阴两虚占大多数,"养正积自除",中医用益气养阴之品扶持正气,固本培元的方法纠正人体气血阴阳失衡,从而增强机体免疫力。现代医学认为扶正中药可激活巨噬细胞活性,促进体内干扰素的产生,还具有保护和促进造血干细胞与白介素的协调作用。

(二)理气活血

气血是生命活动的物质基础和动力,人体的各项机能活动都有赖于气血的运行而维持,由各种原因导致气滞血瘀,日久成癌。针对癌肿引起的气机阻滞,使用疏理气机的药物可缓解癌肿引起的疼痛闷胀、纳呆食少等不适症状。

(三)滋阴补血

生物治疗抗肿瘤中,尤其是联合手术、放疗及化疗时,在杀伤癌细胞的同时,体内正常细胞也遭破坏,导致脾胃升清降浊功能失司,运化失常。中医予以补益脾胃、降逆止呕、化湿止泻来减轻其不良反应。现代药理研究表明滋阴补血类中药可以调节交感神经和内分泌功能,使代谢亢进状态有所缓解,保护骨髓造血功能,使外周血液中红细胞、白细胞和血小板数量升高,协同提高患者免疫功能,提高临床疗效及生活质量。

二、中医协同肿瘤生物治疗的古方

(一)十全大补汤

出自《大平惠民和制局方》。

【方药】人参15g,白术12g,茯苓15g,炙甘草6g,熟地黄15g,山药15g,川芎9g,白芍12g,黄芪15g,肉桂5g。

【用法】水煎服,每日1剂,分2次服用。

【功效】温补气血。

【适应证】气血不足,五劳七伤。症见不思进食,久病虚损,虚劳咳嗽,面色萎黄,腰肌无力,疮疡不敛,五心烦闷,男子梦遗滑泄,妇女崩漏、带下。

【方解】本方系由四君子汤和四物汤再加黄芪、肉桂而成温补诸虚的基本方。方中人参、白术、茯苓、甘草以补气,熟地黄、川芎、白芍以补血,更与补气之黄芪和少佐肉桂,使补益气血之功更强,因其药性偏温,用于气血两亏而偏于虚寒者。

【临床应用】本方是用于进补的良方。现代药理研究显示,本方具有调节机体免疫功能、改善和促进造血功能、抗放射损伤、抗氧化、抗衰老、抗肿瘤、减轻抗钙剂的不良反应、提高骨盐含量(BMC)和骨盐密度(BMD)的作用,还有利于提高抗真菌药物的疗效等良好效果。本方临床常用于慢性疲劳综合征,抗癌辅助治疗,防治放疗、化疗的不良反应。

(二)当归补血汤

出自《内外伤排感论》。

【方药】黄芪30g,当归12g。

【用法】水煎,每日1剂,分2次服用。

【功效】补气生血。

【适应证】劳倦内伤,气弱血虚,阳气浮越证。症见肌肤燥热,目赤面红,烦渴引饮,渴喜热饮,脉洪大而虚,重按无力等,气血两虚者均可使用。

【方解】本方为补气生血的基本方,是金元四大家之一的李东垣所创,也是"甘温除热"治法的代表方。应用本方,临床应以肌肤燥热、口渴喜热饮、面赤、脉大而虚、重按无力等为辨证要点。方中重用黄芪,其用量5倍于当归。其义有二:一是因阴血亏虚,以致阳气欲浮越散亡,此恐一时滋阴补血固里不及,阳气外亡,故重用黄芪补气而专固肌表,即"有形之血不能速生,无形之气所当急固"之理;二是有形之血生于无形之气,故重用黄芪大补脾肺之气,以资化源,使气旺血生。配以少量当归养血和营,则浮阳秘敛,阳生阴长,气旺血生,而虚热自退。

【临床应用】现代药理研究表明,本方能增强骨髓造血功能而具有抗贫血的作用;并能增强心肌收缩力,降低心肌耗氧量,以防止或减轻心肌损伤,改善心肌缺血;同时,通过抑制血小板聚集以预防血栓的形成,且能降低血液黏稠度,加快血流,从而改善全身组织器官的血液供应。此外,本方又能提高机体的免疫功能,升高血压,还具有促进核酸蛋白合成、抗衰老和抗肿瘤等多种作用。本方临床常用于白细胞减少症,原发性血小板减少性紫癜,肿瘤放疗、化疗后的不良反应等。

（三）四物汤

出自《太平惠民和剂局方》。

【方药】熟地黄 12 g，白芍 6 g，当归 9 g，川芎 5 g。

【用法】水煎，每日 1 剂，分 2 次服用。

【功效】补血活血，调经。

【适应证】血虚证。症见面色少华，皮肤粗糙失润，指甲脆弱，头昏眼花，视力疲劳，眼睛干燥，心悸，四肢麻木，肌肉痉挛等。女性多见经期延长，经量较少或闭经等。舌质淡红，脉细。

【方解】本方是治血虚的主要方剂。主药为滋阴补血的熟地黄，配伍补血平肝的白芍、补血活血的当归、理气活血的川芎。所谓"血虚"，是血的濡润（滋润、营养）作用不足。本方以补血的熟地黄为主，配以含有糖、蛋白质、维生素等丰富营养成分的当归、白芍等，以滋养身体，恢复全身的营养状况，使神经和内分泌功能恢复正常。活血的当归、川芎通过促进血液循环向肌肉组织输送营养物质；白芍有止痉作用，能缓解肌肉痉挛；白芍、当归、川芎同用具有镇静功能；当归还含有维生素 B_2、烟酸、叶酸等物质，有一定的抗贫血效果。在临床应用中，如血虚较甚，宜增加熟地黄剂量，并加何首乌、枸杞子；如血瘀明显，以赤芍代替白芍，加桃仁、红花；如有荨麻疹等血热表现时，以生地黄代替熟地黄，并加蝉蜕、连翘；兼有腹胀气滞、食欲不振、精神欠佳等气虚症候者，则以四物汤与党参、白术、黄芪等补气药和陈皮、砂仁等理气药进行配伍。

【临床应用】营养不良、自主神经失调、出血、体质虚弱等表现为血虚者。本方不只可用于妇科疾病，而且男女均可使用，被认为是治疗血虚的重要方剂。

（四）补中益气汤

出自《内外伤辨惑论》。

【方药】黄芪 15 g，人参 5 g（党参 15 g），白术 12 g，炙甘草 6 g，当归 9 g，陈皮 6 g，升麻 6 g，柴胡 3 g，大枣 6 g，生姜 3 g。

【用法】水煎，每日 1 剂，分 2 次服用。

【功效】补气健脾，甘温除热。

【适应证】应用于脾胃气虚证，表现为下列证候者：中气下陷、清阳不升、精神不振、易感疲劳、四肢倦怠乏力、动作迟钝、不耐久立、头痛不甚、嗜睡头重（特别见于食后）、易于出血、气急、便秘或便溏乃至水泻，或见胃下垂、脱肛、子宫脱垂、疝气，以及舌质淡红、脉虚弱。脾不统血（气不摄血）表现为脾胃气虚证候的同时，出现少量间歇的持续性出血，多见于下身和皮下出血；妇女多见经期提早或月经过多，经血清稀，舌质淡红，脉弱。气虚发热表现为长期反复低热，兼有精神倦怠、体质虚弱的现象，也常见头痛、恶寒、出汗等症状，舌质稍红，苔白，脉洪大，重按无力。

【方解】本方由金元四大家之一的李东垣所创立，是治疗"中气下陷"的代表方剂。其特点是以补气健脾的黄芪、党参、白术、甘草和有升提作用的升麻、柴胡配伍，并加补血的当归和理气和胃的陈皮、生姜、大枣等药进行配伍。

【临床应用】实验证明，本方能调节淋巴细胞免疫功能，提高血清胃泌素含量，同时具有抗肿瘤效果。本方临床一般常用于脾胃气虚、中气下陷的证候者,出现疲劳、体质虚弱、精神疲劳、倦怠乏力、四肢疲软等表现均可使用;体力低下,手术前后可使用;张力低下性体质可使用;还可用于减轻药物的不良反应,如应用抗生素、抗癌剂、消炎剂等引起肝脏损害、胃肠功能障碍及贫血等;同时,本方能改善因放射线所致的不良反应,通过治疗往往能使患者精神振作。

(五)参苓白术散

出自《太平惠民和剂局方》。

【方药】人参15 g,白术10 g,茯苓10 g,白扁豆9 g(炒),山药10 g(炒),薏苡仁30 g,莲子9 g,陈皮6 g,缩砂仁5 g(后下),桔梗6 g,炙甘草6 g。

【用法】水煎,每日1剂,分2次服用。也常将此方药研末制成散剂,每日服2~3次,每次9 g。

【功效】补气健脾,理气化痰,消滞止泻。

【适应证】脾胃虚弱。症见气短咳嗽,肢倦乏力,食少便溏,甚至水泻或见轻度水肿,舌质淡白而胖大,脉弱。

【方解】本方是治疗脾胃气虚所致腹泻和培土生金的代表方;基本上是由四君子汤加补脾的山药、薏苡仁、莲子,理气的陈皮、砂仁以及引经药桔梗等组成。本方适用于机体功能衰退,特别是消化功能低下的状态。

【临床应用】现代药理研究认为,本方对胃肠道功能具有调节、解痉及抗胆碱等作用,并能改善机体代谢功能及提高机体免疫功能。本方临床用于肿瘤所致的慢性消耗性疾病的治疗。

第七节　常见静脉用靶向药物的配制及用药注意事项

常见静脉靶向药物有西妥昔单抗、利妥昔单抗、贝伐珠单抗、曲妥珠单抗、尼妥珠单抗、重组人血管内皮抑制素。

一、西妥昔单抗

本品单用或与伊立替康联合用于EGF受体过度表达的、对以伊立替康为基础的化疗方案耐药的转移性直肠癌的治疗。

(一)配制及用法

1.用30 ml注射器抽取所需的用量加入生理盐水中。

2.使用前静脉注射地塞米松5 mg。

3.第一个半小时100 mg/h,第二个半小时200 mg/h,第三个半小时300 mg/h,直至输完。

4.给药期间必须使用0.2 μm或0.22 μm微孔径过滤输液器输液。

5.第一瓶输入75 ml后,患者没有不良反应再配置下一瓶。

6.给药期间观察患者有无过敏反应和输液反应。

7.必须使用单独的输液管,滴注结束时必须使用生理盐水冲洗输液管。

（二）与其他药物合用的顺序

与化疗药物合用时，西妥昔单抗先用，用后 1 小时再应用化疗药物。

（三）宣教

1.嘱患者用药期间避免阳光暴晒，避免出现皮疹。

2.护士将空盒交给患者，便于其领赠药。

二、利妥昔单抗

用于复发或耐药的滤泡型中央型淋巴瘤（国际工作分类 B、C 和 D 亚型的 B 细胞非霍奇金淋巴瘤）的治疗。

（一）配制及用法

1.用 30 ml 注射器抽取所需的用量加入生理盐水中，药物（mg）与生理盐水（ml）按 1∶1 配制。

2.使用前静脉注射地塞米松 5 mg。

3.初次使用第一个半小时 50 ml/h，第二个半小时 100 ml/h，第三个半小时 150 ml/h，直至 200 ml/h 输完；以后使用第一个半小时 100 ml/h，第二个半小时 200 ml/h，第三个半小时 300 ml/h，直至 400 ml/h 输完。

4.第一瓶输入 75 ml 后，患者没有反应再配置下一瓶。

5.最好使用精密过滤输液器。

（二）与其他药物合用的顺序

与化疗药物合用，利妥昔单抗先用，最好在化疗前一天使用。

三、贝伐珠单抗

贝伐珠单抗联合以 5-氟尿嘧啶为基础的化疗药物适用于转移性结直肠癌的治疗。

（一）配制及用法

1.用 5 ml 注射器抽取所需的用量加入生理盐水中（浓度为 1.4～16.5 mg/ml），不能用葡萄糖液稀释。

2.使用前静脉注射地塞米松 5 mg。

3.第一次用药时间大于 90 分钟；如第一次没有反应，第二次用药时间大于 60 分钟；如第二次没有反应，第三次用药时间大于 30 分钟。

4.最好使用精密过滤输液器。

（二）与其他药物合用的顺序

与化疗药物合用，第一次在化疗后使用，之后在化疗前、化疗后用皆可。

（三）宣教

1.告知患者及家属控制输液滴速的重要性。

2.观察血压、大便及有无出血等病情变化。

四、曲妥珠单抗

适用于治疗 HER2 过度表达的转移性乳腺癌、转移性胃癌患者。

（一）配制及用法

1.用 30 ml 注射器抽取配好的溶剂（内含苯甲醇）慢慢注入曲妥珠单抗的瓶里，抽取所需要的用量（先抽新药量，后抽旧药量）加入 250～500 ml 的生理盐水里。

2.使用前静脉注射地塞米松 5 mg。

3.第一次用药时间大于 90 分钟；如第一次没有反应，第二次用药时间大于 60 分钟；如第二次没有反应，第三次用药时间大于 30 分钟。

（二）与其他药物合用的顺序

与化疗药物合用，曲妥昔单抗先用。与多西他赛首次合用，应于多西他赛前一天使用。

（三）宣教

1.贵药告知。

2.未用完的药在冰箱里 2～8℃冷藏保存，药品 28 天内有效。

3.非首次使用必须出示曲妥珠单抗使用登记表。

五、尼妥珠单抗

适用于与放疗联合治疗 EGFR 表达阳性的 III／IV 期鼻咽癌。

（一）配制及用法

将两瓶（100 mg）尼妥珠单抗注射液加入 250 ml NS 中，静脉输注大于 60 分钟。

（二）与其他药物合用的顺序

首次给药应在放射治疗的前一天，并在放射治疗开始前完成。之后每周给药 1 次，共 8 周，患者同时接受标准的放射治疗。

（三）注意事项

1.在给药过程中及给药结束后 1 小时内需密切监测患者的状况。

2.冻融后抗体的大部分活性丧失，故本品在储存和运输过程中严禁冷冻。本品稀释于生理盐水后，在 2～8℃可保持稳定 12 小时，在室温下可保持稳定 8 小时。

六、重组人血管内皮抑制素

本品联合 NP 化疗方案，用于治疗初治或复治的 III／IV 期非小细胞肺癌患者。

（一）配制及用法

1.与 NP 等化疗方案联合给药时，在治疗周期的第 1～14 天，每天给药一次，每次 $7.5 \text{ mg/m}^2(1.2 \times 10^5 \text{ U/m}^2)$ 加入 500 ml NS 中，匀速静脉输注 3～4 小时。

2.重组人血管内皮抑制素注射液 14 支连续泵入（2 ml/h）7 天，其中重组人血管内皮抑制素注射液 6 支＋126 ml NS 泵入 3 天，重组人血管内皮抑制素注射液 8 支＋168 ml NS 泵入 4 天。

（二）与其他药物合用的顺序

应在化疗前给药。

（三）注意事项

1.泵入时,注意泵的流量及泵的开关。

2.贮运时冷藏温度如间断(不超过 20℃),时间不可超过 7 天,应避免冻结、光照和受热。

第八节　常用免疫治疗药物的配制及用药注意事项

程序性细胞死亡蛋白-1(PD-1)及其配体(PD-L1)抑制剂是免疫哨点单抗药物,其应答之广度、深度和持久性均罕见,是近年来肿瘤免疫疗法研究的热点。纳武单抗(Nivolumab)和派姆单抗(Pembrolizumab)属于 PD-1 抑制剂,主要用于黑色素瘤和非小细胞肺癌的治疗,对肾细胞癌、膀胱癌、霍奇金淋巴瘤等的疗效还在大规模临床试验中。PD-L1 抑制剂阿替珠单抗(atezolizumab)、度伐单抗(durvalumab)和阿维单抗(avelumab)已被批准用于治疗尿道上皮癌,还有其他几种药物尚处于早期临床试验阶段。

一、PD-1 抑制剂(Opdivo)(Nivolumab)

Opdivo 用于治疗转移性黑色素瘤、肾癌、经过治疗的晚期非小细胞肺癌、转移性肺癌。

（一）配制及用法

240 mg/次,每 2 周一次或每 4 周 480 mg(3 mg/kg,每 2 周)直接加入 100 ml NS 中(1~10 mg/ml,总液量<160 ml),轻轻混合稀释溶液,不要摇动。输注时间>30 分钟(<50 滴/分钟)。最好用精密过滤输液器(0.2~1.2 μm)。配制好的溶液室温下稳定不超过 8 小时,2~8℃下稳定不超过 24 小时。

（二）与其他药物合用的顺序

与伊匹单抗(Ipilimumab)联合用药时,治疗不可切除或转移性黑色素瘤,先输注 Opdivo,当天接受伊匹单抗治疗,但不能与其他药物用同一条输液器。

（三）注意事项

1.禁用地塞米松。

2.观察患者是否有肺炎的症状与体征(如咳嗽、胸痛、呼吸急促等),肝功能、肾功能、甲状腺功能情况等。

3.孕妇慎用,哺乳期患者用药期间停止哺乳,孕龄期妇女在服药期间及服药后至少 5 个月内采取有效避孕,肾功能损害建议剂量调整,轻度或中度的肝损伤不建议剂量调整。

二、PD-1 抑制剂(Keytruda)(Pembrolizumab)

Keytruda 主要用于黑色素瘤和非小细胞肺癌的治疗,适用于不可切除或转移性黑色素瘤患者。具有 PD-1 表达的转移性非小细胞肺癌患者(该表达须由 FDA 批准的检查测出);铂类化疗期间或化疗后出现疾病进展的转移性非小细胞肺癌患者;伴有 EGFR 或

ALK 肿瘤基因突变的患者,在接受 Keytruda 治疗前,须接受过获 FDA 批准针对该类突变的治疗,并出现疾病进展。Keytruda 首个不分肿瘤类别的抗癌药物和首个成功跻身肺癌一线治疗的免疫治疗药物。目前,美国 FDA 已经批准:Keytruda 可以单药用于 PD-L1 强阳性的肺癌患者的一线治疗,有效率超过 40%;或者 Keytruda 联合化疗用于所有一线肺癌患者,有效率高达 55%。

(一)配制及用法

1.5 mg 的剂型用注射用水 2~3 ml 沿瓶壁加入,不要直接滴在冻干粉上(结果浓度 25 mg/ml),缓慢旋转小瓶直至 5 分钟后泡沫消失,然后加入 50 ml NS 中;100 mg 的剂型直接加入 100 ml NS 中(1~10 mg/ml),每 3 周给予 2 mg/kg,静脉输注大于 30 分钟(<50 滴/分钟)。

2.配制后的 50 mg 与 100 mg 稀释溶液不能混在一起输注,可以前后用同一条输液器,但不能与其他药物共用静脉通道,使用精密过滤输液器(0.2~5 μm)输液。

3.配制好的溶液,室温下可以保持稳定 6 个小时,2~8℃ 下可以保持稳定 24 个小时,给药前回温。

(二)与其他药物合用的顺序

化疗联合给药时,化疗前给予 Keytruda。

(三)注意事项

1.禁用地塞米松。

2.原液贮存在冰箱 2~8℃ 冷藏室里的原始纸盒中避光保存。

3.最常见不良反应

(1)疲乏、咳嗽、恶心、瘙痒、皮疹、食欲减低、便秘、关节痛、腹泻。

(2)非小细胞肺癌包括疲乏、食欲减退、呼吸困难和咳嗽。

(3)免疫介导的肺炎:中度肺炎暂停给药;重度肺炎、危及生命的肺炎或复发性中度肺炎永久停药。

(4)免疫介导的结肠炎:中度或重度结肠炎暂停给药,对危及生命的结肠炎永久停药。

(5)免疫介导的肝炎:需监测患者肝功能变化,根据转氨酶指标升高严重程度,决定暂停或终止给药。

(6)免疫介导的内分泌疾病:

①垂体炎:中度垂体炎暂停给药,重度或危及生命的垂体炎暂停给药或永久停药。

②甲状腺疾病:需监测患者甲状腺功能,严重或危及生命的甲状腺功能亢进需暂停或永久停药。

③1 型糖尿病:需监测血糖,如果出现严重高血糖,暂停 Keytruda 治疗。

(7)免疫介导的肾炎:需监测肾功能变化,如果出现中度肾炎,暂停用药;严重或危及生命的肾炎永久停药。

(8)输液反应:停止输注,如果出现严重或危及生命的输液反应,应永久停止 Keytruda 治疗。

(9)胚胎-胎儿毒性:Keytruda 可对胎儿造成伤害,请告知有生育能力的女性患者,该药对胎儿有潜在风险。

三、PD-L1 抑制剂(Tecentriq)(atezolizumab)

Tecentriq 适用于局部晚期或转移尿路上皮癌、转移非小细胞肺癌等肿瘤类型。

(一)配制及用法

1.从小瓶抽吸 20 ml Tecentriq 加入 250 ml NS 中,轻轻混合溶液,不要摇晃,一旦配置好立即给药。

2.如稀释好溶液不能立即使用,在室温下配置加使用保持稳定 6 个小时,在冰箱 2～8℃保存保持稳定 24 个小时;不冻结,不摇晃。

3.每 3 周给予 1 200 mg,静脉输注 60 分钟。如首次输注被耐受,之后输注时间控制在 30 分钟。

(二)与其他药物合用的顺序

Tecentriq 不要与其他药物共用静脉通道,用精密过滤输液器(0.2～0.22 μm)。

(三)注意事项

1.禁用地塞米松。

2.贵重药物使用告知。

3.Tecentriq 是一种无色至浅黄色溶液。如溶液是云雾状,变色,或观察到可见颗粒要遗弃小瓶。

4.原液贮存在冰箱 2～8℃冷藏室里的原始纸盒中避光保存。

四、PD-L1 抑制剂(Imfinzi)(durvalumab)

Imfinzi 适用于治疗无法手术、化疗或放疗后病情稳定的三期非小细胞肺癌。Imfinzi 在头颈癌,胰腺癌,乳腺癌,胃肠道、肝胆系统、泌尿系统恶性肿瘤等各种实体瘤的治疗中都有不错的临床效果。

(一)配制及用法

1.每 2 周从小瓶抽吸 10 mg/kg Imfinzi 加入 250 ml NS 或 5％葡萄糖中,轻轻混合稀释溶液。稀释好的溶液最终浓度应是为 1～15 mg/ml。

2.一旦配置好立即给药,静脉输注 60 分钟。

3.如稀释好的溶液不立即使用,在室温下配置加使用保持稳定 4 个小时,在冰箱 2～8℃保存保持稳定 24 个小时;不冻结、不摇晃。

(二)与其他药物合用的顺序

Imfinzi 不要与其他药物共用静脉通道,用精密过滤输液器(0.2～0.22 μm)。

(三)注意事项

1.禁用地塞米松。

2.注射原液是清晰至乳白色、无色至略微黄色溶液,并且没有可见颗粒,贮存在冰箱 2～8℃冷藏室里的原始纸盒中避光保存。

五、PD-L1 抑制剂(Bavencio)(avelumab)

Bavencio 适用于局部晚期或转移性尿路上皮癌的治疗。

(一)配制及用法

1.每 2 周从小瓶抽吸 Bavencio 10 mg/kg 加入 250 ml NS 中,注意观察溶液,确保其透明、无色、没有可见的颗粒。

2.一旦制备好立即给药,输注 60 分钟。

3.如稀释好溶液不立即使用,在室温下放置可保持稳定 4 个小时,在冰箱 2~8℃保存可保持稳定 24 个小时,给药前回温。

(二)其他药物合用的顺序

Bavencio 不要与其他药物共用静脉通道,用精密避光过滤输液器(0.2~0.22 μm)。

(三)注意事项

1.前 4 次输注前需使用抗组织胺类药物和对乙酰氨基酚。

2.禁用地塞米松。

3.注射原液透明、无色至略微黄色溶液,并且没有可见颗粒,贮存在 2~8℃冰箱的原始纸盒中避光保存。

第九节　CAR-T 治疗患者的中西医结合护理常规

一、CAR-T 治疗的概念

在新的细胞免疫治疗技术领域,嵌合抗原受体(CAR)T 细胞疗法是近年来发展非常迅速的一种治疗方式,目前在国内外逐步开展临床应用。CAR-T 技术是通过基因工程的方法将人体构建的特异性 CAR 导入 T 淋巴细胞,使其能在不受主要组织相容复合体(MHC)的限制下,特异性识别攻击靶抗原,杀死靶细胞。CAR-T 细胞在体外及体内均具有对特定肿瘤抗原的高度亲和性和对表达抗原的肿瘤细胞的高效杀伤特性,因此 CAR-T 细胞技术可以在不引起移植物抗宿主反应的基础上,特异性杀死肿瘤细胞,患者耐受性好且不良反应小。

二、CAR-T 的结构和工作原理

CAR-T 细胞是一种经过人工改造的基因工程化 T 细胞,CAR 由胞内信号肽区、跨膜区和胞外抗原结合区 3 个区域构成。其中,胞外结合抗原区结合抗原具有特异性重要作用。

T 细胞再通过慢病毒转染 CAR 基因修饰,从而携带具有特异识别肿瘤细胞的抗原,兼具自我复制和杀伤肿瘤细胞的能力。因此,CAR-T 可以识别肿瘤细胞,准确定位杀伤肿瘤细胞,降低肿瘤微环境的影响。CAR-T 能在不受 MHC 限制性影响的情况下,识别多种抗原,避免 T 细胞抗原受体(TCR)错配风险。CAR-T 分泌细胞的因子如 γ-干扰素(IFN-γ),可以诱导产生巨噬细胞分泌白介素 - 6(IL-6)、白介素 - 10(IL-10)、白介素 - 12

(IL-12),这些产生物可以抑制肿瘤细胞的生长。CAR-T细胞不仅具有自身独特的杀伤作用,而且可以激活机体免疫系统,从而发挥抗肿瘤作用。

三、CAR-T的临床应用

目前,国内外资料均表明CAR-T细胞在临床中可广泛应用于具有明确肿瘤标志物的各种类型肿瘤,特别是对于循环系统中肿瘤高负荷的复发难治性血液肿瘤,可以有效降低肿瘤进展速度且不影响正常造血细胞。

(一)多发性骨髓瘤(MM)治疗中CAR-T的应用

MM是B淋巴细胞分化为浆细胞过程中遗传基因发生突变所致的血液系统第二大恶性肿瘤,其导致的死亡人数占血液系统肿瘤死亡人数的$15\%\sim20\%$。MM常见的抗原有CD19、CD138等,CD19-CAR-T的前瞻性研究是诊断和预防MM的重要靶向抗原。Garfall等研究发现,在给患者输注CD19-CAR-T细胞后,患者的肿瘤细胞CD19表达缺失量约为99.95%,CD19只用于诊断和预防,一般不被认为是有效治疗MM的靶向抗原。此外,CD138可作为治疗MM的理想靶点是因为几乎所有的MM细胞中都有CD138的表达且具有特异性,除CD138外,MM中CD38高表达率使其成为免疫治疗的另一靶向抗原,CD38是位于分子细胞表面的跨膜糖蛋白。24例MM患者骨髓CD38＋CD138＋浆细胞表达率为$42.88\%\pm11.41\%(P=0.016)$,正常对照组CD38＋CD138＋浆细胞表达率为$20.13\%\pm5.83\%(P=0.000)$;24例初治MM患者CD38＋CD138＋浆细胞表达水平与骨髓中恶性浆细胞水平呈正相关$(r=0.546,P=0.006)$。WangL等通过CFSE/7AAD法检测泊马度胺与CD138-CAR-T联合对RPMI8226和U266产生的细胞毒性,结果表明对2种细胞杀伤作用显著,并且促进IFN-γ的分泌。另外,作用于小鼠模型nk-92mi-mock的nk-92mi-scfv-CD138-CAR-T,也发现其有提高抗肿瘤活性的作用。

(二)慢性粒细胞白血病(CML)治疗中CAR-T的应用

CML是一种由多能干细胞转化而来,以骨髓粒细胞系统无限增生及部分分化为特征的白血病;按照骨髓中白血病细胞的数量和症状的严重程度,可分慢性期、加速期和急变期3个阶段。CML中典型的遗传改变就是Ph染色体。Ph染色体是一种由9号染色体易位至22号染色体形成的BCR/ABL融合基因。CML可向髓系和淋巴系急变,类似于急性髓细胞白血病和急性淋巴细胞白血病的表现。

临床研究显示,酪氨酸激酶抑制剂的运用能够使CML慢性期患者,在更短时间内获得更高的主要分子学反应率(MMR)和完全细胞遗传学缓解率,且能够明显缩短疾病进展至加速期和急变期的时间,且不良反应可以耐受。CAR-T治疗CML的研究主要针对复发难治性患者。嵌合T细胞受体(chTCR)通过人源性单克隆抗体单链可变区片段、人CD8分子铰链区、人CD28分子跨膜及胞内结构域和人CD3链胞内信号传导域,构造能表达人源性嵌合TCR(hchTCR)的逆转录病毒,并用来修饰健康供者的T淋巴细胞,成功塑造稳定分泌CML白血病细胞特异性单克隆抗体的杂交瘤细胞株CMA1,并通过体外试验证实经人源性嵌合TCR修饰的健康供者的外周血T淋巴细胞具有CML白血病细胞特异性生物学活性。用CAR-T免疫治疗与药物靶向治疗相结合的方法来治疗

CML,将大大推动临床研究的发展。

(三)急性髓系白血病(AML)治疗中 CAR-T 的应用

AML 是由于骨髓中髓系定向造血干细胞变异使骨髓髓系细胞分化受阻,原始或幼稚髓系细胞克隆增生,正常造血抑制,外周血中白细胞出现质和量的异常、红细胞和血小板减少,并在体内各组织、器官(如肝、脾、淋巴结)广泛浸润,而引起感染、出血、贫血和浸润的一种疾病,是最常见且死亡率最高的成人白血病。CD123 和 CD33 是 AML 常见的肿瘤相关抗原。CD123 在造血系统原始细胞中表达最常见,在白血病干细胞和白血病细胞中具有高水平表达,并低水平表达于正常造血干/祖细胞。CD123-CAR-T-细胞免疫治疗大大提高了复发难治性 AML 患者的生存率。在治疗急性白血病中,抗 CD123-CAR-T 细胞有良好的抗肿瘤活性,但对正常造血功能具有抑制作用。

CD33 是具有一定的骨髓抑制效应的髓系分化抗原。被 CAR 修饰的 T 细胞有治愈 AML 的作用。Kenderian 等构建 CD33-CAR-T 并测试活性和毒性,在体外表现出惊人的杀伤力,可以延长 AML 移植后的生存时间。为提升 CD33-CAR-T 在 AML 治疗中的活性,Kenderian 等还设计了瞬时表达的 CD33-CAR-T,用电能转将 CAR 基因瞬转到 T 细胞中,使 CAR 基因高效表达。Wang 等进行了一项临床试验来研究 CD33-CAR-T 对 AML 治疗的可行性,对 41 岁的男性输注 1.12×10^9 自体 CD33-CAR-T,约 38%CAR 成功转导,但患者在输注后出现全血细胞减少,细胞因子 IL-6、IL-8、肿瘤坏死因子-a、干扰素-γ 升高,两周后,CAR-T 细胞明显减少。无论是 CD123 还是 CD33,这两个靶点产生脱靶效应以及毒性的风险均较大,更加特异的 AML 肿瘤抗原和自杀基因导入等方法的临床前研究为 CAR-T 在 AML 中的应用提供了重要的保障。

(四)急性淋巴细胞白血病(ALL)治疗中 CAR-T 的应用

ALL 是一种起源于淋巴细胞的 B 系或 T 系细胞在骨髓内异常增生的恶性肿瘤疾病,可分为急性 T 淋巴细胞白血病(T-ALL)和急性 B 淋巴细胞白血病(B-ALL)。随着现代医学不断发展,死亡率正在逐渐降低,但仍有部分患者,尤其是成人 ALL 患者对目前的化疗技术不敏感。B-ALL 中具有较高的抗肿瘤效应,最先被报道在抗 CD19-CAR-T 中。在抗 CD19-CAR-T 细胞治疗 ALL 的 59 例临床试验中,成功率高达 81%,其中,CD19-CAR-T 在治疗 B-ALL 临床试验中反应率高达 90%。Brentijens RJ 等通过修饰自体 T 细胞表达 19%~28%,形成了第二代嵌合抗原受体对患者输注,8/9 的患者输注耐受性好,CD19-CAR-T 细胞输注后 8 天患者恢复环磷酰胺给药和外周血肿瘤负荷。在治疗难治易复发的 B-ALL 上,CAR-T 技术也具有良好的效果。2 例难治复发的儿童 B-ALL,按剂量每千克体重输注 $1.4 \times 10^6 \sim 1.2 \times 10^7$ 个 CD19-CAR-T 细胞,运用 RT-PCR 法检测到骨髓中 CAR-T 细胞是初始植入的 1 000 倍,表明 CAR-T 细胞已增至相对较高的水平,且患者达到完全缓解的程度。

四、CAR-T 免疫表型分型

(一)T 细胞浸润型

(二)非 T 细胞浸润型(免疫赦免型)

五、常见并发症

细胞因子释放综合征(CRS);脱靶效应;肿瘤溶解综合征。

六、采集 T 细胞要点

(一)选取合适对象

1.适宜人群

(1)诱导治疗结束未取得 CR。

(2)已取得 CR 的患者外周血或骨髓原始细胞比例>5%,或出现髓外白血病。

(3)血液学缓解,微小残留病灶阳性。

(4)移植后复发:年龄 14~75 岁。

2.排除人群

(1)明确有细胞产品成分过敏史者。

(2)具有癫痫病史或其他中枢神经系统疾病者。

(3)有中枢神经系统累及患者。

(4)本次治疗之前使用过任何基因治疗产品者。

(5)未控制的活动性感染者。

(6)参加治疗前 2 周内合并使用全身性类固醇药物者。

(7)丙型肝炎病毒感染者或活动性乙型肝炎及艾滋病病毒感染者等。

(二)制备 CAR-T 细胞

治疗前通过患者外周静脉血管采集 80~100ml 全血,采集淋巴细胞,再通过体外分离、纯化 T 细胞。

(三)细胞治疗前化疗

为减少外周血中的肿瘤细胞,一般在输注细胞前 1~4 天或 2~5 天行化疗,可以为 CAR 细胞增殖提供空间。

七、护理要点

(一)心理护理

白血病患者经历了多种治疗的失败,对于新型治疗方法心怀期待又担忧。针对患者矛盾的心理状态,需要及时与患者和家属进行沟通,充分了解患者及家属的心理活动和顾虑,在细胞治疗前详细介绍整个细胞治疗的过程。为患者营造清洁的环境,安排细胞治疗专用病房和受过培训的专科护士全程照护。遵循个体差异性,多方位思考,给予优质心理护理;可以发挥家庭社会支持系统的作用来满足患者爱与归属感的需要;采用松弛疗法减轻患者焦虑症状;认真耐心地解释、告知,可将患者在治疗过程中的疑问大大减少。根据患者的心理应激反应给予足够的人文关怀和信心,使其本人及家属得到心理安慰和支持,减轻对新型治疗方法的担忧。

(二)CAR-T 细胞回输前化疗的护理

化疗期间每日液体总量不得少于 3 000 ml;重点观察化疗引起的不良反应,查看患者的尿液颜色、量及性质。必要时监测 24 小时出入量的变化,保持出入量平衡。定期检测患者生化、电解质变化。

(三)细胞回输过程中的护理

入住层流病房,遵医嘱予心电监护,输注前遵循剂量从小到大、分次输注的原则;分 3 天输注,第一天剂量为 10%,第二天为 30%,第三天为 60%,100 ml 的细胞血制品要求在 15~30 分钟输完。回输时要采用临床输血器,遵循无菌原则,取出细胞袋后,须用 75% 乙醇纱布擦拭细胞袋外表面;其次要做好查对制度;在输注前可遵医嘱肌肉注射盐酸异丙嗪 12.5 mg、0.9%氯化钠溶液 100 ml 湿润输液管路来预防输血反应的发生。在静脉滴注前上下轻微摇晃输液数次,防止红细胞凝集。输注前 15 分钟宜慢并且密切关注患者病情变化,输注细胞结束后 15 分钟、30 分钟、1 个小时再次监测生命体征变化,积极听取患者主诉,做好病程记录。

(四)CAR-T 细胞回输后护理

接受 T 细胞治疗的患者均免疫力低下,需要做好保护性隔离措施来预防感染。具体措施如下:

1.病房定时紫外线消毒。

2.注意手部卫生,教会患者及家属手消毒步骤。

3.注意口腔、皮肤及会阴部的卫生,饭后及睡前漱口,大小便后清洗会阴部,保持皮肤清洁、干燥。

4.尽量减少探视,陪护应该注意更换干净的衣、鞋、裤,并佩戴口罩。

5.保持病区环境清洁,使用空气净化机。提供安静舒适、温湿度适宜的环境,供患者休息。

6.除了预防感染外,血小板低下也是患者中发生率高的问题,要注意预防出血。多卧床休息,避免剧烈活动及创伤引起出血;以高蛋白、高维生素、易消化饮食为主,禁食生硬、辛辣之品;穿刺后延长按压时间;保持大便通畅,避免用力排便,防止出血。

八、CAR-T 治疗的未来

CAR-T 治疗是 21 世纪初免疫治疗领域最为重要的进展之一,也将可能成为 21 世纪人类最终战胜肿瘤等致命疾病最为重要的免疫学技术;虽然目前还处于临床试验阶段,但具有良好的应用前景,是复发难治性血液病患者的新型治疗方法。

第九章　肿瘤疼痛患者的中西医结合护理

第一节　中医对肿瘤疼痛的认识

一、古籍论述

中医古代文献对癌没有明确的系统论述，《圣济总录》曰："瘤之为义，留滞不去也"，对瘤做过精辟的解释。"癌"字首见于宋东轩居士《卫济宝书》，《卫济宝书·痈疽五发篇》有云："一曰癌，二曰瘰，三曰疽，四曰瘤，五曰痈""癌从疾初发，却无头绪，只是内热病……"

癌性疼痛在古代医籍中最经典的论述有《黄帝内经》："大骨枯槁，大肉陷下，胸中气满，喘息不便，内痛引肩项"，与晚期肺癌的患者极其相似；唐代《千金方》曰："食噎者，食无多少，惟胸中苦塞，常不得喘息"，是对食管癌疼痛的描述；《论治要诀》云："脾积在胃脘，大如覆杯，痞满不通，背痛心痛"，是对肝癌疼痛的描述；又如《肘后备急方》："治痤暴症，腹中有物如石，痛如刺，昼夜啼呼，不治之，百日死"，说明癌痛难忍以致患者"昼夜啼呼"，对患者生活质量影响较大。可见早在古代人们就对癌性疼痛有了认识，为后世研究癌性疼痛奠定了理论基础。

二、病因、病机

中医对于癌性疼痛病因、病机的认识，早在《内经》中就有记载。《内经》指出，"积"乃气滞血瘀，津聚而成，与痰的关系密切。外感伤寒，内伤七情，经络不通，瘀血内停而为积证；寒气上犯，血液瘀滞，脏气不行，津液凝聚，痰阻为积证；饮食不节，起居无常，络伤血溢，瘀血与津液、痰湿凝聚成积。可见，痰瘀互结，日久成积，血瘀津停，痰瘀搏结是肿瘤病机的基础。中医学将癌症所致的疼痛称为"癌瘤痛"，是指癌瘤侵犯经络致机体某部位的疼痛。癌痛的病机可概括为气滞血瘀、痰湿蕴结、癌毒内蕴、正虚毒恋四个方面。

（一）气滞血瘀

气滞泛指一切气机瘀滞之证，影响血的运行，最终导致气血运行失调、气机逆乱、血脉瘀滞。《外科正宗》云："忧郁伤肝，思虑伤脾……致经络痞涩，聚结成核……日后肿如堆粟，或如覆碗，色紫气秽，渐渐溃烂，深者如岩穴，高者若泛莲，疼痛连心"，论述了乳癌疼痛的病因及临床表现。《金匮勾玄六郁》曰："郁者，结聚而不得发挥也。当升者不得升，当降者不得降，当变化者不得变化也"，《医学正传·郁证》云："丹溪曰：气血冲和，百病不生，一有怫郁，百病生焉。其证有六：曰气郁、曰湿郁、曰热郁、曰痰郁、曰血郁、曰食郁"，长期的精神刺激或突然受到剧烈的精神创伤，超出了生理活动所能调节的正常范围，造成七情太过或不及均可引起体内气血运行失常、情志不遂、气机郁结，久则导致气滞血瘀，化生癌毒，引发癌肿，日久则导致各种癌痛的发生。

（二）痰湿蕴结

古代医家早有"百病多因痰作祟""怪病当属于痰"之论。饮食不节、劳倦内伤、七情内伤等因素影响脾、肺、肾等脏腑功能,引起水湿内盛、阻遏气机、血行不畅而发癌痛。痰瘀是主要病理因素,二者因果为患。朱丹溪曰:"凡人上中下有块者多是痰",痰湿凝聚是癌肿的本质特征之一。如《丹溪心法》云:"痰因气滞而聚,既聚则碍其路,道不得运,故痛作也""有湿瘀而周身走痛,或关节间痛",痰瘀相互影响而致痛,且有疼痛固定不移的特点。瘀血癌毒蕴结既是癌肿的本质特征,又是癌痛基本病机之一。

（三）癌毒内蕴

热邪侵袭机体,痰湿、瘀血等与其结合,久积体内,酿而成毒,经络、脏腑、气机受阻导致癌肿发生。热毒郁结日久,耗伤机体正气,正气亏虚,不能托毒外出,导致热毒积聚不去,发为癌肿。火毒之邪易伤津耗液,瘀滞于经脉,不通则痛。由于外感六淫邪毒、内伤七情、饮食劳倦等各种病因长期作用于机体,使脏腑失调,阻滞经络,气血阴阳失和,痰浊瘀血内生,客邪留滞,积聚日久,邪盛变生"癌毒"。"癌毒"与痰瘀互为滋生,相互搏结,从而引发癌肿。癌肿为有形之邪,滞气碍血或癌毒直接侵犯经络,耗伤正气,皆可导致剧烈、持久的癌痛。

（四）正虚毒恋

癌病患者正气虚亏、脏腑功能紊乱,各种致病因素乘虚而入,耗伤正气,气血不足,阴阳虚损,致癌毒更加猖獗,癌肿迅速增大,疼痛日益加剧。隋代巢元方《诸病源候论》曰:"积聚由阴阳不和,脏腑虚弱,受于风邪,搏受于脏腑之气所为也";又如明代李中梓在《医宗必读》中提到:"大抵气血亏损,复因悲思忧患,则脾胃皆伤,郁气而生痰……噎塞所成也",这些都说明正气亏虚、脏腑阴阳气血失调,是癌毒发生的内在因素,也是痰瘀等病理因素导致癌痛发生的前提条件。

三、中医治疗

癌性疼痛属于疼痛范围,对疼痛的治疗,中医素有"不通则痛""不荣则痛"之说。中医对于癌性疼痛治疗的认识,有三个方面,其一为中医内治法,其二为中医外治法,其三为情志疗法。

（一）中医内治法

虽然中医认为"通则不痛",但我们临床上又不能局限于狭义的"通"法,正如叶天士所谓"通字需究其气血阴阳",中医治法的依据是辨证施治。在肿瘤治疗的过程中,不仅各种癌瘤的病因、病理和特性不同,临床表现出的癌痛性质、程度不同,而且在某一种疾病的不同阶段可以出现不同的证型,许多不同种类的肿瘤在某一时期也会出现相同的证候,故中医对癌痛的治疗需遵循辨证论治。

（二）中医外治法

中医古籍对"外治之法"也有经典描述:《理瀹骈文》曰"外治之理,即内治之理,外治之药,即内治之药,所异者法耳";《医学源流论》亦云:"使药性从皮肤入腠理,通经活络,较之服药尤有力,此至妙之法也"。我国现存第一部外科专著《刘涓子鬼遗方》上还有"薄""贴""薄贴"等名称的记载;葛洪《肘后方》、唐代孙思邈《千金要方》、王焘《外台秘要》以及明代李时珍《本草纲目》中所载的医疗方法都涉及了中药外治疗法。其方法一般是将鲜药捣烂,或将干药研成细末,以水、酒、醋、蜜、麻油、凡士林等勾兑,直接涂敷于患处或穴位上,利用经络"内属脏腑、外络肢节、沟通表里、贯穿上下"的作用,既可治疗局部病变,还可通过外敷达到治疗全身性疾病的目的。可见中医外治法应用已久,如今随着中医技术的进步及现代医学的发展,中医外治法临床上已经取得重要进展,其优势也日趋明显,尤其对于癌性疼痛的患者。中医外治法治疗癌性疼痛的药物大多为活血化瘀、行气止痛类。中药外用直接作用于患处,并通过透皮吸收,使局部药物浓度明显高于其他部位,作用较为直接,直达病所,直接发挥药效,作用较强。历经漫长岁月的临床验证,外治法治疗范围广泛、疗效稳定、用药安全、使用简便,深受医患的欢迎和认可。

(三)情志疗法

癌症患者大多伴有恐惧、焦虑、绝望等心理,这些情绪对任何镇痛药物的治疗效果均有负面的影响。因此对癌症患者的情志护理和精神支持极为重要。而中医在对情志病证的治疗方面源远流长,如《黄帝内经》采用祝说病由,开导劝慰和情志相胜、以情胜情的方法治疗。"祝由"疗法出自《素问·移精变气论》,是医生根据患者的客观表现对其祝说病之由来,分析病情,使患者改变不良的心理状态,调整紊乱的气机,从而治愈疾病。而此法更适合癌性疼痛的患者,通过对情志的疏导,使患者能正确认识疾病,敢于面对疾病,最终方可战胜病魔。如《灵枢·病传》云:"人之情,莫不恶死而乐生,告之以其败,语之以其善,导之以其所便,开之以其所苦,虽有无道之人,恶有不听者乎?"此外,我们应耐心倾听患者的心声,帮助患者打开心结,让患者慢慢接受现实,坦然面对疾病,保持心神宁静,如《素部·上古天真论》云:"恬淡虚无,真气从之,精神内守,病安从来? 是以志闲而少欲,心安而不惧"。由此可以看出,有时情志疏导往往能起到药物所达不到的疗效。

第二节　协同西医治疗肿瘤疼痛的古方运用

近年来中医药治疗癌痛取得较好的疗效,其中,疾病证型和方药的分析表明:瘀血阻滞、热毒蕴结、肝郁气滞、气滞血瘀、痰湿凝聚、气血亏虚、阳虚寒凝和阴虚内热为癌痛主要证型;补虚药、活血化瘀药、祛风湿药、理气药、化痰药、平肝息风药是目前临床上治疗癌痛内服用药的主要药物。中医治法以活血祛瘀、行气补血、清热解毒、祛湿、温经散寒等为主。

一、中药内服法

(一)柴胡疏肝汤

【方药】陈皮、柴胡、川芎、香附、枳壳、芍药、甘草。

【方解】肝主疏泄,性喜条达,其经脉布胁肋循少腹。若情志不遂,木失条达,则致肝气郁结,经气不利,故见胁肋疼痛、胸闷、脘腹胀满;肝失疏泄,则情志抑郁易怒,善太息;脉弦为肝郁不舒之征。遵《内经》"木郁达之"之旨,治宜疏肝理气。方中以柴胡功善疏肝解郁,用以为君。香附理气疏肝而止痛,川芎活血行气以止痛,二药相合,助柴胡以解肝经之瘀滞,并增行气活血止痛之效,共为臣药。陈皮、枳壳理气行滞,芍药、甘草养血柔肝,缓急止痛,均为佐药。甘草调和诸药,为使药。诸药相合,共奏疏肝行气、活血止痛之功。

(二)芍药甘草汤

【方药】芍药、甘草。

【方解】本方主治津液受损、阴血不足、筋脉失濡所致诸证。方中芍药酸寒,养血敛阴,柔肝止痛;甘草甘温,健脾益气,缓急止痛。二药相伍,酸甘化阴,调和肝脾,有柔筋止痛之效。本方对病变异常兴奋状态有强力的抑制、镇静作用。其中芍药对疼痛中枢和脊髓性反射弓的兴奋有镇静作用,故能治疗中枢性或末梢性的筋系挛急,以及因挛急而引起的疼痛。芍药、甘草中的成分有镇静、镇痛、解热、抗炎、松弛平滑肌的作用,二药合用后,这些作用确能显著增强。

(三)失笑散

【方药】五灵脂、蒲黄。

【方解】本方所治诸证,均由瘀血内停,脉道阻滞所致。瘀血内停,脉络阻滞,血行不畅,不通则痛,故见心腹刺痛,或少腹急痛;瘀阻胞宫,则月经不调或产后恶露不行。治宜活血祛瘀止痛。方中五灵脂苦咸甘温,入肝经血分,功擅通利血脉,散瘀止痛;蒲黄甘平,行血消瘀,炒用并能止血。两者相须为用,为化瘀散结止痛的常用组合。调以米醋,或用黄酒冲服,乃可活血脉、行药力、化瘀血,以加强五灵脂、蒲黄活血止痛之功,且制五灵脂气味之腥臊。

(四)桃红四物汤

【方药】熟地黄、川芎、白芍、当归、桃仁、红花。

【方解】本方由四物汤加红花、桃仁构成。方中熟地黄、当归,养血活血,为君药;川芎活血行滞,白芍敛阴养血,红花、桃仁破血行瘀,祛瘀生新,共为臣药。瘀血行则经水得以流通,而腹胀腹痛自灭。本方有养血、活血、调经止痛之功效。

(五)血府逐瘀汤

【方药】桃仁、红花、当归、生地黄、牛膝、川芎、桔梗、赤芍、枳壳、甘草、柴胡。

【方解】本方主治诸证,皆为瘀血内阻胸部,气机瘀滞所致。即王清任所称"胸中血府血瘀"之证。胸中为气之所宗,血之所聚,肝经循行之分野。血瘀胸中,气机阻滞,清阳郁遏不升,则胸痛、头痛日久不愈,痛如针刺,且有定处;胸中血瘀,影响及胃,胃气上逆,故呃逆干呕,甚则水入即呛;瘀久化热,则内热瞀闷,入暮潮热;瘀热扰心,则心悸怔忡,失眠多梦;郁滞日久,肝失条达,故急躁易怒;至于唇、目、舌、脉所见,皆为瘀血征象。治宜活血化瘀,兼以行气止痛。方中桃仁破血行滞而润燥,红花活血祛瘀以止痛,共为君药。赤芍、川芎助君药活血祛瘀;牛膝活血通经,祛瘀止痛,引血下行,共为臣药。生地黄、当归养血益阴,清热活血;桔梗、枳壳,一升一降,宽胸行气;柴胡疏肝解郁,升达清阳,与桔梗、枳壳同用,尤善理气行滞,使气行则血行,以上均为佐药。桔梗还能载药上行,兼有使药之用;甘草调和诸药,亦为使药。合而用之,使得血活瘀化气行,则诸症可愈,为治胸中血瘀证之良方。

(六)黄连解毒汤

【方药】黄连、黄芩、黄柏、栀子。

【方解】本证多由火毒充斥三焦所致。治疗以泻火解毒为主。火毒炽盛，上扰神明，故见烦热谵语；血热妄行，故为吐血；血溢肌肤，故见发斑；热盛伤津，故见口燥咽干；舌红少苔，脉数有力为热毒炽盛之症。方中黄连清泻心火，兼泻中焦之火，为君药；黄芩泻上焦之火，为臣药；黄柏泻下焦之火，栀子泻三焦之火，导热下行，引邪热从小便而出，两者为佐药。

（七）蠲痹汤

【方药】羌活、独活、肉桂、秦艽、海风藤、桑枝、当归、川芎、乳香、木香、甘草。

【方解】辛能散寒，风能胜湿，防风、羌活，除湿而疏风。气通则血活，血活则风散，黄芪、炙草补气而实卫。当归、赤芍活血而和营。姜黄理血中之气，能入手足而祛寒湿。

（八）膈下逐瘀汤

【方药】五灵脂、当归、川芎、桃仁、丹皮、赤芍、乌药、元胡、甘草、香附、红花、枳壳。

【方解】本证系因肝郁气结，瘀血阻滞所致。方用红花、桃仁、五灵脂、赤芍、丹皮、元胡、川芎、当归均有活血通经，行瘀止痛之功效；香附、乌药、枳壳调气疏肝。与血府逐瘀汤相比，本方活血祛瘀之品较多，因而逐瘀之力较强，止痛之功更好。至于本方中之甘草所以用量较重，一则是取其调和诸药，使攻中有制；二则是协助主药以缓急止痛，更好发挥其活血止痛之能。

（九）茵陈蒿汤

【方药】茵陈、栀子、大黄。

【方解】本方为治疗湿热黄疸之常用方，《伤寒论》用其治疗瘀热发黄，《金匮要略》以其治疗谷疸。病因皆缘于邪热入里，与脾湿相合，湿热壅滞中焦所致。湿热壅结，气机受阻，故腹微满、恶心呕吐、大便不爽甚或秘结；无汗而热不得外越，小便不利则湿不得下泄，以致湿热熏蒸肝胆，胆汁外溢，浸渍肌肤，则一身面目俱黄、黄色鲜明；湿热内郁，津液不化，则口中渴；舌苔黄腻，脉沉数为湿热内蕴之征。治宜清热，利湿，退黄。方中重用茵陈为君药，本品苦泄下降，善能清热利湿，为治黄疸要药。臣以栀子清热降火，通利三焦，助茵陈引湿热从小便而去。佐以大黄泻热逐瘀，通利大便，导瘀热从大便而下。

（十）导痰汤

【方药】半夏、南星、枳实、茯苓、橘红、甘草、生姜。

【方解】本方中南星燥湿化痰，祛风散结，枳实下气行痰，共为主药；橘红下气消痰，半夏燥湿祛痰，合为臣药，辅助主药增强化痰顺气之力；茯苓渗湿，甘草调和，为佐药。全方有去燥湿化痰，行气开郁之功。气顺则痰自下降，痞胀得消，晕厥可除。

二、中药外治法

中药外治主要利用敷、贴、熏、洗、滴、吹等方法，将中草药制剂施于体表或从体外进行治疗，主要利用药物透过皮肤、黏膜、腧穴、孔窍等部位直接吸收，发挥整体和局部调节作用，是中药治疗癌痛最常用的方法之一。其特点是止痛迅速、使用安全、毒副作用小。《医学源流论·薄贴论》提出："若其病既有定所，在于皮肤筋骨之间，可按而得之者，用膏贴之，闭塞其气，使药性从毛孔而入，其腠理通经贯络，或提而出之或攻而散之，较之服药有力"。中药外用方剂有：

（一）癌理通膏剂

由蟾酥、制马钱子、毛麝香、徐长卿、冰片组成，用白药膏调配。

（二）痛舒膏

由马陆、川草乌、独角莲、马钱子、苦参、皂角刺组成。

（三）中药止痛膏

由罂粟壳、延胡索、赤芍、白芍、红花、莪术、薏苡仁、冰片等组成。

（四）通络散结酊

由天南星、半夏、山慈姑、威灵仙等研粉加入 75％酒精中，密闭浸泡 30 天，取上清过滤液用棉签蘸取酊剂涂痛处。

（五）香术止痛酊

由川草乌、延胡索、莪术、乳香、没药和冰片等组成，经 65％酒精浸泡后回流提取，用棉签蘸取涂痛处。

（六）其他

还可用朱砂、乳香、没药各 15g，冰片 30g 捣碎，放入 500ml 米酒内制成的混悬液涂于痛处。

三、用药护理

内服为中药最常用的给药方法，具有作用直接、见效快、剂量易于控制、给药方便的优点。中药的服药方法是否恰当，对疗效亦有一定影响，在临床应用及护理时应注意以下几点：

（一）服药时间

温中散寒、行气补血药宜在早晨或上午服用；清热解毒、重镇安神药宜午后或傍晚服用；《神农本草经》中记载："病在胸膈以上者，先食后服药；病在心腹以下者，先服药而后食；病在四肢血脉者，宜空腹而在旦；病在骨髓者，宜饱食而在夜。"即病在上焦，宜食后服；病在下焦，宜食前服。

（二）服药方法

一般每天 1 剂，分早晚各 1 次服用；危急重病患者应根据病情需要，一次顿服或持续服药以维持药效。

（三）服药温度

一般中药多采用温服；理气、活血、化瘀、补益剂均应热服；清热、解毒、收敛剂均应凉服。

（四）服药后的护理

患者服药后应休息一段时间，以利于药物更好地吸收。同时要严密观察服药后的反应，尤其是服用有毒副作用的药物，更应加强观察。

患者正确服用中药，医护人员正确地给予服药前后的指导，不仅可以使药物及时发挥效用,而且可提高其疗效,有利于减轻病痛。

第三节 肿瘤疼痛患者的评估方法

一、疼痛的定义

目前公认的是国际疼痛研究协会(IASP)给出的疼痛定义,即疼痛是伴随现有的或潜在的组织损伤而产生的生理和心理等因素复杂结合的主观感受。这一定义强调了疼痛时患者的主观感受,提示在评估疼痛强度时,应该以患者本人的主诉为依据。

二、疼痛评估的原则

为了全面准确地评估患者疼痛的程度,为临床用药提供依据,评估应遵循"常规、量化、全面、动态"的原则。

（一）常规评估原则

对于所有住院患者入院时应当将疼痛评估列入护理常规监测和记录的内容,首次评估应在入院后 8 个小时之内完成。

（二）量化评估原则

根据疼痛评估的分值,量化评估的次数。量化评估疼痛时应当重点评估最近 24 个小时内患者最严重和最轻的疼痛程度,以及通常情况的疼痛程度。

（三）全面评估原则

疼痛全面评估是对癌症患者疼痛病情及相关病情进行全面评估,包括疼痛病因及类型、疼痛发作情况(性质,加重或减轻的因素)、止痛治疗情况、重要器官功能情况、心理精神情况、家庭及社会支持情况以及既往史(如精神病史,药物滥用史)等。在患者入院后 24 个小时内须完成首次全面评估。在治疗过程中,应当在给予止痛治疗 3 天内或达到稳定缓解状态时进行再次全面评估,原则上不少于一天 2 次。

（四）动态评估原则

动态评估对于药物止痛治疗剂量滴定尤为重要,在止痛治疗期,应当记录用药种类及剂量滴定、疼痛程度变化等。

三、疼痛评估的工具

（一）数字评估量表(NRS)

数字评估量表最常用(图 9 - 3 - 1),是由 0～10 共 10 个数字等分标出线性标尺,代表不同程度的疼痛,"0"表示无痛,"10"表示最痛。评估时,请患者指出最能代表他当前

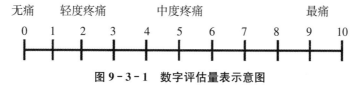

图 9 - 3 - 1 数字评估量表示意图

感受的疼痛强度数字,对于不同程度的疼痛,患者可以用很确切的数字来表达。例如,"有点儿痛"可以用1~3来表达,"夜里痛得睡不着,但能忍受"可以用4~6来表达。医生可以根据患者汇报的疼痛强度使用相应阶梯的药物治疗。

(二)言语描述量表法(VRS)

根据疼痛对患者生活质量的影响程度将疼痛强度分为四个等级:

0级(0分):无疼痛。

Ⅰ级(轻度)(1~3分):有疼痛但可忍受,生活正常,睡眠无干扰。

Ⅱ级(中度)(4~6分):疼痛明显,不能忍受,要求服用镇静药物,睡眠受干扰。

Ⅲ级(重度)(7~10分):疼痛剧烈,不能忍受,需用镇痛药物,睡眠受严重干扰,可伴自主神经紊乱或被动体位。

(三)面部表情疼痛量表法(FPS)

面部表情疼痛量表(图9-3-2)俗称脸谱法,用图画的形式将面部表情由高兴到极其痛苦分成6个脸谱,4个等级。适用于表达困难的患者,如儿童、存在语言或文化差异以及其他交流障碍的患者。这种评估方法简单、直观、形象,可供临床参考。

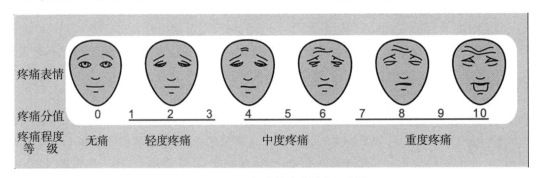

图9-3-2 面部表情疼痛量表示意图

(四)目测模拟法(VAS-画线法)

画一长线(一般长为10 cm),一端代表无痛,另一端代表剧痛(图9-3-3),让患者在线上最能反映自己疼痛程度之处画一交叉线,由评估者根据患者画交叉线的位置测算其疼痛的程度。

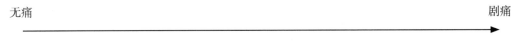

图9-3-3 VAS-画线法示意图

四、疼痛评估的频率

疼痛评估的频率如表9-3-1,昏迷、年龄<7岁或患者可正常入睡时,不需要进行疼痛评估。

表 9 - 3 - 1　疼痛评估的频率表

常规评估	普通患者	入院时至少评估一次,后执行量化评估
	癌症患者	每天至少评估一次,余执行量化评估
量化评估	0～3 分	QD 评估
	4～6 分	Q8h 评估
	7～10 分	Q4h 评估
再评估(镇痛处理后)	非消化道用药后 30～60 分钟	至少评估一次,后执行量化评估
	消化道用药后 1～2 个小时	
术后评估	2～4 个小时内完成评估	至少评估一次,后执行量化评估
使用镇痛泵	用药后 30～60 分钟	使用期间每天至少评估一次,出现疼痛时执行量化评估

五、疼痛评估的内容及方法

(一)评估疼痛的一般情况

一般情况包括疼痛部位、强度、性质、持续时间、使疼痛加重和缓解的因素以及目前的治疗情况,包含疾病治疗和疼痛治疗情况。在伴有疼痛的患者入院时,主管护士应了解患者的疼痛情况,详细记录在护理记录单中,并教会患者正确使用疼痛强度评估标尺,在医生或护士问起疼痛强度时,能够准确表达,为以后连续的疼痛评估和治疗奠定基础。

(二)评估疼痛对患者功能活动的影响

疼痛对功能活动的影响包括对自理能力、休息、睡眠、娱乐、社会交往、性生活、家庭角色等方面的影响。评估疼痛对患者日常功能活动的影响程度,为制定有针对性的护理干预措施提供依据,并制定相应的疼痛护理目标。制定疼痛护理目标的原则是使疼痛缓解到一定强度,患者在这一疼痛强度下可以保证基本的舒适和完成一般功能。制定疼痛控制的护理目标时,应注意与患者和家属共同完成,目标应现实可行,并及时评价和记录措施实施的效果,确定目标是否达到。

(三)评估疼痛对患者心理情绪的影响

有资料显示,恐惧、难以忍受的疼痛是癌症患者求死的主要原因。因此,评估疼痛对患者心理情绪方面的影响,及时提供相应的支持和辅导,对于改变患者的负面情绪,避免意外发生是必要的。特别要评估的人群包括有家族抑郁史、有既往抑郁发作史、有试图自杀史、缺乏社会支持、疼痛控制不良的患者。另外,通过询问患者过去的疼痛经历和对应方式,有助于护士理解患者的行为改变,护士应当鼓励患者倾诉和宣泄情感,充分表达所感受的疼痛,由此评估患者的实际需要并提供有效的心理支持,抑郁明显的患者建议医生加用抗抑郁药物治疗。

(四)评估患者对疼痛治疗的态度和治疗依从性

在癌症疼痛控制中,患者愿不愿意向医护人员报告疼痛以及是否遵医嘱按时服用止痛药,是疼痛能否得到有效缓解的关键环节之一。导致患者不遵医嘱行为的主要原因来自他们对疼痛及疼痛治疗的误解和担忧,主要表现在以下十个方面:①担心癌症疼痛无法控制,②担心用麻醉性止痛药会成瘾,③担心药物的生理依赖性,④担心药物耐受性,⑤担心药物副作用难以控制,⑥担心总是说疼别人会烦,⑦认为忍受疼痛是坚强的表现,⑧担心诉说疼痛会转移医生治疗癌症的注意力,⑨担心疼痛加重的时候拿不到药,⑩经济方面的担忧。

(五)评估社会家庭支持系统在疼痛控制中的作用

家属在癌痛治疗中起着重要作用,如提醒患者按时服药,记录患者的疼痛变化和缓解情况,预防和处理止痛药物的不良反应,实施非药物治疗措施,提供情感支持等。另外,家属对止痛药物的顾虑在一定程度上也会影响患者的态度和行为。因此,护士应评估患者家属对疼痛治疗的认知、态度及在治疗中的作用,通过疼痛教育消除他们对患者的负面影响,充分发挥其在疼痛控制中的积极作用,共同促进护理目标的实现。

第四节　常用镇痛药不良反应的预防及护理常规

一、阿片类镇痛药的不良反应

(一)恶心和呕吐

1.概述。阿片类药物直接兴奋位于延髓的呕吐化学感受器而引起恶心和呕吐,这种作用可因前庭的兴奋而增强,而阿片类药物可以提高前庭的敏感性。因此,所有用阿片制剂的患者都应接受止吐剂治疗。

2.预防。初用阿片类药物的第 1 周内,最好同时给予止吐药预防。

(1)轻度恶心、呕吐:可选用甲氧氯普胺、氯丙嗪或氟哌啶醇。如果恶心症状消失则可停用止吐药,避免发生便秘,减少难治性恶心、呕吐的发生。

(2)重度恶心、呕吐:应按时给予止吐药。常用的治疗方案为夜间使用氟哌啶醇1.5～3.0 mg;每隔 8 个小时使用赛克力嗪 50 mg;每隔 6 个小时使用甲氧氯普胺 10～20 mg。在阿片类药物用量趋于稳定后,由阿片类药物引起的恶心、呕吐几乎消失,此时如果患者仍然存在恶心症状,则应查找是否有其他原因,必要时用恩丹司琼或格雷司琼。

(3)持续性重度恶心、呕吐:恶心、呕吐持续 1 周以上者,需减少阿片类药物用药剂量或更换药物,也可以改变用药途径。同时应了解是否合并便秘症状,便秘可能加重恶心、呕吐反应,因此对于严重恶心、呕吐的患者,应注意及时解除便秘症状。

3.护理措施

(1)做好服药指导,提高患者的服药依从性,告知用药不规范的危害性,减轻患者的心理压力,增加安全感。

(2)按时给药:可以由当班护理人员统一发放,或是床边提醒患者到了服药时间,并询问及观察其有无不适,看服到口,整片吞服,不可掰开或嚼碎。

(3)当患者初次使用阿片类药物时,护士应当密切观察患者用药后的反应,当患者出现恶心、呕吐时,给予相应的处理,但要注意区分引起呕吐的原因,区别于脑转移、肠梗阻、高血钙等引起的恶心、呕吐。

(4)予耳穴埋豆,取穴神门、胃、肾上腺。

（5）指导患者可按压足三里、内关等穴位。

（6）当患者出现恶心时，可指导患者进食生姜、藿香等。

（7）呕吐后及时用温水漱口，保持口腔的清洁。

（8）对于初次使用阿片类药物的患者，可指导患者食用偏酸性的食物，如硬糖、蜜饯等，可缓解症状的出现，也可在给予处方药的同时预防性地给予甲氧氯普胺、维生素 B_6。

（9）严格交接班，及时观察与询问患者服药后的情况，服药期间依据世界卫生组织（WHO）标准对患者的疼痛程度及治疗效果进行及时评估，以利及时修改护理计划，为医生调整用药提供有效依据。

（二）便秘

1.概述。阿片类药物与肠道阿片受体结合，使肠蠕动缓慢，肠液分泌减少，吸收增多；增加肠道平滑肌的肌张力并抑制协调性蠕动，非蠕动性收缩增加；肠肌层丛中兴奋性和抑制性的神经活性降低，排便反射的刺激不敏感。

2.预防

（1）多饮水，多摄取含纤维素的食物，适当活动。

（2）缓泻剂：适量用番泻叶、麻仁丸或便乃通等缓泻剂。应告诉患者如何根据个体情况调节饮食结构、调整缓泻剂用药剂量，并且养成规律的排便习惯。如果患者 3 天未排大便就应给予积极的治疗。

3.护理措施

（1）让患者养成良好的排便习惯，早晨起床后或者早餐后如厕。无论是否达到满意的排便效果，都应坚持上厕所。如厕应集中注意力，避免引起排便反射抑制。

（2）饮食上宜食用清凉润滑、行气益气、软坚润肠、健脾养血润燥的食物，如香蕉、梨、黄瓜、苦瓜、芹菜、莴苣、山药、芋头、蜂蜜等；忌食"助火邪，耗真阴"的食物，如辣椒、姜、羊肉、狗肉、鸡、鱼、酒、五香调料等。

（3）遵医嘱服用各类缓泻剂，用药过程中密切观察患者的反应，发现任何不适应立即通知医生，对症处理。

（4）指导患者学会自我放松的方法，如培养养花、钓鱼的兴趣；指导患者每天坚持做适量的运动，如散步、慢跑、打太极拳等，促进肠蠕动；避免久坐。

（5）治疗便秘的中医操作：耳穴埋豆、艾灸、穴位按摩（顺时针方向，以脐部为中心，每次按摩 5～10 分钟）。便秘取穴：主穴为大肠、三焦、脾、腹、皮质下，配穴为便秘点。

（三）嗜睡和过度镇静

1.概述。少数患者在用药的最初几天内可能出现嗜睡等过度镇静的不良反应，数天后症状多自行消失。如果患者出现显著的过度镇静症状，则应减少阿片类药物的剂量，待症状减轻后再逐渐调整剂量至满意镇痛。

2.预防。初次使用阿片类药物时剂量不宜过高，剂量调整以 25%～50% 逐渐增加；考虑合用非阿片类镇痛药，降低阿片类药物剂量。

3.护理措施

（1）严密观察患者的意识、表情、瞳孔大小、对光反射及肢体活动，观察有无头痛、呕吐、烦躁不安、视物不清及意识情况,如发现异常及时向医生汇报处理。

(2)部分使用镇痛药的患者会出现嗜睡现象。嗜睡的患者呼之能醒,护士应经常喊醒患者,密切观察患者的呼吸频率、节律和深浅,以及皮肤、口唇和甲床的颜色,并提醒医生是否需要减少镇痛药的剂量。

(3)患者在嗜睡期间,护士应加强巡视,加强基础护理及安全防护,避免出现坠床、自行拔管、烫伤等意外事件的发生。

(4)患者镇静期间,自主活动减少,病情严重、长期卧床的患者应预防压疮的发生,每2个小时定期翻身1次;使用气垫床,并保持床单位整洁卫生,无皱褶、渣屑;搬动患者时动作应缓慢轻柔,避免拖拉拽的发生,造成皮肤完整性受损;定期检查枕部、耳郭、骶尾部等身体下垂易受压部位的皮肤完整情况。

(四)呼吸抑制

1.概述。呼吸抑制是阿片类药物最严重的不良反应,主要在于延髓呼吸中枢对二氧化碳的反应性降低;其次在于脑桥呼吸调整中枢受抑制;此外,吗啡还会降低颈动脉体和主动脉体化学感受器对缺氧的反应性。无论是椎管内还是静脉给药都可发生呼吸抑制,阿片类药物所致的呼吸抑制表现为呼吸次数减少,呼吸频率减慢,呼吸抑制程度与剂量相关,大剂量可导致呼吸停止,这也是吗啡急性中毒的主要致死原因。

2.预防。坚持个体化用药原则,避免阿片类药物过量;加强巡视监测,及时发现呼吸抑制并正确分析原因。

3.护理措施

(1)保持患者呼吸道通畅,舌后坠患者可以放置口咽通气道,及时吸痰,清理口腔分泌物。

(2)常规吸氧,必要时面罩加压给氧;怀疑发绀者应叫醒患者,鼓励其深呼吸增加氧供,只要病情允许,应尽量抬高患者床头 $15°\sim30°$。

(3)静脉应用纳洛酮拮抗,尽可能监测血氧饱和度(SPO_2)。特殊情况需采用气管插管、机械通气控制呼吸。

(五)尿潴留

1.概述。阿片类镇痛药增加输尿管平滑肌张力,使膀胱括约肌收缩;同时抑制中枢神经,抑制排便反射,并释放抗利尿激素,导致尿量减少,从而使膀胱充满尿液不能正常排出体外引发尿潴留。

2.预防。从小剂量开始,规范应用镇痛药;避免同时使用镇静剂;避免膀胱过度充盈;指导患者定时排尿,养成良好的排便习惯。

3.护理措施

(1)诱导方法:鼓励患者排尿,可以通过站立、放松、听流水声刺激,造成条件反射增强排尿感。

(2)可以采取流水诱导法或热水冲洗会阴部法或膀胱区按摩法。下腹部冷热敷交替可缓解肛门括约肌痉挛,促进排尿。

(3)对疼痛引起的排尿困难,应给予镇痛药。用0.5%利多卡因20 ml长强穴封闭,也可针刺中极、关元、气海、三阴交、水道等穴位。肌肉注射新斯的明 1 mg 可以增强膀胱平滑肌的收缩,促进排尿。

(4)经过各种治疗无效、膀胱充盈明显者,应行导尿,但一次排尿量不宜超过1 000 ml,以免因膀胱减压后黏膜血管急剧扩张充血而导致膀胱黏膜广泛出血。必要时留置导尿。

(六)皮肤瘙痒

1.概述。引起皮肤瘙痒的瘙痒中枢在大脑中的位置尚不明确,但阿片类药物可通过直接使肥大细胞脱颗粒,释放组胺而产生瘙痒。

2.预防。加强皮肤护理,避免加重药物性瘙痒的不良刺激。

3.护理措施

(1)注意皮肤卫生,避免使用强刺激性外用药,贴身内衣宜选择质地松软的棉制品,避免穿戴易引起皮肤刺激的织物;饮食上避免摄食会引起血管扩张的酒精和胡椒类食物。

(2)洗涤皮肤时应用冷水或温水;避免过度洗涤皮肤和应用碱性肥皂;可以使用凡士林或保湿霜以保持皮肤的湿度;空气中的湿度尽量保持在40%左右。

(3)避免搔抓摩擦,尽量打破或打断搔抓引起炎性介质分泌增多导致瘙痒更剧的恶性循环。轻度瘙痒 1～2 天可自行消失;对于较严重者,嘱咐患者避免抓伤皮肤,同时应给予抗组胺药物治疗,如苯海拉明。

(4)帮助卧床患者定期翻身、变换体位,注意检查受压部位的皮肤,预防压疮的发生,保持床单位平整干燥,及时处理皮肤干燥脱落的皮屑,避免皮肤瘙痒的发生。

(七)阿片类药物的其他不良反应

阿片类药物的其他不良反应主要有胆绞痛、精神错乱和中枢神经毒性及药物依赖等。

1.阿片类药物用于胆绞痛患者的镇痛,疼痛可能加重而不是缓解,舌下给予硝酸甘油(0.6～1.2 mg)可降低升高的胆内压。

2.阿片类药物引起精神错乱较为罕见,主要出现于老年患者及肾功能不全的患者。

3.使用哌替啶的患者易出现中枢神经毒性反应,处理方法:合理使用辅助性药物,以减低阿片类药物剂量,可给予氟哌啶醇 0.5～2.0 mg 口服,每 4～6 个小时 1 次。腰椎管内给药时,可使用利多卡因等。应避免使用哌替啶治疗慢性癌痛。

4.癌痛患者通常需要长时间、高剂量的阿片类药物的治疗,会导致耐受和依赖。然而,癌症患者的药物滥用并不常见。耐受和依赖的存在以及对于耐受和依赖可能发生的担忧,都不应该干扰阿片类药物的正确应用。

二、非阿片类——非甾体类抗炎镇痛药(NSAID)的不良反应

(一)胃肠道反应

胃肠道反应是最常见、最主要的不良反应,主要包括上腹不适,恶心、呕吐、出血和溃疡等。

（二）皮肤反应

皮肤反应是 NSAID 药物应用的第二大常见的不良反应,主要包括皮疹、荨麻疹、瘙痒、剥脱性皮炎和光敏等皮肤反应。

（三）肾损害

长期服用 NSAID 可引起"镇痛药性肾病",导致慢性肾炎和肾乳头坏死。

（四）肝损害

NSAID 所致肝功能障碍,轻者为转氨酶升高,重者表现为肝细胞变性坏死。

（五）血液系统反应

NSAID 几乎都可以抑制血小板聚集,延长出血时间,但阿司匹林可引起不可逆性反应。

（六）中枢神经系统反应

所有 NSAID 都可引起中枢神经系统反应,如头晕、头痛、嗜睡、精神错乱等;其他不良反应还有耳聋、视力模糊、味觉异常、心动过速和高血压等。

（七）血管系统不良反应

如长期大量应用 NSAID,可能会引起心血管系统不良反应,其中包括心律不齐、血压升高、心悸等。

三、规范化使用镇痛药物——三阶梯止痛

（一）应用方法

1.第一阶梯。轻度疼痛给予非阿片类（非甾体类抗炎药）加减辅助止痛药。注意:非甾体类止痛药存在最大有效剂量（天花板效应）的问题。第一阶梯常用药物包括对乙酰氨基酚、阿司匹林、双氯芬酸盐、加合百服宁、布洛芬、芬必得（布洛芬缓释胶囊）、吲哚美辛、意施丁（吲哚美辛控释片）等。

2.第二阶梯。中度疼痛给予弱阿片类加减非甾类抗炎药和辅助止痛药。弱阿片类药物也存在天花板效应。第二阶梯常用药物有可待因、强痛定、曲马多、奇曼丁（曲马多缓释片）、双克因（可待因控释片）等。

3.第三阶梯。重度疼痛给予阿片类加减非甾类抗炎药和辅助止痛药。强阿片类药物无天花板效应,但可产生耐受现象。此阶梯常用药物有吗啡片、美菲康（吗啡缓释片）、美施康定（吗啡控释片,可直肠给药）等。

（二）WHO 提出的癌痛治疗的 5 个给药原则

1.口服给药。简便、无创、便于患者长期用药,对大多数疼痛患者都适用。

2.按时给药。是"按时"给药,而不是疼痛时才给药。

3.按阶梯给药。按患者疼痛的轻、中、重不同程度,给予不同阶梯的药物。

4.用药个体化。用药剂量要根据患者个体情况确定,以无痛为目的,不应对药量限制过严而导致用药不足。

5.严密观察患者用药后的变化,及时处理各类药物的副作用,观察评定药物疗效,及

时调整药物剂量。

(三)吗啡制剂不良反应的处理方法

如果确定是吗啡引起的不良反应,首先可以降低吗啡剂量。降低吗啡剂量通常可减轻与剂量相关的一些不良反应,如果不良反应程度为轻中度,可将吗啡剂量降低 25％～50％,如果减少剂量后止痛效果不满意,就需要在减少吗啡剂量的同时加用其他协同方法:

1.加用非阿片类止痛剂。

2.加用适当针对疼痛综合征和疼痛机制的辅助药物,如抗抑郁药、抗惊厥药、肾上腺皮质激素、神经安定类药物等,需要注意的是,辅助药物不能常规给予,应视需要而定。

3.针对疼痛原因进行治疗,如放疗、化疗等。

4.局部麻醉或神经毁损也可作为协同方法之一引用,同时应对不良反应进行对症治疗。如果仍有部分患者的不良反应没有得到满意控制,可以考虑换用其他阿片类药物或改变给药途径,如通过改用直肠或皮下注射吗啡的方法,使恶心、呕吐症状得到改善。

四、癌痛患者的心理护理

由于疼痛感觉的主观性和患者依从性对疼痛治疗效果的影响,对疼痛的管理对策除了采用有效药物控制外,同时还需根据疼痛对患者躯体、精神、心理等方面的影响尽早进行适当的心理护理,如加强与患者的沟通交流,了解患者的家庭状况、担心和顾虑的问题等,及时给予安慰和开导,鼓励患者,帮助其树立信心,鼓励患者适当参与娱乐活动以转移注意力,创造良好治疗环境,建立良好的护患关系等。这些方式有助于癌痛患者保持良好心态来减轻疼痛,接受治疗,提高和巩固疗效。

文献表明,癌痛患者焦虑、抑郁的产生与患者的病前性格、家庭生活方式、家庭成员的态度有很大关系。癌痛患者经心理干预后其焦虑、抑郁状态较干预前明显减轻,生活质量也有明显的改善。在护理干预过程中,应该注意根据患者的不同年龄、性别、受教育程度及依从性,选取一种或综合应用几种心理干预方法,如心理支持疗法、宣泄疗法、森田疗法和危机干预等。著名精神分析医生巴特林博士认为:医生、护士本身就具有与镇静药物相同的作用。疼痛时癌痛患者身心最为脆弱。调查显示有 40.19％患者,特别是老年人,希望护士能够陪伴在身边;19.63％患者希望疼痛时能够握住护士的手。疼痛发作时护士应立即来到患者面前给予宽慰,适当在病床边多逗留片刻,握一下患者的手,按摩疼痛部位,梳理一下患者蓬乱的头发,协助其更换一下体位,这些都是对患者精神上的安慰,可减轻疼痛。由此可见,要达到理想的镇痛效果,心理护理及精神支持极为重要。

第五节　肿瘤疼痛患者的中西医结合护理常规

一、肿瘤疼痛患者的评估

(一)评估过程

1.以患者的主诉为依据,如实记录。

2.入院时教会患者疼痛评估标尺的使用方法,使其能够准确表达疼痛,护士能够进行持续的疼痛评估。

3.评估工具及记录单:在患者床头悬挂疼痛评估表。当患者出现疼痛时,请其及时指出最能够代表他当前疼痛强度的数字,及时汇报医生,并将疼痛评估结果记录在疼痛护理单上。对于有表达障碍或不知道如何描述疼痛的患者则采用脸谱评估标尺。

4.疼痛评估的内容:疼痛的部位、强度、性质、持续的时间、使疼痛加重或缓解的因素以及目前的治疗情况,包括疾病的治疗和相关的疼痛情况。

5.评估疼痛对功能活动的影响。严重影响睡眠的疼痛可向医生建议加用镇静安眠药物。

6.评估患者对疼痛治疗的态度和治疗依从性。

7.评估社会家庭支持系统在疼痛控制中的作用。

8.全面评估引起疼痛的原因:

(1)直接由肿瘤发展侵犯引起。

(2)与肿瘤相关但不是直接引起。

(3)由肿瘤治疗和检查引起。

(4)与肿瘤无关的疼痛。

(二)疼痛的观察

1.观察疼痛性质、部位、程度、持续时间及患者所能够忍受的范围。

2.观察患者的伴随症状和有无恶心、呕吐症状及强迫体位等。

3.密切观察病情,一旦出现剧烈疼痛,立即报告医生。

4.观察及评估疼痛对患者生活质量的影响:

(1)生理方面:功能减退,力量和活动耐力下降,恶心、食欲不振,失眠等。

(2)心理方面:焦虑、恐惧、抑郁、注意力不集中,甚至失去控制、有自杀倾向等。

(3)社会方面:社会活动减少,性功能和情感减低,依赖性增加。

(三)疼痛控制目标的制定

了解患者的疼痛耐受情况与心理需求,与患者及其家属共同制定切实可行的疼痛控制护理目标。

二、肿瘤疼痛患者的护理

(一)护理要点

1.一般护理。告知患者疼痛时尽量深呼吸,取舒适的体位,轻轻按摩疼痛部位,不可用力。保持大便通畅,减轻腹胀,以免诱发疼痛。保持环境安静舒适,执行保护性医疗制度。

2.给药护理。向患者详细说明止痛药物的给药途径、给药时间。如使用多瑞吉透皮贴剂时,指导患者选择合适的粘贴部位,宜选择平坦、干燥、体毛少的部位,每72小时更换贴剂,更换时应重新选择部位。使用阿片类药物时要注意观察患者的不良反应,有无便秘、恶心、呕吐、镇静、尿潴留、中枢神经系统毒性、神志改变等情况的发生。

3.膳食调理。饮食应选择清淡、高蛋白、低脂、无刺激的易消化食物,不宜过饱,少量多餐。与营养师和患者商量制定患者的食谱,成年休息者每天每千克体重给予热量25～30 kcal,轻体力劳动者每天每千克体重给予热量30～35 kcal。根据患者的中医证型分别给予针对性的饮食调理指导。指导患者家属调整饮食色、香、味,增进患者的食欲。

4.情志护理。耐心听取患者倾诉,给予亲切安慰,减轻患者心理负担,提高痛阈。嘱患者保持情绪稳定,焦虑的情绪易引起疼痛加深,让患者学会转移注意力,如看些小说、漫画等分散注意力。中医心理干预有"移情疗法"和"情志相胜法"。

(1)移情疗法:转移或分散注意力,放松和意念想象等。转移法:让患者取舒适体位,闭上双眼,全身呈放松状态,回想自己从前的一些趣事或是任何能够让自己陷入愉快的回忆之中的记忆。一般每次可15分钟,在进食后2小时进行,然后闭目静养2～5分钟,以使愉悦的感受传遍全身。放松疗法:让患者闭上双眼,做叹气、打哈欠等动作,随后屈髋屈膝平卧、放松腹肌、背肌、缓慢做腹式呼吸;也可让患者在幽静的环境里闭上双眼进行深而慢的呼气与吸气,使清新空气进入肺部,达到止痛的目的。

(2)情志相胜法:即利用五行相生相克的理论,用一种情志改变另一种情志的疗法。如"怒伤以忧胜之,以恐解之;悲伤以喜胜之,以怒解之;惊伤以忧胜之,以恐解之;喜伤以恐胜之,以怒释之"。如要应用该方法,就要准确地把握该中医理论,认真体会其深刻内涵,实施辨证施护。假如患者出现悲伤情绪,要设法让患者发泄出来,如哭泣、发怒等。

(二)健康教育

1.向患者介绍止痛药物的使用方法、剂量、持续时间、可能出现的副作用及其处理方法。

2.主动与患者讨论阿片类药物成瘾性和耐药性的问题,并给予正确的解释,提高治疗依从性。

3.在治疗过程中,针对患者存在的常见问题进行解释和指导,消除其顾虑和担忧。

4.鼓励患者出现疼痛时主动汇报疼痛情况,以寻求医疗帮助。

第十章　肿瘤患者的安宁疗护

第一节　安宁疗护的起源与发展

恶性肿瘤是全球人口死亡的首要原因和主要公共健康问题。据世界卫生组织国际癌症研究中心(International Agency for Research on Cancer,IARC)预测,到2025年,全球每年新增病例数将高达1930万例,病死1300万例,其中60%新增病例和70%病死病例将发生在发展中国家。2018年中国新增肿瘤病例430万例,死亡290万例,均高居世界第1位。随着医学模式的发展和人类文明的进步,肿瘤患者的生活质量和死亡质量日益受到关注。对于临终患者,以疾病治愈为目的的逐渐转变为以控制症状、提高生活质量为目标,并采取符合这一目标的医学照护模式,而安宁疗护正是这种医学照护模式的具体实践。

一、安宁疗护的定义

安宁疗护(palliative care)曾被翻译为"临终关怀""舒缓医疗""宁养疗护"等,考虑到中国公众的接受度,经过专家讨论达成共识,2017年提出将临终关怀、舒缓医疗、姑息治疗等统称为安宁疗护。WHO对安宁疗护的定义为:安宁疗护是通过早期识别、积极评估、治疗疼痛和其他不适症状(包括躯体、心理和精神方面的问题)来预防和减轻痛苦,提高终末期患者及家属的生活质量的方法,帮助患者舒适、安详、有尊严地离世。它通常指为患者生命最后的6个月所提供的服务。安宁疗护包括以下核心内容:①把死亡视为生命的一种自然的过程,既不加速也不延迟死亡。②控制疼痛和其他痛苦症状。③通过跨学科团队(interdisciplinary team,IDT)合作模式进行治疗和照护。④安宁疗护可单独实施,也可以和治愈性的医疗措施结合使用。安宁疗护不以治愈为目的,旨在提高生活质量。针对肿瘤的治疗也是为了缓解症状而采取,应权衡利弊。⑤给临终患者提供心理、社会和精神层面的整体照护。⑥提供支持系统,使患者及其家属平静地、有尊严地经历患者患病、临终以及死亡后的过程,帮助家庭应对丧亲之痛。

二、安宁疗护的起源

安宁疗护起源于英国的临终关怀(Hospice),"Hospice"一词源于拉丁语"Hospes",原意是指"客栈""驿站""救济院"等,是20世纪中世纪为基督教信徒朝圣途中提供补给的驿站。国际安宁疗护学术界普遍认为,西西里·桑德斯女士(Cicely Saunders)为安宁疗护之母,是安宁疗护的开拓者。桑德斯博士于1957年获得医师资格,花了10年时间于1967年在英国伦敦创建了圣克里斯托弗宁养院(St.Christopher Hospice),这是全世界第一家现代安宁疗护护理院,标志着现代安宁疗护事业的开端。她用了50多年的时间来帮助临终者及其家人学会如何体面地面对死亡,使无法治愈的终末期患者能够安宁地、舒适地、有尊严地走向死亡。她的哲学看似简单,却对世界影响深远,如她对患者所说"你重要,因为你是你;你重要,即使在生命的最后一刻"(you matter,because you are you,and you matter to the last moment of your life)。

桑德斯于2005年在圣克里斯托弗宁养院去世,享年87岁。《纽约时报》称她"改变了整个临终关怀体系"。西西里·桑德斯被授予英国皇家女爵(Dame)称号,获颁坦普顿奖(Templeton Prize),更获得伊丽莎白女王二世颁发的荣誉勋章。圣克里斯托弗宁养院于2001年获得康拉德希尔顿人道主义大奖(Conrad N. Hilton Humanitarian Prize),这也是全球最著名的人道主义奖项。

三、安宁疗护在国外的发展

安宁疗护起源于英国,英国的安宁疗护事业也一直处于领先地位。英国的小学开设了"死亡教育"课程,邀请安宁疗护的从业人员深入课堂,通过角色扮演,让学生们亲自体验丧亲事件,帮助其提高心理承受能力。英国政府从制度建设上加强对安宁疗护的监管,1990年英国发布了《国家卫生服务及社区关怀法》(National Health Service and Community Care Act,1990),将安宁疗护服务增加到医疗保险中。

截至 2016 年底,英国拥有宁养院约有 220 所。英国国家卫生部还制定了临终机构指南,要求重视公民的"死亡质量"。由于政府重视,民众认知高,参与意识强,英国成为世界安宁疗护的典范。在 2010 年 40 个国家和 2015 年 80 个国家发布的死亡质量指数报告中,英国死亡质量指数均排名世界第一。继英国之后,美国、加拿大、澳大利亚、日本等多个国家都相继开展了安宁疗护工作。近年来,安宁疗护在全世界有了长足发展,成为社会医疗卫生保健体系的重要组成部分。1980 年,美国便已将安宁疗护纳入国家医疗保险法案,如今绝大多数的医院提供专业的安宁疗护。2001 年美国制定了安宁疗护全国共识(The National Consensus Project for Quality Palliative Care,NCP),编制了《安宁疗护的临床实践指南》(Clinical Practice Guidelines for Quality Palliative Care),并已更新多版。日本的安宁疗护始于 20 世纪 70 年代,日本是亚洲第一个开展安宁疗护的国家,1981 年日本最早的安宁疗护医院圣立三方医院在浜松成立。在日本国民的文化心理中,临终放弃过度抢救,平静坦然地告别人生已成共识。在日本,虽没有专门的安宁疗护法律,但相关法律如《国家健康保险法》《长期护理保险法》及《癌症控制法案》被用来管理安宁疗护服务,对安宁疗护的开展发挥了十分重要的作用。2015 年全球 136 个国家/地区建立了安宁疗护机构,20 个国家/地区将安宁疗护纳入了医保体系。

四、安宁疗护在中国的发展

中国率先开展安宁疗护工作的是台湾和香港地区。1981 年,安宁疗护在中国台湾开始发展,台湾地区于 1990 年通过《安宁疗护法案》,成立了第一所安宁疗护住院机构。截至 2014 年,台湾安宁病房服务机构共计 50 家,总床数 693 床;安宁居家照护服务机构共计 71 家;安宁共同照护服务机构共计 85 家。2000 年 5 月台湾地区通过《安宁缓和医疗条例》地方立法,并已多次修法,从此台湾地区安宁疗护服务中不做心肺复苏术正式合法化。2015 年 12 月《患者自主权利法》通过,这是亚洲第一部患者自主权利法案。1982 年香港九龙圣母医院首先提出善终服务,为肿瘤患者和家属提供适当的辅导和善终照护。1986 年香港成立了善终服务促进会,普及与传播了有关舒缓治疗的知识和信息。1992 年香港第一个独立的安宁疗护机构——白普理宁养院在沙田落成,除为终末期住院患者提供安宁疗护外,还开展了社区居家服务。现香港 44 家公立医院中已有一半开设了安宁疗护服务。

我国内地的安宁疗护起步较晚,1988 年 7 月天津医学院成立了中国第一家临终关怀中心,它的建立在我国安宁疗护发展史上起着标志性的作用。1988 年 10 月我国第一所临终关怀医院——南汇护理院在上海成立了。1992 年李伟在北京成立松堂关怀医院,从事安宁疗护服务。1996 年 8 月昆明市第三人民医院成立临终关怀科。1998 年汕头大学医学院附属第一医院在李嘉诚先生的捐助下建立了全国第一家宁养医院,对国内安宁疗护服务的开展具有推动工作。2006 年 4 月,中国生命关怀协会(Chinese Association for Life Care)成立,标志着安宁疗护有了一个全国性行业管理的社会团体,同年"选择与尊严"(Choice and Dignity)公益网站成立,网站推广生前预嘱文本《我的五个愿望》,使中国民众可以通过生前预嘱实现"尊严死",从而加快和推动安宁疗护的发展。2012 年,上海开展安宁疗护项目试点,率先在全国城市社区卫生服务中心设置了安宁疗护病房。随着上海新一轮社区卫生服务综合改革的启动,安宁疗护服务已列入社区卫生服务中心的基本服务项目目录。2015年中国生命关怀协会人文护理分会成立,同年9月中国老年保健医学研究会缓和医疗分会成立,标志着我国的安宁疗护事业进入了一个新的发展时期。2016年4月,全国政协召开第49次双周协商座谈会,以"推进安宁疗护工作"为主题建言献策。2017年,国家卫生和计划生育委员会正式发布了《安宁疗护中心基本标准和管理规范(试行)》和《安宁疗护实践指南(试行)》,用以指导各地加强安宁疗护中心的建设和管理,规范安宁疗护服务行为。2018年中华护理学会安宁疗护专业委员会成立,2018年10月14日至16日全国首届安宁疗护护理新进展研讨会在长沙召开。

五、安宁疗护的发展展望

由于我国的安宁疗护起步较晚,传统文化根深蒂固,推进安宁疗护工作将面临种种困难和挑战。但是,近年来广大医护人员及普通民众对生命质量越来越重视,对于安宁疗护也在逐渐认识和接受。2016年10月,中共中央、国务院印发了《"健康中国2030"规划纲要》,纲要中提出,未来15年是推进健康中国建设的重要战略机遇期。未来的健康主题是"要覆盖全生命周期,针对生命不同阶段的主要健康问题及主要影响因素,确定优先领域,强化干预,实现从胎儿到生命终点的全程健康服务"。这从大卫生的高度提出了健康生活不仅包括"优生",还要重视"优逝"。在政府的参与和政策支持下,在专业人士和公众的共同努力下,护理人员正积极探索适合中国国情的安宁疗护模式,不断提高全社会对安宁疗护的认知。安宁疗护事关临终者的生命质量和生命尊严,是社会文明进步的标志,为满足广大民众对善终这一最后美好愿望的需求,发展安宁疗护任重道远。

第二节　安宁共照模式与应用进展

一、安宁共照的定义与内涵

安宁共照即患者住在原病房,原团队医护人员评估终末期患者身体、心理、灵性照顾的需求,患者希望接受安宁疗护团队的照顾,经原主治医生同意,进行安宁共同照护,也称安宁缓和医疗共同照护模式(简称安宁共照)。安宁共照是另一种安宁住院服务,目的是建立安宁缓和理念全院化,让有安宁照顾需求的患者,不会因主客观因素没有转入安宁照顾体系,也能接受安宁照顾。同时增进非安宁病房医护人员、患者及家属的照顾能力,是跨场域、跨科别的安宁缓和照护。

二、安宁共照的组织架构

安宁共照团队隶属于癌症中心管理,设立小组负责人、核心成员及病区联络员(小组负责人可以是接受过安宁疗护培训的护士长担任,核心成员同共照小组成员,病区联络员可为原病区的责任护士),在医务部及护理部质量控制小组督导下,协调安宁病房及安宁居家团体的工作。安宁共照小组成员包括安宁社工师、心理咨询师、音乐治疗师、疼痛专科医生、安宁专科护师、安宁药师、安宁营养师、安宁关怀人员、安宁志工等。安宁共照团队的成员共同的特点就是都具备丰富的专业知识、敏锐的洞察力、完善的护理技巧及高度的工作热情。安宁共照师必须由专职护理人员担任,应具备的专业条件包括症状控制、临终照顾专业知识、沟通、同理心、哀伤辅导等技巧,同时经过多年专业系统的培训,经验丰富,身兼多种角色,如照护计划设计者、照顾提供者、教导者、咨询者、协调者、研究者等,能够为患者提供整体性及持续性的照顾。

三、安宁共照的收案标准及流程

(一)收案标准

1.癌症晚期病患。

2.有身体、心理、灵性方面照顾需求的患者。

3.家属与病患沟通有问题者。

4.愿意接受安宁缓和疗护会诊团队的会诊或照顾。

5.符合末期患者条件,且患者或家属同意接受安宁共照服务,签署同意书。

(二)收案流程

原团队人员评估患者及家属有身体、心理、社会、灵性方面照顾的需求,填写照护单转介或电话联络,由安宁共照护理师 48 个小时内到病房探访患者提供整体性评估,然后与原团队共同制订共照计划,根据患者需要选择继续原病房安宁共同照护、转安宁居家或安宁病房。

四、安宁共照的工作内容

(一)全面身体评估及症状控制

身体评估包括头颈部、胸腔及肺、腹部、背部、四肢、会阴部及意识状态等,症状控制包括疼痛、胃肠道症状(如食欲缺乏、吞咽困难、恶心呕吐、胃肠道出血、便秘腹泻等),呼吸道症状(如呼吸困难、咳嗽咯血等),其他症状(如谵妄、睡眠障碍、淋巴水肿、发热、口腔溃疡等)。

(二)舒适护理

台湾安宁疗护之母赵可式教授指出:"照顾患者身体的最基本需要是护理专业的基本功",满足患者的基本需求不仅是护理人员的责任,也是建立护患关系的捷径。通过翻身、摆位、移位、帮助上下床、喂食、口腔护理、皮肤护理、美手美足护理、洗头洗澡、大小便护理等护理措施,缓解患者的不适症状,减轻照顾者的负担,继而改善患者的生活品质。

(三)心理疗护

心理疗护包括倾听及陪伴患者,使患者感觉被了解、被接受,协助患者与家属沟通、处理未了心愿,使用辅助疗法引导患者保持平静、放松,如松弛治疗、想象治疗、音乐治疗、游戏治疗、芳香治疗、艺术治疗、宠物治疗等。

(四)灵性疗护

精神医学家 Frankl 等认为人具有身体、心理及灵性 3 个层面,这 3 个层面整合才能使人完整。赵可式教授以天、人、物、我的关系来诠释灵性:人和自己的关系包括面对恐惧、罪恶感、绝望及找出苦难的意义;人和他人的关系包括宽恕和被饶恕、学会表达爱和被爱;人和自然的关系蕴含了人与神或至高无上力量之共融,如希望、信赖、感恩。灵性疗护包括引导患者及亲属寻找生命的意义、爱与关怀的满足、希望的实现、提供宗教信仰的依靠等。

（五）家属的哀伤疗护

家属的哀伤疗护包括对家属的身体、情绪的评估与辅导;家属与患者之间沟通有问题或有不同意见时进行辅导;倾听及陪伴家属,使其感到被了解、被接受;为过劳家属提供"喘息服务"的安排,使其身心暂获休息等。

（六）濒死症状评估、死亡准备、遗体护理及丧葬准备

因为每个患者的个性及疾病不同,所呈现出来的濒死症状也不相同,如镜面舌、耳垂缩、陈式呼吸、死前嘎嘎声、阴茎(囊)缩、巩膜水肿、谵妄、临死觉知等,濒死症状的评估能提升照护知能,以便更准确地预估患者死亡时日,以利于患者及家属做好善终准备。教导并协助家属做遗体护理及丧葬准备。

五、安宁共照评价指标

（一）疼痛控制

（二）其他症状的控制

（三）患者的焦虑程度

（四）家属的焦虑程度

（五）患者对病情的了解

（六）家属对病情的了解

（七）患者及家属间沟通是否开放

（八）团队之间对于个案问题沟通是否及时、正确且深入

（九）患者及家属是否与团队成员维持良好的沟通

六、安宁共照模式的困难与思考

安宁共照是一个很好的模式,然而在实施的过程中也面临诸多困难,例如:大医院人满为患,积极性不高,小医院力量不足、技术性不够;安宁疗护服务市场供需不平衡、政策体系不配套;无专业人员规范化培训体系;社会支持度不够;公众参与和知晓率低等。安宁共照发展的关键是提高政府的支持力度,制定总体规划构建培训体系提供引领和支持,同时建立安宁共照多学科团队,培养安宁共照专科医生、护士及其他工作者,明确各自的分工及职责,向社会大众普及生死教育及安宁疗护教育等。

第三节　安宁疗护护士培养体系构建与实践

一、安宁疗护护士培养体系构建背景

随着社会的不断进步和医学模式的转变,我国人口老龄化、慢性疾病和恶性肿瘤发

病率逐年上升,人们更加关注生命全周期的生活质量,"善终"成为亟待解决的社会问题。但受中国传统"重生轻逝"观念的影响,安宁疗护的公众认知度低,医务人员对安宁疗护专业知识和技能掌握较少,缺乏系统的培训教育,以现有的临床技术水平去开展这项工作是远远不够的,因此,培养理论扎实、技能娴熟、有良好的沟通能力和人文关怀的安宁疗护专业人员势在必行。

二、安宁疗护护士培养的目的和意义

护士作为安宁疗护工作的主要承担者,自身专业水平的高低直接关系到这项工作的安全和质量。对临床护士进行有计划的专科培养,旨在提高护士的专业能力和自我价值,普及安宁疗护知识,促进医院安宁疗护学科的长足发展,从而提升护患满意度,进一步满足社会对护理的需求。

三、安宁疗护护士培养管理体系构建

(一)建立培养管理体系组织

成立专业化、稳定化的教育管理组织,指定专家全权负责培训管理工作。管理组织制定相关制度、管理条例和服务规范,编写培训教程和考核标准,对大内科系统、肿瘤专科、老年专科等涉及安宁疗护服务的科室给予技术指导,对护理人员执行准入制度。管理组织定期开展专科技能培训,并召开管理组织会议,汇报教研培训工作的开展情况,实施 PDCA 循环成效,提出临床需求,分析、讨论培训成效,分享培训成果,促进学科持续发展。

(二)明确培养管理体系的目标

培养管理体系的目标包括构建临终患者安宁疗护专科护士培养体系的运行模式;提高实施安宁疗护的护理人员的整体能力;编撰适合护理人员培训及安宁疗护教育的参考资料;培养医德高尚、热爱护理事业的创新型护理人才。

(三)健全培养管理体系制度

依据国家《安宁疗护实践指南(试行)》《安宁疗护中心基本标准(试行)》和《安宁疗护中心管理规范(试行)》等相关规定,制定医院培养安宁疗护专科护士的培养制度、管理制度、考核制度、奖评制度等,使专科护士培养形成长效机制。在实际工作中,还需要不断修订与完善制度与流程,及时跟进临床需求,形成切实可行,行之有效的培养管理体系。

(四)实施合理的培养方案

1.岗前培训:教育新入职或更换科室从事安宁疗护工作的护理人员,必须在上岗前经过短期培训,才能从事服务工作;从事安宁疗护工作的护理人员应至少有 5 年以上肿瘤相关科室的工作经历,熟练掌握临床专科护理技能,应是具有核心能力和一般能力的执业护士。

2.在职继续教育:因临床护理人员工作性质的不同,可根据护理人员职称、学历、科室类别分开培训,做到"集中培训、注重实用""多种方式,机制为先"。采用灵活的情景模拟,使护理人员感同身受地了解处理问题的方法。此外还可以采取分组研讨、自学、护理查房和深入科室等方式,让理论和实践相结合,使受训人员身临其境地了解临终患者的需要,提高护理人员安宁疗护的专业水平。

3.专科培训教育:选拔优异者作为专科培训种子选手,参加省级或国家级专科护士培训考核,使之在专业岗位上的临床实践、护理科研、护理教育等方面能力有质的提升,促进安宁疗护专科领域的发展。

(五)确定培训方式与内容

1.培训方式

(1)院内培训:邀请院内专家与院外专家授课、专科护士外出进修学习成果汇报。

(2)院外培训:专科护士培训、外出进修学习。

2.院内培训内容有安宁疗护的起源与发展、安宁疗护实践指南、安宁疗护中心基本标准、安宁疗护中心管理规范、临终护理相关理论、疼痛的评估、心理护理及与死亡有关的法律、宗教等生命教育,宣传正确的生死观、孝道观等。

(六)健全考核和评价体系

要求把院内专科护士培训作为一项基本要求,确定考核核心框架。院内培训和院外专科培养的护士,考核其受训后是否能够在临床实践中提供直接的、有质量的临床护理服务,是否具备有效协作、沟通、咨询的能力等。将个人能力测评机制内容模块制定于考核标准与评分细则中,把一系列考核制度与继续教育学分、职称评定等制度结合起来,建立实用一体化的考核机制。改变原有的固定笔试考试,根据不同的学习形式选择不同的评价方式,理论考核以书面案例分析、书面考试为重,临床技能可通过情景模拟和现场抽检;分值侧重点应更倾向实际操作,两项成绩结合作为总结性评价。

四、加强中医专科知识框架下的安宁疗护护士培养

继承和发扬国医绿色发展的理念,推进中医护理理论运用到安宁疗护实践中。中医药学是中华民族几千年来的医学瑰宝,其"天人合一,形神合一"服务理念与人文精神,与安宁疗护大爱博爱的服务意识不谋而合。大力推广中医药的发展,结合中医护理理论和思维方式,培养和推进中医专科知识框架下的安宁疗护护理理念,以中医养生、中医康复、中医护理、中医治疗相结合为抓手,把具有实效性的个体化的药疗、食疗、穴位按摩、药浴熏洗等方法运用到安宁疗护的实践中去,能有效地缓解患者的痛苦,提高生活质量。

第四节　安宁疗护的服务理念

党的十九大以来,国家采取"落实健康中国战略,实施全民健康服务,积极应对老龄化社会及安宁疗护供给侧改革"等一系列举措,强调安宁疗护的"人文关怀"护理服务理念就是尽力满足患者所需,为患者提供以人为本的护理服务,而护理人员作为其核心力量,发挥着重要的作用。

一、安宁疗护与"人文关怀"理念的契合

人文关怀本质上是一种以人为中心,对人的生存意义、价值、自由、发展珍视和关注

的思想。安宁疗护着重于控制患者的疼痛,缓解患者痛苦,消除患者及家属对死亡的焦虑和恐惧,保证临终患者生得尊严、逝得安逸。随着现代医学的发展和社会进步,现代人文学说与护理学科自然融合,一个更高层次的护理服务理念——"人文关怀"应运而生。

二、安宁疗护护士在"人文关怀"角色中的应用

近年来,随着生物—心理—社会医学模式的发展,人们对护理服务质量寄予了越来越高的期望。而生命终末期的患者更渴望人性的温暖,"人文关怀"护理服务理念正是安宁疗护学科的精髓。护士除了提高护理质量、减少生命终末期医疗资源的消耗及引导患者和家属树立正确的死亡观之外,还兼具着其他人文角色的定位。

（一）临床工作者

护士不仅要做好保持患者身体舒适的基础护理,还要因地制宜地对患者实施不同心理时期的心理疏导。

（二）资料评估者

护士通过与患者的有效沟通和持续观察,实施动态评估,结合专业技能和临床经验提出个体化的护理措施,同时为医生的诊治提供有力的依据。

（三）实施协调者

安宁疗护是一个涉及医疗、护理、伦理、心理、社会等多方面的学科。在整个医疗过程中,护士始终作为协调者,与多部门联合给予患者最大安慰和关爱。

（四）情感支持者

在终末护理过程中,护士努力在护理团队中营造"人文关怀"理念,关爱患者,尽量满足患者合理的要求,开展护理感动服务,让患者在生命终末期不留遗憾,让患者家属接受死亡、减轻悲痛。

（五）护患教育者

护士是临终患者及家属生活护理和心理护理的指导者,也是有着丰富实践经验的护理教育者。

三、"人文关怀"在安宁疗护中的体现

安宁疗护强调的核心是生活,而不是死亡;对临终患者的照护不是为了延长寿命,而是有品质的生命关怀,是为了丰富生命、追求质量。安宁疗护下的"人文关怀"就是给患者提供安宁、舒适、无痛的身体和心理照护,同时给予患者和家属精神力量,帮助他们缓解压力、减轻痛苦,从而坦然面对死亡。

（一）更新人文理念,提供安适护理

1.根据不同病情的患者拟定个体化的护理方案,对于疼痛的临终患者,首先应当解决疼痛的问题。护士应充分关怀患者,主动使用各种镇痛方法,决不能让患者强忍疼痛,违反人性化护理原则。镇痛药应按阶梯使用,按时按量给予,规律用药有助于改善生活质量、增强信心。心理暗示、意向催眠、中医按摩穴位及针灸等都是缓解疼痛的非药物镇痛治疗方式。

2.在护理团队中营造"以人为本、关爱生命"的人性化护理氛围,建立良好的护患关系。实施保护性医疗,调动亲属积极配合,调动恢复较好的病友现身说法,给患者最大的心理支持和鼓励。

3.帮助患者和亲属树立正确的生死观,以诚恳的态度了解他们的心理动向,教会亲属简单的护理知识,比如:搀扶行走、变换体位、按摩身体、可口饮食等,尽可能使亲属在患者离世前充分尽到义务,精神上得到慰藉,不留遗憾。

(二)加强基础建设,改善疗护环境

生命终末期的患者往往悲观、失落情绪较重,而良好的疗护环境会对患者产生良性刺激。因此,加强基础环境建设是医院人文化管理的关键一环。比如:医院环境应幽雅洁净,应增加环境绿化面积,设置可供观赏与休憩的园林建设;病区设置导医台、醒目的标识,使用圆角就诊桌,病房设置手机充电插口,设置有折叠座椅的户外移动输液吊架,走廊放置呼叫设备,公共卫生间有安全扶手;投入家庭化病房的使用,病室阳光充足、空气新鲜、色彩柔和,根据个人文化需求和生活习惯,摆放绿植、书籍、藤椅等;允许患者携带珍爱物品进行摆放,尽可能满足患者所需,使生活环境家庭化,营造特殊的生活方式,使患者坦然面对死亡,而不是等待死亡。医院实施安宁疗护,应根据自身特点,拓宽服务范围,解决患者实际问题,努力营造一种以人为本的关爱氛围。

(三)增强人文意识,构建质量体系

1.制订人文护理服务计划,确保各项护理措施落实到位。护士在做事之前应充分考虑患者感受,想患者之所想,急患者之所急。临床工作中进行静脉穿刺尽量一次性成功,进出病房轻手轻脚、取物放物轻拿轻放;做好操作治疗后,将患者床旁物品整理干净,将所需要的物品放在触手可及的位置;经常与患者和家属进行交谈,了解工作中的不足,不断改进,提高护理质量。

2.利用现有的医疗和环境资源为患者提供优质的人性化服务,构建安宁疗护服务质量控制体系。医院所在的团队应建立安宁疗护服务管理组织体系,健全管理制度,明确各类人员岗位职责。指定管理者全权负责安宁疗护的管理工作,对安宁疗护的患者护理质量及安全管理全程进行督导和把关。把人性化管理带入质量评定,定期召开患者家属座谈会,听取意见和建议,实施人员满意度调查,评优罚劣;管理层面定期进行护理质量考核,在不断改进中提升专科服务质量。

(四)做好沟通互动,实施人文教育

传统的孝道观念导致过度无效治疗,亲属在治愈无望的情况下仍然要求医务人员进行无意义的抢救和救治,这不仅增加了临终者的痛苦,还增加了医疗资源的浪费和医务人员的无效工作量。安宁疗护护理人员要主动承担沟通协调者的角色,鼓励老年人及重症人群接受安宁疗护,对患者和家属进行哀伤学说和死亡教育的指引,帮助他们树立正确的生死观,认识死亡是个自然的过程。

四、以安宁疗护为契机,以"人文关怀"为理念,提升医院文化建设

(一)加强医德教育,使护士具备高尚的道德情操

从事安宁疗护的护理人员长期与临终患者打交道,需要有强烈的社会责任感和高尚

的职业道德。而满足不同文化背景患者的需要,是护理工作对个体化的对称性帮助,护理人文关怀才具有现实意义,护士专业素质才被赋予了艺术性,护士才能得到职业认同,体现职业价值。同样,他们在疗护工作中被患者感知、认知,所以他们更懂得尊重生命、珍视生命。

(二)加强专业培训,提高护理质量

安宁疗护护理人员要不断地进行学科在职继续教育,不仅要有专业化的知识,还要有过硬的心理素质,要关怀患者,对待患者要有爱心、责任心,能够准确地了解患者内心真实的想法;更要有细心和耐心,才能及时观察到患者病情或心理情绪的变化。此外,安宁疗护护理人员还应掌握良好的沟通能力,能够及时与患者、家属及医疗同行进行沟通,并提供相应的护理服务。

(三)开展社会教育,注重大环境下的学科展望

1.“人文关怀”不仅仅针对患者,我们也要关爱长期在生命终末期患者身边工作的护理人员。管理者应关怀体恤从事安宁疗护的护理人员,开展死亡教育、心理咨询等培训,释放她们的压力。同时鼓励护理人员提升自我,积极参加安宁疗护的专业培训和研讨会,及时更新理念,正确引导护理人员对安宁疗护的认识,发展学科建设,提升医院专科水平。

2.应加大护理教学改革与实践。在“人文关怀”的背景下,构建学科规范制度及培养机制,将死亡教育、哀伤辅导、安宁疗护编写入册,提高高校护生的相关知识和能力;进行资质认定,采取长效激励措施,鼓励在职护理人员专业精进;提倡男性护士加入,弥补女性护士体力有限、对男性患者进行身体护理时的尴尬和因女性性格细腻、易受悲观情绪影响等不足;提高安宁疗护护士的福利待遇,使护士劳有所得,吸引更多的护理人才融入安宁疗护队伍中去;加大全社会宣传普及安宁疗护知识的力度,提升对安宁疗护专科的认知,为安宁疗护护士的培养创造良好的社会大环境,促进安宁疗护事业长足有序发展。

第五节　安宁疗护模式的探索

一、安宁疗护模式

根据我国国情,借鉴发达国家安宁疗护的做法,我国肿瘤患者安宁疗护模式可以从医院安宁疗护(安宁疗护病房服务模式、安宁共同照护服务模式、安宁护理服务门诊模式)、社区安宁疗护、安宁居家疗护三种模式进行探讨。

(一)安宁疗护病房

1.主要收治以下患者:

(1)有身体疼痛、不适症状及精神、心灵需要辅导者。

(2)安宁专科医生确定不适合给予治愈性治疗,只适合缓解性或支持性治疗者。

(3)经由医生认定为癌症末期患者,其生存期一般不超过 6 个月者。

(4)放弃心肺复苏术者。

(5)家属或亲友愿意共同参与照顾者。

2.患者及家属同意接受安宁照顾,并签署安宁疗护同意书。

3.收治方法:原诊疗科室医生通过书面转介。

(二)社区安宁疗护

1.主要收治以下患者:

(1)住院中癌症患者。

(2)疾病有转移、复发或终末期、临终患者。

(3)有身、心、灵问题者。

2.患者及家属同意接受安宁照顾,并签署安宁疗护同意书。

3.收治方法:原诊疗单位医生通过书面转介。

(三)安宁居家疗护

1.主要收治以下患者:

(1)医生评估为癌症末期患者且符合 ADL 评分<60 分。

(2)医生评估病情不需住院,但有服务需求者。

(3)患者或家属同意接受安宁居家疗护,并签署安宁疗护同意书。

(4)住所距离医院乘出租车 30 分钟以内。

2.愿意接受安宁居家疗护相关付费事宜。

3.收治方法

(1)本院住院的患者:可经由电话通知会诊,由安宁护理师进行初步评估,了解家属及患者的意愿,再请安宁疗护医生评估。

(2)门诊患者:持原诊治医院的病历及检查资料,挂安宁疗护门诊。

(3)急诊患者:可经由急诊医生以会诊单方式通知,请安宁疗护医生评估。

二、安宁疗护提供的服务内容

(一)提供治疗性身体照护

癌症疼痛等末期症状的控制及适当处置、肿瘤溃疡伤口换药指导、止痛药的使用指导。

(二)提供非治疗性身体照护及指导

身体评估、不适症状的评估及处理、增进舒适(如面部护理、口腔护理等)、营养摄取指导、临终照护与遗体护理。

(三)心理社会方面护理

协助患者家属增进互动,陪伴患者面对及渡过死亡过程,处理身、心、社会、经济的问题,帮助患者及家属接受生命过程及进行遗憾哀伤辅导。

(四)灵性方面护理

协助患者肯定自我价值、寻找生命及受苦的意义,协助患者完成心愿;协助家人相互宽恕,协助宗教自主,获得内心安宁。

(五)临终照护

第六节　肿瘤患者安宁疗护的中西医结合护理常规

一、安宁疗护四全照顾

(一)全人照顾

即身、心、灵的整体照顾。癌症末期患者除了身体症状外,还有很多心理的问题,都需要关怀照顾到。

(二)全家照顾

癌症末期患者最后会走向死亡,而死亡是整个家庭甚至全家族的大事,所以不仅要关心患者,也要照顾家属,解决其体力不足、心理悲伤等问题。

(三)全程照顾

不仅要照顾患者到临终,还要做患者家属的悲伤辅导,使创伤减至最轻,避免产生一些后遗症。

(四)全队照顾

这是一个团队的工作,成员包括医生、护理师、社工、志工、宗教师等,需要专科医生和各类专业人员合作。

二、中医对安宁疗护的认识

中医以自然的科学知识作为主体,是一种多学科相交融的产物,可以运用中医的心理医学对临终患者的心理及生理进行干预调节,特别是对患者及家属进行情志上的干预。中医的许多治疗方法可以给患者的生理及心理上带来较为舒缓的治疗体验,改善患者临终阶段的生活质量,并帮助患者亲属逐渐走出失去亲人的痛苦状态。

三、中医治疗的原则

通过护理人员的语言、表情、姿势、态度、行为及气质等来影响和改善患者的情绪,解除其顾虑和烦恼,从而增强战胜疾病的意志和信心,消除或减轻引起患者痛苦的各种不良情绪和行为,使患者能在最佳心理状态下接受治疗和护理,达到早期康复的目的。

(一)热情诚恳、全面照顾

人在患病后,常有恐惧、紧张、苦闷、悲哀等不良情绪,迫切需要亲人或医护人员的关心和照顾。因此,医护人员一定要以诚恳热情的态度去关心体贴、安慰同情患者的病痛。除自己的语言、态度外,还应重视病室环境和患者周围的人和事,全面进行照顾。如主动介绍医院规章制度和同病室的病友,布置优雅舒适的病室等,使病员感到病房如同家里一样温暖、亲切和舒适,能很快安下心来接受治疗和护理。

(二)因人而异、有的放矢

患者来自社会各行各业,各人的性格、年龄、爱好、生活习惯、经济情况和病症不同,会产生不同的情绪。因此,护理人员要在全面了解患者情况的基础上,有的放矢地做好情志护理。

1.新入院患者。患者对病区环境陌生,饮食、生活不习惯,心情多显紧张或焦虑,担心自己的病影响工作或学习,对治疗有恐惧感。护理人员应主动向患者介绍有关情况,帮助其解决疑虑和困难。

2.危重患者。患者病情危急,缺乏思想准备,易产生悲观和忧伤情绪。护理人员需耐心安慰和开导,讲清情志对疾病治疗的影响,帮助其消除顾虑,积极配合治疗。

3.慢性病或生活失去自理的患者。患者精神压力大,担心生活、工作和疾病预后。护理人员要主动热情地做好生活护理,实事求是地讲解疾病治疗的难易和规律,也可请治疗效果好的患者进行现身说法。对住院时间长而思念亲人的患者,尽可能请家人多来探视,以解思念之情。有条件亦可开展多种形式的娱乐活动,以丰富生活内容和怡情悦志。

4.易发怒生气的患者。护理人员应保持耐心,注意说话态度和语气,患者情绪激动时要待其情绪稳定后再慢慢进行劝导和安慰。

（三）正确运用开导法

开导法就是通过正面说理,使患者了解自己病的发生、发展及治疗护理的情况,使其引起注意和重视。

四、护理措施

（一）一般护理

为患者营造一个良好的生活环境,不能过于僻静,增加环境的乐观气氛,增加人际交流,保持病室光线充足,整洁舒适。

（二）给药护理

肿瘤患者的用药是由医护人员严格掌握和控制的,除非有特殊的安排,一般不让患者自己控制药物的种类和剂量,因为许多药物毒性较大,要认真做到发药到口。根据患者的病情和体质,遵医嘱对患者进行辨证用药。

（三）辨证施膳

根据患者的病情,采用辨证的方式为其搭配所需的食物,选用高蛋白、营养丰富、易于消化吸收的食物种类,精心安排患者食谱,并鼓励其多食新鲜蔬菜、水果,保持足够的体力以耐受各种治疗。

（四）情志护理

肿瘤患者均有不同程度的恐惧和忧伤心理,要严格执行保护性医疗制度。舒畅患者情志,开导患者,使其乐观、开朗、积极,摆脱思想上的阴影,保持情绪稳定。给予患者足够的关心和体贴,了解患者关心的问题,对其采取相应的指导和慰藉,使患者逐渐消除抑郁情绪,保持积极乐观的心态。

（五）临证施护

1.肝气郁结。证见精神抑郁、胸闷胁痛、腹胀嗳气、不思饮食、脉多弦细。治宜疏肝理气,可选用四逆散治之。

2.气郁化火上逆。证见头痛头晕、胸闷胁胀、口苦咽干、苔黄舌红、脉多弦数。治宜清肝泻火,可选用加味逍遥散。

3.痰气郁结。证见咽中似有物梗阻,咯之不出,咽之不下。治宜利气化痰,可选用半夏厚朴汤。

4.久郁伤神。证见精神恍惚、悲忧善哭、疲乏无力。治宜养心安神,可选用加味甘麦大枣汤。

5.阴虚火旺。证见眩晕心悸、心烦易怒、失眠。治宜滋阴清火、养血柔肝,可选用滋水清肝饮。

五、安宁疗护的意义

(一)安宁疗护是医学人道主义精神的具体体现

医学人道主义的核心是尊重生命的价值。安宁疗护就是对临终前和无治疗希望的晚期患者不依赖于痛苦的无效治疗方法,而是致力于科学的心理关怀和精湛的护理手段,最大限度地减轻患者的痛苦,使患者平静地离开人间,患者死而无憾,生者(家属)问心无愧。

(二)安宁疗护符合辩证唯物主义生死观的要求

死亡是生命过程的一部分,生老病死是生命的必然过程,科学技术可以延长人的生命,但无法使人永生。既然人必然要死,就应与优生一样要优死,这是人类文明和时代进步的标志。

第二篇　各　　论

第一章　中枢神经系统肿瘤患者的中西医结合护理常规

第一节　中医对中枢神经系统肿瘤的认识

中枢神经系统肿瘤(tumor of central nervous system)是神经系统常见病之一,是指起源于中枢神经系统内的组织或结构的一组良恶性疾病,病变主要位于颅内或椎管内,是除脑血管病、颅脑损伤、颅内感染以外最常见的、具有特殊临床意义的中枢神经系统疾患,具有较高的致残率和致死率。它包括源于中枢神经系统组织原发性肿瘤和由身体其他部位恶性肿瘤侵入中枢神经系统内引起的继发性肿瘤两大类,严重危害神经系统功能。

一、病因、病机

（一）病因

1.外因。中医认为六淫之邪以致邪毒蕴结于经络脏腑,可引起肿瘤的发生。

2.内因。元气化生异常,内生瘤毒是根本原因,该瘤毒不同于一般的外感六淫邪气,也不同于一般的内生邪气,而是一类特殊的毒邪,其性更暴烈顽固,毒势鸱涨、正气难抗,在此过程中在情志内伤、饮食水土失宜、劳逸不适等致病因素作用下,干扰元气的化生,形成瘤毒。

（二）病机

1.七情所伤,气机失调。心所主而分属五脏,以五脏六腑的气血津液为物质基础,脑为诸阳之会,全身阳气通过阳经会聚于脑,一旦七情所伤,气机失调,就会出现清阳不升、浊阴盘踞。

2.正虚邪实。正气虚弱,而邪气结聚或邪气过盛,致正气抗病机能低下。

3.脾肾阳虚,髓海失养。肾生髓通脑,肾虚髓海空虚而贼邪乘虚而入;脾主运化,脾虚湿聚生痰,而致痰凝血瘀入颅占位。

4.肝肾阴虚。肾虚肝亦虚,肝风内动,邪毒上扰清窍,痰蒙浊闭,阻塞脑络,气化不利,内外合邪,上犯于脑,并留结而成块。

5.痰凝血瘀。《证治要诀》曰:"诸痛,乃是痰为气所激而上,气以为痰所隔而滞,痰与气相搏,不能流通"。气滞津停为痰,瘀血生成或因气虚气滞,或因痰阻寒凝,或因跌倒外伤,或因手术损伤,日久不除,成毒化热,瘀热瘀毒聚于局部。

二、辨证分型

(一)痰浊壅塞

头痛眩晕,肢麻舌强,半身不遂,语言謇塞,痰多呕吐,或口吐白沫、抽搐,或表情淡漠、精神萎靡、意识不清,苔白腻,脉弦滑。

(二)气滞血瘀

气血瘀阻,头部刺痛,部位固定呈持续性,面色晦暗,口唇发绀,舌紫暗,脉细涩。

(三)肝风内动

头痛眩晕,语言謇塞,半身不遂,口眼歪斜,手足心热,口干,盗汗,舌红,苔少,腰酸膝软,失眠耳鸣,脉弦细。

(四)热毒壅滞

患部肿块有膨胀感,体积较大,肿块表面脉管充盈,肿胀发亮,色暗红,或破溃渗流脓血;触摸肿块有搏动感,疼痛剧烈,尤以夜间为甚;功能活动障碍,精神倦怠,纳食不佳,口干渴,大便干,小便赤,舌质红,舌苔薄黄,脉弦数。

(五)肝肾阴虚

肝肾两虚,头痛眩晕,目眩耳鸣,视力障碍,恶心呕吐,肢体麻木,失眠健忘,咽干颧红,烦躁易怒,大便干结,震颤,抽搐,偏瘫,舌强失语,神昏谵语,项强,斜视上吊,角弓反张,舌质红,少苔或苔黄燥,脉弦细数。

三、临床表现

(一)症状

中枢神经系统肿瘤的临床表现可分为两大类:一类是由于占位效应引起的颅高压症状,主要表现为头痛、恶心、喷射状呕吐等,眼底检查可有视盘水肿;另一类是由于肿瘤破坏正常组织导致的定位神经系统症状,主要表现为运动障碍、感觉障碍、癫痫发作等,有的还可以伴有情绪或人格的改变。

(二)体征

1.松果体区肿瘤可出现:

(1)四叠体受压征,即瞳孔反应障碍、垂直凝视麻痹和耳鸣、耳聋。

(2)两侧锥体束征,即尿崩症、嗜睡、肥胖、全身发育停顿。

2.椎管内肿瘤很容易造成神经根的刺激和脊髓的损害:

(1)神经根刺激期表现为受压节段或所支配肌肉的抽动(肌跳),伴肌束颤动、运动不灵或无力等。

(2)脊髓损害期绝大多数感觉、运动障碍均在同一侧,或呈对称性分布;脊髓完全受压期表现为肿瘤平面以下深浅感觉消失,肢体完全瘫痪和痉挛,并出现大小便障碍,此期脊髓损害呈不可逆性。

(三)并发症

恶性中枢神经系统肿瘤易形成脑疝、脑水肿、脑积水等。

四、中医治疗原则

中医从整体观念来看待疾病本质,认为肿瘤是全身性疾病的局部表现,是一个全身属虚、局部属实的疾病。因此中医治疗肿瘤的方法可归纳为扶正和祛邪两个方面,扶正是为祛邪创造条件,祛邪是为进一步保护正气,在临床中两者相辅相成,共同达到"治病救人"的目的。人体一切疾病的发生与发展,都可以从邪正两方面的关系来分析,肿瘤的演变过程就是正邪双方斗争的过程,如《内经》云:"正胜则邪退,邪盛则正衰",故而治疗上以中药益气扶正、攻击瘤毒为主,同时需要辩证地考虑把抑制毒络的无序增长、阻断癌瘤的养分供给作为一项重要的治疗指导原则。

临床实践证明,中药夏枯草、蛇舌草、山豆根、山慈姑、米仁、天南星、凌霄花、杭菊、半夏、地鳖虫、牵牛子、紫草根、决明子、钩藤、天麻、野菊花、牛黄等,对各类中枢神经系统肿瘤有一定疗效。在辨证施治时,可参照以下方法:

(一)瘀毒阻滞

治宜解毒化瘀。通窍活血汤加减,药用桃仁、红花、三棱、莪术、穿山甲、白芍、川芎、三七、石菖蒲、白花蛇舌草、半枝莲、麝香等;瘀阻重者加水蛭、蟅虫,抽搐者加全蝎、蜈蚣、地龙,兼呕吐者加姜半夏、茯苓、竹茹等。

(二)肝胆实热

治宜清肝泻火、利湿泄热。龙胆泻肝汤加减,药用龙胆草、黄芩、栀子、生地、当归、泽泻、夏枯草、石见穿、半边莲、贯众等;热重者加黄连、黄柏,神昏谵语者加安宫牛黄丸、至宝丹。

(三)脾肾阳虚

治宜温补脾肾、解毒散结。药用制附子、姜半夏、熟地、山药、生芪、胆南星、枣皮、茯苓、穿山甲、鸡内金、川芎、杜仲、半边莲、篱草等。

(四)肝肾阴虚、肝风内动

治宜滋阴潜阳、镇肝息风。镇肝息风汤合天麻钩藤饮加减,药用生地、生龟板、生牡蛎、生龙骨、怀牛膝、生杭芍、玄参、生赭石、天麻、钩藤、天冬、石决明等。

(五)痰浊阻滞

治宜化痰降浊、开窍醒脑。三生丸合涤痰汤加减,药用姜半夏、白附子、胆南星、天麻、石菖蒲、郁金、瓜蒌、陈皮、枳实、茯苓、白芥子、细辛、海藻、昆布等;兼有血瘀者加桃红、红花。

第二节　髓母细胞瘤患者的中西医结合护理常规

髓母细胞瘤由原始神经干细胞演化而成,此类细胞有向神经元及神经髓母细胞瘤细胞等多种细胞分化的潜能,属原始神经外胚叶肿瘤,是一种神经母细胞瘤,其位于后颅窝者又专称为髓母细胞瘤。后颅窝中线处的髓母细胞瘤来源于后髓帆向外颗粒层分化的室管膜增殖中心的原始细胞,这些细胞可能在出生后数年仍然存在,而偏于一侧生长的髓母细胞瘤则发生于小脑皮质的胚胎颗粒层,这层细胞位于软膜下小脑分子层表层,此层细胞在正常情况下于出生后 1 年内消失,这可能是髓母细胞瘤多见于儿童的原因之一,大龄儿童及成人髓母细胞瘤主要来源于前者,而小龄儿童髓母细胞瘤则来源于后者。对于恶性髓母细胞瘤引起的病理生理变化,西医缺乏一定有效治疗措施,而中医在辨证治疗髓母细胞瘤方面弥补了西医的不足。

一、中西医对疾病的认识

(一)病因、病机

中医认为髓母细胞瘤的发生是由于气血阴阳失去平衡、脑脏功能失调加之外邪入侵所致。

《灵枢海论》指出:"脑为髓之海,其输上至于其盖,下至风府……髓海有余,则轻动乏力,自过其度,髓不足,则脑转耳鸣,胫酸眩冒,目无所见,懈怠安卧。"说明先天失养、外邪入侵、清阳不升、浊阴不降、气血津精运化功能失常,致痰瘀互结,积于头窍,发为髓母细胞瘤。

《灵枢·百病始生篇》说:"凝血蕴里而不散,津液涩渗,著而不去,而积皆成疾。"元代滑寿《难经本义》谓:"积蓄也,言血脉不行,蓄积而成病。"气机运行失畅,而致瘀血阻滞;或因气滞津停,聚湿成痰,威气郁日久化火,灼津成痰,瘀滞交阻,积于窍,而成髓母细胞瘤。

(二)辨证分型

1.肾精不足,痰瘀互结。头昏,乏力,心烦,出现幻觉,短暂意识空白,失眠多梦。

2.情志失调,气滞血瘀。头痛剧烈,痛有定处,固定不移,面色晦暗,肢体偏瘫,大便干,舌质紫暗或有瘀点、瘀斑,苔薄白,脉细涩而沉。

(三)临床表现

1.肿瘤生长快,颅内压增高症状明显,患者表现为头痛头晕、呕吐、耳聋、耳鸣、视物昏花等。

2.小脑功能损害表现为步态蹒跚、走路不稳等。

3.复视、面瘫、头颅增大(儿童)、呛咳等。

4.肿瘤转移是髓母细胞瘤的重要特征。

(四)治疗原则

1.西医治疗原则。提倡综合治疗,即手术结合放疗、化疗。髓母细胞瘤一般首选手术,但是单纯手术不能根治,术后要根据患者病情采用放疗、化疗方案。

2.中医治疗原则。中医理论认为,脑髓母细胞瘤的症状主要为头痛、四肢瘫痪、听力视力功能障碍,因病机为风、痰、虚、瘀、青,或内生或外感,加之肝肾不足、髓海空虚、脏腑功能失调,遂成脑瘤。因此在治疗上采取祛风息风、祛瘀化浊、扶助正气、活血解毒,从而达到调节人体阴阳、气血及脏器生理功能,最终使机体获得平衡。

(1)肾精不足,痰瘀互结。治宜补肾填精,祛瘀化痰。

【方剂】六味地黄丸、三七、甲珠、茯神、枸杞子、白花蛇舌草、半枝莲、酸枣仁、补骨脂、夜交藤、益智仁、远志等。

（2）情志失调，气滞血瘀。治宜疏肝理气，行气活血。

【方剂】柴胡疏肝散加减、桃仁、红花、当归、枳壳、白芍、延胡索、川芎、全蝎、蜈蚣、郁金、土鳖虫等。

二、护理

（一）护理要点

1.一般护理

（1）保持病房安静、安全、舒适、整洁，定时开窗通风，避免患者因环境刺激而加重疼痛。轻症患者，可适当散步、打太极拳、练八段锦等，运动的方式和次数要视患者本人的身体状况而定。指导患者春季防风、夏季防暑、长夏防湿、秋季防燥、冬季防寒，以免病中复感外邪。

（2）保持局部皮肤清洁干燥，预防压疮，协助患者采取舒适卧位。

（3）患者有疼痛时，遵医嘱适当给予止痛药，减轻患者不适。

2.给药护理。遵医嘱按时、按量给药，注意观察服药后的效果及不良反应。服用煎药最好在饭后 2 小时左右，可避免胃中不适并有利于吸收；中西药同服时，一般应间隔1小时服用。外敷药物时，先洗净患处，再将药物敷在病灶上，每日换药 1～2 次。术后应遵医嘱予以抗感染、保护胃黏膜、脱水、营养支持等治疗。按药物性质合理安排用药次序，注意配伍禁忌：抗生素输入时间不能过久，防止失效；脱水药掌握一定的速度以发挥其功效；营养药不可在短时间输完。观察药物的作用与机体的改变是否相符，有无药物不良反应。

3.膳食调理。饮食给予温热易消化、营养丰富、清淡少盐的食物，如玉竹粥、肉参粥、花生粥、粳米粥、苦瓜、生地汁等；多吃新鲜蔬菜和水果，每天摄入 10 g 纤维素和一般水平的维生素；少吃烟熏食品，忌生冷粗硬、肥甘厚腻、辛辣刺激食物；嘱多饮水；脂肪摄入勿过多，摄入量控制在摄入总量的 30% 以下，即每日摄取的脂肪为 50～80 g。

4.情志护理。情志变化可以直接影响人体脏腑的变化，历代名医一再提倡"善医者，必先医其心，而后医其身"的宗旨。中医情志护理的方法有说理开导法、宣泄解郁法、释疑解惑法、移情易性法、暗示法、以情胜情法、顺情从欲法等。术后当肿瘤与脑干界面不清以及术后发生急性脑积水时，易发生缄默症，持续时间 6～67 天，平均 25.4 天。经脱水、激素、营养神经等治疗，一般可以恢复语言功能，也可以自愈，只是时间长短不一。因人施护，根据个体的年龄、性别、疾病的性质和病程的长短各异，给予个体化护理。要了解患者心理状况，有针对性地解除紧张、恐惧、忧虑、烦恼、愤怒等情志因素刺激，使患者端正对事物的看法，从而能自觉地调整情志，提高战胜疾病的信心，积极配合治疗。

5.专科护理

（1）髓母细胞瘤发生于颅后窝，由于颅后窝容积小，颅内压代偿有限，主要表现为颅内压增高，颅后窝位于脑脊液循环通路，易出现呼吸循环功能障碍及意识变化等严重情况。由于小儿表达能力差、耐受力差、情绪变化快等特点，病情变化不易察觉。因此需加强巡视，密切观察病情变化，如小儿出现精神差、表情淡漠、反应迟钝、哭闹、不合作、行为异常，或出现头痛、呕吐、体温和脉搏变化，应考虑颅内高压情况，应立即建立静脉通道，报告医生紧急处理,及早遵医嘱应用脱水药。

(2)全麻未清醒患者取健侧卧位,注意固定头部,防止压迫伤口及引流管,并减少肿瘤切除术后的脑干摆动。患者清醒后若血压平稳则抬高床头 15°～30°,以利于手术腔体液引流,减少头面部水肿。

(3)术后翻身动作宜轻稳,保持头、颈和躯干在同一轴线上,避免因变动头部位置引起脑干移位或扭曲而致呼吸骤停。

(4)术后应保持切口敷料清洁干燥,严密观察伤口渗血、渗液情况,有渗血、渗液时及时更换外层敷料,擦身时注意避开敷料区域,观察固定胶布有无松动或卷边。

(5)髓母细胞瘤切除手术耗时长,麻醉时气管插管时间较长,拔管后易发生喉头水肿,可致急性呼吸道梗阻、呼吸骤停。再因手术牵拉脑干生命中枢,易引起术中、术后中枢性呼吸障碍而危及生命。因此,术后应特别注意呼吸功能的监护,观察呼吸节律、频率、深度及呼吸模式,根据病情以 1～2 L/min 的氧流量氧气吸入,以保持氧饱和度在95%以上;并注意有无肤、唇、指(趾)甲发绀等表现。当患者出现呼吸过快、过慢或呼吸不规则时,要及时寻找原因,积极治疗。如因呼吸道分泌物多、咳嗽反射减弱、排痰不畅导致的呼吸道梗阻,应立即清除口鼻腔分泌物,加大氧流量至 2～3 L/min。如痰液黏稠不易吸出或有吸气性呼吸困难等喉痉挛表现,宜早行气管切开,以确保呼吸道通畅。若呼吸浅慢,频率低于 8 次/分,氧饱和度低于 90%时,应及时采用同步人工呼吸机辅助呼吸。每天进行口腔护理,保持口腔清洁,防止口腔感染。

(二)健康教育

1.心理指导。多与患者及家属沟通,耐心向患者解释,注重整体护理,帮助患者树立战胜疾病的信心,争取早日康复。

2.饮食指导。应给予足量的蛋白质、碳水化合物、维生素和热量的摄入,应少食多餐,不吃过冷、过热、过硬的食物,忌暴饮暴食,多吃新鲜蔬菜、水果等;每天摄入足够的水分,保证每日饮水量在 2 500 ml 以上,以促进毒素的排出。

3.药物指导。向患者讲解药物的作用和不良反应,遵医嘱按时按量服药。中药食用时要及时关注患者情况。

4.向患者讲解化疗期间的注意事项,取得患者的配合。因化疗期间骨髓抑制、抵抗力低下,有感染的危险,除保持病房空气新鲜外,还要做好消毒隔离工作,并做好患者的基础护理,防止其受凉感冒。

5.告知患者放疗期间常见的反应,减少患者恐惧;指导患者正确保护放射野皮肤,告知其避免用手搔抓皮肤;避免使用刺激性肥皂等擦洗皮肤,以免破溃影响治疗。

6.嘱患者戒烟酒,防止感冒,适量运动,劳逸结合,注意增减衣物。

第三节　脑膜瘤患者的中西医结合护理常规

脑膜瘤是起源于脑膜及脑膜间隙的衍生物。脑膜瘤有良、恶性之分,根据组织病理学特点,脑膜瘤可分为三级,Ⅰ级为良性,Ⅱ级为非典型,Ⅲ级为恶性。良性脑膜瘤约占92%,非典型占 6%,只有 2%为恶性脑膜瘤。

"脑瘤"这一病名在古代中医文献中并无明确记载,但在真头痛、中风、眩晕、厥逆等疾病中有类似症状的描述。如《灵枢·厥病》记载："真头痛,头痛甚,脑尽痛,手足寒至节,死不治",明确指出了"真头痛"的临床表现和预后。《灵枢·大惑篇》记载:"故邪中于项,因逢其身虚……入于脑则脑转,脑转则引目系急,目系急则目眩以转矣"。《素问·奇篇论》记载:"人有病头痛以数岁不已……当有所犯大寒,内至骨髓,髓者以脑为主,脑逆故令头痛……病名目厥逆"。《灵枢·海论》记载:"髓海不足,则脑转耳鸣,胫酸眩冒"。《素问·五脏生成》记载:"头痛巅疾,上虚下实,过在足少阴,巨阳,甚则入肾"。《素问·厥论》记载:"厥令人腹满,或令人暴不知人",又说"巨阳之厥,则肿首头重,足不能行,发为眩仆"。《中藏经》记载:"头目久痛,卒视不明者,死"。这些论述都与现代脑膜瘤的临床表现及预后十分相似。

一、中西医对疾病的认识

(一)病因、病机

中医学认为"脑为髓海",故脑瘤为髓海病变,多有正虚邪实,以肝肾亏虚、风痰瘀毒阻脑为主,寒气客于经脉致气血郁结、肿大成积。脾肾阳虚、清阳不升、痰湿内生、痰阻经络,致痰迷心窍、肝血亏虚、肾精不足;或先天不足,致肝肾阴虚、肝风内动、眼吊复视、抽搐震颤、邪毒内侵、肝郁化火、肝火旺盛、气血上逆,成为湿热瘀毒。故脑膜瘤的内因为脾肾阳虚或肝肾阴虚,外因为寒气、邪毒入侵及形成痰湿、瘀毒等格于奇恒之腑,则阴浊积于脑而发为肿瘤。

(二)辨证分型

1.脾肾阳虚。头痛眩晕,语言謇塞,痰多呕吐,或口吐白沫、抽搐,或表情淡漠、精神萎靡、意识不清,苔白腻,脉弦滑。

2.肝肾阴虚。头痛眩晕,目眩耳鸣,视力障碍,恶心呕吐,肢体麻木,失眠健忘,神昏谵语,咽干颧红,舌质红,少苔或苔黄燥,脉弦细数。

(三)临床表现

1.长时间头痛。头痛是临床上常见的症状之一。一般情况下,偶尔头痛或体位改变而头痛不会有太大的问题,如果长时间头痛就应引起重视。长期头痛或经常头痛可能是重病的先兆,有时头痛还会伴随恶心、呕吐现象。

2.视力受损。由于颅内压增高会发生视盘水肿或肿瘤直接压迫视神经,日久皆可致视神经萎缩而影响视力,造成视力减退甚至失明。此外,脑膜瘤晚期患者还可出现头晕、复视、一过性黑蒙、猝倒、意识模糊、精神不安或淡漠等症状;中度与重度急性颅内压增高时会造成呼吸、脉搏减慢,血压升高等生命体征变化。

3.精神异常。脑膜瘤根据生长的部位也会引起精神异常,临床上以情感淡漠、感觉迟钝、记忆力下降为多见;有些表现为傻笑、语言错乱、定向障碍、缺乏自制力;有些表现为情感障碍,如表情淡漠、反应迟钝、少语、忧郁症状,不知道或不认识自己的亲人,有情感倒错现象;记忆力特别是近期记忆力下降明显,甚至对家人姓名、年龄均遗忘;理解、计算、定向困难。因此,老年人出现精神异常,除了患精神疾病之外,还要警惕颅内肿瘤的存在,需要进一步检查以明确诊断。

4.呕吐。脑膜瘤引发的呕吐病初以清晨或早餐后多见,随着病情的发展,呕吐可发生在任何时候。

(四)治疗原则

1.西医治疗原则。手术结合放疗、化疗。脑膜瘤一般首选手术,术后根据患者病情采用放疗、化疗。

2.中医治疗原则。中医辨证施治,可酌情选用滋阴潜阳、镇肝熄风,温补脾肾、补脑填髓,化痰通络、涤痰开窍,清热泻火,解毒化瘀等法。

二、护理

(一)护理要点

1.一般护理。保持病区环境整洁、安静舒适,病区空气流通,室内空气新鲜。根据患者护理级别按时巡视,对精神异常患者严加护理,以防自杀、伤人、毁物等意外事件发生。

2.给药护理。遵医嘱准确给药,服药的时间、温度和方法依病情、药性而定。

3.膳食调理。饮食宜清淡,忌辛辣、肥腻、生冷、烟酒等品。

4.情志护理。适时与患者谈话,针对患者的情绪反应,运用沟通技巧进行恰当的劝说开导。全面审查和分析患者的形神气质类型及情感障碍,有的放矢地进行干预,减轻或消除患者的不良情绪,帮助他们增强战胜疾病的信心。

5.专科护理

(1)肿瘤位于中央沟附近的患者,应注意观察其肢体的运动和感觉。

(2)有癫痫病史者,应注意观察癫痫发作的先兆症状,使其按时服用抗癫痫药,并设专人陪护。

(3)大脑凸面脑膜瘤受压明显时可有精神症状,在护理此类患者时应注意保护他们,加强巡视,并设专人陪护。

(4)位于左侧半球的凸面脑膜瘤,应观察此类患者发生失语的种类、程度,采取有效的沟通方式,加强语言训练。

(5)对颅内压增高者,应注意观察头痛的程度、神志、瞳孔、生命体征的变化,防止脑疝的发生。

(二)健康教育

1.入院宣教。了解脑膜瘤患者入院时的心理需求,介绍医院环境、规章制度、科室人员,协助患者尽快办好相关手续,消除患者陌生感,减轻患者焦虑。

2.住院宣教。认真为患者讲解查房时间、治疗时间、作息时间、探视时间、打饭时间、打开水时间、安全防范措施等。脑膜瘤因肿瘤呈膨胀性生长,患者往往以头痛和癫痫为首发症状,根据肿瘤的位置不同,还可以出现视力、视野、嗅觉或听觉障碍及肢体运动障碍等。针对患者不同的症状,遵医嘱给予脱水、抗癫痫、镇静等药物应用,并予药物相关知识指导。

3.术前宣教

(1)术前认真与患者谈话,消除焦虑及恐惧心理,减轻思想负担。讲解术前各种同意书的顺序及意义。认真倾听患者主诉,耐心回答其提出的问题,并对存在的心理问题进行指导安慰。

(2)重点要做好疾病相关知识的宣教,一定要了解患者的思想动态,用朴实的语言、亲切的眼神与患者交流,使之感到被关心、被尊重,以取得患者的信任,使患者有一个最佳的心态接受手术。

(3)告知患者相关注意事项:饮食以清淡易消化为主,多吃水果(糖尿病人除外);术前禁食 12 小时,禁水 10 小时;术前备皮,留置导尿管;术前 30 分钟术前针注射的细节问题。

4.手术宣教。术毕患者一般入住神经外科重症监护病房(NICU)观察 24 小时。

(1)告知患者及家属入住 NICU 的目的及意义,消除其焦虑、紧张情绪。

(2)密切观测各项生命体征状况,并告知患者监测意义。

(3)为患者讲解各种引流管的置管意义,并注意避免患者将管道拔除。

(4)体位方面注意应抬高床头 15°～20°,以减轻脑水肿,降低颅内压,并嘱患者避免头部转动过剧,防止脑疝的发生。

(5)观察手术切口有无渗液,引流袋引流量及颜色有无变化等。

5.术后宣教

(1)术后患者抵抗力较差,应注意预防院内感染,密切观察切口敷料,及时换药;定时翻身叩背;保持外阴部清洁干燥等。

(2)有鼻饲饮食者为家属讲解留置胃管的原因及注意事项,教会家属操作鼻饲饮食,并实施口腔护理。

(3)饮食要注意营养,少量多餐,富含纤维素,防止大便干结。

(4)鼓励患者尽量早期下床活动,有肢体功能障碍者加强功能锻炼,语言障碍者指导患者说话识字。

6.出院宣教

(1)告知患者出院后饮食、睡眠、功能锻炼等方面的注意事项。

(2)告知患者出院口服药物如何服用。

(3)给患者及家属留下联系方式,告知特殊情况,及时与医生联系。

(4)脑膜瘤未全切除的患者应告知术后放疗治疗;少数恶性脑膜瘤,如恶性脑膜瘤和血管外皮型脑膜瘤也应术后采用 X 刀、γ 刀治疗。

(5)告知患者家属脑膜瘤复发问题:良性脑膜瘤复发一般 5～10 年,首选手术切除,也可以根据具体情况采取放疗治疗。

第四节　垂体瘤患者的中西医结合护理常规

垂体瘤大多见于垂体前叶、后叶,颅咽管上皮也有发生,患者年龄多为 30～60 岁,女性多于男性。垂体瘤是常见的神经内分泌肿瘤,也是常见的脑肿瘤,占颅内肿瘤的 10%～25%。绝大多数垂体瘤是良性的,故其常被称为垂体腺瘤,仅极少数为癌。

一、中西医对疾病的认识

(一)病因、病机

垂体瘤的基本病机是本虚标实。从整体而言是本虚(脏气虚),包括肾虚(阴、阳、精、气)、脾虚、阴虚、气血虚,构成发病的病理基础。从局部而言,无论是血清 PRL 异常升高,还是存在垂体病灶,均说明机体内环境发生了病理改变,例如细胞免疫活跃、相关的细胞因子或神经递质功能增强等,是一种生物学的亢奋状态,属于局部标实证。目前多数学者认为本病病位在脑,与肝、肾、脾关系密切。病因可概括为寒湿外邪入侵、禀赋不足、年迈体虚、情志失调、饮食不节等;其基本病机以气滞、痰凝、血瘀、毒聚为标,肝阴亏虚、肾精不足、脾胃失调为本。

(二)辨证分型

垂体瘤以内分泌功能亢进之有无,划分为无功能性与功能性之垂体瘤。

1.无功能性垂体瘤又据其痰瘀轻重分为两型:①痰浊内蕴型多见于垂体微腺瘤,治以化痰涤浊、软坚消瘤,常投昆藻二陈汤合莪贝软坚汤;②瘀血阻脑型常见于垂体瘤伴颅内高压征象,或蝶鞍已有病理损害、肿瘤较大者,治以活血化瘀,方用四物汤为主,气滞者予血府逐瘀汤,气虚者予补阳还五汤。

2.功能性垂体瘤据其虚实及阴阳偏颇,分为三型:①肾精壅盛型,治以泻肾汤合大承气汤化裁;②肝肾阴虚型,主用月蓉生精汤;③脾肾阳虚型,基于精不足之潜因,采用补肾填精与温阳益气并举,以金匮肾气与月蓉生精汤合参。

(三)临床表现

1.激素分泌异常症候群。激素分泌过多症候群,如生长激素过多引起肢端肥大症;激素分泌过少症候群,当无功能肿瘤增大,正常垂体组织遭受破坏时,因促性腺激素分泌减少而闭经。不育或阳痿常最早发生而多见。

2.肿瘤压迫垂体周围组织的症候群

(1)神经纤维刺激症:呈持续性头痛。

(2)视神经、视交叉及视神经束压迫症:患者出现视力减退、视野缺损和眼底改变;其他压迫症群。

(四)治疗原则

1.西医治疗。目前西医对于垂体瘤的治疗方法主要包括手术、放疗及溴隐亭、生长抑素类似物、替代激素药物等药物治疗。

2.中医治疗。近年来中医药治疗垂体瘤的研究日益增多,根据垂体瘤的中医病因、病机,辨治思路,出现了临床疗效研究中的个案经验、专病专方、传统方剂化裁、针灸等研究治疗手段。具体治疗原则如下:

(1)参合检验,对症辨治:脑垂体瘤的根本病变在垂体本身及内分泌激素水平发生变化,传统医学的诊断手段无法诊察上述内容,借助 CT、MR 等现代检测手段,可扩大中医药的感知范围,据此作为中医四诊的阳性指标,制定消积化瘀的治疗原则进行中医辨治。治疗本病当重视参照检验结果,对症下药。影像学显示瘤体过大或有压迫症状者,嘱其先行手术,再用中药善后;视神经受压者予青葙子、谷精草、密蒙花等明目之剂;对于蝶鞍骨质破坏者,先软坚散结阻止损害,再行骨质修复,常用淫羊藿为补肾之剂,辅以鹿角霜、龟板、鳖甲等含钙中药。生化检验中,催乳素(PRL)增高者,选用补骨脂扶持,菟丝子收敛,其他内分泌激素增高者,从肾精壅盛论治,予以泻肾。

(2)谨守病机,痰瘀同治:从中医学的角度而言,肿瘤已成,或其一旦出现临床症状,其症候病机之核心不外乎痰、瘀、毒三者。故痰、瘀、毒统领垂体瘤病机,痰瘀互结、邪毒积聚为本病之主要病理基础,已成诸多专家之共识,专家在治疗上主张从痰瘀立论。生理上的"津血同源"必然导致病理上的"痰瘀互结",拟化痰、软坚、活血、化瘀之总治则,治疗上重用制南星、姜半夏、海藻、昆布、生牡蛎、瓦楞子等化痰祛浊、软坚散结之品,并在此基础上配伍大量三棱、莪术等破血逐瘀之药。潘氏临床用药以全蝎、蜈蚣、僵蚕、地龙为鞍部肿瘤之首选药物,盖其具有活血祛瘀、化痰散结、祛风止痉、通络止痛之效。治疗本病祛痰与化瘀并重,化痰多用半夏、夏枯草、牡蛎、象贝母、海藻等药;祛瘀则常用水蛭行搜剔之功,川芎透过血脑屏障,增强药效。

(3)扶正祛邪,主次兼治:扶正祛邪为中医治疗肿瘤的基本原则之一,而扶正和祛邪的主次轻重当与本病分期及病证相结合。本病早期应以祛邪为主,如化痰消肿、活血消肿、清热解毒等;中后期应以扶正为主,固本清源,扶正祛邪,如大补元气之人参、黄芪等。垂体肿瘤的治疗主要有纠偏匡正与消瘤化痰两大法则,纠偏匡正乃调整患者内分泌功能紊乱,为补虚扶正之策;消瘤化痰包括化痰散结与活血化瘀,为祛邪攻瘤之举;两法随其内分泌紊乱与占位性病变之主次,予以配伍择用。治疗肢端肥大症从病程长短着手,病程短者,正气不伤,辨证为痰热阻气、血络瘀阻、肝阳偏亢,以宣气涤痰、活血通络、凉肝清热为治法,予自拟宣气涤痰汤(旋复花、菖蒲、茯苓、半夏、胆星、竹沥、黄连、瓜蒌仁、生姜),参以活血通络平肝之品;病程长者,复兼手术放疗之损伤,见气血两虚、痰凝瘀阻等本虚标实,先拟温化痰饮、通利血脉,方用桂枝茯苓丸合蠲饮六神汤,后痰饮渐化,改用痰瘀兼治、气血两补,予上方再参补阳还五汤。沈氏强调本病日久则体虚,应以滋补扶正,肝肾阴虚者可予六味地黄丸加何首乌、菟丝子,枸杞子等;脾虚者,间服异功散加味,以达攻实不伤正、补虚不碍邪之效。

(4)调摄情志,心身共治:郁怒伤肝,情志不遂,气机逆乱,痰浊随上逆之气血阻滞脑窍为垂体瘤的重要病机之一,情志疏导对本病的治疗尤为关键。临证除加用柴胡、香附等疏肝调畅情志之药外,还鼓励患者树立战胜疾病的信心,解除其精神负担,指导患者在日常生活工作中培养心胸开阔、积极乐观的性格,保持良好的精神状态,劳逸结合,养成良好的作息习惯。

二、护理

(一)护理要点

1.一般护理

(1)保持病房安静、安全舒适、整洁,避免患者因环境刺激而加重疼痛,定时开窗通风。轻症患者,可适当散步、打太极拳、练八段锦等,运动的方式和次数,要视患者本人的身体状况而定。指导患者春季防风、夏季防暑、长夏防湿、秋季防燥、冬季防寒,以免病中复感外邪。

(2)鼓励患者早期下床活动,早期拔管。

(3)患者如有不适,及时通知医生,对症处理。

2.给药护理。向患者讲解药物的作用及不良反应,告知患者应注意的事项。

3.膳食调理。应给予足量的蛋白质、碳水化合物、维生素和热量的摄入,应少食多餐,不吃过冷、过热、过硬的食物,忌暴饮暴食,多吃新鲜蔬菜、水果等。每天摄入足够的水分,保证每日饮水量在 2 500 ml 以上,以促进毒素的排出。

4.情志护理。垂体瘤患者心理情绪的变化由多方面因素引起,医护人员应加以区分并积极给予指导和治疗。首先,当患者被确诊时,可表现出悲观、失望、焦虑、抑郁等精神症状,医护人员在告知患者病情的同时,应详细介绍垂体瘤的基本情况,使患者增强信心并配合治疗。其次,在诊疗中,患者的心理状态会随着病情变化而发生改变,此时医护人员应当细致了解患者在治疗过程中的状况,并积极给予干预。最后,垂体瘤疾病本身造成的压迫症状、内分泌功能紊乱等,亦会引起患者的心理变化,因此在用药的同时,更应关注患者的心理改变,巧妙地运用关怀性沟通,耐心地倾听患者的忧虑和恐惧,了解其尚未表达的需要。

5.术前护理

(1)饮食与营养指导:应给予高蛋白、高热量、高维生素、低脂、易消化、少渣的饮食,术前戒烟酒。成人术前 8 小时禁饮食,小儿术前 4 小时禁食,以免麻醉后呕吐造成误吸。

(2)休息与活动指导:

①为了术后能尽快康复,术前应保证充足的睡眠。

②训练床上大小便,避免术后不习惯引起便秘、尿潴留。张口呼吸、便秘者给予缓泻剂,禁止大量灌肠。

③注意安全:对有视力下降、视野缺损及肢体运动障碍的患者,外出应有专人陪伴。

(3)皮肤准备:患者在手术前一天剪鼻毛,清洁鼻腔,预防感染。

(4)心理护理:讲解疾病相关知识及预后,鼓励患者树立战胜疾病的信心,积极配合治疗。鼓励患者住院后必须进行心理调整,主动适应术后生活,保持积极乐观心态,积极自理个人生活。

6.术后护理

(1)体位:绝对卧床休息,加以床档保护。麻醉未清醒前取去枕平卧,以防呕吐物误吸入呼吸道;清醒后取半卧位,促进术后硬脑膜粘连愈合,防止脑脊液逆流引起感染。

(2)饮食:麻醉清醒后,遵医嘱如无呕吐症状即可进食少量流质饮食。术后早期胃肠功能未完全恢复时,应禁食牛奶、糖类食物,防止其消化时产气过多,引起肠胀气。以后可逐渐过渡到高热量、高蛋白、富含纤维素、维生素丰富、低脂肪、低胆固醇等易消化饮食。

(3)记录 24 小时出入量,密切观察患者是否有多尿、烦渴、多饮症状。对于电解质紊乱者,低钠患者鼓励多食含钠高的食物,高钠患者嘱多饮白开水。

(4)鼻腔护理:经鼻蝶窦垂体瘤切除术后要密切观察患者鼻孔有无清水样液流出,避免术后剧烈咳嗽和用力擤鼻子,防止脑脊液漏。

(5)术后注意患者体温的波动及各种引流管,避免管道扭曲、脱落。

(6)有癫痫病史患者要遵医嘱定时、定量口服抗癫痫药物,不得自行减药或停药。癫痫患者不宜单独外出、登高、游泳、驾驶车辆及进行高空作业,应随时携带疾病卡。教会家属癫痫发作时的紧急处理措施,保持呼吸道通畅,防止意外伤害发生。

(7)对偏瘫、有视力视野障碍的患者,责任护士生活护理要到位,防止因行动不便致患者外伤。

(二)健康教育

1.嘱患者进食高热量、高蛋白、富含纤维素、维生素丰富、低脂肪、低胆固醇食物,增强机体抵抗力,促进康复。

2.有癫痫病史患者遵医嘱定时、定量口服抗癫痫药物,不可突然停药、改药及增减药量,避免加重病情。

3.嘱患者加强康复锻炼,对有肢体活动障碍者,加强肢体功能锻炼,户外活动需有专人陪护,防止意外发生。鼓励患者对有功能障碍的肢体经常做主动和被动运动,防止肌肉萎缩。多与患者沟通,加强舌肌运动。

4.嘱患者注意休息,避免过于劳累和重体力劳动,行动不便者要防止跌倒坠床。

5.嘱患者定期复查。

第五节　脑胶质瘤患者的中西医结合护理常规

脑胶质瘤是源于神经系统胶质细胞和神经元细胞的肿瘤的总称,是颅内最常见的恶性肿瘤,占颅内肿瘤的40%～50%。脑胶质瘤发病率为3～8人/10万,发病年龄大多为21～50岁,31～40岁为发病高峰,男性多于女性,另外10岁左右的儿童也较多见。

一、中西医对疾病的认识

(一)病因、病机

脑为髓之海,肾主骨生髓,髓者以脑为主。脑胶质瘤是以髓海之病,多由邪凝聚于脑,颅内气滞血瘀、脉络受阻,日久化热动风、损伤阴津,致肝肾不足,耗津脱营,邪毒积聚所致。

(二)分类

1.根据肿瘤细胞形态学分类,脑胶质瘤可分为星形细胞瘤、少枝细胞瘤、混合胶质瘤、室管膜瘤等。其中以星形细胞瘤作为常见。

2.根据肿瘤恶性程度分类,脑胶质瘤可分为低级别胶质瘤(WHO1～2级)、高级别胶质瘤(WHO3～4级)。其中1级恶性程度最低、预后最好,4级恶性程度最高、预后最差。

3.根据肿瘤位置分类,脑胶质瘤可分为幕上胶质瘤(位于小脑幕上)、幕下胶质瘤(位于小脑幕下)、桥脑胶质瘤(位于脑干)。

(三)辨证分型

脑胶质瘤常分为肾虚髓亏证、脾虚气弱证、肝风内动证、风痰阻络证及瘀血阻络证,具体证候特点参考第一节——中医对中枢神经系统的认识。

（四）临床表现

脑胶质瘤分类不同，其临床表现各不相同，具体如下：

1.星形细胞瘤。症状为颅内压增高表现，包括剧烈头痛、喷射样呕吐、视盘水肿、视力视野改变、癫痫、复视、颅扩大（儿童期）和生命体征改变等。局部症状依肿瘤生长位置不同而异。

（1）大脑半球星形细胞瘤：约 1/3 患者以癫痫为首发症状。

（2）小脑星形细胞瘤：患侧肢体出现动作笨拙、共济失调、持物不稳、肌张力和腱反射低下等。

（3）丘脑星形细胞瘤：病变对侧肢体轻瘫、感觉障碍及半身自发性疼痛，患侧肢体舞蹈样运动、共济运动失调。

（4）视神经星形细胞瘤：视力损害和眼球位置异常。

（5）第三脑室星形细胞瘤：因梗阻性脑积水常表现为剧烈的发作性头痛，伴有突然的意识丧失、精神障碍、记忆力减退等。

（6）脑干星形细胞瘤：中枢肿瘤常表现为眼球运动障碍，桥脑肿瘤多表现为眼球外展受限、面神经及三叉神经受累，延髓肿瘤常表现为吞咽障碍及生命体征改变。

2.胶质母细胞瘤。肿瘤高度恶性生长快，病程短，高颅压症状明显，33％患者有癫痫发作，20％患者表现出淡漠、痴呆、智力减退等精神症状，伴有不同程度的偏瘫、偏身感觉障碍、失语和偏盲等。

3.少枝胶质细胞瘤及间变（恶性）少枝胶质细胞瘤。常以癫痫为首发症状，精神症状以情感异常和痴呆为主，侵犯感觉、运动区可产生偏瘫、偏身感觉障碍及失语等，高颅压症状出现较晚。

4.髓母细胞瘤

（1）肿瘤生长快，高颅压症状明显。

（2）小脑功能损害表现为步态蹒跚、走路不稳等。

（3）复视、面瘫、头颅增大（儿童）、呛咳等。

（4）肿瘤转移是髓母细胞瘤的重要特征。

5.室管膜瘤

（1）颅内压增高症状。

（2）脑干受压症状，如呕吐、呛咳、声音嘶哑、呼吸困难等，小脑症状（走路不稳、眼球震颤等）及偏瘫、眼球上运动障碍等。

（3）手术后复发率为 100％，易发生椎管内转移。

（五）治疗原则

1.中医治疗原则：辨证施治。

（1）肾虚髓亏：治宜滋肾补髓、开窍醒脑。

（2）脾虚气弱：治宜健脾益气升阳。

（3）肝风内动：治宜镇肝息风、滋阴涵木。

（4）风痰阻络：治宜息风通络、化痰开窍。

(5)瘀血阻络:治宜活血开窍。

2.西医治疗原则:国内外对于脑胶质瘤的治疗普遍采用手术、放疗、化疗、X刀、γ刀等方法。

二、护理

(一)护理要点

1.一般护理

(1)保证病房环境安静,避免任何不良刺激,如疼痛、紧张、高热、外伤、过度疲劳、强烈的情绪波动(急躁、发怒)等,并给予舒适的体位,保证患者得到充足的休息。

(2)密切观察患者的生命体征、病情变化,仔细观察了解癫痫发作的诱因,及时发现发作前的预兆,预防癫痫发作。动态评估患者疼痛的程度、部位、性质及持续时间,及时通知医生,遵医嘱使用止痛剂,采用转移注意力或松弛疗法,如缓慢呼吸、全身肌肉放松、听舒缓音乐等,并密切观察疼痛缓解情况。

(3)动态评估患者跌倒坠床的风险,查找易致患者跌倒的因素,并采取相应的护理措施。

2.给药护理。
推荐使用中心静脉导管或输液港静脉给药,并观察用药后的疗效及不良反应。中药汤剂一般宜温服,观察服药后的效果及反应。

3.膳食调理。
遵循辨证施食的原则。

(1)肾虚髓亏:宜食补益精髓的食品,如鳖肉、兔肉、蚌肉、鸭蛋、柿子、香蕉、甘蔗、黑芝麻、百合。

(2)脾虚气弱:宜食健脾益气养血的食物,如大枣、山药、党参、糯米、红薯、白扁豆。

(3)肝风内动:宜食清火活血的食物,如天麻、猪脑、小米、核桃、大枣、新鲜蔬菜。

(4)风痰阻络:宜食清淡甘寒的食物,如绿豆、芹菜、菠菜、冬瓜、黄瓜、丝瓜。

(5)瘀血阻络:宜食活血化瘀的食物,如陈皮、黑豆、山楂、黑木耳、海参、黄鳝。

4.情志护理。
面对恶性肿瘤的威胁,患者需要经过一个对疾病理解并接受治疗的复杂心理适应过程。护士运用交流技巧,做好精神调护,解除患者恐惧焦虑心理,阐明七情与疾病的关系,帮助他们树立战胜疾病的信心。针对患者忧思恼怒、恐惧紧张等不良情志,指导患者采用移情相制疗法,转移其注意力。针对患者焦虑或抑郁的情绪变化,可采用暗示疗法或顺情从欲法。多与患者沟通,了解其心理状态,减轻其身体痛苦和精神压力。多陪伴患者,给予患者安慰和精神支持。鼓励病友间多交流疾病防治经验,提高认识,增强治疗信心。

5.临证施护

(1)疼痛:为患者提供轻松愉悦的环境,进行悉心的心理沟通与指导。结合中医疗法的治疗,如针灸、推拿、穴位注射、穴位贴敷、煎中药口服等。在针灸止痛护理当中,所选取的穴位有涌泉穴、足三里穴、风池穴、内关穴、百会穴、太阳穴等,通过开展针灸护理,能够起到扩张脑血管、增加血流量的作用,从而减轻患者的头痛。此外,也可以给予患者中药治疗,方药组成为蝉蜕5g、熟地黄15g、杭菊花10g、赤芍10g、红花10g、桃仁10g,每天1剂,用水煎服。

(2)恶心呕吐:中医学认为脑胶质瘤久病不愈和化疗药物可造成人体气机逆乱或损伤正气,而致脾胃失和降,气逆于上出现恶心、呕吐。在化疗前1天行耳穴压丸,取胃、肝、脾、交感、皮质下、神门,全耳用75%乙醇棉球消毒后,将王不留行籽置于0.5 cm×0.5 cm麝香活血膏的中心,贴压于所取耳穴上,嘱患者每日按压3~4次,静脉滴注化疗药的过程中每隔1~2小时按压1次,以自觉疼痛但能忍受为度,至化疗结束2天后停止;根据情况配合按摩内关、合谷、足三里等穴位,足三里穴位注射甲氧氯普胺、维生素 B_6、异丙嗪等。

(3)脱发:化疗时头部置冰袋冷敷,以清热凉血减少头发脱落;保持头发清洁,嘱其减少梳理头发、清洗头发的次数,洗头时尽量不要使用洗发液,使用温水洗发,如需使用尽可能使用温和洗发液;使用稀齿胶木、黄杨木或牛角梳子梳头。

(4)静脉炎:选取较大新鲜的土豆洗净去皮,切成薄片,越薄越好,每次输入化疗药物时沿穿刺血管走行方向敷贴,范围5 cm×20 cm;拔针后按压至穿刺点不出血后,用土豆片敷贴穿刺部位,干燥即换,时间1个小时左右。

(5)癫痫发作:迅速让患者就地平卧,及时移开身边硬物,迅速用缠裹布的压舌板或筷子等物品垫在患者嘴巴一侧的上、下牙之间,以防其咬伤舌头。如患者已经咬紧牙关,则使用开口器从臼齿处插入,避免使用坚硬物品,以免其牙齿脱落,阻塞呼吸道。癫痫发作时呼吸道里的分泌物较多,应让其头偏向一侧使分泌物流出,同时解开衣领及腰带保持呼吸通畅。通知医生,给予对症处理。

6.放射治疗的护理

(1)做好放疗前的健康宣教,告知患者放疗的相关知识、配合方法及不良反应,消除患者对放疗的恐惧感,提高患者依从性。

(2)当照射剂量达到1000~1500 cGy时,脑组织由于受到放射线的损伤,细胞膜的通透性发生改变,导致脑水肿而引起颅内压增高。因此,密切观察患者高颅压、意识、瞳孔及血压的变化,如患者出现剧烈头痛或频繁呕吐,及时通知医生,配合完成治疗及抢救。

(3)观察体温的变化,体温38℃以上者,报告医生暂停放疗;观察血常规的变化,结合全身情况配合医生做好抗感染治疗。

(二)健康教育

1.嘱患者注意营养均衡,多吃蔬菜、水果、粗纤维食物及易消化的食物,多饮水,保持大便通畅。

2.嘱患者注意休息,避免重体力劳动。

3.放疗患者,嘱其出院后1个月内应注意保护照射野皮肤。

4.嘱患者定期复查。

第二章　头颈部肿瘤患者的中西医结合护理常规

第一节　中医对头颈部肿瘤的认识

头颈部肿瘤是指颅底到锁骨上、颈椎前这一解剖范围内的肿瘤,一般是指恶性肿瘤,通常不包括颅内、颈椎及眼内的恶性肿瘤。头颈部肿瘤一般包括三大部分,即颈部肿瘤、口腔颌面部肿瘤及耳鼻喉部肿瘤。颈部肿瘤以甲状腺癌较为常见,口腔颌面部肿瘤以口腔癌较为常见,耳鼻喉部肿瘤中以鼻咽癌较为常见,该病因环境不同,病情也不尽相同。尽管近30年来外科手术、放疗、化疗等治疗手段在不断完善,临床综合治疗研究也在深入开展,但头颈部肿瘤的五年生存率仍没有显著提高。头颈部恶性肿瘤现已成为全球范围内第五大常见恶性肿瘤。我国头颈部肿瘤发病率达到15.22/10万,占全身恶性肿瘤的16%~40%。

一、病因、病机

(一)西医病因、病机

头颈部肿瘤的病因尚不明确,根据流行病学调查以及近几年相关研究,可能与下列因素有关:

1.吸烟与饮酒。烟酒是头颈部肿瘤最常见病因,长期接触烟草容易导致头颈部肿瘤,酒精可能会引起口咽部肿瘤。

2.HPV感染。50%左右的头颈部肿瘤与HPV感染有关。

3.EB病毒。EB病毒可能引发鼻咽癌。

4.其他。不良生活习惯、各种辐射、环境污染等均可能是相关致癌诱因。

(二)中医病因、病机

1.病因

(1)外因。肿瘤的形成是由于机体阴阳失调,正气不足,邪气内踞,积而成之。

(2)内因。人的情志活动或生活起居有违常度,伤及脏腑气血阴阳而发病,这类致病因素主要是七情、饮食、劳逸等,怒则气上、喜则气缓、惊则气乱、思则气结、悲则气消、忧则气闭、恐则气下,直接影响五脏气机。

2.病机

(1)正气虚弱:所谓正气是指人体的抗病、防御、调节、康复能力,这些能力是以人的气、血、精、津液等物质以及脏腑经络功能为基础的,因此正气虚弱是对人体气、血、精、津液等物质不足以及脏腑功能低下、失调的概括。气血亏损,外邪即可乘虚而入。

(2)气滞血瘀:是气机瘀滞而致血行瘀阻所出现的证候,多由情志不舒,或外邪引起肝气久郁不解所致。

(3)毒邪内蕴:毒邪深伏体内或复感毒邪侵袭,正气不足以抵挡毒邪侵入,损害机体,毒自内生,蕴久化热,毒热炽盛,伤及肺腑。

(4)痰凝湿阻:痰之为有物,随气升降,无处不到,肿瘤患者脉象滑,大多有舌苔厚腻、痰性流动症状,肿块胀痛、隐痛不休是痰病的重要特征。

二、辨证分型

(一)正气亏虚

消瘦,面色少华、白或萎黄,神疲,气短,舌质淡嫩,舌边有齿印,脉虚软无力。

(二)瘀血内结

实质性肿块,质地硬实,舌上见瘀斑或瘀点,或肿瘤侵犯部位刺痛难忍,痛处固定不移。

(三)痰浊内阻

颈部无痛肿块,脘痞不舒,胸闷痰多,或肿瘤侵犯颅神经引起头疼、斜视、伸舌偏斜,舌苔浊腻,脉滑。

(四)脾胃失调

放化疗后脘痞不舒,恶心呕吐,纳呆,口中黏腻,口淡无味,脉滑或脉弱。

(五)火毒上壅

多见于放疗患者,咽痛、汤水难咽,检查见咽部黏膜充血、红肿、溃疡,口舌生疮,脉细数。

(六)热毒伤阴

主要见于放疗患者,口渴、咽干,便结,溲黄,苔少而干,舌质或红,脉细数。

三、临床表现

(一)症状

主要为四大症状:咽喉疼痛、吞咽困难、声音嘶哑和颈部包块,不同癌肿的症状不尽相同。

1.鼻咽癌:血涕、鼻出血、鼻塞、单侧性耳鸣或听力减退、耳内闭塞感、头痛。

2.口腔癌:疼痛、溃疡、口腔黏膜有白斑或红斑出现、嘴唇或口腔内部有肿块。

3 上颌窦癌:鼻部异常渗出液、鼻阻塞、疼痛、面部肿胀、张口困难。

4.喉癌:声音嘶哑、咽喉疼痛、咽喉有异物感、呼吸困难、颈部有肿块。

(二)体征

颈部淋巴结肿大是头颈部肿瘤的重要依据之一。鼻咽癌多为颈深上淋巴结肿大,口腔癌多先向附近的颈部淋巴结转移,喉癌中多为声门上型癌区域颈部淋巴转移。有时原发灶很小,颈部淋巴结已有转移、变大,常为头颈部肿瘤的首发症状。

(三)并发症

头颈部肿瘤以放疗并发症为多见,其中以放射性口腔黏膜炎、放射性口腔干燥症、骨坏死为常见,肿瘤晚期可有贫血、消瘦、恶病质、体重下降等,远处转移多数为淋巴转移。

四、治疗原则

头颈部肿瘤具有病变部位深入、周围组织交错纵横、结构复杂等特性,给肿瘤范围的确定带来困难。因其以局部侵入为主(包含所属区域的淋巴结转移)、不易发生远处转移、病理类型多呈低分化型癌、对放射线比较敏感等特点,故现今治疗原则以放射治疗为主,并辅以手术、化疗、靶向治疗及中医中药治疗。中医治疗以辨证为主、辨病辨证相结合,因此准确地辨证对后续治疗起着至关重要的作用。

临床实践证明,猫爪草和夏枯草可治疗头颈部肿瘤,黄药子、山慈姑和娑罗子可有效治疗甲状腺癌,蛇莓和蛇舌草可治疗鼻咽癌,在辨证施治时可参照以下方法:

1.扶正固本。气虚常选四君子汤或补中益气汤,气血亏虚常选八珍汤。

2.活血化瘀、破血逐瘀。常以自拟抑癌宁痛汤或桃红四物汤加减,常用药为桃仁、红花、三棱、莪术、地鳖虫等。

3.化痰散结。常用药为胆南星、制白附子、法夏、蜈蚣、全蝎、枳壳。

4.养阴清热。常用沙参麦冬汤加五味子、石斛等。

5.清热凉血、利咽解毒。常用犀角地黄汤加射干、赤芍等。

6.抑癌抗癌。常用药为蚤、蜂房、苦荞头、白花蛇舌草、苍耳子、辛夷等。

7.调理脾胃。属胃热呕逆者,常以黄连橘皮竹茹汤加减,脘痞纳呆者常加焦楂、鸡内金、健曲,呕吐者加藿香、佩兰等。

第二节　上颌窦癌患者的中西医结合护理常规

上颌窦癌是发生于上颌窦的上皮源性的恶性肿瘤,是耳鼻喉科常见的恶性肿瘤之一,占耳鼻咽喉各部恶性肿瘤总数的 20%,仅次于鼻咽癌,在鼻窦恶性肿瘤中最为常见,占 60%~80%。上颌窦癌以鳞状细胞癌最多见,其次是移行细胞癌、基底细胞癌、腺癌等,肉瘤则较少见。它多发生于四五十岁人群,尤以男性居多,占男性恶性肿瘤发病率的第 7~8 位。上颌窦癌是常见恶性肿瘤之一,中医说法为"颧疽""鼻渊"等。

一、中西医对疾病的认识

(一)病因、病机

中医学认为,上颌窦癌的发病或因病邪入侵导致正气虚弱,或因正气虚弱招致外邪入侵。因其病变部位在头面部,处于上焦,为阳明经所系,其证多属热证,故"阳明热盛,毒火瘀结"系上颌窦癌的主要病因。其早期多属"毒火瘀结,内有蓄热",晚期多属"毒火瘀结,阴虚内热"。《医宗金鉴》载:"颧疔初起粟米形,证由阳明火毒生。"阳明热毒侵袭上焦,则颔面肿胀疼痛、牙龈肿痛,甚则张口困难;痰毒瘀结上颌窦腔,则鼻塞、鼻衄,犯及眼眶,则眼球突出、眼球运动受限,继则出现视力障碍;血瘀毒凝、痰瘀蕴结,则恶寒发热、颔下耳前、乳突下淋巴结肿大;热甚络损,则破溃流血性分泌物。久病正气受损,灼津耗液,则神疲乏力、心悸气短、颧红口干,乃本虚标实、阴虚内热之象。

(二)辨证分型

1.热毒蕴结。瘤体增大较快,肿央灼热疼痛坚硬凸起,或溃疡、糜烂、出血,并见身热、口臭、便秘、尿赤、舌质红、苔黄腻、脉滑数。

2.气滞血瘀。肿瘤质地坚硬,疼痛部位固定,有持续性刺痛,拒按,面色暗晦,时有麻木,舌质紫暗,或有瘀斑瘀点,舌下静脉曲张,脉涩。

3.痰浊凝结。肿块迅速增大,质硬,瘤体结节状高低不平,头重且痛,胸闷纳差,泛恶欲吐,舌胖或有齿痕,舌苔白腻,脉弦滑。

4.气血两虚。肿瘤溃疡日久,或放疗、化疗后面色无华,消瘦乏力,头目眩晕,心慌气短,动则开出,舌质淡,舌胖,有齿痕,脉沉细无力。

(三)临床表现

上颌窦癌初期症状无特异性,病变局限于窦腔时可无明显阳性体征,鼻塞及异常分泌物常为先驱症状,继则出现牙痛、牙齿脱落等口腔症状,视力障碍、耳痛等头面部症状,以及症状向其他脏器转移的现象。

1.鼻部症状。鼻塞、流涕、鼻出血、嗅觉减退。早期鼻塞不影响通气,随着肿瘤不断向内侧扩展,鼻塞呈进行性加重,常有少量多次的涕中带血,或擤鼻时出血。若肿瘤伴有坏死,可出现鼻血涕,甚至影响患侧嗅觉。详细检查前后鼻腔,大多数病例有鼻腔异常,鼻腔外侧壁内移致鼻总道狭窄。当肿瘤侵入鼻腔时可通过前鼻孔或后鼻腔检查直接窥见。瘤体位于鼻腔侧壁或顶壁,呈灰红色,表面粗糙;或呈烂肉状,触之易出血;有时表面覆有污秽灰膜,伴组织坏死。鼻中道或鼻下道可见血性分泌物或血痂,或见鼻息肉样肿块,实为恶性肿瘤。因息肉样变与鼻息肉可与上颌窦肿瘤并存,因此体格检查往往可早期发现异常表现,若鼻腔检查无特殊,也不能完全排除上颌窦恶性肿瘤,只要有临床症状,则应做进一步检查。

2.面颊部症状。肿胀、疼痛、麻木、充血。当肿瘤向前壁扩展、破坏骨质时,患侧颊部肿胀、疼痛;若病变波及眶下神经、三叉神经,则局部疼痛转剧,或有麻木感。后期皮肤常充血、潮红,并与肿块粘连。

3.口腔症状。牙痒、疼痛、松动、脱落、出血及出现牙龈肿块。当肿瘤侵及翼板、翼时,张口宽度缩小,直至完全不能张口,故上齿龈牙痛、牙松动等症状不可忽视。

4.眼部症状。突眼、流泪、结合膜充血、视力障碍及复视。当窦内肿瘤向上扩展至眼眶时,可出现突眼、眼向上向前移位、结合膜充血、流泪等。甚则眼球运动受限,继而出现视力障碍,眼球上视时有复视。

5.耳部症状。少数患者可出现耳痛,系神经反射性疼痛,一般不十分严重。

6.头部症状。头痛,一般表现为隐痛,一旦肿瘤浸润颅底、侵入颅内则疼痛剧烈。

7.颈部症状。颈部淋巴结转移。颈部常为上颌窦肿瘤转移的第一站,以同侧颌下区、上颈深部淋巴结与耳前淋巴结为多见;早期可活动,随着肿瘤的浸润发展,粘连后则活动受限,直至固定。

8.远处转移。常有肝、肺、骨等组织的转移。可见咳嗽、痰血、肝肿大伴疼痛及受累骨局部疼痛等症状。

(四)治疗原则

治疗可以采用手术、放疗、化疗、免疫治疗及靶向治疗。中药配合西医治疗可以提高

疗效,降低复发率,效果更为理想。常用中药方药如下:

1.方一。适应证为上颌窦癌,证属阳明热毒,侵袭上焦,颌面肿胀、牙痛龈肿,甚则牙齿松动脱落,或有鼻塞鼻衄、流泪、眼球突出、眼球运动受限,或有下颌骨疼痛、开口困难、强烈头痛、舌苔黄厚、脉弦数。

【方药】黄连 10 g,黄芩 12 g,黄柏 12 g,栀子 10 g,丹皮 30 g,生地 15 g,生石膏 30 g,升麻 10 g,山豆根 20 g,苍耳子 10 g,白芷 12 g,野葡萄根 20 g。

【用法】加水煎煮 2 次,药液混合均匀后分 2 次服用,每天 1 剂。

2.方二。适应证为上颌窦癌,证属气虚血瘀,毒气下陷,颌下、耳前、乳突下淋巴结转移,肿瘤穿破皮肤,局部溃烂,流出恶臭分泌物,发热恶寒,全身乏力,舌苔腻,脉沉细。

【方药】银花 10 g,连翘 15 g,天花粉 30 g,土贝母 30 g,茜草 20 g,土茯苓 30 g,生黄芪 30 g,苍耳子 12 g,山慈姑 12 g,半边莲 10 g。

【用法】水煎,分 2 次服用,每天 1 剂。

二、护理

(一)护理要点

1.一般护理。保持病室环境安静、温度适宜、空气新鲜。加强皮肤护理,保持床单干燥平整,出汗多时应勤洗被单被套,勤更衣。

2.给药护理。注意口腔清洁,每天用漱口液含漱 3～4 次,热毒蕴结者可用地骨皮、银花、甘草煎水含漱。大便燥结时,可选用润肠通便药物,如麻仁丸、蜂蜜水内服,外用开塞露。

3.膳食调理。热毒蕴结者饮食以清淡易消化、可口食物为宜,少食多餐,忌生冷、油腻、辛辣等刺激性食物。气滞血瘀及痰浊凝结者给予高热量、易消化饮食,忌辛辣生冷、肥甘厚味及食后胀气之品。气血两虚者鼓励患者进食,可食甲鱼、禽蛋、乳类、豆类、海带、香菇及新鲜水果等,忌食无鳞鱼、螃蟹、公鸡等。

4.情志护理。做好患者心理护理,疏导情志,消除悲观失望情绪,帮助患者正确对待疾病,树立战胜疾病的信心。

5.临证施护。热毒蕴结者及痰浊凝结者,方药宜用桃红四物汤合五味消毒饮,以清热解毒、化瘀软坚;气滞血瘀者方剂宜用桃红四物汤,以理气活血、化瘀软坚;气血两虚者方药宜用八珍汤,以益气养血、扶正固本。

(二)健康教育

1.嘱患者增强健康保护意识,警惕肿瘤的常见症状及早期症状,及时进行诊断和检查,尽量做到早期诊断、早期治疗,提高肿瘤的治愈率。

2.预防口腔、颈面部肿瘤,首先要去除病因,消除外来的慢性刺激因素,及时处理残根、残冠错位牙,磨平锐利牙尖,去除不良修复体和不良义齿,以免口腔黏膜经常受到刺激或损伤,诱发癌肿,特别是舌、颊、牙龈癌。

3.嘱患者注意口腔卫生,不食过烫及刺激性食物,定期进行口腔预防保健治疗,戒除烟、酒,在户外暴晒或与有害物质接触时应加强口腔预防保健措施,避免精神过度紧张和抑郁,保持乐观的心态。

4.嘱患者术后尽早进行上臂及肩部的功能锻炼,避免肩部肌肉萎缩。

5.嘱患者定期复诊。

第三节　鼻咽癌患者的中西医结合护理常规

鼻咽癌是我国常见恶性肿瘤之一,最早记录于《黄帝内经》,可分属于中医学"鼻衄""鼻渊""失荣""鼻痔""恶核""瘰疬""上石疽""控脑痧""真头痛"等范畴。

一、中西医对鼻咽癌的认识

(一)病因、病机

1.邪毒肺热。情志不遂,郁而化火,肝胆火毒循经上移;或过食肥甘厚腻之品、嗜酒、饮食不洁,损伤脾胃,痰火与邪毒互结;或素体蕴热,复感邪毒,肺气不宣,肺热痰火互结,灼腐肌膜。

2.肝郁痰凝。肝胆火旺,灼液为痰;或肝郁犯脾,脾失健运,水湿内停,痰浊内生,阻塞经络,凝结成肿块。

3.气滞血瘀。情志不遂,肝失疏泄,气机不畅,气郁日久,血行受阻,气血矫滞经络,结聚而成肿块。

4.气阴两虚。正气不足,瘀结于内,湿热熏蒸,肝郁脾虚,肝肾阴虚,脏腑功能失调,导致热毒、痰火结聚,气血运行不畅,经络阻滞而成癌肿。

(二)辨证分型

1.邪毒肺热。病属早期,涕中带血,鼻塞,微咳痰黄,口苦咽干,偶见头晕、头痛,舌质微红,苔薄白,脉浮数。

2.肝郁痰凝。颈淋巴结转移为主,肋胁胀满,心烦易怒,口苦咽干,头晕目眩,颈核肿大,时有涕血,梦多,舌质红,大便干结,黄白苔,脉弦或滑。

3.气滞血瘀。以颅神经损害症状为主,头晕头痛,痛有定处,头刺痛夜间尤甚,视物模糊或复视,耳鸣,面麻舌歪,心烦不寐,舌质暗红,苔薄且边有瘀斑,脉涩。

4.气阴两虚。口干咽燥,咽喉不适,间有涕血,耳鸣耳聋,气短乏力,口渴喜饮,舌质红,苔少或无苔或有裂纹,脉细或细数。

(三)临床表现

1.症

(1)原发癌症状:回缩性血涕和鼻衄,70%左右的患者有此症状,其中23.2%的患者以此为首发症状;鼻塞;耳鸣与听力减退;头痛。

(2)眼部症状:多发生于癌症晚期,鼻咽癌侵犯眼部可以引发视力障碍、视野缺损、突眼、复视、眼球活动受限、神经麻痹性角膜炎,眼底检查可见视神经萎缩与水肿。

(3)脑神经损害:鼻咽癌向周围浸润的过程中可使12对脑神经的任何一支受压迫而呈现不同的症状和体征,以三叉神经、展神经、舌咽神经和舌下神经较多受累,而面神经、嗅神经和听神经则甚少受累。

2.体征。鼻咽部有新生物;颈部淋巴结肿大;颅神经出现一支或多支的麻痹。

3.并发症。口干、龋齿;张口困难,张口困难发生率为 5%～10%,与颞颌关节受到高剂量放射有关;听力下降、耳聋;颈部纤维硬化。

(四)治疗原则

1.西医治疗原则。鼻咽癌治疗首选放射疗法,钴 60 放射治疗要优于深部 X 线照射治疗,亦可并用腔内镭疗。放疗可较大程度地直接杀灭癌细胞,但是不良反应相对较大,会造成正常组织的损伤。因此,照射范围、剂量大小及照射疗程要根据患者的身体情况及病灶范围全面考虑,从而制定最佳的治疗方案。联合化疗可同时配合放射治疗,用于晚期有远处转移及放射治疗后复发患者的姑息性治疗。由于鼻咽癌组织结构的特点,外科手术不能作为治疗的首选方法。但在放疗后复发时,外科手术可作为挽救性治疗措施。

2.中医治疗原则。中医中药治疗对治疗晚期鼻咽癌起到了举足轻重的作用,主要采用辨证施治的方法。

(1)邪毒肺热型:治宜清热解毒、宣肺利窍、消痰散结。

(2)肝郁痰凝型:治宜疏肝解郁、清热泻火、消肿散结。

(3)气滞血瘀型:治宜凉血熄风、化瘀散结。

(4)气阴两虚型:治宜健脾补虚、清热祛湿、补益脾胃。

二、护理

(一)护理要点

1.一般护理

(1)鼻腔护理:如出现鼻腔干燥、分泌物增多等症状,每天冲洗鼻咽 2～3 次,若分泌物增多,可增加冲洗频次,冲洗过程中要防止误吸引起肺部组织感染;可用鱼肝油或薄荷油滴鼻来保持鼻腔清洁和湿润。鼻腔少量出血时可头部置冰袋,使用 1% 麻黄碱棉片收敛鼻腔黏膜止血;鼻腔大出血时应立即平卧、头偏向一侧,用手指按压颈外动脉止血,嘱患者不要咽下鼻血,保持镇静,并立即通知医生处理。

(2)口腔护理:在放疗结束后,放射线可能会破坏正常的口腔黏膜组织。从中医学角度来说是因为肺胃热盛,郁而化火,肝胆火毒循经上移至口舌,导致口干、口腔黏膜炎及味觉改变。可指导患者少量多次饮水,每天饮水不少于 2 000 ml;经常做吞咽动作刺激唾液腺,防止腺体萎缩,促进唾液分泌;中药麦冬之甘寒亦入肺胃,可协助玄参清热生津润燥,辅以沙参、生地、天花粉、蒲公英、石斛、白花蛇舌草养阴生津、清解热邪、解除热毒,甘草调和诸药,从而减轻口干、口腔黏膜炎及味觉改变症状。

(3)照射野皮肤的护理:首先要保持放疗照射皮肤标记清晰完整,嘱患者每天使用温水和软毛巾清洗皮肤,避免涂刺激性、含重金属的药油及化妆品,避免用热水及肥皂擦洗,勿用手指抓挠,禁贴胶布,不要穿高领、紧身、粗糙衣服,避免摩擦皮肤,禁止使用紫外线、红外线、激光等照射皮肤;切记勿撕剥照射野皮屑;中老年患者皮肤较薄弱,可用薄荷粉涂抹抑制瘙痒症状,在放疗过程中可用 1% 的冰片滑石粉外涂来缓解干性反应(皮肤潮红、脱屑、瘙痒);渗出性湿性皮炎患者可采用硼酸液湿敷或者救伤药外涂皮肤。

2.给药护理。中药在治疗鼻咽癌中的作用不容小觑,根据中医服药原则,给药时间应与人体内部活动的节律相一致。正确的煎煮是提高药效的关键,首先将取回的中药用干净凉水浸泡 20~60 分钟为宜,此法有利于煎出药物有效成分;其次选择合适的煎煮器皿如紫砂煲,首煎采用武火煮至沸腾,再用文火煮约 30 分钟,根据处方所写方式先煎、后下、冲服等,最后将头煎药液与后煎的药液混合服下,可较大程度地发挥药物的疗效。

3.膳食调理。病证有寒、热、虚、实之分,食物也有四性五味之别,在饮食护理方面可遵循病证的性质,选择相宜的食物。鼻咽癌多因邪毒肺热引起,放疗后容易咽干口渴、烦躁易怒,从而导致食欲下降、食量锐减、肿瘤对机体消耗增多,故饭菜要色、香、味俱全。患者多食新鲜瓜果蔬菜,忌食辛辣刺激性食物,宜选择清淡易消化、高热量、高维生素、高蛋白质的软食。

4.情志护理。中医认为七情过度会导致人体阴阳失调、气血不和、经络阻塞、脏腑功能紊乱而发病,因此护理人员要采用精神疗法,因人而异,辨证施护。如主动热情给予患者生活护理,讲解疾病相关知识,根据马斯洛需求阶梯,在符合原则的情况下尽可能地满足患者的需要,使患者以最佳的状态配合治疗及护理。

5.临证施护

(1)邪毒肺热:饮食宜偏凉,忌食肥甘厚味之品,可多食新鲜蔬菜水果。头痛者可遵医嘱按摩迎香、印堂、太阳、合谷、曲池、足三里等穴,每天 2~3 次,必要时遵医嘱给予镇痛药。

(2)肝郁痰凝:饮食宜进清肝泻火之品,如苦瓜、苦菜、西红柿、绿豆、槐花、菊花等。指导患者保持心情舒畅,注意修身养性,避免各种情志刺激。大便干结者多食水果及富含纤维素的蔬菜,以保持大便通畅。

(3)气滞血瘀:保持病室安静舒适,避免噪声刺激。复视或视物模糊者应嘱患者勿擅自外出,以免发生意外,并用纱布覆盖患眼,以减轻复视症状。头痛患者应及时给予镇痛药,并给予局部按摩以缓解疼痛。

(4)气阴两虚:让患者多饮水保持口腔黏膜湿润,注意保持口腔清洁,每天用生理盐水或金银花甘草液漱口;勿擤鼻或挖鼻,防止鼻出血,防窒息。

(二)健康教育

1.嘱患者多饮水,保持口腔清洁湿润;鼻腔干燥者每天冲洗鼻咽 2~3 次。

2.嘱患者进食清淡易消化、高蛋白、高热量、高维生素饮食,避免进食过冷过热食物,少食多餐,戒烟戒酒。

3.嘱患者保持心情愉悦。

4.嘱患者避免鼻腔出血,如出现鼻出血的症状应立即就医。

5.鼻咽癌放疗后的患者嘱其保持放射野皮肤清洁干燥,不宜用肥皂擦洗,外出时避免阳光直晒。

第四节　喉癌患者的中西医结合护理常规

传统医学对喉癌的认识较早,清代《医宗金鉴》载:"喉疳初觉阴虚成,嗌干刺痛色淡红,肾火炎上金受克,破烂失音臭腐疼。"《囊秘喉书》称:"喉中有生肉,层层相叠,渐肿有孔具气者"。在中国传统医学中,中医学将其归属于"喉疳""喉瘤""喉百时"等范畴。

一、中西医对疾病的认识

(一)病因、病机

中医学认为,喉癌的病机不外乎气滞血瘀,肺热火毒炽盛,痰湿热毒蕴结。其发病,外因感受风热之邪,内与肺、脾、肝、肾功能失常有关。喉司呼吸,为音之府,属肺、肝、肾之经络循行部位。若素体肝肾不足,肺经郁热,阴虚阳亢,复加辛辣烟酒等长期刺激,内伤肺脾,脾失健运,肺失清肃,湿浊内停,聚而为痰,痰浊凝聚,结于喉内;或因忧思郁怒,痰火毒聚,经络壅塞,日久气血瘀滞而成癌肿。喉间肿物阻塞气道,肺气失于宣降则咳呛音哑,咽部有异物感,甚则呼吸困难。热伤肺络,络损血溢则痰中带血。日久痰火瘀毒蕴结不消,可导致转移为颈淋巴结肿大。《医宗金鉴》载:"喉瘤郁热属肺经。多语损气相兼成,形如龙眼红丝裹,或单或双喉旁生。"临床上有风热阻肺、肺胃积热、肝气郁结、气滞血瘀、阴虚热毒、湿毒蕴结等不同病机,表现出不同的临床症状。

(二)辨证分型

1.痰热结聚。喉部肿物色红、淡白或灰白,状若结节或菜花,表面溃烂,布有黄浊腐物,味臭,喉部有异物感且可伴喉痛、声嘶、呼吸困难、痰中带血有臭味,舌红,苔黄腻,脉滑数。

2.气血凝结。喉部肿物暗红,表面凹凸不平,质硬,声音嘶哑进行性加重,痰中带血,血色暗红味臭。

3.湿热火毒。喉部肿物色红,表面溃烂广泛,腐物黄浊量多且秽臭,咯痰黄浊量多且带血污秽。

4.正虚邪聚。形体消瘦,面容憔悴,见于喉癌后期;放疗后癌肿腐烂结痂,毛发脱落,神疲乏力,舌红少苔,脉细数。

(三)临床表现

1.声嘶。喉癌的早期症状为发声易疲倦或声音嘶哑,无其他不适,常多被误认为感冒、喉炎。凡 40 岁以上,尤其男性、长期吸烟者,声嘶超过 3 周,经发声休息和一般治疗不改善者,必须到医院做喉镜检查。

2.颈部淋巴结肿大。尤其是声门上型喉癌早期易出现颈部淋巴结肿大症状。

3.咽痛。肿瘤向深部侵犯,初为间歇性疼痛,继而持续性疼痛,并引起同时反射性耳痛,因咽痛导致吞咽困难。

4.咳嗽及咯血。早期多为咳嗽,无痰或仅有少量痰,无咯血,随病变发展可出现痰中带血,甚至咯血。

(四)治疗原则

1.术前。主要是为手术做准备,改善患者的一般情况和脏器功能,以利于手术治疗。大多使用补气养血或健脾益气、滋补药物,如君子汤、八珍汤、保元汤、十全大补汤等,或者结合中医辨证施治加以调整。

2.术后。术后短期内给予中药治疗,目的是恢复体质,改善或减轻手术后的某些不良反应,如低热、盗汗、胃纳减退、腹胀、大便不畅等。治疗通常给予香砂六君子汤调理脾胃,玉屏风散加减来益气固表,增液汤加减以养阴生津。术后长期应用中药调理,是为了改善体质,尽量减少和避免肿瘤复发与转移的发生。

3.配合放疗。放疗加用中医中药治疗,可增强肿瘤细胞对放射线的敏感性,预防和减轻放疗的不良反应及后遗症,巩固放疗效果,防止肿瘤复发和转移,提高远期疗效。

4.配合化疗。化疗药物有一定的毒性,常因严重的毒性反应影响治疗的顺利进行。化疗期间配以中医中药治疗,可改善患者的一般状态,增强体质,防治和减轻化疗的不良反应,提高化疗效果,主要是结合中西医药的优点,充分发挥中医中药的扶正作用和化疗药物的祛邪作用。

5.辨证施治

(1)痰热结聚:症见声音嘶哑、咽喉疼痛、颈部肿核、恶心腹胀、大便溏泄、白带黄黏、舌质淡、舌体胖有齿痕、脉沉滑,治宜健脾燥湿、化痰散结。

【方药】导痰汤加减。法半夏、陈皮、白术、枳实、制南星、杏仁、浙贝母、桃仁、葶苈子各10g,茯苓、薏苡仁、半枝莲、白花蛇舌草各30g,大枣10枚。若痰郁发热者,加金银花、连翘各10g;痰中带血者加白茅根、黛蛤散、仙鹤草各30g,血余炭、藕节各10g;胸胁胀痛者,加全瓜蒌、延胡索各15g,制乳香、制没药各10g。

(2)气血凝结:症见声音嘶哑、咽喉干燥、持续呛咳、咯血喉痛、吞咽困难、颈部肿核、舌质红干、舌苔黄、脉细滑数。治宜养阴滋肾、益气清金、解毒散结。

【方药】利咽清金汤加减。桔梗、黄芩、浙贝母、生栀子、山豆根各10g,麦冬15g,薄荷、紫苏、金果榄各6g,牛蒡子、马勃各12g,板蓝根20g。另服知柏地黄丸,每次1丸,每天2次。

(3)湿热火毒:症见声音嘶哑、咽干口燥、五心烦热、潮热盗汗、咽喉肿痛、喉部异物感、吞咽不利、咳嗽吐痰、痰中带血、恶心厌食、小便黄赤、大便艰涩、舌绛苔黄、脉弦数。治宜清热降火、散结利咽。

【方药】清咽利膈汤加减。防风、荆芥、栀子、连翘各20g,薄荷、桔梗各6g,玄参、金银花、竹叶各12g,牛蒡子、生地、麦冬、五味子各15g,甘草5g。

(4)正虚邪聚:症见声音嘶哑、咽喉干燥、持续呛咳、咯血喉痛、吞咽困难、颈部肿核、舌质红干、苔少、脉细滑数。治宜养阴滋肾、益气清金、解毒散结。

【方药】利咽清金汤加减。桔梗、黄芩、浙贝母、生栀子、山豆根各10g,麦冬15g,薄荷、紫苏、金果榄各6g,牛蒡子、马勃各12g,板蓝根20g。另服知柏地黄丸,每次1丸,每天2次。

二、护理

(一)护理要点

1.一般护理。保持室内温湿度适宜,室温不宜过高,空气不能干燥,同时病房应避免油、烟。嘱患者保持口腔清洁,在饭后用清热解毒液漱口。密切观察患者生命体征的变化,做到早发现、早抢救。

2.给药护理。祛痰化浊的中药汤剂宜温服或多次服用,代茶饮用。痰多黏稠难咯者,可给予川贝粉 1.5 g 开水冲服,或蛇胆川贝液 1 支口服,或蛇胆陈皮末 1 支口服,或服用鲜竹沥水 20 ml,以化痰易咳出,咳出无力者应予以吸痰。对疼痛剧烈者,可遵医嘱给予止痛剂,注意避免用药过量引起成瘾。

3.膳食调理

(1)痰热结聚:禁烟酒,忌肥甘、厚味食物,以免助湿生痰。宜进温润食物,常食山楂煎汤代茶及米仁粥,有软坚化瘀的作用。

(2)气血凝结:宜进食海带、紫菜、丝瓜,常食蜂蜜,有补中润燥、利喉清音的作用,禁食冷饮、冰冻之物。

(3)湿热火毒:饮食以清淡易消化为原则。痰黏稠难以咳出、口干者,应鼓励其多饮水,多食用新鲜水果,如雪梨、鸭梨等。玉蝴蝶、蝉衣、甘草、冰糖加适量水煎服,有润肺利喉、化痰开音的作用。痰黏稠不易咳出时,可遵医嘱内服竹沥水化痰,或中药鱼腥草液雾化吸入。便秘者多食香蕉、蜂蜜、芝麻等润肠通便的食物,可在每天晨起时顺时针按摩腹部,养成定时排便的习惯,必要时可给予缓泻剂。

(4)正虚邪聚:饮食以清淡、营养丰富、易消化为宜。

4.情志护理。注意精神调节,保持患者心情舒畅,避免忧郁、思虑等不良情绪的刺激。家属和亲友是患者的精神支柱,应指导家属和亲友理解、安慰、关心、鼓励、帮助患者,使患者感到温暖愉快,保持情绪的稳定和心理的平衡。

5.临证施护

(1)痰热结聚:保持室内温湿度适宜,避免进食肥甘厚腻之物,以免助湿生痰。

(2)气血凝结:保持心情舒畅,避免悲秋、忧郁等不良情绪。可遵医嘱温灸。

(3)湿热火毒:遵医嘱针刺合谷、内庭、曲尺、天突、少泽等,以疏通经络,泄热消肿止痛。便秘者多食香蕉、蜂蜜、芝麻等润肠通便的食物,可在每天晨起时顺时针按摩腹部,养成定时排便的习惯,必要时可给予缓泻剂。

(4)正虚邪聚:神疲乏力者宜卧床休息,协助做好生活护理。脱发者用温水每周洗头 2 次,边洗边按摩。呼吸困难者给予低流量氧气吸入,以改善缺氧症状。

(二)健康教育

1.嘱患者积极戒烟、酒,避免接触粉尘及刺激性气体,积极治疗呼吸道疾病。

2.给予高热量、高蛋白、高维生素的食物,如大蒜、洋葱、香菇、米仁等,亦多食富含维生素 A、维生素 C、维生素 E 的食物,如鸡蛋黄、鱼肝油、苹果等。

3.嘱患者勿食冷饮及冰冻食物。

4.嘱患者保持愉快的心情。

5.嘱患者注意口腔卫生,饭后用漱口液漱口。

6.嘱患者定期复诊。

第五节　甲状腺癌患者的中西医结合护理常规

甲状腺癌是一组由多种病理类型组成的恶性肿瘤,发病率在全身恶性肿瘤中所占的比例不高,为 1%～2%,但在头颈部恶性肿瘤中却高居首位,约占 30%。一般而言,甲状腺癌发病率女性多于男性,男女比约为 1∶3,30～40 岁是发病高峰年龄,50 岁以后其发病率则明显下降。中医称之为石瘿,是以颈前肿块坚硬如石、推之不移、凹凸不平为主要表现的恶性肿瘤。

一、中西医对疾病的认识

(一)病因、病机

中医认为本病是由于情志内伤,肝气郁结,脾失健运,痰湿内生,气郁痰浊,结聚不散,气滞则血瘀,积久瘀凝成毒,气郁、痰浊、瘀毒三者痼结,上逆于颈部而成。

西医认为本病的发生与遗传、核辐射、自身免疫功能失调、高碘饮食等有关。

(二)辨证分型

1.痰瘀内结。颈部结喉处肿块坚硬如石,高低不平,推之不移;颈部憋闷或疼痛,全身症状可不明显;舌暗红,苔薄黄,脉弦。

2.瘀热伤阴。结喉处肿块坚硬,或伴有颈部他处发现转移性结块,口干咽燥,声音嘶哑,咳嗽少痰,形倦体瘦;舌紫暗,或见瘀斑,脉沉涩。

3.气阴两虚。颈前结节有或无,神疲气短,心慌心悸,口干舌燥;舌红,少苔,脉细弱。

(三)临床表现

1.发病初期多无明显症状,仅在颈部出现单个、质地硬而固定,表面高低不平,随吞咽上下移动的肿块。未分化癌肿块可短期内迅速增大,并侵犯周围组织;髓样癌组织可产生激素样活性物质,患者可出现腹泻、心悸、脸面潮红和血清钙降低等症状,并伴其他内分泌腺体的增生。

2.晚期癌肿伴颈部淋巴结肿大,因喉返神经和气管受压可出现声音嘶哑、呼吸困难、吞咽困难等,若颈丛浅支受累可出现耳、枕、肩等处疼痛。

3.甲状腺癌远处转移多见于扁骨(颅骨、椎骨、胸骨、骨盆等)和肺。

(四)治疗原则

1.辨证论治

(1)痰瘀内结:治宜解郁化痰、活血消坚。

(2)瘀热伤阴:治宜化瘀散结、和营养阴。

(3)气阴两虚:治宜益气养阴、扶正固本。

2.其他疗法

(1)中成药:可配合小金丹及夏枯草制剂口服。

(2)手术治疗:一旦确诊,宜早期手术切除。

(3)术后 I^{131} 治疗:有清除残留甲状腺及病灶的作用。

(4)TSH 抑制治疗:术后需终身服用左甲状腺素钠片,以预防甲状腺功能减退及抑制甲状腺癌复发。

二、护理

(一)护理要点

1.一般护理

(1)尽量避免儿童期头颈部 X 线照射。

(2)保持精神愉快、防止情志内伤是预防本病发生的重要方法。

(3)针对水土因素,注意饮食调摄,常服茶叶、绞股蓝等保健食品。

(4)积极治疗甲状腺良性肿瘤,以防恶变。经中药治疗无效肿瘤反而逐渐增大者,应行手术治疗,并做病理检查。

(5)积极锻炼身体,提高抗病能力,坚持打太极拳或做气功。

2.给药护理。中药汤剂每天一剂,热者温服,寒虚者热服。行甲状腺手术患者遵医嘱坚持终身服用甲状腺素制剂,以抑制促甲状腺素的分泌,预防肿瘤复发。指导患者掌握正确的服药方法,不随意更改服用剂量。

3.膳食调理。陈培丰认为肝气郁结易横逆于脾胃,脾虚日久亦可致肝郁,因脾胃为后天之本,腐熟食物而转运水谷精微,水谷精微是肝发挥疏泄职能的物质基础。选用药食两用之品时,多选用具有理气解郁、调理脾胃功能的食物,如荞麦、萝卜、薏苡仁、芦笋等。甲状腺癌患者放射性碘治疗期间或放疗后易出现津液亏耗、口干舌燥、舌红少苔等症状,可尽量进食滋阴生津的甘凉之品,如藕汁、荸荠、梨汁、枇杷、西瓜等。日常饮食中需要补充每天必要的营养物质,增加蛋白质、维生素的摄入,多吃新鲜水果和蔬菜等增强脾胃功能。需忌食滋腻助湿生痰的荤腥油腻之品,以及伤阴动血的烟、酒、辛辣、香燥等刺激性食物。平素可食用海带、薏苡仁、百合、银耳、木耳、山药、萝卜、紫菜、大蒜、茶叶、芋头、小麦、茄子、绞股蓝等。伴有甲亢症状者还需忌食海鲜、加碘盐等含碘量较多的食品。

4.情志护理。陈培丰认为,当下社会诱惑太多,人心浮躁,甲状腺癌患者思虑颇多、患得患失,易引发肝气内动、气机失调。治病求本,应重视舒畅情志,护理时应耐心疏导以提高患者的信心和勇气,使患者保持精神愉快,避免情志内伤。

5.临证施护

(1)痰瘀内结:舒畅情志,调畅气机,保持稳定情绪,食用化瘀散结之品,如桃仁、红花、海带等。

(2)瘀热伤阴:生活中注意清热养阴,尤其秋冬季注意养阴,早睡晚起。饮食中多食滋阴生津之品,避免食用辛辣刺激之品。

(3)气阴两虚:注意补气血,滋肾阴。尤其春夏季注意养阳,早起晚睡,补气活血。饮食中注意食用健脾胃、滋阴活血之品。

6.围手术期护理

(1)术前护理:

①心理护理:加强沟通交流,消除其顾虑和恐惧。

②完善术前检查。

③术前适应性体位训练:术前指导患者适应手术体位,降低术后头晕、恶心及头痛等术后体位综合征的发生率。

④进行有效咳嗽练习。

⑤饮食护理：根据患者爱好给予高热量、高蛋白、富含维生素 B、易消化的食物，同时鼓励患者多进食新鲜蔬菜和水果，以保证足够的液体摄入量，提高机体抵抗力。避免浓茶、咖啡等刺激性食物，戒烟酒。

⑥一般生理准备：指导患者术前做好个人卫生，指导患者进行排尿练习。

⑦镇静安眠：术前保证患者充足的休息。

（2）术后护理：

①体位：术后 6 个小时内给予低枕平卧位，麻醉清醒、血压平稳后改半坐卧位，以利于呼吸和引流。

②病情观察：严密观察生命体征、发音和吞咽情况。有颈部引流管者观察引流液的颜色、性状和量，做好固定。

③保持呼吸道通畅，预防肺部并发症。

④饮食：全身麻醉清醒后，可选用流质饮食，逐步过渡到稀软的半流质饮食和软食。

⑤活动和咳嗽：指导患者深呼吸，练习有效咳嗽。

⑥患者疼痛不适可给予镇静止痛剂，以利休息。

⑦遵医嘱补充水、电解质。

（3）并发症的观察和处理：

①呼吸困难和窒息：术后 24～48 小时内注意监测患者呼吸，如患者出现颈部迅速肿大、压迫气管、呼吸困难、烦躁不安等症状，应立即报告医生，配合床边抢救，保持呼吸道通畅。

②喉返神经损伤：术后应观察患者有无喉返神经损伤，耐心与其交谈，关心体贴患者。可用理疗、针灸、神经营养药物等促进喉返神经的恢复，并协助患者做发音练习。

③喉上神经损伤：嘱患者坐起饮水或进食半固体食物，一般轻度损伤可在使用促进神经的药物治疗、理疗或针灸后恢复。

④手足抽搐：术中甲状旁腺被误切会引起手足抽搐。当患者发生抽搐时，应立即用压舌板垫于上下磨牙间，并遵医嘱静脉注射 10% 葡萄糖酸钙或氯化钙 10～20 ml。

（二）健康教育

1.心理调适。加强与患者的沟通，帮助患者面对现实、调整心态，以积极配合后续治疗。

2.功能锻炼。鼓励患者在卧床期间适当进行床上活动以促进血液循环和切口愈合。为促进颈部功能恢复，术后患者头颈部在制动一段时间后可逐渐进行活动。

3.后续治疗指导。术后遵医嘱坚持终身服用甲状腺素制剂，以抑制促甲状腺素的分泌，预防肿瘤复发。指导患者掌握正确的服药方法，不随意更改服用剂量，必要时遵医嘱按时行放疗等。

4.定期复查。指导患者自行检查颈部，出院后定期复查，发现结节、肿块及时来院检查，并注意颈部肿块与全身症状的关系。

第三章　胸部肿瘤患者的中西医结合护理常规

第一节　原发性纵隔肿瘤患者的中西医结合护理常规

纵隔肿瘤属于癌病范畴,临床表现主要为肿块逐渐增大,表面高低不平,质地坚硬,时有疼痛,发热,并常伴有纳差、乏力、日渐消瘦等全身症状。其多由于正气内虚,感受邪毒,情志怫郁,饮食损伤,宿有旧疾等因素,使脏腑功能失调,气血津液运行失常,产生气滞、血瘀、痰凝、湿浊、热毒等病理变化,蕴结于脏腑组织,相互搏结,日久渐积而成。

一、中西医对疾病的认识

（一）病因、病机

1.病因。癌病的病因尚未完全明了,但据癌病的起病经过及临床表现,其发生与外在的六淫邪、内在的七情怫郁、饮食失调、宿有旧疾或久病伤正、年老体衰等有密切关系。

（1）六淫邪毒:外感六淫之邪,或工业废气、石棉、煤焦烟雾、放射性物质等邪毒之气入侵,若正气不能抗邪,则致客邪久留,脏腑气血阴阳失调,而致气滞、血瘀、痰浊、热毒等病变,久则可形成结块。

（2）七情怫郁:情志不遂,气机郁结,久则导致气滞血瘀,或气不布津,久则津凝为痰,血瘀、痰浊互结,渐而成块。正如《类证治裁・郁证》说:"七情内起之郁,始而伤气,继必及血。"

（3）饮食失调:嗜好烟酒和辛辣、腌炸、烧烤食物,损伤脾胃,脾失健运,正气亏虚,气虚血瘀;或正气亏虚,易感外邪或易致客邪久留。另一方面,脾失健运,不能升清降浊,运化水湿,则痰湿内生。

（4）宿有旧疾:机体脏腑阴阳的偏盛偏衰,气血功能紊乱,如治不得法或失于调养,病邪久羁,损伤正气;或正气本虚,驱邪无力,加重或诱发气、痰、食、湿、水、血等凝结阻滞体内,邪气壅结成块。

（5）久病伤正、年老体衰:正气内虚、脏腑阴阳气血失调,是罹患癌症的主要病理基础。久病体衰,正气亏虚,气虚血瘀;或生活失于调摄,劳累过度,气阴耗伤,外邪每易乘虚而入,客邪留滞不去,气机不畅,终致血行瘀滞,结而成块。

2.病机。癌病的形成虽有上述多种因素,但其基本病理变化为正气内虚,气滞、血瘀、痰结、湿聚、热毒等相互纠结,日久积滞而成有形之肿块。病理属性总属本虚标实。多是因虚而得病,因虚而致实,是一种全身属虚、局部属实的疾病。初期邪盛而正虚不显,故以气滞、血瘀、痰结、湿聚、热毒等实证为主。中晚期由于癌瘤耗伤人体气血津液,故多出现气血亏虚、阴阳两虚等病机转变,由于邪愈盛而正愈虚,本虚标实,病变错综复杂,病势日益深重。

（二）辨证分型

1.气滞证

（1）主要脉证:病变脏腑或相应部位出现胀满、疼痛,苔薄腻,脉弦。

(2)证候特征:气滞以胀满、疼痛多为主要症状,其疼痛为胀痛而非刺痛,部位可以游走不定,时作时止。

2.痰凝证

(1)主要脉证:咳嗽咯痰,神昏,痰核,肢体关节疼痛,病变脏腑出现痞块,苔白,脉滑。

(2)证候特征:痰浊蕴肺表现为咳嗽咯痰,痰蒙神窍则见神昏谵语,痰滞肌肉筋骨而为痰核,痰阻经络则见肢体关节疼痛,痰凝于脏腑或与湿聚、血瘀等相互纠结而成痞块,肿块质地不硬,可伴有疼痛。

3.湿滞证

(1)主要脉证:咳嗽咯痰,食欲不振,纳呆,腹胀,泄泻,小便不利,苔白腻或白滑,脉濡。

(2)证候特征:水湿滞于上焦则咳嗽咯痰,滞于中焦则食欲不振,纳呆,腹胀,泄泻,滞于下焦则小便不利。

4.瘀血证

(1)主要脉证:病变部位疼痛,痛有定处,或有瘀点肿块,或致发热,面色黧黑,肌肤甲错,舌质紫暗,或有瘀斑,脉涩或弦。

(2)证候特征:血瘀以疼痛为最常见的症状,其痛以痛有定处、多为刺痛、久痛不愈、反复发作为特征。

5.毒聚证

(1)主要脉证:发热,出血,病变部位红、肿、热、痛,大便秘结,小便短赤,舌红,苔黄,脉数。

(2)证候特征:毒为火之极,故以火热之征突出为特点。

6.气虚证

(1)主要脉证:精神委顿,倦怠乏力,气短,眩晕,自汗,易于感冒,面白,舌质淡,苔薄白,脉虚无力。

(2)证候特征:以一系列元气耗损、脏腑机能减退为主证。随发病脏腑的不同,症状侧重点有所差异。

7.血虚证

(1)主要脉证:头晕目眩,神疲乏力,失眠健忘,心悸怔忡,面色苍白或萎黄,唇甲不荣,舌质淡,苔白,脉弱。

(2)证候特征:本证表现为一系列血虚失养、脏腑机能减退的症状。其与气虚的主要区别在于,本证面色不华、唇甲不荣等营血亏虚的表现突出,且常有失血过多的原因存在。

8.阴虚证

(1)主要脉证:口干唇燥,五心烦热,潮热盗汗,心烦失眠,腰膝酸软,皮肤干燥,大便燥结,舌红少津,脉细数。

(2)证候特征:本证表现为一系列阴液亏少、失于濡润的症状。阴虚往往生内热,且多伴有虚热之象。

9.阳虚证

(1)主要脉证:神倦嗜卧,少气懒言,形寒肢冷,心悸自汗,纳差,四肢水肿,面色苍白或萎黄,腰膝冷痛,阳痿遗精,大便溏泻,小便清长,舌质淡胖,舌有齿痕,苔白,脉沉迟。

(2)证候特征:本证表现为一系列阳气虚衰、失于温煦的症状。阳虚则生内寒,而常见虚寒之征。

(三)临床表现

1.呼吸道症状。胸闷、胸痛一般发生于胸骨后或病侧胸部。大多数恶性肿瘤侵入骨骼或神经时,则疼痛剧烈。咳嗽常为气管或肺组织受压所致,咯血较少见。

2.神经系统症状。由于肿瘤压迫或侵蚀神经产生各种症状:肿瘤侵及膈神经可引起呃逆及膈肌运动麻痹;肿瘤侵犯喉返神经,可引起声音嘶哑;交感神经受累,可产生霍纳综合征;肋间神经侵蚀时,可产生胸痛或感觉异常;压迫脊神经可引起肢体瘫痪。

3.感染症状。囊肿破溃或肿瘤感染影响到支气管或肺组织时,则会出现一系列感染症状。

4.压迫症状。上腔静脉受压常见于纵隔肿瘤,多见于恶性胸腺瘤及淋巴性恶性肿瘤。食管、气管受压,可出现气急或下咽梗阻等症状。

5.特殊症状。畸胎瘤破入支气管,患者咳出皮脂物及毛发。支气管囊肿破裂与支气管相通,表现有支气管胸膜瘘症状。极少数胸内甲状腺肿瘤的患者,有甲状腺功能亢进症状。胸腺瘤的患者有时伴有重症肌无力症状。

(四)治疗原则

纵隔肿瘤属于正虚邪实、邪盛正衰的一类疾病,所以治疗的基本原则是扶正祛邪、攻补兼施。要结合病史、病程、四诊及实验室检查等临床资料,综合分析,辨证施治,做到"治实当顾虚,补虚勿忘实"。初期邪盛正虚不明显,当先攻之;中期宜攻补兼施;晚期正气大伤,不耐攻伐,当以补为主,扶正培本以抗邪气。扶正之法主要是根据正虚侧重的不同,并结合主要病变脏腑而分别采用补气、补血、补阴、补阳的治法;祛邪主要针对病变采用理气、除湿、化痰散结、活血化瘀、清热解毒等法,并应适当配伍有抗肿瘤作用的中药。早期发现、早期诊断、早期治疗对疾病预后有积极意义。

二、护理

(一)护理要点

1.术前护理。按心胸外科术前护理常规护理。注意有无食管和气管压迫症状,如有气管移位或气管压迫征者,需备好氧气、气管切开用具和吸痰器等。如有上腔静脉压迫征者,不宜在上肢行静脉滴注。

2.术后护理。按一般胸外科术后护理常规和麻醉后护理常规护理。

(1)病情稳定后给予半卧位。

(2)给予高蛋白、高维生素、高热量易消化流质或半流质饮食,勿过饱。

(3)保持呼吸道通畅,呼吸困难者给予吸氧。

(4)有纵隔引流者连接胸腔引流瓶,按胸腔引流护理常规护理。观察引流液的性状和量,必要时可用负压吸引以利引流。

(5)作正中切口者,应注意引流通畅,以及有无血肿压迫引起的呼吸困难和颈静脉怒张。

(6)鼓励患者尽早活动,预防并发症。

3.情志护理。原发纵隔肿瘤患者对疾病有恐惧、焦虑的心理,尤其对采取有创方法诊断(如针吸、胸腔镜、前纵隔切开、胸廓切开术)、手术、化疗及放疗的患者,其心理压力更大。护士应多与患者交流,充分了解患者病情,深入了解患者的心理变化,采取各种方法进行有针对性的、耐心细致的思想工作,减轻或消除患者的顾虑。如向患者解释各种治疗对挽救生命、缓解症状的重要意义,讲解有关诊断、治疗的知识及各项准备工作,使其对自己的病情、治疗方法及治疗后效果能有初步的了解,从而取得患者的密切配合。与此同时也应与家属交流,以便家属协助医护人员做好患者思想工作,以利治疗顺利进行。

4.膳食调理。纵隔里的组织器官多,因而可发生多种多样的肿瘤,即使纵隔肿瘤很小也会引起循环、呼吸、消化和神经系统的功能障碍。因此,纵隔肿瘤患者的饮食护理非常重要,可吃些酸性和碱性的食物,如蛋黄、奶酪、葡萄、海带等。常见的强酸性食品有蛋黄、奶酪、白糖做的西点或柿子、乌鱼子、柴鱼等;中酸性食品有火腿、培根、鸡肉、鲔鱼、猪肉、鳗鱼、牛肉、面包、小麦、奶油、马肉等;弱酸性食品有白米、落花生、酒、油炸豆腐、海苔、文蛤、章鱼、泥鳅等。

5.临证施护

(1)疼痛患者遵医嘱止痛,详见肿瘤疼痛的护理。

(2)发热者加强体温监测,高热时采用物理降温及药物降温。

(3)咳嗽咳痰患者遵医嘱使用化痰软坚、除痰散结的药物,痰液黏稠者可遵医嘱雾化吸入治疗。

(4)气血亏虚者宜食补气补血的食物,如猪肉、猪血、猪肝、红枣、糯米等。

(二)健康教育

1.嘱患者进食高蛋白、高热量、富含维生素、易消化饮食,少食多餐,戒烟酒。

2.嘱患者注意保暖,避免受凉引起上呼吸道感染,并定时开窗通风。

3.嘱患者术后早期下床活动,预防肺不张;保证充足的睡眠,劳逸结合。

4.嘱患者门诊定期复查,出现发热、胸痛、痰中带血等症状及时就医。

第二节 食管癌患者的中西医结合护理常规

中医对食管癌的认识源远流长,早在两千年前的医学典籍《黄帝内经》就率先提出了"饮食不下,鬲咽不同,食则呕",以及"膈中,食饮入而出,后沃沫"的记载。历代医家从不同侧面对本病的认识和治法做了进一步的探索和补充,形成了一套较为完整的辨证体系。综合历代医家的认识,都认为本病的发生多因忧思郁怒、情志不遂、七情郁结,或嗜酒无度、恣食辛香燥热等物,损伤脾胃,造成气滞食凝,积聚成块,或高年衰老,正气志虚,正不胜邪,瘤邪乘虚侵入而成。《景岳全书·噎膈》所言:"噎膈一证,必以忧愁思虑,积劳积郁,或酒色过度,损伤而成。"

一、中西医对疾病的认识

(一)病因、病机

食管癌在中医属"噎膈""胃脘痛""关格"等范畴,中医认为本病的发生多因忧思恼怒、情志不遂或饮食不节,损伤脾胃,导致肝胃不和或正气不足,尤其是脾胃虚衰,加之情志、饮食失调,痰凝气滞,热毒血瘀交阻于胃,积聚成块而发病。

(二)辨证分型

1.痰气互阻。吞咽困难,胸脘痞满,情绪不舒时可加重,泛吐痰涎,口干咽燥,嗳气呃逆,苔薄腻,舌质偏红,脉弦细。

2.津亏热结。吞咽哽涩,胸膈灼痛,固体食物难咽,但汤水可下,形体逐渐消瘦,口渴喜饮,大便干结,五心烦热,潮热盗汗,舌红少苔或带裂纹,脉弦细。

3.瘀血内结。胃脘刺痛,痛有定处,咽食梗阻不畅,或食后即吐,或呕吐痰涎,形体消瘦,肌肤枯燥,面色晦滞,舌有紫暗或见瘀点,苔薄白或黄,脉细涩。

4.气虚阳微。长期饮食不下,汤水不进,精神疲惫,形寒气短,泛吐清涎,而肢水肿,脘腹胀大,面色灰白,舌淡苔白,脉细弱或沉细。

(三)临床表现

1.食管癌的早期症状及体征

(1)咽下哽噎感:患者情绪波动时发生,故易被误认为功能性症状。

(2)胸骨后和剑突下疼痛:咽下食物时有胸骨后或剑突下痛,其性质可呈烧灼样或钝痛,初时呈间歇性,当癌肿侵及附近组织时,可有剧烈而持续的疼痛。

(3)食物滞留感和异物感:咽下食物或饮水时,有食物下行缓慢并滞留的感觉,食毕消失。

(4)咽喉部干燥和紧缩感:咽下干燥粗糙食物尤为明显。

(5)其他症状:少数患者可有胸骨后闷胀不适、背痛和嗳气等症状。

2.食管癌的中晚期症状及体征

(1)进行性咽下困难:这是食管癌典型症状。开始常为间歇性,可因食物堵塞或局部水肿而加重。

(2)反流:常在咽下困难加重时出现,表现为频繁呕吐黏液,可引起呛咳,甚至吸入性肺炎。

(3)疼痛:胸骨后或肩部持续性疼痛常提示食管癌已向外浸润,引起食管周围炎、纵隔炎等。

(4)消瘦和恶病质:由于肿瘤引起体质消耗或感染,可引起消瘦、恶病质。

(5)其他症状:当癌肿压迫喉返神经可致声音嘶哑;侵犯膈神经可引起呃逆或膈神经麻痹;压迫气管或支气管可出现气急和干咳;侵蚀主动脉则可产生致命性出血。

(四)治疗原则

1.中医治疗

(1)外敷中药方剂:半夏 100 g,炮姜 100 g,肉桂 100 g,香附 100 g,大黄 100 g,菖蒲

50 g,樟脑 50 g,桂枝 100 g,麻黄 50 g,三七 100 g,甘草 50 g 等。制成粉剂,分次使用,每次剂量因人而异。本方剂为基础方剂,临床治疗时需根据患者具体情况并配合口服方剂和茶饮,辨证加减。

(2)口服中药方剂:枳实 50 g,大黄 10 g,夏枯草 100 g,炮姜 50 g,肉桂 100 g,香附 100 g,桔梗 100 g,川芎 100 g,三七 50 g,蒲公英 100 g,黄药子 100 g,白花蛇舌草 100 g,甘草 50 g 等。上药制成散剂或丸剂,一天 3 次,中药茶饮送服,服用剂量因人而异。本方剂为基础方剂,临床治疗时需根据患者具体情况并与外敷方剂和茶饮配合,辨证加减。

(3)中药茶饮方剂:乌梅 10 g,蒲公英 20 g,黄药子 50 g,白花蛇舌草 10 g,陈皮 10 g,半枝莲 10 g,甘草 10 g,夏枯草 50 g 等。每天 1 剂,煎水代茶,全天饮用。本方剂为基础方剂,与外敷方剂和口服方剂配合使用,临床治疗时需根据患者具体情况辨证加减。

(4)中草药热刺激疗法:本方法是为加速止痛、消炎、散结等效果而设置的一种治疗方法。它是将特制的中草药散剂放在布袋内,加热到较高的温度后,放置在体表病灶部位或有关的穴位上进行短时间热敷。

2.食管癌综合治疗

(1)早期食管癌:手术治疗为主。

(2)中晚期食管癌:对于不可行手术治疗的中晚期食管癌患者,可选择放疗和化疗。

3.治疗方法

(1)手术治疗。

(2)化疗。

(3)放疗。

(4)生物反应调节剂治疗。

(5)靶向药物治疗。

二、护理

(一)护理要点

1.一般护理:

(1)术前护理

①营养支持:术前应保证患者的营养摄入,能口服者,指导患者合理进食高热量、高蛋白质、含丰富维生素的流质或半流质饮食;若患者仅能进食流质或长期不能进食且营养状况较差,可根据医嘱补充液体、电解质或提供肠内、肠外营养。

②维持患者体液平衡:注意观察和记录患者的尿量,以判断患者有无脱水及决定输液的速度和量。

③并发症的预防和护理:对吸烟者术前应戒烟,指导并训练患者有效咳嗽咳痰,进行呼吸训练,预防术后肺不张。

(2)术后护理

①监测并记录生命体征:密切观察生命体征,尤其呼吸状态、频率和节律,双肺呼吸音是否清晰,有无缺氧征兆。

②呼吸道护理:鼓励患者深呼吸,促使肺膨胀,痰多、咳痰无力的患者若出现呼吸浅

快、发绀、呼吸音减弱等痰阻塞现象时,应立即行鼻导管深部吸痰,必要时行纤维支气管镜吸痰或气管切开吸痰。

③保持胸腔闭式引流通畅:①观察引流液颜色、性状、量,若术后3小时内胸腔闭式引流量为每小时100 ml,引流液呈鲜红色并有较多血凝块,患者出现烦躁不安、血压下降、脉搏增快、尿少等血容量不足的表现,应考虑有活动性出血;若引流液量多,由清亮渐转浑浊,则提示有乳糜胸,应及时报告医生,协助处理。②胸腔引流管留置48~72小时后,如引流量明显减少且引流液颜色变浅,24小时引流量<50 ml,脓液<10 ml,胸片示肺膨胀良好,无漏气,且患者无呼吸困难,即可拔管。

2.给药护理。遵医嘱按时、按量给药。观察服药后的疗效及不良反应。服用煎药最好在饭后2小时左右,可避免胃中不适并有利于吸收;中西药同服,一般应间隔1小时服用。外敷药物时,先洗净患处,再将药敷在病灶上,每天换药1~2次。中药汤剂宜浓煎,少量多次温服。

3.膳食调理。药食同源,部分食品兼具食疗抗癌作用,可针对性地选择应用对消化系肿瘤有益的食物,如莼菜、卷心菜、墨菜、百合、刀豆等。忌生冷粗硬、肥甘厚腻、辛辣刺激食物。

4.情志护理。根据患者的具体情况,实施耐心的心理疏导,讲解各种治疗的相关知识和注意事项,尽可能减轻其不良心理反应,争取亲属在心理和经济方面的积极支持和配合,解除患者的后顾之忧。

5.临证施护

(1)痰气互阻:宜润燥解郁,化痰降逆,如启膈散。嗳气呃逆者,可用氯丙嗪足三里穴位注射。注意情志护理,使其心情舒畅,肝气条达,气血和顺,有助于减轻症状。吞咽困难者饮食宜温软、易消化,细嚼慢咽,以半流质或流质为宜。

(2)津亏热结:中医宜服清养肺胃、生津润燥之品,选沙参麦冬汤。若患者久热久咳,可加地骨皮三钱(9 g)。饮食以甲鱼、银耳、鸭蛋等滋阴食物为宜,鼓励患者多食新鲜的水果汁、蔬菜汁。对大便干结者,可艾灸熏神阙、天枢等穴位,必要时可给予缓泻剂。

(3)瘀血内结:中医宜服养血活血、润燥通幽之品,选通幽汤。上药用水600 ml,煎至300 ml,去滓,调槟榔细末15 g,食前稍热服之。患者卧床休息,协助生活护理,注意保暖,避免劳神。

(4)气虚阳微:中药宜服攻下冷积、温补脾阳之品,温脾选补气运脾汤,温肾选右归丸。可予山药、黄芪煲汤,鼓励少食多餐,增加营养摄入,适量运动,保持气血畅行及稳定的情绪。

(二)健康教育

1.向患者讲解食管癌的相关知识。

2.指导饮食宜忌。

3.指导患者注意调摄情绪,宜平淡情志,避免七情过激,帮助患者保持心情愉悦,正确对待疾病,建立战胜疾病的信心。

4.指导患者顺应四时,平衡阴阳,按照"春夏养阳,秋冬养阴"的原则来适应四时气候变化,保持人与自然的协调统一。

5.嘱患者定期到医院复诊。

第三节 肺癌患者的中西医结合护理常规

肺癌是以咳嗽、胸痛、气喘、痰中带血等为基本表现,发生于肺脏的癌病类疾病,本病属中医学"肺积"范畴。《中医大辞典》中解释肺癌为:"肿块凹凸不平,边缘不齐,坚硬难移,状如岩石,溃后血水淋漓,臭秽难闻,不易收敛,甚至危及生命"。从整体观念出发,络病学说认为肺癌的发生不仅由于五脏六腑的功能失调,而且络脉所构建的"三维立体网络系统"的功能失衡也不容忽视。烟毒是肺癌重要的致病因素,烟毒入络,气血淤滞,败坏络体。再加正气虚衰,抗邪无力,败络化毒,络毒亢变,则亢害无制,化生新络。新生之络亦即络毒蕴结之处,络毒随络流溢,内伤脏腑,外达肢节,损伤脏腑,败坏形体经脉,构成恶性病理循环。

一、中西医对疾病的认识

(一)病因、病机

元气化生异常,内生瘤毒是肿瘤的病因,该瘤毒有其独特的致病特征。瘤毒之性不同于一般的外感六淫邪气,也不同于一般的内生邪气,其性更暴烈顽固,正气难抗,毒至则正衰;有时又具伏邪的特点,暗耗正气,更加黏滞不化,为病缠绵;同时易于传变。肺癌发生亦是如此,该瘤毒郁结胸中,肺气膹郁,宣降失司,积聚成痰,痰凝气滞,淤阻络脉,久而成块,从而导致肺癌产生,肺瘤毒可随气血或络脉旁窜他处。古有"百病有痰作祟"的说法,中医认为痰凝日久,积于肺则发为肺积,肺癌的常见症状多与"痰"密切相关,如痰湿痰凝壅肺致咳嗽、咳痰、咳喘;痰瘀互结所致咯血、胸痛、胸壁青筋暴露;痰核流窜产生淋巴结肿大;痰蒙清窍所致头痛、昏瞀等脑转移征象,故肺癌治疗不离祛痰。"脾为生痰之源,肺为储痰之器""脾土健运,肺金乃生""气虚则水停,气行则水行",故培补中土,既能补气,又能祛痰。

(二)辨证分型

1.气滞血瘀。胸痛气急,痛有定处,胀闷,咳嗽不畅,痰中带血或咯血,舌质暗红,有瘀点或有瘀斑,脉弦细或涩。

2.痰热壅肺。咳嗽胸闷,咳黄黏稠痰或痰中带血,伴发热口干或便结尿黄,舌质红,苔黄,脉滑数。

3.脾虚痰湿。咳嗽痰多,痰白而黏,胸脘作胀,胃纳不振,胸闷憋气,身困乏力,舌质偏淡胖,苔白,脉濡或细滑。

4.阴虚内热。咳嗽少痰或干咳无痰,可有痰中带血,手足心热,胸痛气急,心烦口干,午后低热,便干尿黄,舌质红绛,苔薄黄,脉细数。

5.气阴两虚。短气而喘,言语无力,咳声低弱,咳嗽少痰,自汗或盗汗,口干少饮,舌质红或淡,苔薄黄,脉沉细弱。

(三)临床表现

1.原发性癌肿引起的症状及体征

(1)咳嗽:为最常见的早期症状,是大多数患者的首发症状,起初为呛咳、干咳、少痰。肿瘤增大引起的支气管狭窄,咳嗽加重,多为持续性,呈高调金属音。

(2)咯血:多见于中央型肺癌,癌肿组织血管丰富,常引起痰内持续带血或间断带血。

(3)胸闷、气急:由于肿瘤的压迫阻塞支气管,发生阻塞性肺炎、肺不张或肺癌广泛播散时,可引发胸闷、气急。

(4)发热:肿瘤部分或完全阻塞支气管,发生阻塞性肺炎、肺不张或肺脓肿等细菌感染病症时,可有发热症状。

(5)消瘦和恶病质:病情发展至晚期,由于肿瘤毒素引起体质消耗或感染,疼痛所致的食欲减退可引起消瘦、恶病质。

2.肿瘤局部扩展引起的症状及体征

(1)胸痛:癌肿直接侵犯胸膜、肋骨、胸壁时,则有尖锐的胸痛。肿瘤位于胸膜附近时,则产生不规则的钝痛和隐痛。

(2)吞咽困难:肿瘤侵犯或压迫食管可引起吞咽困难,常可引起支气管食管瘘,导致肺部感染。

(3)声音嘶哑:肿瘤转移至纵隔淋巴结,导致纵隔淋巴结肿大,压迫喉返神经,出现声音嘶哑。

(4)上腔静脉压迫综合征:由于肿瘤本身或其转移的淋巴结病灶压迫上腔静脉,甚至在上腔静脉内形成血栓,使上腔静脉回流受阻,导致头面颈和上肢水肿、前胸部淤血和静脉曲张等阻塞综合征。

3.常见转移癌的临床表现

(1)脑转移:肺癌转移至中枢神经系统时,可发生头痛、呕吐、眩晕、共济失调、脑神经麻痹等神经系统症状。

(2)骨转移:常见转移部位为肋骨、椎骨、骨盆,有压痛,甚至出现病理性骨折。

(3)肝转移:肝转移时,可出现厌食、肝肿大、黄疸、腹腔积液。

(4)淋巴结转移:锁骨上淋巴结转移是最常见的转移部位,淋巴结多位于前斜角肌区,无痛感,固定而坚硬,逐渐增大、增多并融合。

(四)治疗原则

1.中医治疗

(1)中医辨证论治。

(2)中成药静脉注射及中成药口服疗法:中成药活血止痛、益气养阴扶正、健脾理气、清热解毒、化痰止咳,如复方苦参、参芪扶正、橘红丸、消金化痰汤、五味异功散等。

(3)中医外治疗法:对咳嗽、胸脘作胀者可选肺俞、内关等穴直刺,留针15分钟左右。对肺癌疼痛、咳喘、腹腔积液患者,可通过局部穴位按摩、贴敷等止痛、止咳、止喘、利水。

2.肺癌综合治疗

(1)非小细胞肺癌:早期以手术治疗为主,晚期患者以放化疗综合治疗为主。

(2)小细胞肺癌:局限期以放化疗结合为标准疗法,广泛期以化疗为标准疗法。

3.治疗方法

(1)手术治疗。

（2）化疗。

（3）放疗。

（4）生物反应调节剂治疗。

（5）靶向药物治疗。

二、护理

（一）护理要点

1.一般护理。保持病室安静、整洁、舒适、温湿度适宜，定时开窗通风，尽量避免外来因素的刺激，创造舒适的治疗环境。体位以舒适为主，一般以半卧位居多。保持呼吸道通畅，胸闷气急者给予持续低流量吸氧。轻症患者，可适当散步、打太极拳、练八段锦等，运动的方式和次数，要视患者本人的身体状况而定。指导患者春季防风、夏季防暑、长夏防湿、秋季防燥、冬季防寒，以免病中复感外邪。

2.给药护理。遵医嘱按时、按量给药。观察服药后的效果及不良反应。服用煎药最好在饭后 2 小时左右，可避免胃中不适并有利于吸收；中西药同服时，一般应间隔 1 小时服用。外敷药物时，先洗净患处，再将药物敷在病灶上，每天换药 1～2 次。

3.膳食护理。饮食给予温热易消化、营养丰富、清淡少盐的食物，如玉竹粥、肉参粥、花生粥、粳米粥、苦瓜、生地汁等。多吃新鲜蔬菜和水果，每天摄入 10 g 纤维素和一般水平的维生素，少吃烟熏食品，忌生冷粗硬、肥甘厚腻、辛辣刺激食物。嘱多饮水，湿化痰液。脂肪摄入勿过多，摄入量控制在摄入总量的 30% 以下，即每天摄取的脂肪为 50～80 g。

4.情志护理。情志变化可以直接影响人体脏腑的变化，历代名医一再提倡"善医者，必先医其心，而后医其身"的宗旨。中医情志护理的方法有说理开导法、宣泄解郁法、释疑解惑法、移情易性法、暗示法、以情胜情法、顺情从欲法等。首先要因人施护，根据个体的年龄、性别、疾病的性质和病程的长短各异，给予个体化护理。要了解患者心理状况，有针对性地解除患者紧张、恐惧、忧虑、烦恼、愤怒等情志因素刺激，使患者端正对事物的看法，从而能自觉地调整情志，提高战胜疾病的信心，积极配合治疗。

5.临证施护

（1）气滞血瘀：宜理气化瘀、活血止痛，如方桃红四物汤、血府逐瘀汤。对剧痛者可采取中药外敷，局部敷捣碎的新鲜蒲公英；针对胸胁疼痛者，可选内关、外关、列缺、支沟、合谷、肝俞等穴，中强刺激，留针 15 分钟。

（2）痰热壅肺：宜清热解毒、化痰止咳，选橘红丸、消金化痰汤。对喘促、咳嗽、咯血者选穴尺泽直刺 0.8～1.2 寸或刺点出血。喘咳不已者协取半卧位，给予适量的定喘药物，鼓励患者将痰咳出。

（3）脾虚痰湿：中药宜服健脾理气、燥湿化痰之品，选五味异功散、六君子汤，对咳嗽、胸脘作胀者可选肺俞、内关等穴直刺 0.5～0.8 寸，中等刺激，留针 15 分钟左右。保持呼吸道通畅，指导定期深呼吸，协助翻身拍背，同时予雾化吸入，稀释痰液使之易于咳出。

（4）阴虚内热：中医宜服养阴清热、解热散结之品，选沙参麦冬汤加味等，对心烦失眠者可选择曲泽、曲池等穴，直刺 1～1.5 寸或针刺放血。发绀者予氧气吸入，同时做好患者皮肤护理，定时翻身，预防褥疮及继发感染。

(5)气阴两虚:中药宜服益气养阴之品,如四君子汤合生脉饮,对气促、神疲乏力者可选足三里、肺俞、定喘等穴,平刺 0.5～0.8 寸,呼吸困难者给予低流量、低浓度氧气吸入,声音嘶哑应少说话,可用蒸汽吸入湿润咽喉,以减轻不适。病室宜温度偏暖,宜朝阳。

(二)健康教育

1.嘱患者饮食有节,可给予高热量、高蛋白、高维生素的饮食,宜多食富含维生素 A、维生素 C、维生素 E 的食物及新鲜蔬菜和水果。

2.嘱患者生活要有规律,保持愉快的心情,注意季节变化,防止复感外邪。积极参与健身运动,遵医嘱服药、增强机体抗病能力。

3.嘱患者定期门诊,终身随访。研究证明低剂量螺旋 CT 能帮助肺癌高危人群在进行肺癌筛查中降低 20% 的肺癌死亡率。低剂量螺旋 CT 检查发现气道病变者,应该施行纤维支气管镜检查。纤维支气管镜检查呈阳性且适合于外科手术治疗者,应当施行以外科手术为主的多学科综合治疗。纤维支气管镜检查阴性者,则进入下一年度 LDCT 复查,或者根据不同情况在 3 个月、6 个月后进行 LDCT 复查或者纤维支气管镜检查。

4.良性和感染的病灶。指南推荐在 1～3 个月内复查低剂量 CT,如病灶完全消散则每年进行低剂量 CT 筛查;如病灶正在消散则 3～6 个月后复查低剂量 CT,直至其稳定后,每年复查低剂量 CT;如病灶持续存在,或者首次发现即考虑恶性可能,根据首次发现病灶的不同类型,NCCN 肺癌筛查指南制定了不同的随访策略。患者应遵医嘱按时随访。

第四节　乳腺癌患者的中西医结合护理常规

乳腺癌是女性最常见的恶性肿瘤之一,以 40～60 岁及绝经期前后的妇女为高发病人群。全世界每年约有 120 余万妇女发生乳腺癌,约有 50 万妇女死于乳腺癌。20 世纪以来乳腺癌的发病率在全国各地均有上升的趋势,在我国女性恶性肿瘤中居第二位,是目前严重威胁女性健康甚至危及生命的常见病。

一、中西医对乳腺癌的认识

中医对乳腺疾病很早就有记载,最早记载"乳癖"一名的是东汉华佗所著《中藏经》。晋代葛洪的《肘后备急方》里形象描述了乳腺癌:"痈疽之至牢有根而硬如石""痈结肿坚如石,或如大核色不变,或作石痈不消"。中医学认为,肿瘤的产生是由于正气虚损,邪气乘袭,蕴结于脏腑,气机受阻,血行不畅,痰瘀互结而成。《内经》有云:"邪之所凑,其气必虚。"肿瘤既是"邪之所凑"的结果,又是一个最大的"邪",由此可见,中医对乳腺癌很早就有较为全面的认识。

(一)病因、病机

乳腺癌的病因分为外感六淫:风、寒、暑、湿、燥、火,致使邪毒蕴结、客于乳;内伤七情:情志不畅,肝气郁结,脾虚运化无力,生湿生痰,痰凝气滞,经络痞涩,致生本病。其病机主要有:

1.邪、正与发病。正气,主要指对外界环境的适应能力、抗邪能力及康复力,正气不足是疾病发生的前提和依据；邪气是各种致病因素的总称，邪气侵入机体使脏腑阴阳、气血津液失调、气机逆乱而发生疾病，所以肿瘤的发病与否，也是正邪斗争的结果。

2.体质与发病。中医学十分重视"禀赋"。《内经》中记载了体质特征的遗传性，而后天生活起居对体质的影响也十分重要，如饮食营养、体育锻炼、生活习惯、行为修养等，都会影响体质，从而导致肿瘤的发生。

3.情志与发病。《灵枢·口问篇》说："悲哀忧愁则心动，心动则五脏六腑皆摇。"临床实践证明：悲、思、忧、愁等情绪状态的持续，会导致气机郁滞或逆乱，造成肿瘤的发生或发展。

4.环境与发病。《灵枢·岁露篇》中说："人与天地相参也，与日月相应也。"中医学强调疾病的发生与人们生存的环境相关联，生活环境与疾病的发病关系非常密切。

（二）辨证分型

根据国家下发的乳腺癌中医护理方案，常见的辨证分型有气滞痰凝证、冲任失调证、毒热蕴结证、气血两虚证、气阴两虚证、瘀毒互结证6种。

1.气滞痰凝。乳房肿块胀痛、两胁作胀、心烦易怒、口苦、头晕目眩、舌苔薄白或薄黄。

2.冲任失调。乳房肿块胀痛、两胁作胀、头晕目眩，或月经失调、腰腿酸软、五心烦热、目涩、口干、舌质红、苔少有裂纹。

3.毒热蕴结。乳房肿块迅速增大、疼痛或红肿甚至溃烂翻花、分泌物臭秽等，或发热、心烦、口干、便秘、舌质暗红、舌苔黄白或黄厚腻。

4.气血两虚。疲倦乏力、精神不振、食欲不振、失眠多梦、口干少津、二便失调、舌淡、苔薄白。

5.气阴两虚。乏力，口干苦，喜饮，纳差，乏力，腰腿酸软，五心烦热，舌质干红，少苔或薄苔。

6.瘀毒互结。肿瘤增长迅速、神疲乏力、纳差消瘦、面色晦暗，或伴有疼痛，多为刺痛或胀痛，痛有定处，或伴有乳房肿物坚韧，若溃破则腐肉色败不鲜，舌淡或淡暗，苔白。

（三）临床表现

1.症状。多数患者早期无明显临床症状，或仅有无痛性乳房肿块、乳头溢液。进展期伴有乳房疼痛、皮肤改变、乳头和乳晕异常等。术后表现为肢体肿胀、疼痛、心烦易怒、恶心呕吐、四肢麻木、倦怠乏力等。

2.体征。乳房可触及肿块、肿块疼痛、腋窝淋巴结肿大、皮肤改变，如酒窝征、橘皮样改变等。

3.并发症。出血、肢体肿胀、皮瓣坏死、倦怠乏力、恶病质。

（四）治疗原则

西医治疗采用以手术治疗为主，辅以放疗、化疗、内分泌及靶向等综合性治疗。中医治疗以益气养阴、扶正固本为主。乳腺癌患者的治疗应遵循辨病与辨证相结合的原则，并且结合患者不同治疗阶段的体质特点，更好地运用中医辨证论治综合调理。单纯性乳腺癌，治疗上主张疏肝解郁、调摄心理；炎性乳腺癌，以清热解毒为主；乳腺癌晚期，以扶正固本、调理脾胃为主。

二、护理

（一）护理要点

1.一般护理

（1）保持病房环境安静舒适，给予舒适体位，保证患者睡眠充足。

（2）观察患者的生命体征变化情况，以及有无疼痛、肢体肿胀、恶心、呕吐等不良反应。

（3）遵医嘱正确给药。

（4）按时巡视，观察病情，防止跌倒、窒息、自杀等意外发生。

2.给药护理

（1）内服中药：以清热解毒的中药为主，餐后半小时服用，减少其对胃黏膜刺激。气滞痰凝证：汤药宜三餐后凉服；气血两虚证：汤药宜三餐后温热服。

（2）注射给药：华蟾素注射液，建议使用中心静脉导管给药；艾迪注射液，使用前后应以 0.9％NS 冲管。

（3）关注患者的肝肾功能情况。

3.膳食调理

（1）气滞痰凝：宜食疏肝理气、化痰散结的食物，如陈皮、丝瓜、李子、海带、紫菜等。【食疗方】海带汤。

（2）冲任失调：宜食调理冲任、补益肝肾的食物，如红枣、甲鱼、桑葚、黑木耳等。【食疗方】红杞鲫鱼汤。

（3）毒热蕴结：宜食清热解毒、活血化瘀的食物，如莲藕、苦瓜、葡萄、柠檬、大白菜、茄子、香菇等。【食疗方】菱角汤或菱角薏米粥。

（4）气血两虚：宜食益气养血、健脾补肾的食物，如龙眼肉、大枣、茯苓、山药、黑芝麻等，多食瘦肉、牛奶及蛋类等。【食疗方】小米大枣粥。

（5）气阴两虚：宜食益气养阴的食物，如黑木耳、银耳、鸭肉等。【食疗方】莲藕小米粥。

（6）瘀毒互结：宜食解毒化瘀的食物，如苦瓜、丝瓜、海带、海蜇、马蹄等。【食疗方】绿豆粥。

（7）恶心者：宜食促进消化、增加胃肠蠕动的食物，如生白萝卜捣汁饮用；呕吐者，进食止呕和胃的食品，如频服姜汤（生姜汁 1 汤匙，蜂蜜 2 汤匙，加开水 3 汤匙调匀）。

（8）化疗者：宜食促进消化、健脾开胃、补益气血的食物，如萝卜、香菇、陈皮、菠菜、桂圆、金针菇等，禁食辛辣及油炸的食物。

（9）放疗者：宜食生津养阴、清凉甘润的食物，如藕汁、雪梨汁、萝卜汁、绿豆汤、冬瓜汤、竹笋、西瓜、橙子、蜂蜜、甲鱼等。

（10）禁忌食品：忌烟酒、咖啡、可乐、辣椒、姜、桂皮，以及肥腻、油煎、霉变、腌制的食物。

（11）食疗代茶饮方：日常生活中食用的食物如大蒜、豆制品、绿茶等均有抗癌的作用。

①代茶饮食疗方一:槐花 10 g,茉莉花 2 g,沸水冲泡具有疏肝健脾、理气止痛、活血散瘀作用,可连服 6 周。

②食疗方二:绿茶 10 g,金橘 15 g,将金橘掰成饼后与茶同置杯中,用沸水冲泡 30 分钟即可饮用。该方具有丰富的维生素和茶色素,有一定防癌、抗癌的功效,能理气止痛,对消散肿胀有辅助作用。

4.情志护理。《灵枢·师传》中指出:"告之以其败,语之以其善,导之以其所便,开之以其所苦",此含义为护理人员对患者做耐心细致的思想工作,晓以利害,使其遵守医嘱,配合治疗护理,帮助患者克服内心的苦闷、焦虑、恐惧等不良情绪。以情相胜法是中医学中独特的情志护理方法,根据喜胜悲忧的道理,对于悲伤、忧愁过度的患者,让其多听听相声或者适当讲个笑话,以调节患者的消极情绪。有些患者患病后往往将注意力集中在疾病上面,可指导患者使用转移注意力的方法,如阅读、听音乐、听广播、写作、绘画、练书法等。

5.临证施护

(1)肢体肿胀:评估患侧肢体水肿程度,如出现肿胀加重及时报告医生;平卧时抬高患肢,使其与心脏保持同一水平;患肢不宜进行静脉输液及测血压;指导患者做患肢握拳活动,每次 5～10 分钟,每天 2～3 次。并可遵医嘱进行中药外敷、中药湿敷或中药泡洗。

(2)疼痛:观察疼痛的性质、部位、程度、持续时间及伴随症状,遵医嘱予止痛剂后观察用药反应。采用《疼痛评估量表》进行评估。指导患者使用转移注意力的方法,如读书、看报、与人交流等。教会患者使用放松术,如全身肌肉放松、缓慢地深呼吸、听舒缓音乐等。保持环境安静、光线柔和、色调淡雅,避免噪声及不必要的人员走动。遵医嘱耳穴贴压,取乳腺、腋下、肝、交感、内分泌等穴。遵医嘱穴位贴敷。

(3)心烦易怒:多与患者及家属交流,及时了解患者存在的心理问题,助其排忧解难或取得爱人、家属的理解和关爱,推荐患者听轻音乐,舒缓情绪。焦虑患者:听安静、柔和、婉约的乐曲,如高山流水、古筝等。抑郁患者:听冥想式的乐曲,如沉思、古琴等。遵医嘱耳穴贴压,取肝、心、神门、枕、神经系统皮质下等穴进行贴压。

(4)恶心、呕吐(化疗期间):观察呕吐物的量、色、性质,及时记录并报告医生;呕吐后,遵医嘱以温开水或中药漱口液漱口。遵医嘱耳穴贴压,取脾、胃、交感、膈等穴位。遵医嘱艾灸,取中脘、关元、足三里、神阙等穴。遵医嘱穴位按摩,取足三里、合谷、内关及两侧脊穴等穴。

(5)四肢麻木(化疗期间):保证环境安全,避免烫伤、灼伤、磕碰等,注意四肢保暖,穿棉袜,戴棉质手套,防止受凉。遵医嘱气压式血液循环驱动仪治疗,每次 30 分钟,每天 1 次。遵医嘱穴位按摩,取足三里、手三里、太冲、阳陵泉、曲池、内关等穴。协助患者穴位拍打麻木肢体,力度适中。遵医嘱中药外敷。

(6)倦怠乏力:起居有时,避免劳累。指导患者进食补中益气类食物,如山药、鱼肉、香菇等。食疗方:乌鸡汤、香菇木耳汤、山药炖排骨。病情稳定者适量运动,注意劳逸结合,循序渐进。遵医嘱穴位贴敷肾俞、脾俞、足三里,以调节脏腑气血功能。

6.康复锻炼。根据患者的具体实际情况,如病情、年龄、体力、切口愈合情况等,进行循序渐进的锻炼,不可操之过急,亦不可术后不锻炼。

（1）术后 24 小时内：手术当天即可开始功能锻炼，患肢下垫一软枕，先进行患肢的伸指、握拳和转腕运动。

（2）术后 1~3 天：开始增加肘关节屈伸运动。

（3）术后 4~6 天：患者可坐起，练习用手掌摸对侧肩部及同侧耳的动作。

（4）术后 7~8 天：开始做肩关节活动，用健侧手帮助患侧上肢做向上抬举的动作，直到超过头部。

（5）术后 9~10 天：进行梳头练习，并用患肢的手指顺着贴在墙上的标尺渐渐向上爬行，每日标记高度，逐渐递增幅度，直至患侧手指能高举过头。

（6）术后 11~14 天：逐渐使患肢手掌越过头顶，尽可能摸到对侧耳郭。

（7）拆线后：加强肩关节活动，如做画圈及滑轮运动、双手合并向前练习、向上伸直练习、接触背部练习、手臂外展旋转练习等，以扩大肩关节活动范围，锻炼和恢复患肢。

（二）健康教育

1.嘱患者保持心情舒畅，避免不良情绪的困扰。

2.嘱患者养成良好的生活习惯，饮食宜清淡，忌膏粱厚味，不宜过多服用保健饮品，慎用雌激素类药品。

3.嘱患者酌情参加体育锻炼，以增强体质。鼓励乳腺癌康复期伴淋巴水肿患者进行适当的体力活动，不但有利于淋巴水肿的恢复，还可提高术后的生活质量。

4.嘱患者妊娠期、哺乳期乳腺癌患者应立即停止哺乳、妊娠，防止癌变迅速发展。

5.乳腺癌自我检查不能提高乳腺癌早期诊断检出率和降低死亡率，由于可以提高妇女的防癌意识，故仍鼓励基层医务工作者向妇女传授每月一次乳腺自我检查的方法，建议绝经前妇女应选择月经来潮后 7~14 天进行。

6.有明显的乳腺癌遗传倾向者、既往有乳腺导管或小叶不典型增生或小叶原位癌的患者及既往行胸部放疗者为乳腺癌高危人群，建议对乳腺癌高危人群（小于 40 岁）提前进行筛查，筛查间期推荐每年一次，筛查手段除了应用一般人群乳腺 X 线检查之外，还可应用 MRI 等新的影像学手段。

第四章　腹部肿瘤患者的中西医结合护理常规

第一节　胃癌患者的中西医结合护理常规

胃癌是由于元气化生异常、正气内虚、饮食不节、情志失调等原因引起的，以气滞、痰湿、瘀血蕴结于胃，胃失和降为基本病机，以脘部饱胀或疼痛、纳呆、消瘦、黑便、脘部积块为主要临床表现的一种恶性疾病。

一、中西医对疾病的认识

（一）病因、病机

中医认为胃癌与忧思恼怒、情志不遂或饮食不节，导致肝失疏泄，胃失和降有关。西医认为胃癌的发生是一个多步骤、多因素进行性发展的过程,一般认为与环境饮食因素、幽门螺旋杆菌感染、遗传因素有关。

(二)辨证分型

1.脾气虚。纳少,腹胀,便溏,气短、乏力,舌淡,苔白。

2.胃阴虚。胃脘嘈杂、灼痛,饥不欲食,口干、口渴,便干,舌红少苔。

3.血虚。体表肌肤黏膜组织呈现淡白色,头晕乏力,全身虚弱,舌质淡。

4.脾肾阳虚。久泄久痢,水肿,腰腹冷痛,肢冷,便溏,乏力,舌淡胖,苔白滑。

5.热毒。胃脘灼痛,消谷善饥,面赤,口渴喜冷饮,便干,舌红,苔黄。

6.痰湿。脾胃纳运功能障碍及胸脘痞闷,纳差,苔腻。

7.血瘀。固定疼痛,有肿块,出血,舌质紫暗,或见瘀斑瘀点。

8.肝胃不和。脘胁胀痛,嗳气,吞酸,情绪抑郁,舌淡红、苔薄白或薄黄。

(三)临床表现

1.症状。早期多无症状,或仅有一些非特异性消化道症状。

2.体征。进展期以腹痛、腹胀不适,餐后加重为主,偶有节律性溃疡样疼痛,伴消瘦、纳差、体重下降。

3.并发症。上消化道大出血、幽门梗阻等。

(四)中医治疗原则

本病多由气、痰、湿、瘀互结所致,故理气、化痰、燥湿、活血化瘀是本病主要治标之法;后期出现胃热伤阴、脾胃虚寒、气血两虚者,则应标本兼顾,扶正与祛邪并进。本病病位在胃,多有脾胃气机阻滞,气化不利,运化无权,在治疗中应始终重视顾护脾胃,勿损正气,也是应遵从的治疗原则,这一点对中晚期患者和放化疗患者更为重要。只有胃气得充,脾气得健,才能使气血生化有源,也才能助药以祛邪。但补虚时,用药也不可过于滋腻,以免呆滞脾胃,应在辨证论治的基础上,结合选用具有一定抗胃癌作用的草药。

二、护理

(一)护理要点

1.一般护理

(1)提供一个安静的环境,给予舒适的体位,保证患者得到充足的休息。

(2)观察患者的生命体征变化以及疼痛的部位、性质及持续时间。

(3)疼痛时报告医生,遵医嘱使用止痛剂并观察症状、体征是否好转。

(4)分散患者注意力,采用转移注意力或松弛疗法,如缓慢呼吸、全身肌肉放松、听舒缓音乐等。

2.给药护理

(1)推荐使用中心静脉导管或输液港静脉给药,进行增敏治疗时亚叶酸钙要在氟尿嘧啶前静脉滴注。

(2)中药汤剂一般宜温服,并观察服药后的效果及反应。

3.膳食调理

（1）脾气虚：宜食补中健脾的食物，如鸡蛋、瘦猪肉、羊肉、大枣、桂圆、白扁豆、山药、茯苓等。忌大寒大热之物，宜进补益元气的血肉之品，以达到益气养血的目的。中药汤剂宜温服。

（2）胃阴虚：忌食生冷辛辣的食物，宜食滋补胃阴的食物，如莲子、山药、百合、大枣、薏苡仁、枸杞等，以温补为主，中药汤剂宜浓煎，少量多次热服。口干咽燥者应保持一定水分的摄入。便秘者宜吃香蕉、芝麻等润肠通便的食物。

（3）血虚：宜食补气养血的食物，如大枣、桂圆、山药等。

（4）脾肾阳虚：宜食温补脾肾的食物，如羊肉、桂圆、肉桂、生姜等。

（5）热毒：宜食疏肝清热的食物，如海带、紫菜、杏仁、绿豆、藕粉、菊花、蒲公英、金银花等。

（6）痰湿：宜食清热除湿的食物，如荸荠、马齿苋、赤小豆等；可食山药、冬瓜等食物，适当选用生姜、葱白、花椒等调味品。忌海腥及油腻食物，如海蛤等。凉性果蔬应尽量不食。

（7）血瘀：宜食活血祛瘀的食物，如桃仁、山楂、大枣、赤小豆等；忌粗糙、坚硬、油炸、厚味之品，忌食生冷性寒之物。

（8）肝胃不和：宜食疏肝和胃的食品，如山楂、山药、萝卜、生姜、桂花等。宜食清淡、富有营养的半流质饮食，少食米醋、食糖、李子、荔枝等酸甜类热性之品，以免助酸生热加重病情，禁食韭菜、辣椒、胡椒等温热之品。

（9）指导患者戒烟酒，宜食健脾养胃的食物，如山药、红枣等。根据食滞轻重控制饮食，避免进食过饱。

（10）指导便秘患者进食富含膳食纤维的食物，如蔬菜、水果、粗粮等；指导腹胀患者进食增加肠动力的食物，如苹果、番茄、白萝卜等，避免产气食物的摄入；吞酸、嗳气者应避免产酸的食物，如山楂、梅子、菠萝等。

4.情志护理。做好精神调护，解除患者恐惧焦虑心理，向患者阐明七情与疾病的关系，为其树立战胜疾病的信心。针对患者忧思恼怒、恐惧紧张等不良情志，指导患者采用移情相制疗法，转移其注意力；针对患者焦虑或抑郁的情绪变化，可采用暗示疗法或顺情从欲法。多与患者沟通，以了解其心理状态，指导患者和家属掌握缓解疼痛的简单方法，减轻身体痛苦和精神压力，嘱家属多陪伴患者，给予心理安慰、精神支持。鼓励病友间多交流疾病防治经验，提高对疾病的认识，增强治疗信心。

5.临证施护

（1）胃脘痛：观察疼痛的性质、部位、程度、持续时间、诱发因素及伴随症状，总结疼痛发作规律。出现疼痛加剧，伴呕吐、寒热，或出现厥脱先兆症状时应立即报告医生，采取应急处理措施。急性发作时宜卧床休息，注意防寒保暖。指导患者采用转移注意力或松弛疗法，如缓慢呼吸、全身肌肉放松、听舒缓音乐等，以减轻患者对疼痛的敏感性。遵医嘱耳穴贴压，取脾、胃、交感、神门等穴。遵医嘱艾灸，取中脘、天枢、足三里等穴。遵医嘱穴位贴敷，取脾俞、胃俞等穴。

（2）反酸、嗳气：观察反酸、嗳气的频率、程度、伴随症状及与饮食的关系。遵医嘱使用黏膜保护剂与抑酸剂。黏膜保护剂应在餐前半小时服用；抑酸剂应在餐后1小时服用,以中和胃酸;抗菌药应在餐后服用,以减少抗生素对胃黏膜的刺激。指导患者饭后不宜立即平卧,发作时宜取坐位,可小口频服温开水;若空腹时出现反酸、嗳气症状,应立即进食以缓解不适。遵医嘱穴位按摩,取足三里、合谷、天突等穴。遵医嘱耳穴贴压,取脾、胃、交感、神门等穴。遵医嘱艾灸,取胃俞、足三里、中脘等穴。

（3）腹胀:观察腹胀的部位、性质、程度、时间、诱发因素,排便、排气情况及伴随症状。鼓励患者饭后可适当运动,以保持大便通畅,若腹胀明显者应取半坐卧位卧床休息。遵医嘱给予肛管排气,观察排便、排气情况。遵医嘱中药外敷,保留时间 6～8 小时。遵医嘱艾灸,取中脘、肝俞等穴。

（4）便溏:观察排便次数、量、性质及有无里急后重感。遵医嘱指导患者正确使用缓泻剂,保持肛周皮肤清洁。严重便溏者适量饮淡盐水。遵医嘱穴位按摩,取足三里、中脘、关元等穴。遵医嘱耳穴贴压,取大肠、小肠、胃、脾等穴。遵医嘱艾灸(回旋灸)腹部,以肚脐为中心,上、下、左、右旁开 1～1.5 寸,时间 5～10 分钟。

（5）便秘:观察排便次数、排便费力程度、大便性状及伴随症状。指导患者规律排便,适度增加运动量,餐后 1～2 小时,取平卧位,以肚脐为中心,顺时针方向按摩腹部,促进肠蠕动,排便时忌努责。遵医嘱穴位按摩,取足三里、中脘等穴。遵医嘱耳穴贴压,取大肠、小肠、胃、脾等穴。遵医嘱中药直肠滴入。

（二）健康教育

1.指导患者保持良好的饮食习惯,食物应新鲜,保持营养均衡,避免高热量、高脂肪及高糖饮食,不吃油炸及腌制食物。

2.嘱患者生活要有规律,加强并坚持适当的体育活动,劳逸结合。

3.嘱患者避免精神刺激,调畅情志,保持愉快、乐观、和平的心态。

4.化疗患者注意监测患者血常规的变化。

5.嘱患者门诊随访,坚持后续治疗和用药,预防复发。

6.胃癌肝转移患者,如有条件,建议行 PET/CT 检查,以明确全身是否有扩散转移,使临床分期更加精准,从而有利于进一步治疗及护理。

第二节 胆管癌患者的中西医结合护理常规

胆管癌西医发病机制是起源于上皮细胞的恶性肿瘤。胆管癌是胆道癌的一种,发生在胆道的癌症统称为胆道癌。根据发展起源不同可以将胆道癌分为胆囊癌(占 2/3 左右)和胆管癌。根据病灶的位置不同可将胆管癌分为肝内胆管细胞癌(intrahepatic cholangiocarcinoma,ICC)和肝外胆管癌,其中 ICC 占胆管癌的 10％。肝外胆管癌可进一步细分为肝门部胆管癌和胆总管中下段胆管癌,其中肝门部胆管癌占胆管癌的 40％～67％。

一、中西医对疾病的认识

（一）病因、病机

中医学认为该病属"黄疸""积聚"等范畴,其病因、病机与胆囊癌相类同。早期多为情志不畅,肝胆气郁;中期致脾胃不和,湿热内蕴,甚或热毒滋生;晚期脾胃受损,发生正虚邪陷。

（二）辨证分型

积聚的辨证必须根据病史长短、邪正盛衰以及伴随症状,辨其虚实之主次。聚证多实证。积证初起,正气未虚,以邪实为主;中期,积块较硬,正气渐伤,邪实正虚;后期日久,瘀结不去,则以正虚为主。

1.肝气郁结。腹中积块柔软,时聚时散,攻窜胀痛,脘胁胀闷不适,苔薄,脉弦等。

2.食滞痰阻。腹胀或痛,腹部时有条索状物聚起,按之胀痛更甚,便秘,纳呆,舌苔腻,脉弦滑等。

3.气滞血阻。腹部积块质软不坚,固定不移,胀痛不适,舌苔薄,脉弦等。

4.瘀血内结。腹部积块明显,质地较硬,固定不移,隐痛或刺痛,形体消瘦,纳谷减少,面色晦暗黧黑,面颈胸臂或有血痣赤缕。女子可见月事不下,舌质紫或有瘀斑瘀点,脉细涩等。

5.正虚瘀结。久病体弱,积块坚硬,隐痛或剧痛,饮食大减,肌肉瘦削,神倦乏力,面色萎黄或黧黑,甚则面肢水肿,舌质淡紫,或光剥无苔,脉细数或弦细。

（三）临床表现

胆管癌早期常无症状,当影响至对侧肝管开口时,才出现阻塞性黄疸。如胆管中部癌,不伴有胆石及感染,多为无痛性、进行性、阻塞性黄疸,黄疸一般进展较快,不呈波动性。胆管癌的临床表现归纳起来有四大症状:黄疸,腹痛,皮肤瘙痒及其他相关症状。

1.黄疸。胆管癌患者早期缺乏典型症状,大部分患者多因黄疸而就诊,黄疸是胆管癌最早也是最重要的症状,有90%～98%的胆管癌患者都有不同程度的皮肤、巩膜黄染。黄疸的特点是进行性加重加深,且多属无痛性,少数患者黄疸呈波动性。上段胆管癌黄疸出现较早,中、下段胆管癌因有胆囊的缓冲黄疸可较晚出现。

2.腹痛。半数左右的患者有右上腹胀痛或不适,体重减轻,食欲不振等症状。这些症状常被视为胆管癌早期预警症状。腹痛一开始,有类似胆石症、胆囊炎的症状。据临床观察,胆管癌发病仅3个月便可出现腹痛和黄疸。

3.皮肤瘙痒。可出现在黄疸出现的前或后,也可伴随其他症状如心动过速、出血倾向、精神委顿、乏力和脂肪泻、腹胀等。皮肤瘙痒是因血液中胆红素含量增高,刺激皮肤末梢神经而致。

4.其他。伴随着黄疸、腹痛等症状,还会有恶心、呕吐、消瘦、尿色深黄（如酱油色或浓茶样）、大便色浅黄甚至陶土色等,晚期肿瘤破溃引起胆道出血时可有黑便、大便隐血试验阳性,甚至可以出现贫血;有肝转移时可出现肝脏肿大、肝硬化等征象。

（四）治疗原则

胆管癌早期诊断率偏低,确诊时大多已进入中、晚期,手术根治率低,姑息性手术不能根本解决肿瘤实体。胆管癌一般对化疗不甚敏感,其化疗效果是消化道肿瘤中最差的,而放疗的总体效果还存有争议。这些创伤性、攻击性治疗对机体的严重毒副作用,往往只能损伤人体的正气,出现脏腑经络、阴阳气血的偏差或亏损,可使病情加重甚至趋向恶化。而中医瘤毒抑瘤根据"祛邪而不伤正,扶正而不留邪"的原则,采用健脾益气、补养气血之法固其本,同时予以清利湿热,退黄,解毒散结,抑瘤治其标。固本祛邪,整体抑瘤,既能有效地抑杀肿瘤细胞,改善人体失调的内环境,加强机体对癌细胞的监控能力,同时诱导癌细胞自我凋亡或诱导其分化,使癌细胞在无毒副反应的情况下逐步萎缩,从而能对胆管癌患者产生较好的治疗效果,达到减轻症状、延长生命的目的。常见中医方药如下:

1.肝郁气滞。治宜疏肝理气,降逆止痛。

【方药】柴胡疏肝散加减。柴胡 12 g,赤芍 15 g,白芍 15 g,川芎 15 g,枳壳 15 g,黄芩 15 g,白花蛇舌草 30 g,红花 10 g,甘草 10 g,大黄 6 g。

2.肝胆湿热。治宜疏肝利胆,清热化湿。

【方药】大柴胡汤加减。柴胡 12 g,茵陈 30 g,黄芩 15 g,赤芍 15 g,大黄 10 g,栀子 15 g,半枝莲 30 g,白花蛇舌草 30 g,金钱草 30 g,川楝子 15 g,陈皮 15 g,焦三仙各 30 g,生甘草 8 g。

3.热毒化火。治宜疏肝清热,泻火解毒。

【方药】犀角散加减。犀角(或水牛角)3 g(冲服),黄连 10 g,栀子 15 g,茵陈 30 g,生地 15 g,玄参 15 g,赤芍 15 g,丹皮 15 g,大黄 6 g,蒲公英 30 g,紫花地丁 15 g,半枝莲 3 g,元胡 30 g,甘草 6 g。

4.脾肾阳虚。治宜健脾补肾,温中化湿。

【方药】茵陈术附汤加减。茵陈 30 g,附子 10 g,干姜 12 g,白术 12 g,陈皮 12 g,黄芪 30 g,云苓 15 g,白芍 30 g,白花蛇舌草 30 g,三棱 12 g,莪术 12 g,泽泻 12 g,焦三仙各 30 g。

二、护理

(一)护理要点

1.一般护理。保持环境安静、整洁、舒适、温湿度适宜,定时开窗通风,尽量避免外来因素的刺激,创造舒适的治疗环境。体位以舒适为主,重症患者宜卧床休息。

(1)做好生活护理,嘱患者穿宽松、棉质衣服,保持皮肤清洁。

(2)观察患者的生命体征变化以及疼痛的部位、性质及持续时间,疼痛时报告医生,遵医嘱使用止痛剂并观察症状体征是否好转。

(3)手术后有胆道引流管的患者应做好引流管护理。

(4)采用松弛疗法,如缓慢呼吸、全身肌肉放松、听舒缓音乐等,以分散患者的注意力,缓解其不适症状。

2.给药护理。遵医嘱按时、按量给药。观察服药后的效果及不良反应。服用煎药最好在饭后 2 个小时左右,可避免胃部不适并有利于吸收;中西药同服时,一般应间隔 1 个小时服用。外敷药物时,先洗净患处,再将药物敷在病灶上,每天换药 1～2 次。

3.膳食护理。胆管癌的发病与饮食结构与生活方式有一定的关系,因此良好的饮食习惯是疾病治疗与康复的重要保证。宜保持低脂肪、低胆固醇、高蛋白质的膳食结构,忌食脑、肝、肾、鱼及油炸食物,更应忌食肥肉和忌饮酒,以免影响肝脏功能。由于患者有胆汁排泄障碍,其消化和吸收功能受到影响,尤其是高脂肪食物更不容易消化,故临床上常见纳呆、食少、食后腹胀、恶心等症状。

（1）宜食具有抗胆管癌作用的食物，如鱼翅、鸡肫、荞麦、薏米、豆腐渣、猴头菇等。

（2）宜食具有抗感染、抗癌作用的食物，如荞麦、绿豆、油菜、香椿、芋艿、葱白、苦瓜、百合、马兰头、地耳、鲤鱼、水蛇、虾、泥鳅、海蜇等。

（3）宜食具有利胆通便作用的食物，如羊蹄菜、牛蒡根、无花果、胡桃、芝麻、金针菜、海参等。

（4）食欲差宜吃杨梅、山药、薏米、萝卜等。

4.情志护理。做好精神调护，解除患者恐惧焦虑心理，阐明七情与疾病的关系，帮助他们树立战胜疾病的信心。针对患者忧思、恼怒、恐惧、紧张等不良情志，指导患者采用移情相制疗法，转移其注意力。针对患者焦虑或抑郁的情绪变化，可采用暗示疗法或顺情从欲法。多与患者沟通，了解其心理状态，指导患者和家属掌握缓解疼痛的简单方法，减轻身体痛苦和精神压力，多陪伴患者，给予患者安慰和精神支持。鼓励病友间多交流疾病防治经验，提高疾病认识，增强治疗信心。

5.临证施护

（1）疼痛：

①评估疼痛的部位、诱因、程度、性质、持续时间及伴随症状，做好疼痛评分，可应用疼痛自评工具"数字评分法（NRS）"评分，记录具体分值。如患者出现剧烈绞痛、腹膜炎或出现厥脱先兆症状时应立即报告医生，协助处理。

②卧床休息，取屈膝仰卧位或右侧卧位，缓慢深呼吸。

③遵医嘱穴位按摩，取右侧的肝俞、胆俞，强刺激胆囊穴、侠溪、太冲等穴。

④遵医嘱耳穴贴压，取腹痛点、脾俞等穴。

⑤遵医嘱穴位贴敷，取肝俞、胆俞等穴。

（2）发热：

①观察体温变化及出汗情况，保持皮肤清洁，及时更换汗湿的衣被。

②高热者宜卧床休息，恶寒时注意保暖，根据病情选择合适的降温方法。

③保持口腔清洁，遵医嘱使用中药漱口液漱口。

④遵医嘱穴位按摩，取大椎、曲池、合谷等穴。

④遵医嘱中药保留灌肠。

（3）黄疸：

①观察巩膜、皮肤的色泽、黄染程度，二便颜色及伴随症状。

②皮肤瘙痒时，告知患者勿搔抓，修剪指甲，用温水清洗，禁用肥皂水擦洗皮肤。

③遵医嘱予耳穴贴压，取肝、胆、脾、胃等穴。

④遵医嘱予中药保留灌肠。

（4）恶心、呕吐：

①观察呕吐物的色、质、量，呕吐持续时间、诱发因素及伴随症状。

②呕吐时取半卧位，从上至下按摩胃部，以降胃气。

③可含服姜片，以缓解呕吐症状。

④遵医嘱予穴位按摩，取中脘、合谷、内关、足三里等穴。

⑤遵医嘱予耳穴贴压，取脾、胃、神门等穴。

⑥遵医嘱予穴位注射,取足三里等穴。

(5)便秘

①评估排便次数、排便费力程度,观察大便性状、量。

②腹部按摩。

③遵医嘱穴位按摩,取胃俞、脾俞、内关、足三里、天枢、关元等穴。

④遵医嘱耳穴贴压,取大肠、胃、脾、交感、皮质下、便秘点等穴。

⑤遵医嘱中药保留灌肠。

(二)健康教育

1.嘱患者术后两三个月内可适当参加体育锻炼和轻体力劳动,如散步,以利机体功能的恢复,忌长时间坐卧、活动过少,活动时应遵循循序渐进的原则。

2.嘱患者多食新鲜水果蔬菜,不吃或少吃油炸类、高脂肪食物,有黄疸出现时应禁食油腻食物,禁酒戒烟。嘱患者每天摄取充分的纤维素,视身体的活动情况,调整热量摄入使之均衡,同时要有意识地选择一些有辅助抗癌效用的食物,如紫菜、胡萝蔔、香菇、石刁柏、黄花椰菜、番茄等。

3.嘱患者遵医嘱服药并定期到医院复诊,如有不适症状应及时就诊。在医生指导下,服用消炎利胆的药物,如中成药消炎利胆片,中药大柴胡汤合金铃子散加减等,并根据不同情况,补充维生素 B、维生素 C、维生素 K 等,对保护肝脏、防止出血有重要意义。

三、胆管癌患者疼痛的中医特色护理

对于胆管癌疼痛较重者,可配合中医外治以缓解疼痛,减轻症状。

1.去痛灵。元胡、丹参、台乌、蚤休、土鳖虫、血竭、冰片等,前 4 味与土元以 4:1 用 75%酒精浸泡 1 周过滤后备用,血竭以 95%酒精溶解过滤与冰片均按总液量 10%兑入,最后药物浓度至 1 g/ml。局部外涂于疼痛处,对癌痛有较好的缓解作用。

2.平痛膏。独角莲 50 g,蟾蜍 5 g,乳香 30 g,没药 30 g,莪术 15 g,川乌 15 g,生南星 30 g,冰片 5 g,阿魏 5 g,研成细末,30 g/次,蜂蜜米醋调成稠膏,贴痛处。

3.蟾雄膏。蟾酥、雄黄、冰片、铅丹、皮硝各 30 g,乳香、没药、血竭各 50 g,硼砂 10 g,麝香 1 g,大黄 100 g,研成细末,米醋或温开水调糊贴患处。

4.针刺疗法配合中药内服,可以起到解痉止痛、清热利胆以及健胃止呕的作用。

(1)体针:选取阳陵泉、足三里、胆囊穴、中脘、太冲、胆俞为主穴,疼痛剧者加合谷,高热加曲池,恶心呕吐加内关,用深刺强刺激手法,每天 1～2 次,留针半个小时,用电针更佳。

(2)耳针:取交感、神门、肝、胆主穴,出现休克者取涌泉、足三里、人中、十宣穴。

(3)封闭:胆囊癌剧痛者,用维生素 B_{12} 500 mg、维生素 B_1 100 mg、利多卡因 2 ml 混合,取足三里、阳陵泉封闭,有止痛效果。

第三节　胰腺癌患者的中西医结合护理常规

胰腺癌是最常见的消化系统肿瘤之一,恶性程度较高。胰腺是一种既有内分泌细胞又有外分泌细胞的腺体,胰腺癌绝大部分发生于外分泌细胞,且主要来源于胰腺导管细胞。胰腺癌早期特异性症状和体征不明显,且由于胰腺位于腹膜后,难以早期发现、早期治疗。胰腺癌发病迅速,至确诊时大多已属晚期。手术切除率低,为10%～20%,术后复发率和转移率极高,现代西医的放疗、化疗、免疫治疗等疗效有限,胰腺癌是预后最差的癌种之一。本病多发于40岁以上人群,最高峰在70多岁,约2/3在65岁以上的人群中,其中男性较多见。近年来,无论在发达国家还是在发展中国家,胰腺癌的发病率和死亡率均呈上升趋势。

一、中西医对疾病的认识

(一)病因、病机

中医古代文献中并无胰腺癌之名,然而类似胰腺癌的临床表现散见于历代文献《伏梁》《积聚》《癥瘕》《黄疸》等篇章之中。中医学认为,此病主要与饮食不节,嗜烟好酒,过食肥甘厚味、高脂肪、含盐量高的食物等有关。中医学认为胰腺癌的病机包括内因和外因,内因为七情失调,肝气郁结,致肝脾失和,脾失健运,湿浊内停,以及饮食失节,饮食肥腻,醇酒原味等,损伤脾胃,脾虚生湿,湿邪化热,热毒内蓄。外因为湿、热、毒等外邪直接侵入人体。内外因所致的湿、热、毒邪互结,久之积而成癌。

(二)辨证分型

1.脾虚湿阻。上腹部不适或腹胀疼痛,面浮色白,纳呆,消瘦,乏力,便溏,舌质淡色,苔薄或薄白腻,脉细或沉细。

2.气血瘀滞。上腹疼痛,痛如针刺,痛处固定,拒按,胁下包块,脘腹胀满,恶心呕吐,纳呆、面色晦暗或黧黑,消瘦,舌质青紫,瘀斑,脉弦细或细涩。

3.肝胆湿热。面目身黄,胁肋疼痛,小便黄赤,皮肤瘙痒,腹胀,口苦口臭,食欲不振,大便色如陶土,发热绵绵,口渴不喜饮,舌红,苔黄腻,脉弦滑数。

4.阴虚毒结。上腹胀满疼痛不适,胁下包块,低热盗汗,口苦咽干,纳呆消瘦,便结溺黄,舌红少苔或光剥苔,脉细数。

(三)临床表现

1.症状。胰腺癌早期缺乏典型症状。最常见的症状是上腹部饱胀不适、腹痛、黄疸、体重减轻,其次是消化道症状、发热、呕血、便秘、血栓性静脉炎、症状性糖尿病、精神症状等。

2.体征

(1)肝、胆囊肿大:胰腺癌直接压迫肝外胆管或转移淋巴结的压迫、胆管的粘连、屈曲等原因,造成肝内外胆管、胆囊扩张以及肝脏的胆汁淤滞性肿大,肿大的程度和病史长短与胆管受压程度关系密切。

(2)腹部肿块:胰腺深藏于后腹壁,体表很难扪及,若扪及胰腺肿块,是最有利的诊断证据,但此时多属进行期或晚期。

(3)腹腔积液:腹腔积液一般出现在胰腺癌的晚期,其发生原因多为癌的腹膜浸润、扩散。癌瘤或转移淋巴结压迫门静脉,门静脉、肝静脉发生血栓及低蛋白血症也可引起腹腔积液。

3.并发症。出血、胰瘘、胆瘘、感染、腹腔脓肿、胃排空延迟。

(四)治疗原则

1.胰腺癌早期无转移以西医治疗为主,中医治疗为辅。对早期未转移的胰腺癌应尽快手术切除,对于发生转移者可采用联合化疗和放疗、免疫疗法以及中医药等综合性治疗,以提高远期生存率,改善生活质量。

2.中医治疗原则。胰腺癌的临床表现往往为全身属虚,局部属实,虚实夹杂的证候。虚者多见为脾胃气虚或气血两虚;实者多见为气滞血瘀、热毒蕴结、湿热黄疸之证。临证时抓住其主要病机,分清标本虚实,灵活运用益气健脾、祛瘀散结、清热利湿、清热解毒等治疗。具体辨证施治方法如下:

(1)脾虚湿阻:治则健脾理气,燥湿抑痛。

(2)气血瘀滞:治则活血化瘀,软坚散结。

(3)肝胆湿热:治则清肝利胆,通腑解毒。

(4)阴虚毒结:治则养阴涵木,消癥散结。

二、护理

(一)护理要点

1.一般护理

(1)保持病室整洁,空气清新,保持床单元、衣服整齐清洁,光线色调柔和,温度、湿度适当。

(2)围手术期监测生命体征,术后采取舒适体位,做好皮肤的清洁,严密观察生命体征以及伤口情况,保持各引流管在位通畅,告知患者术后的注意事项。

(3)胰腺癌患者多伴有疼痛,且疼痛难以耐受,常常影响进食和睡眠,故应在药物治疗的同时,加强患者的心理护理,以缓解其不适症状。

(4)皮肤护理:胰腺癌患者伴有皮肤瘙痒,应嘱患者避免搔抓,以防抓破皮肤引起感染,并用温水擦拭,局部涂抹炉甘石剂。

2.给药护理

(1)胰腺癌化疗后的护理:对化疗患者密切观察有无不良反应的发生,如骨髓抑制、胃肠道反应、口腔黏膜溃疡、脱发、肝脏损害、肾脏损害等。

(2)对白细胞下降严重者,应做好宣教,嘱其注意个人卫生,减少与外界的接触,预防感染的发生。

3.膳食调理。适当服食补益气血、健脾和胃之品,如黄芪、党参、怀山药、枸杞、淡菜、无花果、牛奶、陈皮粥等,因为本病的发生及复发转移主要与脾胃失健运、抵抗力下降有关。养成良好的饮食习惯,戒烟、戒酒、戒咖啡,忌食煎炸、烧烤食物及不易消化的食物,尽量少食高蛋白、高脂肪、咸菜等食物,多食新鲜蔬菜水果、豆类、甘薯等。

4.情志护理。情志护理的方法有谈心、开导、讲解、暗示、移情、鼓励等。因治疗后需要长期后续治疗与康复,所以护理人员应多巡视患者、多与患者交流,以了解其心理状态,及时给予患者安慰和帮助,嘱其保持良好的心态,要有必胜的信心和长期与疾病作战的思想准备,尽量避免出现急躁、焦虑、恐惧、绝望、抑郁等情绪,以免导致机体内分泌失调、抵抗力下降而不利于治疗。

5.临证施护

(1)脾虚湿阻:遵医嘱服用六君子汤。进食健脾化湿之品,如各种瓜果、梨、葡萄、柚子等。

(2)气血瘀滞:遵医嘱用中药捣烂贴脐。可食用行气活血之品,如白萝卜、柑橘、山楂、桃仁、油菜、黑大豆、黑木耳、茉莉花茶等。

(3)肝胆湿热:遵医嘱用中药泡水频服。可食用清热利湿之品,如螺蚌肉、佛手、绿萼梅、玫瑰、豆腐等。

(4)阴虚毒结:遵医嘱给予外贴消癥散结药膏,有助于消积散瘀。可食用清热泻火解毒利水之品,如冬瓜、竹笋、茭白、香蕉、苹果、木瓜、海带等。

(二)健康教育

1.生活起居。慎起居,适劳逸,防过劳:保证充足的睡眠,要有规律、合理的生活作息;嘱患者根据自身的条件,参加一些力所能及的运动,如步行、练保健操、打太极等。适当的体育锻炼,可增强体质、增强抵抗力。

2.饮食指导。饮食应选择清淡易消化、富有营养的食物,进食新鲜的蔬菜水果,少食多餐,勿暴饮暴食。

3.情志护理。加强与患者的沟通,关心、体贴和安慰患者,因胰腺癌患者的心理压力一般会比较大,所以要对患者进行一定的心理调节,使其保持乐观愉快的情绪,以增强抵抗力,提高治疗效果。鼓励病友间相互交流治疗的体会,正确对待疾病,树立战胜疾病的信心,积极配合治疗。

第四节　原发性肝癌患者的中西医结合护理常规

一、中西医对疾病的认识

肝癌是以脏腑气血亏虚为本,气、血、湿、热、瘀、毒互结为标,蕴结于肝,渐成癥积,肝失疏泄为基本病机,以右胁肿硬、疼痛、消瘦、食欲不振、乏力,或有黄疸或昏迷等为主要表现的一种恶性疾病。

(一)病因、病机

中医认为感受邪毒、肝气抑郁、饮食损伤是肝癌的主要病因,而正气亏虚、脏腑失调是发病的内在条件。西医认为肝癌的发生多与乙型肝炎和丙型肝炎感染、食物中的黄曲霉毒素污染及农村饮水污染有关,其他还与吸烟、饮酒、遗传因素等有关。

(二)辨证分型

1.肝郁脾虚。上腹胀闷不适,消瘦乏力,倦怠短气,腹胀纳少,进食后胀甚,口干不喜饮,大便溏数,小便黄短,舌质胖、舌苔白,脉弦细,甚则出现腹腔积液、黄疸、下肢水肿。

2.肝胆湿热。头重身困,身目黄染,心烦易怒,发热口渴,口干而苦,胸脘痞闷,胁肋胀痛灼热,腹部胀满,胁下痞块,纳呆呕恶,小便短少黄赤,大便秘结或不爽,舌质红、舌苔黄腻,脉弦数或弦滑。

3.肝热血瘀。上腹肿块坚硬,胀顶疼痛拒按,或胸胁疼痛拒按,或胸胁炽痛不适,烦热,口干唇燥,大便干结,小便黄或短赤,舌质红或暗红,舌苔白厚,脉弦数或弦滑有力,甚则肌肤甲错。

4.脾虚湿困。腹大胀满,神疲乏力,身重纳呆,肢重足肿,尿少,口黏不欲饮,时觉恶心,大便溏烂,舌淡,舌边有齿痕,苔厚腻,脉细弦或滑或濡。

5.肝肾阴虚。膨胀肢肿,蛙腹青筋,四肢柴瘦,短气喘促,唇红口干,纳呆畏食,烦躁不眠,溺短便数,甚或循衣摸床,上下血溢,舌质红绛,舌光无苔,脉细数无力或脉如雀啄。

(三)临床表现

1.症状。肝癌由小变大可出现腹痛、食欲减退、腹胀、乏力、消瘦、腹块、发热、黄疸,这些症状多属于中晚期症状,肝癌结节破裂出血可引起急腹痛。

2.体征。肝大伴或不伴结节、上腹部肿块、黄疸、腹腔积液、脾大、下肢水肿等,如肝硬化明显,可有肝掌、蜘蛛痣或前胸腹部的血管痣、腹壁静脉曲张等。

3.并发症。小肝癌结节破裂、腹腔积液、消化道出血、肝性脑病。

(四)治疗原则

健脾开胃、调理气机、清热解毒,晚期及出血者慎用活血化瘀药。

1.肝郁脾虚:治宜健脾益气,疏肝软坚。

2.肝胆湿热:治宜清热利湿,凉血解毒。

3.肝热血瘀:治宜清热凉血,解毒祛瘀。

4.脾虚湿困:治宜健脾益气,利湿解毒。

5.肝肾阴虚:治宜清热养阴,软坚散结。

二、护理

(一)护理要点

1.一般护理

(1)提供安静舒适的环境,保持病室温湿度适宜,保证患者充分休息,避免劳累。

(2)观察患者的生命体征变化以及疼痛的部位、性质及持续时间。

(3)疼痛时报告医生,遵医嘱使用止痛剂并观察症状体征是否好转。

(4)询问患者有无咽痛、咳嗽、尿痛等不适,及时发现感染征象并协助医生进行处理。

2.给药护理

(1)推荐使用中心静脉导管或输液港静脉给药,根据医嘱应用化学药物治疗,注意观察药物疗效和不良反应。

(2)中药汤剂一般宜温服,观察服药后的效果及反应。

3.膳食调理

(1)肝郁脾虚:宜食清凉多津的食物,出血时禁食。病程较长且阴血亏虚者易生虚热,故服药期间应当禁忌温热之品,以免再耗阴血。宜空腹和饭前服药,服药期间忌辛辣之品。

（2）肝胆湿热：饮食宜以清淡、柔软为主，可服清凉饮品，病情允许可多饮水，少食多餐。忌油腻、辛辣、油炸食物，可用玉米须煎汤代茶饮。便秘时可选用润肠通便药物，或开塞露纳肛，或予蜂蜜温开水冲服等，禁用肥皂水等碱性溶液灌肠。口干舌燥者可用地骨皮煎汤代茶饮，有养阴生津、清热的功效。

（3）肝热血瘀：宜食高热量、易消化食物，禁食滞气碍胃之品。血瘀为主者，应禁食石榴、柿子、栗子等食物。

（4）脾虚湿困：饮食宜进健脾理气之品，或用佛手片沸水泡后代茶饮，有理气消胀之功效。

（5）肝肾阴虚：清淡饮食，不宜食用热性的食物，如辛辣刺激食物、牛羊肉、芒果、榴莲、桂圆，宜多食滋阴食物，如老鳖、鸭肉、芦根、山竹、梨子等。

4.情志护理。做好精神调护，解除患者恐惧焦虑心理，向患者阐明七情与疾病的关系。劝导患者避免忧思恼怒，从多方面进行关心和宽慰，使肝气条达。教患者一些放松技巧以保持心情愉快，达到情志引导、宽胸理气的目的。针对患者焦虑或抑郁的情绪变化，可采用暗示疗法或顺情从欲法。多与患者沟通，了解其心理状态，指导患者和家属掌握缓解疼痛的简单方法，减轻身体痛苦和精神压力，增强治疗信心。

5.临证施护

（1）肝区疼痛：可针刺合谷、内关、足三里、支沟、太冲、阳陵泉，或用玄胡注射液、当归注射液进行穴位封闭合谷、足三里、三阴交、阿是穴，每次 1～2 穴，每穴 0.5 ml，每天 1～2 次。

（2）上消化道出血：在常规止血的同时，可用仙鹤草注射液或维生素 K_3 注入单侧曲池、下巨虚等穴，每穴 2～4 ml，连用 3 天。

（3）呃逆：可艾灸内关、膈俞穴，每次 15～20 分钟，每天一次，10～15 天为一疗程，或用维生素 B_6 或甲氧氯普胺各 2 ml 取双侧内关做穴位封闭。

（4）腹胀：观察腹胀部位、性质、程度、时间、诱发因素、排便、排气情况及伴随症状。宜取半坐卧位休息，鼓励饭后适当运动，保持大便通畅。遵医嘱给予肛管排气。艾灸取中脘、肝俞等穴。排除禁忌证中药外敷，保留时间 6～8 个小时。腹部顺时针按摩及中药热奄包热敷。

（5）纳呆：保持病室空气流通、新鲜。耳穴压豆取肝、脾、胃、交感等穴位。穴位按摩取足三里、阳陵泉、内关、肝俞、脾俞、胃俞等穴。穴位贴敷可选择肝俞、脾俞、胃俞、足三里等穴。

（二）健康教育

1.嘱患者保持心情愉快，学会自我心理调节，避免不良因素的刺激，控制情绪波动，防止病情恶化。

2.嘱患者根据体质、病情和耐受情况进行体育锻炼，如打太极拳、练保健操等。

3.嘱患者注意饮食卫生。宜食清淡、适量高蛋白食物，少食高脂肪、肥甘厚味和辛辣刺激性食物，戒烟、酒，常吃新鲜蔬菜、水果。

4.嘱患者积极治疗病毒性肝炎、肝硬化等，防止发生癌变。在我国，肝癌的高危人群主要有感染乙型肝炎病毒（hepatitis B virus，HBV）和/或丙型肝炎病毒（hepatitis C virus,HCV)、长期酗酒(酒精性肝病)、非酒精脂肪性肝炎、食用黄曲霉毒素污染的食物、多种原因引起的肝硬化以及有肝癌家族史的人群,同时,年龄 40 岁以上的男性患癌风险较大。近年的研究提示糖尿病、肥胖和吸烟等也是肝癌的危险因素,值得关注。

5.新版规范关于肝癌的全身治疗中仍然将分子靶向药物索拉非尼列为首位,明确指出,迄今为止,索拉非尼仍然是唯一获循证医学证据最高且得到批准治疗晚期肝癌的分子靶向药物,可用于肝功能 Child A、B 级的患者(证据等级 1),而且将全身治疗如索拉非尼等提前到Ⅱb 期(肿瘤数目≥ 4 个)。护士应告知口服分子靶向药物最常见的不良反应为腹泻、体重下降、手足综合征、皮疹、心肌缺血以及高血压等,嘱患者定期监测体重,出现以上症状不要惊慌,应及时就医。

6.加强患者射波刀的护理,定期监测血常规,若患者白细胞过低,可遵医嘱予升白治疗,也可嘱患者进食黄鳝及泥鳅、骨头汤、百合粥等进行食补。

7.嘱患者定期复查、随访。

第五节 结直肠癌患者的中西医结合护理常规

一、中西医对疾病的认识

结直肠癌是由于正虚感邪、内伤饮食及情志失调引起的,以湿热、瘀毒蕴结于肠道,传导失司为基本病机,以排便习惯与粪便性状改变、腹痛、肛门坠痛、里急后重,甚至腹内结块、消瘦为主要临床表现的一种恶性疾病。

(一)病因、病机

中医认为结直肠癌的发生以正气虚损为内因,邪毒入侵为外因,两者相互影响。正气虚损,易招致邪毒入侵,更伤正气,且正气既虚,无力抗邪,致邪气留恋,气、瘀、毒留滞大肠,壅蓄不散,大肠传导失司,日久则积生于内,发展为结直肠癌。

(二)辨证分型

1.脾肾阳虚。腹胀隐痛,久泻不止,大便夹血,血色黯淡,或腹部肿块,面色萎黄,四肢不温,舌质淡胖,苔薄白,脉沉细或沉迟。

2.肝肾阴虚。腹胀痛,大便形状细扁,或带黏液脓血,腰膝酸软,失眠,口干咽燥,烦躁易怒,头昏耳鸣,口苦,肋胁胀痛,五心烦热,脉细数,舌红少苔。

3.气血两亏。体瘦腹满、面色苍白、肌肤甲错,食少乏力,神疲乏力,头昏、心悸,舌质淡,苔薄白,脉细弱。

4.痰湿内停。里急后重,大便脓血,腹部阵痛、舌质红或紫暗,苔腻,脉滑。

5.瘀毒内结。面色黯滞,腹痛固定不移,大便脓血,血色紫暗,口唇黯紫,或舌有瘀斑,或脉涩,或固定痛处。

(三)临床表现

1.症状。排便习惯与粪便性状改变、腹痛、肛门坠痛、里急后重,甚至腹内结块。

2.体征。腹部肿块、直肠肿块、腹腔积液。

3.并发症。便血、贫血、肠穿孔、肠梗阻。

（四）治疗原则

本病的中心环节是湿热，并由湿热进一步演化为热毒、瘀毒蕴结于肠中，日久形成结块，故以清热利湿、化瘀解毒为治疗原则。病至晚期，正虚邪实，应当根据患者所表现的不同证候，以补虚为主兼以解毒散结。应在辨证论治的基础上，结合选用具有一定抗结直肠癌作用的中草药。

二、护理

（一）护理要点

1.一般护理

（1）提供一个安静舒适的环境，保证充足的睡眠和休息，防止感冒。

（2）观察患者的生命体征变化以及大便的色、质、量等。

（3）指导有序进行八段锦、简化太极拳锻炼。

（4）分散患者注意力，采用转移注意力或松弛疗法，如缓慢呼吸、全身肌肉放松、听舒缓音乐等。

2.给药护理

（1）讲明服药方法、药物作用及服药后可能发生的反应。

（2）推荐使用中心静脉导管或输液港静脉给药，增敏治疗时亚叶酸钙要在氟尿嘧啶前静脉滴注。

（3）中药汤剂一般宜温服，观察服药后的效果及反应。

3.膳食调理。 饮食宜清淡，忌烟酒、肥甘厚味、甜腻和易胀气的食物。

（1）脾肾阳虚：宜食温阳健脾的食物，如山药、桂圆、大枣、南瓜等。忌生冷瓜果、寒凉食物。【食疗方】桂圆大枣粥。

（2）肝肾阴虚：宜食滋阴补肝肾的食物，如芝麻、银耳、胡萝卜、桑葚等。忌温热之品。【食疗方】银耳羹。

（3）气血两亏：宜食益气养血的食物，如大枣、桂圆、莲子、鸡蛋等。【食疗方】桂圆莲子汤。

（4）痰湿内停：宜食化痰利湿的食物，如白萝卜、莲子、薏苡仁、赤小豆等。忌大温大热之品。【食疗方】赤小豆薏苡仁粥。

（5）瘀毒内结：宜食化瘀软坚的食物，如桃仁、紫菜、苋菜、油菜等。禁食酸敛类果品，如柿子、杨梅、石榴等。【食疗方】桃仁紫菜汤。

（6）急性腹痛患者诊断未明确时应暂禁食；腹泻患者宜食健脾养胃及健脾利湿的食物，如胡萝卜、薏苡仁等。严重腹泻者适量饮淡盐水。

4.情志护理。 多与患者沟通，及时予以心理疏导。鼓励家属多陪伴患者，给予情感支持。指导患者采用暗示疗法、认知疗法、移情调志法等，建立积极的情志状态。人工造瘘者自我形象紊乱突出，应帮助患者重新认识自我并鼓励其参加社会活动。

5.临证施护

（1）腹胀：观察腹胀的部位、性质、程度、时间、诱发因素及伴随症状。穴位按摩，取足三里、脾俞、大肠俞、肺俞等穴;耳穴贴压,取大肠、脾、胃、交感、皮质下等穴;中药离子导入,取神阙、大肠俞、内关、脾俞、胃俞、肺俞等穴;艾灸,取神阙、关元、足三里等穴;肛管排气或中药保留灌肠。

(2)腹痛:评估疼痛部位、性质、程度、持续时间、二便及伴随症状,做好疼痛评分,可应用疼痛自评工具"数字评分法(NRS)"评分,记录具体分值。如出现腹痛剧烈、痛处拒按、冷汗淋漓、四肢不温、呕吐不止等症状,立即报告医生协助处理;协助取舒适体位,避免体位突然改变;穴位注射,取双侧足三里穴;耳穴贴压,取大肠、小肠、交感等穴;穴位贴敷,取中脘、足三里、脾俞、胃俞、支沟等穴;中药外敷;呕吐期间暂禁食,遵医嘱可在间歇期使用中药口腔护理,使用金银花、甘草、薄荷、菊花等中药护理液。

(3)腹泻:观察排便次数、量、性质及有无里急后重感,有无诱发因素。艾灸,取关元、气海、足三里等穴;穴位贴敷,取神阙、内关、足三里等穴;穴位按摩,取中脘、天枢、气海、关元、脾俞、胃俞、足三里等穴。

(4)黏液血便:观察大便性质、出血程度、排便时间。穴位按摩,取中脘、百会、足三里、三阴交、脾俞、梁门等穴;耳穴贴压,取肾上腺、皮质下、神门等穴;中药保留灌肠。

(5)便秘:观察排便次数、量、性质。穴位按摩,取天枢、大横、足三里等穴,气虚者加取关元、气海等穴;穴贴压,取便秘点、大肠、内分泌等穴;艾灸,取关元、神阙、气海、足三里、上巨虚、下巨虚等穴;穴位贴敷,取神阙、天枢、关元、气海、支沟、内关、外关等穴;中药保留灌肠。

(6)周围神经炎:手、足中药泡浴,温度为45~50℃。足底反射磁疗法,取涌泉、结直肠对应点等穴位。

(二)健康教育

1.嘱患者生活起居有规律,心情舒畅,合理饮食,保持大便通畅。

2.嘱患者重视高危人群的筛查,特别是家族型多发性肠息肉症。积极治疗肠癌的癌前期病变,如肠息肉、溃疡性结肠炎等。强调早期发现、早期诊断、早期治疗。

3.嘱患者出现肠癌早期警号,应及时就诊或早期做必要检查,盆腔MRI增强检查为"首选"推荐。肠癌早期警号如下:

(1)粪便带鲜血而又不能用痔疮解释时。

(2)持续或反复发作的脓血便,里急后重,按痢疾治疗效果不佳者。

(3)排便习惯、排便次数改变,或大便带黏液等性质异常,便秘、腹泻或两者交替超过3周者应格外注意。

(4)大便形状改变,便细,便扁。

(5)出现贫血,而粪便检查反复多次或持续出现隐血者。

(6)持续性下腹部不适,隐痛或腹胀,腹部肿块,体重下降。

4.对于术前存在高营养风险或营养不良患者,应给予10~14天或更长时间营养治疗,首选胃肠内营养(EN)。如果EN不能满足患者的能量需求,建议术前给予胃肠外营养(PN)治疗。

5.嘱患者定期门诊进行复查,及早发现肿瘤复发和转移,并及时采取治疗措施。

第五章 泌尿及男性生殖系统肿瘤患者的中西医结合护理常规

第一节 肾癌患者的中西医结合护理常规

中医把肾癌称为"肾积""痰癖""溺血""积"等。从《黄帝内经》,到汉代张仲景的《金匮要略》、隋代巢元方的《诸病源候论》以及唐代王焘的《外台秘要》都明确地提出了溺血和腰腹深部的肿块是肾癌的重要特征。

一、中西医对疾病的认识

(一)病因、病机

中医学对肾癌的认识源远流长,公元前2世纪成书的《黄帝内经》首次记载了本病的症状与病因,历代医家从不同的侧面对本病的认识和治法做了许多探索和补充,逐步形成了一套较完整的辨治体系。本病起因多为房劳太过、饮食失调、情志所伤、年老体衰、起居不慎等,导致人体正气虚弱,邪气自外乘之,以至水湿不化,脾肾两伤,湿毒内生,积于腰府,久而气滞血瘀,凝聚成积块。湿毒化热,下注膀胱,烁灼经络,血热妄行,则可见溺血经久不愈。肾为真阴元阳所系,病之初期因溺血不止,而致肾阴虚损;久而阴损及阳,则可见面色浮白,四肢不温等肾阳虚衰之症。而后日渐食少消瘦,阴阳俱损,终属败证。综合诸医家的论述,一致认为本病是由于外感或内伤导致肾、膀胱、脾、肝等脏腑功能失调,肾阴阳俱损而致。

(二)辨证分型

1.湿热蕴结。尿血鲜红,或尿急、尿频、尿灼热疼痛,腰痛或坠胀不适,伴发热,口渴,纳差,舌质红,苔黄腻,脉滑数。

2.瘀血内阻。肉眼血尿,有时尿中夹有血丝或血块,腰部或腹部可触及肿块,腰痛加剧,多呈刺痛或钝痛,痛处固定,面色晦暗,舌质紫黯,或见瘀斑或瘀点,苔薄白,脉弦或沉细无力。

3.脾肾气虚。无痛性血尿,腰膝酸软,畏寒肢冷,纳呆食少,腹痛便溏,小便不利,双下肢水肿,舌淡,苔白腻,脉沉细无力或沉涩。

4.气血两虚。无痛性持续血尿,腰腹肿块日见增大,疼痛加剧,心悸气短,神疲乏力,面色苍白,形体消瘦,纳呆食少,舌质淡,见瘀斑或瘀点,苔薄白,脉沉细无力。

(三)临床表现

1.血尿:常为无痛性间歇发作,肉眼可见全程血尿,有时可表现为持久的镜下血尿。

2.腰痛:多为钝痛。

3.肿块:肿块在达到一定体积前很难发现,一般腹部扪及肿块已是晚期症状。

4.其他:乏力,体重减轻,食欲不振,贫血等症状。

(四)治疗原则

1.中医治疗原则。肾癌属于正虚邪实、邪盛正衰的一类疾病,所以治疗的基本原则是扶正祛邪、攻补兼施。要结合病史、病程、四诊合参及实验室检查等临床资料,综合分析,辨证施治,做到"治实当顾虚,补虚勿忘实"。扶正之法主要是根据正虚侧重的不同,并结合主要病变脏腑而分别采用补气、补血、补阴、补阳的治法;祛邪主要针对病变采用理气行气、化痰散结、活血化瘀、清热解毒等法。具体治疗如下:

(1)湿热瘀毒:治宜清热利湿,散瘀解毒。

【方药】萆薢化毒汤合八正散加减。萆薢 30 g,黄柏 10 g,车前子(包)10 g,滑石(包)15 g,薏苡仁 30 g,泽泻 30 g,丹皮 15 g,土茯苓 30 g,龙葵 30 g,仙鹤草 30 g,生甘草 10 g,琥珀粉(分冲)1.5 g,三七粉(分冲)3 g,白花蛇舌草 30 g,半枝莲 15 g,白茅根 30 g,小蓟 20 g。

(2)瘀血内阻:治宜活血化瘀,兼以补虚。

【方药】桃红四物汤加味。桃仁 10 g,红花 10 g,川芎 10 g,当归 10 g,熟地黄 15 g,白芍 10 g,黄芪 30 g,石见穿 30 g,三七粉(冲服)6 g,莪术 15 g。

(3)脾肾气虚:治宜温补脾肾。

【方药】肾气丸合四君子汤加减。桂枝 10 g,附子 10 g,熟地 10 g,山药 15 g,山茱萸 10 g,泽泻 15 g,人参(蒸兑)10 g,茯苓 20 g,白术 15 g,甘草 10 g,绞股蓝 30 g,补骨脂 15 g,薏苡仁 30 g,三七粉(冲服)6 g,仙鹤草 20 g,血余炭 10 g。

(4)肝肾阴虚:治宜滋补肝肾。

【方药】左归丸化裁。熟地 20 g,枸杞子 10 g,山茱萸 10 g,鹿角胶(烊化)10 g,龟板胶(烊化)10 g,山药 15 g,川牛膝 15 g,菟丝子 10 g,白花蛇舌草 20 g,半枝莲 10 g,三七粉(冲服)6 g,仙鹤草 20 g,炒蒲黄 10 g,白茅根 30 g。

(5)气血双亏:治宜补气养血,祛瘀解毒。

【方药】八珍汤加减。生、炙黄芪各 30 g,猪苓、茯苓各 20 g,太子参 30 g,赤白芍各 15 g,干地黄 15 g,当归 10 g,鸡血藤 30 g,丹参 20 g,阿胶(烊化)20 g,炒白术 15 g,龙葵 30 g,夏枯草 30 g,半枝莲 30 g,全虫 4 g,小茴香炭 6 g。

2.西医治疗原则

(1)肾癌手术:分为单纯性肾癌切除术和根治性肾癌切除术,目前公认的是根治性肾癌切除术可以提高生存率。根治性肾癌切除术需要切除肾周围筋膜及其内容,包括肾周围脂肪、肾和肾上腺。关于根治性肾癌切除术是否进行局部淋巴结清扫尚有争议,有的认为淋巴结转移时往往有血行转移,有淋巴转移的病例最终都会出现血行转移,淋巴结分布广,不易清除干净;但亦有人认为,淋巴结转移主要在肾门附近、下腔静脉和主动脉区,可以根治性切除,但根治性淋巴结清扫手术发现有转移灶者,很少有超过 5 年的生存期。肾癌多是血管肿瘤,常有大的侧支静脉,手术容易出血,且不易控制。因此,在进行较大肿瘤手术时,可以在术前进行选择性肾动脉栓塞,但可引起剧烈疼痛、发热、肠麻痹、感染等,不应常规应用。

(2)免疫治疗:近年来临床已证实人体实性肿瘤内淋巴细胞对其肿瘤细胞有免疫反应,但这种肿瘤浸润淋巴细胞(TIL)对自体肿瘤的细胞毒作用往往较低,因肿瘤内有抑制的机制,这种 TIL 细胞需在体外刺激和扩增,使之对自体肿瘤充分发挥细胞毒作用。正常人类淋巴细胞和白介素-2(IL-2)培养能够产生效应细胞,称为淋巴因子激活杀伤细胞即 LAK 细胞。TIL 细胞亦可在体外用 IL-2 扩增,在动物实验中发现这种过继性的转移

TIL,其治疗效果比 LAK 细胞强 50～100 倍,并可破坏其肺和肝的转移灶,其临床应用的可能性尚在探讨中。

(3)化学治疗:肾癌的化疗效果不好,单用药物治疗效果更差。有专家统计了 37 种化疗药物单药治疗肾癌的效果,其中以烷化剂效果较好。联合化疗中疗效较好的组合为:长春花碱＋氨甲蝶呤＋博莱霉素＋他莫昔芬,总之多药治疗优于单药。

(4)免疫治疗和化疗结合:一组 957 例肾癌转移±肾癌复发者应用干扰素 A LPHA-2A 治疗,单用时有效率 12％,如与长春花碱合并治疗,则有效率 24％。有效者 2 年可能生存率 50％～70％,无效者生存率 10％～15％,理想剂量为干扰素 180 万单位皮下或肌肉注射,每周 3 次,长春花碱 0.1 mg/kg 静脉注射,3 周 1 次。

3.中医外治技术

(1)针灸治疗仪治疗:用韩氏治疗仪,将电极板接在疼痛处,以负极接在疼痛对侧外,以中低频刺激,适用于肿瘤疼痛和各处疼痛。

(2)针刺和穴位注射:取穴三阴交、昆仑、足三里,并以复方丹参注射液 2 ml 稀释在 5 ml 生理盐水中,每次分别注射 1 ml,每天或隔天一次,连续 10 天为一疗程,休息 5 天后再开始另一疗程,适用于肿瘤疼痛和有条索状血块的血尿,排尿困难者。

(3)推拿治疗:取穴曲池、合谷、肾俞、三阴交等穴,采用擦、拿、摇、拍、击等手法,扶正固本,理气活血化瘀,适用于肾脏肿瘤气机不畅之腰痛和血尿等症状。

(4)外敷治疗:山柰、乳香、没药、姜黄、栀子、白芷、黄芩、小茴香、公丁香、赤芍、木香、黄柏、蓖麻仁混合磨为细末,用鸡蛋清调匀外敷肾穴位,6～8 小时更换一次,适用于肾脏肿瘤疼痛者。

二、护理

(一)护理要点

1.一般护理

(1)保持病房安静、安全、舒适、整洁,减少因环境刺激而加重患者疼痛的因素,定时开窗通风。轻症患者可进行轻体力活动,如散步、打太极拳、练八段锦等。运动的方式和次数,要视患者本人的身体状况而定。指导患者春季防风、夏季防暑、长夏防湿、秋季防燥、冬季防寒,以免病中复感外邪。

(2)保持局部皮肤清洁干燥,预防压疮,协助患者采取舒适卧位。

(3)观察患者排尿情况,血尿严重时,报告医生用止血药,并监测血压及脉搏的变化,留置导尿患者注意保持尿管通畅,避免感染。

(4)放疗患者注意保暖,防止感冒,预防感染,保护照射野皮肤,放疗患者应每周化验血常规 1 次。根据不同症状及时对症处理。

(5)患者有疼痛时,遵医嘱适当给予止痛药,减轻患者不适。

2.给药护理。遵医嘱按时、按量给药,观察服药后的效果及不良反应。服用煎药最好在饭后 2 小时左右,可避免胃中不适并有利于吸收;中西药同服时,一般应间隔 1 小时服用。外敷药物时,先洗净患处,再将药物敷在病灶上,每天换药 1～2 次。

3.膳食调理。饮食给予温热、易消化、营养丰富、清淡少盐的食物,如玉竹粥、肉参粥、花生粥、粳米粥、苦瓜、生地汁等；多吃新鲜蔬菜和水果，每天摄入 10 g 纤维素和适量的维生素；少吃烟熏食品，忌生冷粗硬、肥甘厚腻、辛辣刺激食物；嘱多饮水；脂肪摄入勿过多，摄入量控制在摄入总量的 30% 以下，即每日摄取的脂肪为 50～80 g。

4.情志护理。与患者沟通交流，了解患者心理状况，有针对性地解除患者紧张、恐惧、忧虑、烦恼、愤怒等情志因素刺激，畅情志，提高战胜疾病的信心，积极配合治疗。

5.临证施护

辨证论治是中医学治疗肿瘤的主要方法，肾癌的病势为由实致虚，虚实夹杂。病机转化：早期为脾肾气虚，气化失司而湿热内生；湿热聚久，化毒伤阴，痰湿瘀毒缠绵难化，益损气血；晚期出现气血双亏，毒热瘀结证。肾癌为本虚标实，局部邪实而全身正虚，临证宜祛邪与扶正并举。祛湿则针对痰湿瘀毒之结聚，酌用化痰除湿解毒或活血化瘀解毒之法；扶正尤重气血，调理脾肾，贯穿治疗全程。

（二）健康教育

1.心理指导。关心体贴患者，多与患者及家属沟通，耐心向患者解释，帮助树立战胜疾病的信心，争取早日康复。

2.饮食指导。应给予足量的蛋白质、碳水化合物、维生素和热量，少食多餐，不吃过冷、过热、过硬的食物，忌暴饮暴食，多吃新鲜蔬菜、水果等。每天摄入足够的水分，保证每天饮水量在 2 500 ml 以上，以促进毒素的排出。

3.药物指导。向患者讲解药物的作用及不良反应，告知患者相关注意事项。

4.化疗期间因骨髓抑制、抵抗力低下，患者有感染的危险，所以在保持病房空气新鲜的同时还要做好消毒隔离工作，做好患者的基础护理，防止受凉感冒，并向其讲解化疗期间的注意事项，取得患者的配合。

5.告知患者放疗期间常见的不良反应，减少患者恐惧，指导患者正确保护放射野皮肤，避免用手搔抓皮肤，避免使用刺激性肥皂等擦洗皮肤，以免皮肤破溃影响治疗。

6.嘱患者戒烟酒，适量运动，劳逸结合，注意增减衣物，防止感冒，保持室内空气新鲜。

第二节　膀胱癌患者的中西医结合护理常规

膀胱癌是发生于膀胱上皮组织和间皮组织的恶性肿瘤，是由于心肾气结，加之忧劳、房劳过度等引起，早期反复出现无痛性血尿，或尿频、尿急、尿灼热疼痛等尿路刺激症状，晚期可见以排尿困难等为主要表现的一种恶性疾病。中医属"溺血""血淋""癃闭"等范畴。

一、中西医对疾病的认识

（一）病因、病机

中医认为饮食不节，恣食肥甘，情志不遂，肝失疏泄，或劳累过度致使脾运化水湿之功能失调，酿湿生热，脾肾亏虚，毒瘀互结于膀胱是膀胱癌的主要病因。西医认为膀胱癌与长期接触芳香类物质、吸烟、膀胱黏膜长期受到刺激等有关，其他还与部分药物、寄生虫病、盆腔照射、遗传因素等有关。

（二）辨证分型

1.膀胱湿热。尿血、尿急、尿频、排尿时灼热疼痛，腰背酸痛，下肢水肿，伴心烦口渴，夜寐不安，纳呆食少，舌质红，苔黄腻，脉滑数或弦数。

2.瘀血内阻。血尿，或尿中夹血块，腐肉，尿有恶臭味，排尿困难或闭塞不通，小腹坠胀疼痛，并可触及肿块，伴心慌气短，面色萎黄，周身乏力，舌黯红有瘀点或瘀斑，脉沉细无力。

3.脾肾亏虚。间歇性无痛性血尿，腰背酸痛，神疲乏力，畏寒肢冷，纳呆食少，腹胀，便溏，两下肢水肿，舌淡红，苔薄白，脉沉细无力或沉缓。

4.肝肾阴虚。无痛性肉眼血尿，口干口渴，五心烦热，头晕耳鸣，腰膝酸软，消瘦，舌质红，少苔，脉细数。

5.阴虚火旺。持续性肉眼血尿，色鲜红量多，口干舌燥，口渴欲饮水，午后潮热，有时高热不退，头晕耳鸣，腰膝酸软，消瘦，大便干难下，舌质光红，无苔，脉细数。

（三）临床表现

1.症状。血尿，表现为无痛性肉眼血尿或镜下血尿，可为间歇性、全程或终末血尿。可伴随尿频、尿急、尿痛、排尿困难、上尿路阻塞等。

2.体征。贫血，淋巴结肿大，下腹部肿块，疼痛等。

3.并发症。尿血，尿潴留，腰痛，头晕耳鸣，便秘等。

（四）治疗原则

早期以祛邪为主，中期攻补兼施，晚期以补为主，总的治疗原则为补虚泻实。

二、护理

（一）护理要点

1.一般护理

(1)提供安静整洁、温湿度适宜的环境，保证充足的睡眠和休息，劳逸结合、节制房事，尿血急性期宜卧床休息。

(2)观察患者的生命体征变化以及小便的色、质、量等，保持会阴部清洁。

(3)指导有序进行八段锦、简化太极拳锻炼。

(4)分散患者注意力，积极主动与其沟通，采用说理开导法等引导患者消除恐惧、焦虑等不良情绪。

2.给药护理

(1)说明服药方法、药物作用及服药后可能发生的反应。

(2)膀胱灌注化学治疗前排空尿液，以防稀释药物。灌注后嘱多饮水、勤排尿，注意观察药物疗效和不良反应。

(3)中药汤剂一般宜饭后温服，心火内盛、血热妄行者宜凉服，并观察服药后的效果及反应。

3.膳食调理。饮食宜清淡富有营养，少食辛辣肥甘之品，多食新鲜蔬菜、水果、粗粮及大豆制品，多食蜂蜜、木耳，保持大便通畅。

(1)膀胱湿热:宜食清热利湿的食物,如薏苡仁、粳米、赤小豆等。【食疗方】赤小豆薏仁粥。

(2)瘀血内阻:宜食活血化瘀兼养血的食物,如桃仁、紫菜、苋菜等。【食疗方】桃仁紫菜汤。

(3)脾肾亏虚:宜食温补脾肾的食物,如山药、红枣、银耳等。【食疗方】红枣莲子粥。

(4)肝肾阴虚:宜食滋补肝肾的食物,如芝麻、银耳、胡萝卜等。【食疗方】银耳粥。

(5)阴虚火旺:宜食滋阴降火的食物,如黑木耳、银耳、鸭肉等。【食疗方】百合莲子粥。

4.情志护理。做好精神调护,消除恐惧焦虑心理,阐明七情与疾病的关系。采用移情相制疗法或气功三调法,转移其注意力,淡化或消除不良情绪。多与患者沟通,了解其心理状态,指导家属多陪伴。鼓励病友间多沟通交流疾病防治经验,提高疾病认识,增强治疗信心。

5.临证施护

(1)尿血:观察小便量、质、尿血的程度、有无尿痛及伴随症状,做好记录,嘱患者卧床休息,避免过度疲劳,保持会阴部清洁;可耳穴压豆,取心、脑、交感、肾、膀胱、输尿管、内分泌穴,每天按压 3～5 次,每次 5～10 下,力度以耳郭微微发红为宜。

(2)腰痛:观察疼痛的部位、性质、程度、发作特点、持续时间及伴随症状,协助采取舒适体位,腰下垫软枕;可采取针刺止痛,取三阴交、阴陵泉、肾俞、膀胱俞穴;耳穴压豆,取交感、神门、肾俞穴;穴位按摩,双手搓热后,掌根按摩肾俞,按揉三阴交。

(3)夜寐不安:观察睡眠情况,提供安静环境,避免过度紧张、焦虑等情绪,做到喜怒有节;可用耳穴压豆,取心、脑、肾、神门、交感等穴,于睡前按压耳穴 3 分钟;中药贴敷,黄连、酸枣仁、肉桂研磨成粉按 1:1:0.1 比例制成 2 cm 药膏睡前贴敷于涌泉和神阙穴,晨起取下,隔天 1 次,连续 2 个月。

(4)头晕耳鸣:评估耳鸣头晕的性质、加重原因及与脏腑的关系。头晕耳鸣发作时应卧床休息,起卧动作宜缓慢;可穴位按摩,用拇、食、中指揉搓耳郭及耳后颈部十多次,再按揉耳门、听宫、听会等穴,每穴 15～30 秒;头晕者,可按摩印堂、太阳、风池等穴,每天 2 次,每次 20 分钟。

(5)便秘:观察排便次数、量、性质;穴位按摩,取天枢、大横、腹哀、足三里等穴,气虚者加取关元、气海等穴;穴贴压,取便秘点、大肠、内分泌等穴;艾灸,取关元、神阙、气海、足三里、上巨虚、下巨虚等穴;中药保留灌肠;穴位贴敷,取神阙、天枢、关元、气海、支沟、内关、外关等穴。

(二)健康教育

1.积极开展普查工作,针对病因积极采取预防措施对降低膀胱癌的发病率有重要意义。积极预防和治疗膀胱的慢性炎症、结石和血吸虫病,以防癌变。

2.嘱患者改变不良的生活习惯,不吸烟,不酗酒,不憋尿。

3.嘱患者饮食要有规律,不暴饮暴食,少食肥甘厚腻、油炸等不易消化食物,多吃新鲜蔬菜、水果等。

4.嘱患者生活有常,早睡早起,劳逸结合,加强心理调摄,保持心情开朗,树立战胜疾病的信心,积极配合治疗。

第三节　前列腺癌患者的中西医结合护理常规

前列腺癌在欧美是男性癌症死亡的主要原因之一,在我国的发病率逐年升高,临床症状见泌尿道阻塞、尿痛、尿频、尿失禁、射精痛等,属中医"症积""癃闭""血尿""血精""虚劳"等范畴。

一、中西医对疾病的认识

(一)病因、病机

1.过食五味。嗜食肥甘厚腻、烟酒辛辣食物,损伤脾胃,运化失司,酿生湿热,湿热下注,可致本病。现代研究认为饮食高热量、动物脂肪和维生素 A 和维生素 D、吸烟、酗酒是前列腺癌发病的危险因素。

2.起居失调。起居不慎,接触有毒物质,或劳欲过度,肾气不足,血疲精败,聚于下焦,导致前列腺组织异常增生。现代医学认为接触镉、性生活强度以及激素水平可能和前列腺癌发病呈正相关。

3.外感六淫。《灵枢》记载:"四时八风之客于经络之中,为瘤病者也。"现代研究表明前列腺癌可能与病毒、衣原体、支原体等有关。

4.情志不舒。怒则伤肝,肝经绕阴器,抵少腹,情欲不遂,前列腺即反复受到恶性刺激;或性欲不遂,忧思不解,相火妄动,前列腺经常处于充血状态,日久引起气滞血瘀、痰凝毒结,形成癌瘤。

5.先天不足。先天禀赋不足,易受外邪,积聚内生。目前前列腺癌的家族遗传倾向受到人们的重视。

(二)辨证分型

1.湿热蕴结。小便不畅,尿线变细,排尿无力,滴沥不通或尿闭,小腹胀满,大便干燥或秘结,腰酸肢痛,口干口苦,舌质红或紫黯,苔黄腻,脉滑数或细弦。

2.气滞血瘀。小便点滴而下,或时通时不通,或伴尿痛,小腹胀满疼痛,会阴部疼痛,舌质紫黯,或有瘀点瘀斑,脉涩或细涩。

3.脾肾两虚。疲乏无力,形体消瘦,面色无华,腰疼身痛,动则气促,小便不畅,不思饮食,口苦干不思饮,舌质淡红或红赤、绛紫,甚至舌体短缩,脉沉细无力或细弦。

4.肝肾阴虚。排尿困难,尿流变细,排尿疼痛进行性加重,时有血尿,可有腰骶部及下腹部疼痛,头晕耳鸣,口干心烦,失眠盗汗,大便干燥,舌质红,苔少,脉细数。

(三)临床表现

在前列腺癌的早期,由于肿瘤局限,大多数前列腺癌患者无明显症状,常在体检时偶然发现,也可在良性前列腺增生手术标本中发现。随着肿瘤不断发展,前列腺癌将会出现多种不同症状,主要有以下三方面的表现。

1.阻塞症状。可有排尿困难,尿潴留,疼痛,血尿或尿失禁等症状。

2.局部浸润性症状。膀胱直肠间隙最先累及,此间隙内包括前列腺、精囊、输精管、输尿管下端等脏器结构,如肿瘤侵犯并压迫输精管会引起患者腰痛以及患侧睾丸疼痛,部分患者还会出现射精疼痛。

3.其他转移症状。前列腺癌容易发生骨转移,前期可无症状,也有因骨转移引起神经压迫或病理骨折。前列腺癌中 98％为腺癌,2％左右为鳞癌,75％起源于外周带,20％起源于移行带,5％起源于中央带。

前列腺癌根据腺体分化、多形性、核异常分级。现常用 Gleason 分级,将癌细胞分化分为主要和次要两个级,每个级分 1～5 分,两个级的分数相加,总分 2～4 分属分化良好癌,5～7 分属中等分化癌,8～10 分属分化不良癌。

前列腺癌大多数为雄激素依赖型,其发生和发展与雄激素关系密切,非激素依赖型仅占少数,前列腺癌可经局部淋巴和血行扩散,血行转移以脊柱、骨盆最为多见。

(四)治疗原则

1.辨证施护

(1)肾气虚亏:治宜益气补肾,通阳利水。

(2)湿热蕴积:治宜清利湿热,散结利水。

(3)瘀热内结:治宜清热解毒,化瘀散结。

(4)气阴两虚:治宜培补气阴,解毒散结。

2.中医方药

(1)肝肾阴虚:

【方药一】淮山药,山萸肉,女贞子,龟板,槐蕈,瘦猪肉。前五味煎汤去渣,加瘦肉煮熟服食,每天 1 剂。

【方药二】生地,旱莲草,淮山药,白花蛇舌草,草河车,蔗糖适量。前五味煎水去渣,兑入蔗糖冲服,每天 1 剂,连服 20～30 剂为一疗程。

(2)气血两虚:

【方药一】当归、黄芪、羊肉、生姜。将羊肉洗净切块,当归、黄芪用布包好,同放砂锅内加水适量炖至烂熟,去药渣调味服食。每天 1 次,连服 4～5 天。

【方药二】黄花鱼鳔适量,党参,北黄芪,紫河车适量。黄花鱼鳔、紫河车用香油炸酥,研成细末,每次 6g,用北黄芪、党参煎汤冲服,每天 3 次,连续服用。

二、护理

(一)护理要点

1.术前护理措施

(1)心理护理:解释前列腺癌治疗的方式、注意事项等;鼓励患者表达自身感受,教会患者自我放松的方法;针对个体情况进行个性化心理护理;鼓励患者家属给予患者关心和支持。

(2)营养支持:根据情况给予高蛋白、高维生素、适当热量、低脂、易消化的少渣食物;不能进食者遵医嘱静脉补充营养;严重贫血者遵医嘱输血。

(3)特殊检查注意事项

①PSA 检测:抽取空腹血检查;在直肠指检之前,前列腺按摩后 1 周,膀胱镜检查、导

尿等操作48小时后，射精24小时后，前列腺穿刺1个月后进行。

②前列腺穿刺活检：在MRI之后进行，以免影响MRI的结果。

（4）病情观察及护理：观察并记录患者排尿情况；消瘦、尿失禁患者注意观察皮肤状况，并加强护理；有骨转移患者注意安全护理，防止骨折的发生。

（5）术前常规准备：术前行抗生素皮试，术晨遵医嘱准备好药物带入手术室；协助完善相关检查：心电图、B超、出凝血试验、FSA、前列腺穿刺活检等；术晨备皮，并更换清洁的病员服；术晨留置胃肠减压。

2.术后护理措施

（1）麻醉术后护理常规：了解麻醉和手术方式、术中情况以及切口与引流情况，严密监测生命体征，持续低流量吸氧，予床档保护预防坠床。

（2）伤口观察及护理：观察伤口有无渗血渗液，若有渗血渗液应及时通知医生并更换敷料，观察腹部体征，有无腹部疼痛、腹胀等症状。

（3）各管道观察及护理

①尿管护理内容：定时挤捏管道，使之保持通畅；勿折叠、扭曲、压迫管道；及时倾倒尿液，保持有效引流；尿管应妥善固定，告知患者尿管重要性，切勿自行拔出；标明引流管的留置时间和更换时间，若尿管不慎脱出，应按照无菌操作原则重置尿管；每天2次尿管护理，每天温水清洁会阴部2次，随时清除尿道口分泌物，保持会阴部的清洁干燥；观察尿液性状、颜色、量；观察患者下腹部体征，有无腹胀等。

②创腔引流管护理内容：定时挤捏管道，使之保持通畅；勿折叠、扭曲、压迫管道；每日倾倒引流液、保持有效引流；引流管应妥善固定，告知患者创腔引流管重要性，切勿自行拔出；若引流管不慎脱出，通知医生立即处理；每天更换创腔引流瓶；标明引流管的安置时间和更换时间；观察引流液性状、颜色与量；观察患者切口周围体征，有无胀痛等；引流液量小于10 ml/d可拔除管道，一般术后2～3天即可拔管。

（4）疼痛护理：评估患者疼痛状况，遵医嘱给予镇痛药物；使用镇痛泵患者，注意检查管道是否通畅，评价镇痛效果是否满意。

（5）基础护理：提供安静舒适的环境，做好口腔护理、尿管护理及皮肤护理。

3.给药护理。遵医嘱用药，按时、按剂量用药，不可随意停药或减药。注意观察药物副作用及不良反应。

4.膳食调理。前列腺癌患者要加强营养护理，提高手术耐受力和术后恢复的效果，给予高热量、高蛋白、高维生素饮食，食物应新鲜易消化。对于不能进食或禁食患者，应从静脉补给足够能量、氨基酸类、电解质和维生素。对化疗的患者应适当减少脂肪、蛋白含量高的食物，多食绿色蔬菜和水果，以利于消化和吸收。

5.情志护理。保持心情舒畅、心胸宽广、性格开朗，精神愉快可使营卫流通，气血和畅，生机旺盛，身心健康。参加各种情趣高雅、动静相参的娱乐活动，如音乐欣赏、书法绘画、读书赋诗、种花养鸟、弈棋垂钓以及外出旅游等，可以颐养心情，舒畅情怀，修养道德，陶冶情操，克服禀赋、年龄以及文化教育背景对情志活动的不良影响，从而远离疾病，达到延年益寿的目的。

（二）健康教育

1.饮食指导。避免高脂饮食,尤其是动物脂肪、红色肉类。坚持低脂饮食,多食豆类、谷物、蔬菜、水果。适当补充钙、维生素 D、维生素 E、维生素 A 和类胡萝卜素。控制食物摄入总热量和脂肪量。

2.活动指导。根据体力,适当锻炼,增强体质。保持情绪稳定,心情愉快。做提肛运动,每个动作持续 10 秒,每次 10 分钟,每天 10 次,以增强盆底肌肉张力,促进尿道括约肌功能的恢复。

3.复查与随访。定期进行 PSA、DRE 等检测,2 年内每 1～3 个月一次,2 年后每 3～6 个月一次,5 年后每年一次。

4.后续治疗。遵医嘱完成放疗、化疗、内分泌治疗等后续治疗。

第六章　女性生殖系统肿瘤患者的中西医结合护理常规

第一节　中医对女性生殖系统肿瘤的认识

一、中医文献中有关女性生殖系统肿瘤的论述

中医对女性生殖系统肿瘤的认识,已有悠久的历史,在殷墟甲骨文中就有关于"瘤"的记载。《灵枢·水胀》中说:"石瘕生于胞中,寒气客于子门,子门闭塞,气不得通,恶血当泻不泻,衃以留之,日以益大,状如怀子,月事不以时下,子门闭塞……皆生于女子。"《诸病源候论·八瘕候》有云:"若经血未尽而合阴阳,即令妇人血脉挛急,小腹重急、支满……结牢恶血不除,月水不时,或前或后,因生积聚,如怀胎状"。其症状描述类似卵巢肿瘤的临床表现。东汉末年,张仲景著《伤寒杂病论》对"积聚"及妇科肿瘤等的脉因证治进行了较为明确的阐述,还较明确地指出了某些肿瘤的鉴别与预后,书中所载"鳖甲煎丸""大黄蜇虫丸"等至今仍为肿瘤临床所常用。《金匮要略·妇人杂病脉证并治》载:"妇人之病,因虚积冷结气,为诸经水断绝。至有历年,血寒积结胞门,寒伤经络,在下未多,经候不匀,令阴掣痛,少腹恶寒,或引腰脊,下根气街,气冲急痛……久则羸瘦,脉虚多寒……",描述了妇科肿瘤晚期盆腔转移的症状和恶病质的征象。

二、中医对女性生殖系统肿瘤病名、病因、病机、发展的认识

传统中医学理论中,并无女性生殖系统肿瘤的相关病名,根据各个疾病的临床表现,如腹部包块、有形可征、带下异常、经血非时而下或漏下不止、绝经后子宫出血等,可将其归为"癥瘕""带下病""崩漏""经断复来"等范畴。癥瘕形成的因素较为复杂,但总不外乎外因和内因两个方面。外因是指经期或产后血室开放之时外邪侵袭,或饮食不节、寒温失调,或情志不遂,或多产房劳等;内因为正气虚弱,气血失和,脏腑功能失调,以致经脉阻滞,冲任受损,进一步使浊邪积聚,积而成癥,其中内因具有关键的作用。临床常见的病因、病机为正气虚弱、气滞血瘀、痰凝湿聚、邪毒蕴结四个方面。

女性生殖系统肿瘤早期一般无或仅有轻微的症状,常在体格检查时发现,随病程发

展,可出现阴道流血、腹痛、腹胀、腹部包块、腹腔积液等症状,但就辨证而论,仍有明显的共同性,即正虚邪实。从中医的整体观来看,全身属虚,局部属实。从病程来看,初期一般无明显的自觉症状,饮食、起居均属正常,腹部包块不明显,舌苔脉象大多正常,此期多属正气不足、邪实形成阶段;中期肿块增大,精气耗损,饮食减少,倦怠乏力,形体日见消瘦,此期多属正虚邪实阶段;晚期肿瘤已有远处转移,积块如石,面色萎黄,形体瘦弱,恶病质症状显露,此期多属正虚邪盛阶段。因此,初期的临床表现以实证为主,而中、晚期患者,尤其是经过手术或化疗后的患者,主要表现为虚症。

三、中医对女性生殖系统肿瘤治疗的认识

随着人们对肿瘤治疗研究的加深,发现中医药在治疗女性生殖系统肿瘤方面有其独特疗效并积累了一些新的经验。温补派代表张景岳在《类经》和《景岳全书》中,将治疗积聚癥瘕的药物归纳为攻、消、补、散四大类。如病属早期,正气尚未大衰,治则重在祛邪,如果患者正气受损,则祛邪的同时兼以扶正;如果病已属晚期,正气不支,已不任攻伐,则以扶正为主,少佐以祛邪。张景岳也认为女性生殖系统肿瘤患者正气日衰,不能胜任攻伐,应以扶正为主。扶正就是培扶患者的正气,以增强患者的抗癌能力,改善肿瘤患者的内环境,达到抑制肿瘤细胞生长的目的。对于女性生殖系统肿瘤,中医辨证论治能够减轻放化疗的毒副反应、改善晚期症状、提高生存质量。许多中药特别是补益类及活血类对机体具有免疫调节作用。

第二节　卵巢癌患者的中西医结合护理常规

卵巢癌多因正气虚弱,外邪内侵,情志不遂,气血失调所致。其病位在卵巢,但与肝、脾、肾密切相关。卵巢癌属于脾肾亏虚,邪毒与痰湿瘀互结为标的本虚标实之证;以妇女下腹有结块、胀满、疼痛,或伴有出血为主要临床表现,属中医"癥瘕""积聚""肠覃"等范畴。

一、中西医对疾病的认识

(一)病因、病机

卵巢癌多为内外因共同作用的结果。外因多为湿热毒邪内侵,内因常因情志变化致气滞、血瘀、痰湿等互结于下腹,冲任、脏腑气血功能失调而成癥积。西医对卵巢癌的病因目前在进一步研究之中。

(二)辨证分型

1.湿热蕴毒。腹部肿块,腹胀痛或伴有少量腹腔积液,大便干燥,尿黄灼热,口干苦不欲饮,舌质黯,苔厚腻,脉滑或滑数。

2.气滞血瘀。腹部肿块坚硬固定,腹胀,腹痛,面色晦暗无华,形体消瘦,肌肤甲错,神疲乏力,二便不畅,舌黯紫或有瘀斑,苔薄黄,脉细涩或弦。

3.痰湿凝聚。腹部肿块,胃脘胀满,时有恶心,面虚水肿,疲倦无力,舌润,苔白腻,脉滑。

4.气阴两虚。腹部隆满,可触及肿块,坚硬不移,或卵巢癌手术后极度消瘦,倦怠乏力,面色萎黄,纳呆,语声低微,大便溏薄,腰酸,口干咽燥,舌质淡,苔少或苔薄,脉细数。

5.气血亏虚。腹痛绵绵,或有少腹包块,伴消瘦乏力,面白神倦,心悸气短,动则汗出,纳呆,口干不欲饮,舌质淡红,脉细弱或虚大无根。

(三)临床表现

1.症状

(1)主要症状:下腹不适、坠胀或疼痛,腹部肿块固定不移为中晚期卵巢癌的主要临床症状,常有腹、盆腔内脏器的种植转移及腹腔积液。早期可无任何症状。

(2)兼症或危重症状:

①月经不调:可见月经周期及经血量紊乱。晚期见不规则子宫出血及绝经后出血。

②腹腔积液:卵巢癌出现腹腔或盆腔的种植转移可引起腹腔积液。腹腔积液量大,腹内压增高,可致横膈抬高及血液回流障碍引起心悸、气短及下肢水肿。

③压迫症状:排尿困难或尿频尿急,晚期卵巢肿瘤生长迅速,压迫周围脏器,产生排尿困难或尿路刺激症状。

④肠梗阻:肿瘤侵犯肠壁或压迫肠道,可致肠梗阻。

⑤恶病质:晚期卵巢癌因进食少,且肿瘤组织生长消耗大量的蛋白质,可出现进行性消瘦等恶病质表现。

2.体征。早期卵巢癌患者在肿块体积超出盆腔后,尤其在膀胱充盈时才能在耻骨联合上方扪及肿块。肿块固定为卵巢癌的特点之一。并发腹腔积液多为血性,可叩到移动性浊音,有时在锁骨上、腹股沟部可扪及肿大的淋巴结。

3.并发症

(1)破裂:多为卵巢癌生长过快,囊壁供血不足导致囊液自瘤壁薄弱处破出,也可因外部压力引起。

(2)感染:多见于破裂之后,或卵巢癌侵袭肠管及邻近器官,引起继发感染。

(3)肿瘤侵犯肠壁所致癌性肠梗阻、肠绞痛。

(四)治疗原则

1.辨证施治。中医治疗时当辨清证候虚实,实证以清热解毒、活血化瘀、化痰、软坚散结为主,虚证则根据个人体质进行扶正祛邪。病在气者,以理气行滞为主,佐以理血;病在血者,以活血破瘀散结为主,佐以理气。新病体质较强者,宜攻宜破,并遵循"衰其大半而止"的原则。根据患者体质的强弱,病之久暂,酌用攻补。

2.中医外治技术

(1)中药外敷:夫水方含猪苓、大腹皮、薏苡仁、车前子、莪术、商陆等,上述药物研粉加蜜外敷腹部,具有活血利水消肿之功,适用于卵巢癌合并腹腔积液者。

(2)中药保留灌肠:方药组成为黄芪 30 g,补骨脂 15 g,桃仁 10 g,红花 10 g,丹皮 15 g,桂枝 10 g,半枝莲 10 g,赤芍 15 g,茯苓 25 g,当归 10 g,甘草 9 g。每剂水煎 2 次混合,200~300 ml,每晚 1 次保留灌肠,3~4 周为 1 个周期。化疗后采用扶正祛邪中药保留灌肠,有利于提高机体免疫力,配合活血化瘀、软坚散结,有利于缩小瘤体。

二、护理

(一)护理要点

1.一般护理

(1)保持室内空气清新、光线柔和、安静舒适,起居有时,适当运动,避免劳累。体虚伴有阴道出血、发热者需卧床休息。长期卧床患者排除按摩禁忌证后行床上擦浴、背部按摩可促进皮肤血液循环,预防压疮发生和保障患者舒适。

(2)阴道流血者注意会阴部清洁卫生,勤换内裤和会阴垫,每晚睡前用温开水清洗外阴。

(3)观察癥瘕部位、大小、性质、活动度,疼痛的时间、程度及性质,出现腹部疼痛剧烈、面色苍白及时报告医生。

2.给药护理。中药汤剂宜空腹温服。脾胃虚弱者可饭后半小时服用。毒热瘀阻者会配伍清热解毒的苦寒药物,因此服药期间应注意调护脾胃。气血亏虚者用补益剂煎药时要放水久煎。服用化瘀消癥药后,不可随意外出,防止突然出血。

3.膳食调理。饮食宜清淡易消化、营养丰富。忌食生冷辛辣、油炸、肥甘厚腻之品,以免伤脾、生痰或助热。

(1)气滞血瘀者,宜食柑橘、佛手、木耳、山楂、海带等行气活血、化瘀除癥之品。

(2)痰湿者,宜食健脾祛湿食物,如山药鲫鱼汤、芡实薏苡仁羹等。

(3)药膳指导

①卵巢癌伴腹腔积液者,可食商陆粥。商陆 10 g,粳米 100 g,大枣 5 枚。先将商陆用水煎汁,去渣,然后加入粳米、大枣煮粥。空腹食入,不可过量。商陆粥具有通利二便,利水消肿之功效。

②卵巢癌纳呆便溏者,可食瘦肉鱼胶糯米粥。猪瘦肉 60 g,鱼胶 30 g,糯米 60 g,食盐适量。糯米清洗干净,稍泡,猪瘦肉切细丝,鱼胶用清水浸泡一天后切细丝,将以上三物一起加水适量煮至米烂成粥,加食盐调味食用。

③卵巢癌气血亏虚者,可食乌贼银杏。乌贼肉 60 g,银杏 10 枚,调料适量。食材洗净入锅,加水适量煮至肉烂,加调料即成汤服用。

4.情志护理。指导患者保持健康的心理状态和乐观的情绪,有利于癥瘕消散,及时纠正患者悲观失望、消极等心理状态,多介绍治疗成功的病例,采用暗示、开导、疏泄等方法启发鼓励患者树立战胜疾病的信心。对卵巢癌有忧郁、焦虑、神经紧张的患者行王不留行籽贴压焦虑、快活、神经系统皮质下、神门、枕等耳穴。

5.临证施护

(1)下腹胀痛:指导患者利用分散注意力、放松等方法缓解疼痛;疼痛较甚者,嘱卧床休息,取舒适体位,遵医嘱予止痛剂治疗或采用耳穴压豆,取神门、枕、交感、腹等穴。若是卵巢癌性腹腔积液所致下腹胀痛可食鲤鱼赤小豆汤。每天 2 次,每次 250 ml 左右,连服10~14 天;也可遵医嘱行中药外敷。

(2)气血亏虚(多见手术治疗后):气血虚弱,卫外功能低下,易受外邪侵袭,要合理安排生活起居,保障充足的睡眠,避免劳累。既要注意适当补充营养、热量,给予高蛋白、高维生素食物,又要调理脾胃功能,振奋胃气,恢复化血之源,强化后天之本。可选用山药、黄芪粥、动物血、猪肝、大枣、黑芝麻、鸡蛋、新鲜蔬菜和水果等补益气血之品,如食莲枣山药炖鸽肉。补益剂中药要放水久煎空服或饭前服下。练习气功对卵巢癌患者体质恢复有益,如练功十八法、五禽戏、八段锦之类。体质较差者可选练坐功、卧功、太极拳等。

(3)放疗、化疗反应:本病是邪毒内侵,干扰胃肠,脾失健运而不升,胃内浊气不降而上逆所致。可穴位按摩内关、足三里、脾俞、胃俞、膈俞、血海、三阴交等穴以宽胸理气、降逆止呕、醒脾补气、滋补肝肾、健脾益血。内关穴用泻法,余下穴位用补法。每穴按摩3~5分钟。同时配合耳针法治疗,选择胃、脾、食管、肝、肾等穴。并可遵医嘱行中药保留灌肠。放疗患者易引起津液亏损,可选用银耳、木耳、甲鱼等清补食物,忌辛温香燥、耗津伤液之品。

(二)健康教育

1.嘱患者保持室内安静、整洁、温湿度适宜,气滞血瘀证、痰湿凝聚证、气血亏虚证患者宜居向阳房间。

2.嘱患者"久卧伤气",在病情许可情况下,适度活动,做到起居有常、劳逸结合。

3.嘱患者进食宜乐,进食时注意不谈论病情,忌食生冷、辛辣、肥腻之品。尽可能选择新鲜蔬菜、水果,常吃豆类和粗杂粮。

4.在化疗期间、手术后及卵巢癌晚期,患者不宜过性生活。

5.嘱患者保持心情愉悦,树立战胜疾病的信心。

第三节　宫颈癌患者的中西医结合护理常规

宫颈癌因湿热、湿毒或脾虚、肾虚、肝失疏泄等所致,以带下量明显增多或色、质、气味异常为主要临床表现,病位在前阴、胞宫、带脉,中医属"癥瘕""崩漏""带下""五色带"等范畴。本病以正气虚弱、冲任失调为本,湿热瘀毒凝聚为标的本虚标实之证。

一、中西医对疾病的认识

(一)病因、病机

主要病机是正气不足,或外邪内侵,或七情所伤,肝气郁滞,五脏气血乖逆。气滞是癥瘕的始因,冲任损伤,肝、脾、肾诸脏虚损为内因。怒伤肝,忧思伤脾,肝疏泄失职,气血瘀滞而成癥瘕;或湿郁化热,久遏成毒,湿毒下注,遂成带下;或感受热邪,血内蕴热,损伤血络而迫血妄行,致先期而经多。也可因先天肾气不足,或早产、多产、不节房事,损伤肾气致肾虚而影响冲任的功能。西医研究表明:95%宫颈癌具有HPV的前驱感染。

(二)辨证分型

1.肝郁气滞。白带量多,偶带血丝,小腹胀痛,月经失调,情志郁闷,心烦易怒,胸胁胀闷不适,舌苔薄白,脉弦。

2.湿热瘀毒。白带量多,色如米泔或浊黄,气味秽臭,下腹及腰骶酸胀疼痛,伴口干口苦,大便秘结,小便黄赤,舌质红,苔黄或腻,脉滑数。

3.肝肾阴虚。白带量多,色黄或杂色,有腥臭味,阴道时有不规则出血,头晕耳鸣,手足心热,颧红盗汗,腰背酸痛,下肢酸软乏力,大便秘结,小便涩痛,舌质红绛,苔少,脉细数。

4.脾肾阳虚。白带量多,带下伴有腥臭味,崩中漏下,精神疲惫,面色㿠白,颜目水肿,腰酸背痛,四肢不温,纳少乏味,大便溏薄,小便清长,舌淡胖,苔薄白,脉沉细无力。

(三)临床表现

1.症状

(1)阴道流血,早期多为接触性出血或血水样阴道分泌物,晚期为不规则阴道流血。

(2)白带增多,稀薄似水样,或米泔水样,腥臭;晚期并发感染则呈恶臭或脓性。

(3)压迫症状,中晚期由于病灶侵犯脏器出现一系列压迫症状。疼痛是常见压迫症状之一。

(4)全身症状,消瘦,恶病质,贫血等。

(5)转移症状,除淋巴转移外,较多见肺、肝、骨转移。

2.体征。原位癌及微小浸润癌可无明显病灶,宫颈光滑或仅为宫颈糜烂。随着宫颈浸润癌的发展,外生型宫颈癌可见息肉状、菜花状赘生物,常伴感染,质脆易出血。内生型宫颈癌宫颈肥大、质硬、宫颈管膨大。晚期癌组织坏死脱落成溃疡空洞型。

3.并发症。根据癌肿累及范围会出现不同的并发症。如癌肿累及或压迫输尿管可导致输尿管梗阻、肾盂积水及尿毒症,当癌肿压迫膀胱、直肠时出现尿频、尿急、便秘等并发症。

(四)治疗原则

常用标本兼治,攻补兼施,全身与局部治疗相结合的原则。全身治疗以辨证论治为主,如肝郁气滞证则疏肝理气,解毒散结;湿热瘀毒证则清热利湿,解毒化瘀;肝肾阴虚证则滋补肝肾,解毒育阴;脾肾阳虚证则温补脾肾,补中益气,以改善全身功能为主要目的。局部治疗是中医治疗宫颈癌的主要特色。

二、护理

(一)护理要点

1.一般护理

(1)保持室内整洁、安静、空气新鲜、温湿度适宜。

(2)保持会阴部清洁,用具专人专用,忌盆浴。

(3)外阴瘙痒者,嘱勤剪指甲,勤洗手,防止抓伤皮肤。

(4)观察带下的色、质、量、气味及全身情况,带下量增多,出现脓样、夹血、有恶臭时,应报告医生并配合处理。

2.给药护理

(1)中药汤剂:虚证药宜文火久煎,饭前空腹温服;实证药饭后偏凉服,并观察服药后效果。

(2)服用温补脾肾、祛湿止带之药者,忌食生冷、肥甘之品及饮酒。

(3)使用外用药时,注意观察局部有无不良反应。

3.膳食调理

(1)合理饮食,以清淡、易消化、富含营养食物为宜。

(2)忌食辛辣、油腻、煎烤等生湿、生痰、燥热之品。

(3)脾肾阳虚者宜饮食有节,食温肾助阳之品,如羊肉、核桃;忌食生冷寒凉食物。

(4)湿热瘀毒者宜食清热解毒利湿之品,如薏苡仁、蒲公英、马齿苋、赤小豆等。

(5)放疗时饮食调养以养血滋阴为主,可食莲藕、木耳、菠菜、芹菜、菱角等。

(6)化疗时饮食调养以健脾补肾为主,可食山药、薏米粥、枸杞子、胎盘、木耳等。

4.情志护理。向患者讲解精神调理与疾病的预后、恢复密切相关。耐心倾听患者诉说,帮助患者答疑解惑,多向患者介绍治疗成功的病例。指导患者树立战胜疾病的信心和具备同癌症做斗争的毅力。

5.临证施护

(1)宫颈癌湿热蕴结证,阴道分泌物较多,并伴有恶臭者:阴道洗液,苦参、蛇床子、黄柏、花椒叶、苍耳子、蒲公英、蝉蜕皮、白鲜皮、败酱草煎水 300～500 ml,坐浴或反复冲洗,每天 2 次。

(2)早期宫颈癌:改良硇砂散外敷,硇砂 9 g,轻粉 9 g,雄黄 3 g,冰片 0.15 g,大黄 3 g,硼砂(月石)3 g,以上各药共研细末,用猪油或香油调成糊状,外敷患处,每天 1 次。

(3)宫颈癌伴有肿物渗液者:治癌散外敷,砒石 10 g,枯矾 20 g,碘仿 40 g,硇砂 10 g,冰片适量研成细末,外敷,每天上药,辅以青黛、紫金锭等防腐、消炎。

(4)宫颈癌放疗所致放射性直肠炎者:秦槐地榆汤灌肠,秦艽、炒槐花、地榆炭、秦皮、苍术、黄连、荆芥炭、防风、槟榔、椿根皮煎水 200 ml,保留灌肠。

(5)宫颈癌术后尿潴留者:耳穴压豆,将王不留行籽贴压膀胱、尿道、肾、肺、三焦、脾、皮质下、腰骶椎等耳穴,以快速强压迫刺激致疼痛能忍受为度,每次选 3～5 穴,每天刺激 3～5 次,每穴按压 15 次,单耳进行,3～5 天更换为对侧耳朵。

(6)宫颈癌脾肾阳虚者:遵医嘱穴位按摩或艾灸足三里、脾俞、肾俞、腰阳关、命门。采用补法按摩各穴位 3～5 分钟,温和灸每穴 10～15 分钟。

(7)宫颈癌伴有局部瘙痒者:遵医嘱每日坐浴熏洗,勿用刺激性的肥皂或沐浴液清洗外阴。勤剪指甲,勿用脏手挠抓。

(8)宫颈癌伴尿频、尿急者:食疗方,玉米须 30 g 或薏苡仁 30 g 煮水代茶饮。注意保持会阴部清洁、干燥。

(二)健康教育

1.指导患者保持精神愉快,正确对待疾病,树立战胜疾病的信心。

2.嘱患者保持外阴、卫生垫、内裤清洁干燥,注意月经期卫生,提倡淋浴,忌盆浴。

3.嘱患者慎起居,避寒湿,防劳累,治疗期间禁止性生活。

4.嘱患者勿过食生冷、寒湿、肥甘厚味及辛辣之品,以免损伤脾胃或蕴湿生热。

5.宫颈癌早期根治术后,身体状况较好者可通过练习二十四节气坐功、五禽戏、八段锦之类的气功,宫颈癌晚期患者、体质较差者可选用坐功、卧功、太极拳等,达到疏通经络,畅通气血,调节情志的作用。

第四节　外阴癌患者的中西医结合护理常规

外阴癌是指发生于外阴部的妇科恶性肿瘤,占女性生殖系统肿瘤的 3%～5%,包括鳞状细胞癌、基底细胞癌、汗腺癌、恶性黑色素瘤、前庭大腺癌及尿道旁腺癌。其中以鳞状细胞癌最常见,属于中医"阴蚀疮""阴蕈""带下病""崩中漏下"等范畴,病位在前阴部,其主症是痛、痒及肿块,发病的外因为感受湿邪,内因与肝郁、脾虚、肾气不足有关。病理产物为湿浊、痰凝、血瘀,致冲任损伤,脉络不通,前阴失养而致病。

一、中西医对疾病的认识

(一)病因、病机

本病的病因,多与湿邪留滞、肝气郁结、脾虚不运、肾虚不足有关。湿浊之邪,从外受之;或素体湿盛,湿邪留滞,因郁怒伤肝,肝郁化热,湿热蕴结;或脾阳素虚,运化失职,湿浊内盛;或肾阳不足,气化失常,水气内停,水湿停聚。临证表现可从阳化为湿热,从阴化为寒湿,或成痰凝血瘀。湿浊、痰凝、血瘀相互蕴结成毒,损伤冲任而成本病。西医认为外阴癌的病因不明,可能与慢性外阴营养障碍(也称外阴白斑)及 HPV 感染等因素有关。

(二)辨证分型

1.肝胆湿热。阴部肿物,红肿热痛,甚则溃烂流脓,黏稠臭秽,头晕目眩,口苦咽干,身热心烦,大便干结,舌红,苔黄,脉滑数。

2.脾虚寒湿。阴部肿物,硬实疼痛,溃后脓水淋漓,神疲倦怠,食少纳呆,舌淡,苔白腻,脉细弱。

3.痰湿互结。阴部肿块,僵硬色白,胀痛甚则久溃不敛,脓水清稀,淋漓不止,或漫肿溃烂,隐隐疼痛,面色㿠白,神疲乏力,形寒肢冷,舌淡胖,苔白,脉细滑。

4.肝肾阴虚。阴部干涩,奇痒难忍,或阴部皮肤变白、增厚或萎缩,皲裂破溃,五心烦热,头晕目眩,时有潮热汗出,腰膝酸软,舌红,苔少,脉细数。

(三)临床表现

1.症状

(1)外阴瘙痒:瘙痒常以夜间为甚,因抓搔致外阴表皮剥脱使瘙痒更为严重。

(2)外阴溃疡、渗液、出血:较早期可无明显的症状或仅有阴道分泌物增多和接触性出血,随着病情的发展,癌灶的增大、溃烂、坏死,合并感染可出现阴道排恶臭液或出现渗液、流脓和出血。

(3)外阴色素沉着:多为色素增加,病灶弥漫,常伴有外阴营养不良疾患。

(4)疼痛:肿物的直接浸润、感染、压迫导致局部的疼痛,当侵及阴道旁、主韧带、子宫骶骨韧带时,可出现腰骶部的疼痛。

(5)排尿疼痛、困难:因肿物发生在前庭处或侵犯尿道、会阴和膀胱引起。

2.体征。局部可见肿物如结节状、菜花状、溃疡状;癌灶可通过淋巴道转移到腹股沟、外阴邻近的大腿、下腹部、锁骨上等淋巴结处,局部可扪及肿大的淋巴结。

3.并发症。外阴癌晚期可转移至肺脏等脏器而出现相应症状和体征;阴道内肿物侵犯膀胱、直肠壁时,可出现阴道瘘或阴道直肠瘘;肿物发生在前庭处或侵犯尿道、会阴和膀胱等均可导致排尿困难、疼痛或便秘、便血等症状。

(四)治疗原则

可采用手术、化疗、放疗、生物免疫治疗和中医药治疗的综合治疗。中医治疗原则须辨明虚实,标本同治。病变早期属实证者以祛邪为主,晚期属虚证者以扶正为主。治标为局部病灶的治疗,治本为调理肝脾肾等脏腑功能。根据辨证分型确定具体治则,如疏肝健脾、清热解毒、祛湿化痰、滋阴补肾等。

二、护理要点

(一)护理要点

1.一般护理

(1)保持病室安静、光线充足、整洁舒适,给患者营造一个良好的休息环境。

(2)指导患者注意休息,保证充足的睡眠。

(3)指导患者应选择宽大、柔软的全棉内衣;注意个人卫生,保持外阴清洁,避免抓挠,外阴部用软毛巾沾温水清洗,禁止用肥皂、沐浴液或热水浸浴。

(4)围术期护理:

①术前要严格消毒、备皮;指导患者深呼吸、床上翻身等;做好患者心理支持,避免情志刺激。

②术后密切观察病情:如术后疼痛、切口渗血、皮瓣的愈合及引流等情况,并做好疼痛、引流管、排便、体位锻炼等护理,促进快速愈合。

(5)对于放疗、化疗的患者按放疗、化疗的护理常规进行护理。

2.给药护理

(1)向患者介绍药物的作用、不良反应及用药的注意事项。

(2)中药汤剂补益类宜文火久煎,温服;清热解毒类宜饭后凉服,观察服药后的反应,如患者出现服药呕吐,可指导患者小量频饮。

(3)外用中药熏洗时要注意药物温度,避免烫伤。

(4)使用化疗药物时要注意观察药物不良反应,指导患者勿自行调节滴速,注意观察有无药物外渗。

3.膳食护理。

饮食宜食营养丰富、清淡易消化食物,如鸡蛋、瘦肉、面条、蔬菜等,禁忌辛辣刺激、肥甘厚味之品,戒除烟酒。指导患者进食富含膳食纤维的食物,如蔬菜、水果、粗粮等,保持大便通畅。根据患者不同证型选择不同食物,具体如下:

(1)肝胆湿热:宜食清热解毒利湿之品,如蒲公英、薏苡仁、马齿苋、土茯苓等。

(2)脾虚寒湿:宜食用补脾祛湿之品,如山药、白扁豆、莲子、薏苡仁等,或淮山莲子粥、陈皮扁豆粥等。

(3)肝肾阴虚:宜食滋补肝肾之品,如枸杞粥、生地、芝麻、土茯苓煲龟等。

(4)痰湿互结:宜食温经散寒、祛湿化痰之品,如鲫鱼、赤小豆、冬瓜、海带、薏苡仁等。

4.情志护理。

做好患者精神调护,保持情绪舒畅,避免情志异常刺激,向患者讲解情志与疾病的关系,指导家属多陪伴患者,帮助患者树立战胜疾病的信心。采用中医移情相制、顺情从欲、暗示法、五音疗法等,针对患者焦虑或抑郁的情绪变化,可采用暗示疗法或五音疗法。

5.临证施护

(1)疼痛

①观察疼痛的性质、部位、程度、持续时间及伴随症状等,出现疼痛加剧,伴呕吐、寒热等症状,应立即报告医生,采取相应处理措施。

②指导患者采用转移注意力或放松疗法,如缓慢呼吸、听舒缓音乐等,以减轻患者对疼痛的敏感性。

③遵医嘱耳穴贴压,取交感、神门、内分泌、子宫、屏间等穴。

(2)排尿困难、尿痛

①遵医嘱艾灸,取中极、天枢、足三里等穴。

②食疗法,可选用玉米须 30 g 或薏苡仁 30 g 煮水代茶饮。

③遵医嘱耳穴贴压,取交感、神门、皮质下、膀胱、肾、输尿管、尿道等穴。

(3)外阴部瘙痒时,嘱患者用局部按压法止痒,勿用手抓挠,勿用刺激性的肥皂或沐浴液清洗外阴,以免加重水肿或引起感染。

(4)肝肾阴虚型可点按或一指禅推三阴交、阴陵泉等穴位,或予以耳穴贴压,选穴肝、肾、子宫、盆腔、交感等穴。脾虚寒湿型可艾灸脾俞、关元、气海、足三里等穴。

(二)健康教育

1.嘱患者慎起居,避风寒,脾虚寒湿型患者住向阳干燥房间为宜,阴虚型患者室温宜略低,凉爽湿润。

2.嘱患者饮食宜清淡、易消化,避免过食生冷及肥甘厚味之品,以免损伤脾胃、助湿生痰;同时戒烟酒。

3.嘱患者畅情志,使气机条畅,防七情致病,保持情绪稳定。

4.嘱患者注意劳逸适度,指导患者练习太极拳、八段锦、中医养生锻炼操等以增强体质。

第五节　子宫内膜癌患者的中西医结合护理常规

子宫内膜癌(endometrial carcinoma)又称子宫体癌,是子宫体内膜层的一组上皮性恶性肿瘤,其中来源于子宫内膜腺体的腺癌最为常见。子宫内膜癌是女性最常见的三大恶性肿瘤之一,占女性生殖道恶性肿瘤的 20%～30%,占女性全身恶性肿瘤的 7%,近年来,在我国该病发生率有明显上升趋势。中医对该疾病的描述与"崩漏""五色带""癥瘕"相似,多因脾、肝、肾三脏器功能失调,湿热瘀毒蕴结胞宫内;或肝气郁结,气滞血瘀,经络阻塞,日久积于腹中所致。

一、中西医对疾病认识

(一)病因、病机

1.西医病因、病机。子宫内膜癌的确切病因尚不明确,但子宫内膜非典型增生是子宫内膜癌的癌前病变已被公认,同时,肥胖、高血压、糖尿病,无排卵及多囊卵巢综合征等也被认为是子宫内膜癌的高危因素。目前认为引起子宫内膜癌的发病机制为两种,一种是 I 型(占 60%~70%),即雌激素依赖型,主要与雌激素刺激有关,组织学上为子宫内膜样分化,多有子宫内膜增生病史,其分化较好,多为高级分化,患者较年轻,约 20% 子宫内膜癌有家族史。另一种为 II 型(占 30%~40%),为非雌激素依赖型,与雌激素的关系不大,组织学上为非子宫内膜样分化,发生在萎缩的子宫内膜多为浆液性癌,少数为透明细胞癌,无子宫内膜增生病史,其分化较差,多为低级分化,多见于老年体瘦妇女,发病年龄较 I 型子宫内膜癌晚 5~10 年。

2.中医病因、病机。痰浊湿热瘀毒,蕴结胞宫,经脉受阻,损伤冲任,日久成积,耗损气血,损败脏腑。

(二)辨证分型

1.血热证。阴道突然大出血或出血淋漓不断,胸胁胀满,心烦易怒,舌红,苔薄黄,脉弦数。

2.气虚证。暴崩下血或淋漓不尽,色淡质清,面色苍白,肢倦神疲,气短懒言,舌质淡或舌边有齿印,苔薄润,脉缓弱无力。

3.血瘀证。时崩时止,淋漓不尽,或突然量多,夹有瘀块,少腹疼痛拒按,舌质紫黯,或边有瘀点,苔薄,脉沉涩或弦细。

4.肾虚证。阴道出血,量多少不一,色鲜红,头晕目眩,耳鸣心悸,五心烦热,两颧红赤,腰膝酸软,舌红,少苔。

(三)临床表现

1.症状。极早期患者无明显症状,随着病情进展出现以下症状:

(1)阴道流血:绝经后不规则阴道出血,未绝经者可出现月经量过多、月经紊乱或经期延长。

(2)阴道排液:有血性或浆液性分泌物,合并感染时可呈脓性、脓血性或有恶臭。

(3)疼痛:当癌灶侵犯宫颈,堵塞宫颈管致宫腔积血或积脓时,可引起下腹胀痛及痉挛样痛,晚期癌症浸润周围组织或压迫神经时可出现下腹及腰骶部疼痛。

2.体征。早期盆腔检查多无明显异常表现。晚期可有子宫增大、表面不平、明显触痛。晚期侵及宫旁及周围组织时可出现子宫固定并于宫旁触及不规则结节。

(四)治疗原则

1.西医治疗原则。根据患者全身环境及病情变化综合考虑选择手术、放疗及药物治疗。早期以手术治疗为主;晚期则采用手术、放疗、化疗、靶向药物及中医辨证论治等综合治疗。

(1)手术治疗:手术治疗为首选治疗方法,通过手术进行病理分期,同时切除病灶。

(2)放射治疗:放疗是治疗子宫内膜癌有效方法之一,有腔内及体外照射癌肿两种治疗方法,适用于已经转移或可疑淋巴结转移及复发的子宫内膜癌患者。

(3)化学治疗:化疗是主要的辅助治疗手段,可用于晚期或复发子宫内膜癌患者,也可用于复发高危因素患者的治疗。选用药物有顺铂、阿霉素、紫杉醇、环磷酰胺等,其中以顺铂联合紫杉醇、卡铂联合紫杉醇最为常用。

(4)激素治疗:主要适用于晚期和复发子宫内膜癌患者,可选用的药物有孕激素、他莫昔芬和芳香酶抑制剂。

2.中医治疗原则

(1)血热证:治宜平肝清热,佐以止血。

(2)气虚证:治宜益气健脾,固摄止血。

(3)血瘀证:治宜活血行瘀,理气止痛。

(4)肾虚证:治宜育阴滋肾,固冲止血。

二、护理

(一)护理要点

1.一般护理

(1)为患者提供一个安静、舒适的病室环境,保证患者休息。

(2)告知患者勤换会阴垫及内衣裤,遵医嘱每天予会阴冲洗1~2次,保持会阴部清洁卫生,避免感染。

2.给药护理。严格掌握用药指征,规范雌激素制剂应用,掌握药物相关说明作用及毒副反应。中药汤剂一般宜温服,观察服药后的效果及反应。

3.膳食调理。注意饮食清淡、富有营养、易于消化,多食豆类谷物。少吃或不吃辛辣、刺激、生冷、油炸以及腌制的鸡、鸭、鱼、肉等食物。慎食含雌激素类过多的食物,进食不足或营养状况极差者可遵医嘱静脉补充营养。

4.情志护理。主动关心、安慰患者,提供疾病知识,缓解患者焦虑情绪,教会患者一些放松心情的方法,如听音乐、看电影等。

5.临证施护

(1)血热证:患者阴道出血量多时应注意绝对卧床休息,加强基础护理,避免劳累,节制房事。可遵医嘱按摩合谷、曲池、外关等穴配合治疗,每穴5分钟,每天2次。

(2)气虚证:病室应温暖向阳,注意腹部保暖,出血量多时应卧床休息并加强基础护理。可遵医嘱艾灸百会、神阙、气海等穴。

(3)血瘀证:饮食宜营养丰富、易消化,平时可多食些疏肝、疏郁、理气的食物,如橘子、丝瓜、鲜藕、蜂蜜、荸荠等。忌食酸涩、生冷之品,以免壅阻气机,加重阻滞症状。可遵医嘱按摩或梅花针叩刺血海、三阴交、中级、太冲等穴。

(4)肾虚证:病室光线宜稍暗,衣被不宜过暖,盗汗者应勤换内衣,以防感冒。保持病室安静,避免噪声刺激。适当节制房事,避免房劳过度更伤肾元。出血量多时应卧床休息,减少活动,起坐势缓。虚火扰心而夜寐不安者可于睡前泡脚,并按摩双足涌泉穴,或睡前饮用牛奶一杯以促进睡眠。可遵医嘱艾灸关元、中级、肾俞、子宫、太冲、三阴交等穴,每天一次,每次30~60分钟。

(二)健康教育

1.普及防癌知识,定期检查,注意子宫内膜癌的高危因素和高危人群。

2.指导患者正确服用激素类药物。应密切随访或监测。

3.定期随访,及时了解患者生存情况、术后复查及辅助治疗情况。随访时间为术后2年内,每3～6个月1次;术后3～5年,每6～12个月1次。随访过程中可根据患者康复情况调整随访时间。

4.给予饮食指导,嘱患者加强营养,饮食以清淡、易消化、高蛋白、高维生素、营养丰富饮食为主,饮食中应有粗纤维素,防止发生便秘。

5.卫生保健方面,嘱患者保持外阴清洁,及时更换内衣裤及卫生护垫。

6.调情志,尤其对更年期妇女,放松心情,帮助患者克服恐惧心理,消除焦虑心理,走出抑郁困境,减轻心理压力。

7.可常艾灸足三里、肾俞穴,健脾益肾,固摄冲任,生化气血,预防肿瘤复发。

第七章　骨与软组织肿瘤的中西医结合护理常规

第一节　中医对骨与软组织肿瘤的认识

骨与软组织肿瘤是严重危害人类健康及生命的疾病,近年来发病率逐渐上升。原发恶性骨肿瘤多见于青少年和中年人,常见的是骨肉瘤、尤文肉瘤、软骨肉瘤、恶性纤维组织细胞瘤、脊索瘤等;骨转移癌多见于中老年人,常见的原发肿瘤是肺癌、乳腺癌、肾癌、前列腺癌及甲状腺癌等。常见的软组织恶性肿瘤是滑膜肉瘤、纤维肉瘤、脂肪肉瘤、横纹肌肉瘤等。

一、病因、病机

(一)病因

1.外因。中医学认为六淫之邪气可引发肿瘤。

2.内因。人的精神因素、体质强弱、遗传、年龄等与疾病发生发展和预后有密切关系,骨肿瘤也不例外。《素问·阴阳应象大论》曰:"怒伤肝""喜伤心""思伤脾""忧伤肺""恐伤肾",说明情绪的异常变化,可影响脏器的气机升降,使气血功能紊乱,为引发肿瘤奠定了内在基础。如情绪波动剧烈,持续时间长,必然会引起阴阳失调、脏腑功能紊乱、气血不调、经络受阻,导致骨与软组织肿瘤的发生。

(二)病机

1.气机不利。气由先天之气和脾胃运化水谷化生的后天之气组成,有温养全身肌肤、推动脏腑机能、维持生命活动的作用。但在某些因素的影响下,上述正常功能发生障碍,出现运行阻滞、气血逆乱、升降失调、经络受阻,则可导致气滞血瘀、痰邪凝聚等,成为肿瘤发生发展的诱因。

2.瘀血阻滞。气为血帅,血为气母,气行则血行,气滞则血瘀。气滞血瘀,蕴结日久,凝结成块,则发为肿瘤。

3.痰凝气滞。脾肺功能失调,水湿不化,津液不布,邪热熬灼,或七情郁结,气机阻滞,均可致痰浊凝结。痰随气行,无处不到,阻于经络筋骨,则四肢麻木肿痛,阻于脏腑则成癌块。这也是肿瘤发生的机制之一。

4.正气虚弱。这是肿瘤发生的关键,气血亏损,外邪即可乘虚而入。

二、辨证分型

1.肾虚痰凝。肿块质地坚硬,生长迅速,疼痛难忍,基底粘连不能移动,腰膝酸软,夜寐多梦,口干咽燥,舌质红,舌苔少,脉细数。

2.气血瘀阻。肿块生长较慢,质地坚硬,基底粘连不能移动,疼痛轻微或无痛,舌质淡红有瘀斑,脉涩。

3.阴毒壅滞。局部肿块逐渐肿起,坚硬,皮色不变,皮温不高,间歇性疼痛或隐痛而间歇性加剧,关节及肢体活动受限,身体困倦,四肢乏力,畏寒,纳差,或有腹胀,舌苔薄白,舌质淡红,脉弦浮数。

4.热毒壅滞。患部肿块有膨胀感,体积较大,肿块表面脉管充盈,肿胀发亮,色暗红,或破溃渗流脓血,触摸肿块有搏动感,疼痛剧烈,尤以夜间为甚,功能活动障碍,精神倦怠,纳食不佳,口干渴,大便干,小便赤,舌质红,舌苔薄黄,脉弦数。

5.脾肾两虚。肿块坚硬、疼痛绵绵不休,可伴低热,面色苍白、无华,倦怠乏力,纳差,消瘦,动则汗出,大便稀溏,腹胀,或有全身水肿、尿少,或肿块局部溃破、流血水不止,舌质淡,舌苔薄白,脉沉细无力。

三、临床表现

1.症状。常见症状为疼痛、肿胀和功能障碍,恶性骨肿瘤的晚期可表现为恶病质。疼痛是生长迅速的肿瘤最显著的症状,常见于恶性肿瘤,恶性肿瘤疾病开始时疼痛轻微呈间歇性,随后发展为持续性,夜间明显。晚期疼痛加重,需服用强镇痛剂。良性肿瘤病程缓慢,疼痛不重或没有疼痛。肿瘤不论良性或恶性,其肿块本身的阻碍、疼痛和肿胀,都会引起功能障碍。

2.体征。包块是诊断骨肿瘤的重要依据之一。良性包块生长缓慢,常不易被发现。肿大的包块对周围影响不大,对关节活动很少产生障碍。轻微外伤引起病理性骨折常是良性骨肿瘤的首发症状,也是恶性骨肿瘤、骨转移癌的常见并发症。病理性骨折和单纯外伤骨折一样具有肿胀、疼痛、畸形和异常活动。

3.并发症。恶性骨肿瘤生长迅速,病史短,增大的肿瘤可有皮温增高和静脉充盈。恶性骨肿瘤的晚期可有贫血、消瘦、食欲不振、体重下降、体温升高等。远处转移多数为血行转移,偶见淋巴转移。

四、中医治疗原则

目前骨与软组织肿瘤总的治疗原则是以外科手术为主的综合治疗,除手术外还使用化疗、放疗、生物治疗和血管介入栓塞治疗等。而中西医结合治疗目前是中国肿瘤治疗模式的最根本特点,已经得到了医学界的普遍认可。

中医药治疗肿瘤,是在整体观念、辨证论治原则指导下的个体化治疗,遵循中医药治疗疾病的总原则,即治病求本,扶正祛邪,调整阴阳,标本缓急,同病异治、异病同治,因人、因时、因地制宜等。临症时应根据具体情况采用先攻后补,或先补后攻,或攻补兼施。如肿瘤早期,正气充实,应综合各种抗癌疗法,以攻为主,攻中兼补,同时抓紧手术,彻底切除,提高治愈率。肿瘤中期,正盛邪实,或肿瘤截除者,则应攻补兼施,或以补为主,目的是调动机体内在因素,增强患者的抗病能力,控制肿瘤细胞生长或消除术后残留的肿瘤细胞,达到治疗目的。肿瘤晚期,多属正虚邪实,故应先补后攻,增强患者体质,提高抗病能力,以延长患者的生命。

此外,在接受放化疗过程中,有大量分解产物在机体内堆积,并损害机体,必须配合解毒、通泄药物等,以将毒物尽快排出体外。但在解毒通泄时亦不能忽视扶正,放化疗的代谢产物以及出血、感染、贫血等并发症则属标,即应按"急则治其标,缓则治其本"的原则,标本兼顾,随证辨治。

临床实践证明,中药黄芪、灵芝、人参、党参、女贞子、山慈姑、半枝莲、白花蛇舌草、水蛭、蜈蚣等,对各类骨肿瘤有一定疗效。在辨证施治时,可参照以下方法:

1.瘀阻实证。治宜活血化瘀,攻下软坚。方用蟾酥丸、抵当丸等。

2.毒热炽盛。治宜清热解毒。方用黄连解毒汤或清营汤加减。

3.肝肾亏虚。治宜补益肝肾。方用调元肾气丸,或六味地黄丸加补中益气汤。

4.气血不足。治宜补益气血。方用当归鸡血藤汤或补益消癌汤加减。

5.痕积聚治。治宜消癥祛痕,软坚散结。方用消癌片、抗癌止痛散。脊椎肿瘤并发下肢瘫痪者,可用神农丸。

第二节 骨转移瘤患者的中西医结合护理常规

骨转移肿瘤是恶性肿瘤的晚期病变,5种最常见的骨转移的癌症分别来源于乳腺、肾、肺、甲状腺和前列腺,目前的抗癌治疗尚难以根治已发生骨转移的晚期癌症患者。恶性肿瘤治疗方法的改进,使肿瘤患者的生存期延长,但也增加了骨组织转移并发症的发生率,70%～80%的癌症患者最终会发生骨转移。

一、中西医对疾病的认识

(一)病因、病机

骨转移瘤发病缓慢,病程长,逐渐加重,辨证为寒痰瘀血所致之阴证。其病因,一是人体脏腑功能失调,气血不足,阳虚寒盛,寒、痰、瘀血内生并伏留于体内,正气无力驱邪外出,遂流窜至骨发病。二是脏腑功能失调,阳气虚弱,寒毒侵入,深中于骨,寒凝血滞痰瘀互结,蚀骨伤髓所致。《灵枢·刺节真邪篇》云:"虚邪之入于身也深,寒与热相搏,久留而内著,寒胜其热则骨痛肉枯,有所结,深中骨,气因于骨,骨与气并,日以益大。"

(二)辨证分型

1.气滞血瘀。骨节肿痛,痛有定处,拒按,大便干结,小便黄赤,舌质紫红,苔白或黄,脉弦紧。

2.热毒壅结。身痛发热,骨节肿大,病处血络怒张,状如热灼,舌红苔黄,脉洪数。治宜清热解毒,方用黄连解毒药或活营汤加减。

3.肝肾亏虚。常在肿瘤化疗、放疗之后,患者腰膝酸软,神疲乏力,头晕耳鸣,舌淡苔薄或剥脱,脉沉细。

4.气血不足。面色白,头晕目眩,舌质淡红,无苔,脉细而沉。

5.癥瘕积聚。骨节肿块难消,或手术失机,日趋增大,严重时肢体功能尽失,伴发瘫痪等,舌苔腻,脉滑。

(三)临床表现

1.患处有肿块、疼痛、功能障碍。疼痛多为昼轻夜重或阴雨天加重,符合阴邪致病特点;肿块盘根坚硬,推之不移,皮色如常,与阳热证的肿块特征相反。

2.病在骨,当属里证,除原发灶症状外,常伴有形体羸瘦、气短神疲、面色少华、畏寒自汗,甚至手足不温,舌淡有瘀斑瘀点,苔白润或白腻,脉细弱或沉细。

3.转移性骨肿瘤最主要的症状是疼痛,可有病理性骨折和脊髓压迫症状。X线平片及CT检查多为溶骨性破坏,由前列腺癌转移来的则为成骨性破坏,也有溶骨及成骨并存的混合型。实验室检查所见溶骨性骨转移时,血钙升高;成骨性骨转移时,血清碱性磷酸酶升高;前列腺癌骨转移时,血清酸性磷酸酶增高。

(四)治疗原则

1.骨转移瘤可采用化疗、放疗、手术和中医药治疗的综合治疗。外科治疗的主要目的是通过切除肿瘤、椎管内减压、骨缺损修补及骨骼结构的生物力学重建等方法,来缓解疼痛和改善功能,并通过制动等方式,使患者脱离长期卧床的痛苦,在一定程度上延长患者的生存时间。

2.辨证施治

(1)气滞血瘀:治宜活血攻下软坚,方用蟾酥丸、抵当丸等。

(2)热毒壅结:治宜清热解毒,方用黄连解毒药或活营汤加减。

(3)肝肾亏虚:治宜补益肝肾,方用调元肾气丸或六味地黄丸加补中益气汤。

(4)气血不足:治宜补益气血,方用当归鸡血藤汤、补益消癌汤加减。

(5)癥瘕积聚:治宜消癥祛瘀,软坚散结,方用消癌片、大车螯散加减。

二、护理

(一)护理要点

1.一般护理

(1)生活起居护理:对骨关节肿瘤的患者应营造一个良好的生活环境,不能过于僻静,增加环境的轻松气氛,增加人际交流;保持居室光线充足,整洁舒适,对患者康复至关重要。

(2)围术期护理:对需要手术的患者,术前应充分准备,不仅要严格消毒、备皮,还要指导功能锻炼,以便术后尽快开展锻炼,并让患者有充分思想准备。术后密切观察各项指标,严格手术创口换药,促进快速愈合。对截肢的患者,床旁备止血带以防患肢大出血,务必保证残肢创口的及时愈合,以便尽早安装义肢。

2.给药护理。肿瘤患者的用药是由医护人员严格掌握和控制的,除非有特殊的安排,一般不让患者自己控制药物的种类和剂量,因为许多药物毒性较大,要认真做到发药到口。

3.膳食调理。选用高蛋白质、营养丰富、易于消化吸收的食物;精心安排患者食谱,多给予新鲜蔬菜、水果,保持足够的体力以耐受各种治疗。

4.情志护理。肿瘤患者均有不同程度的恐惧和忧伤心理,要严格执行保护性医疗制度,舒畅情志,开导患者乐观、开朗、积极,摆脱思想上的阴影,保持情绪稳定。

5.临证施护

(1)气滞血瘀:宜活血化瘀,攻下软坚,局部敷化瘀散结之药膏,适当冲以蜂蜜,散瘀除积、补中润燥,鼓励患者多饮水,有利大便的通畅。

(2)热毒壅结:宜进清淡偏凉性食物,多饮新鲜豆浆、绿豆汤;热者寒之,在局部适当冷敷,以止剧痛,并冲饮清热解毒之品,如野菊花、金银花等;绝对卧床休息,密切观察体温、脉搏、血压的变化,如高热不退给予物理降温。

(3)肝肾亏虚:保证营养均衡丰富,可食血肉有情之品,必要时冲饮参汤,泡服滋补药;保持环境温暖,不令外感,以图元气徐徐来复。

(4)气血不足:强化饮食护理,必要时给予胃肠道外营养,固护气血之源,同时尽量改善饮食状况,令其增进食欲;中药汤剂宜温服。

(5)癥瘕积聚:适当辅以理疗、中药外用等,减少患者痛楚,或通过牵引、固定、针灸等配合其他止痛疗法,使病情得到姑息;加强护理,定时翻身、按摩、拍背等,鼓励患者咳嗽,防止肺部感染、泌尿系感染、压疮等并发症的发生。

(二)健康教育

1.骨肿瘤由于病情较为严重,易产生恐惧心理。要指导患者坚定生活信念,保持心情舒畅,七情有节,避免不良情绪的刺激。让患者了解相关知识,对良性肿瘤不必过度紧张,即使是恶性肿瘤,随着医学技术的进步,5年生存率也得到了很大提高,只要积极治疗,肿瘤是可以战胜的。

2.指导患者掌握自身保健的基本知识,如饮食宜忌、药物疗程等,耐心解答各种问题。

3.讲解使用义肢及夹板、石膏固定等注意事项及功能锻炼,量力而行,循序渐进。

4.指导患者进行中医传统运动养生锻炼,如练八段锦、太极拳。

5.嘱患者定期门诊随访。

第三节　软组织肉瘤患者的中西医结合护理常规

软组织肉瘤(soft tissue sarcomas,STS)是一类来源于纤维组织、脂肪组织、平滑肌组织等间叶组织的恶性肿瘤。是一种生长较缓慢的恶性肿瘤,恶性程度高,呈侵袭性生长,早期可发生转移;发病率为(2.4～5.0)/10万,约占成人恶性肿瘤1%,约占儿童恶性肿瘤15%;具有病理类型复杂(包括19个病理组织学类型及100多种不同亚型)、发病率低的特点,并且常常好发于45～55岁年龄段的成年人。

一、中西医对疾病的认识

(一)病因、病机

1.西医病因、病机。西医目前认为软组织肉瘤不是单一因素所致,可能引起软组织肉瘤的因素有先天性畸形、家族性遗传(如神经纤维瘤)、病毒因素、创伤学说、化学物质刺激(如氯乙烯、二乙基己烯雌酚、聚氯乙烯醇等)、放射损伤(先前的肿瘤治疗)、异物刺激(子弹头、金属片等)、石棉接触史和内分泌因素等。

2.中医病因、病机。其性属阴,为阴邪凝聚体内日久所致,属阳虚瘀结,本虚标实之证。《素问·阴阳应象大论》曰:"阳化气,阴成形。"《灵枢·百病始生》云:"积之始生,得寒乃生,厥乃成积也。"《素问·调经论》亦曰:"血气者,喜温而恶寒,寒则泣不能流,温则消而去之。"这些都说明阳气虚弱与有形之邪的形成关系密切,阳虚则气血、津液运行不畅,而导致寒湿、痰凝、瘀血积滞而成有形之邪。并且软组织肉瘤作为恶性肿瘤,不少患者都会采取手术、化疗等攻伐手段治疗,而这些驱邪之法往往又极大地损伤了先天肾阳,同时后天脾胃亦受损严重,致使气血生化不足,而后天之阳亦失去滋养,故使患者更加阳虚,终成阳虚瘀结、本虚标实之证。中医学典籍中并未记载有"软组织肉瘤"这样的词语,但有不少相似描述,多将其归入"肉瘤""筋瘤""血瘤""石疽"等范畴。如《灵枢·刺节真邪》曰:"筋屈不得伸,邪气居其间而不反,发于筋瘤。"《千金要方》曰:"肉瘤勿疗,疗则杀人,慎之慎之。"《证治准绳》云:"六瘤者,随气凝结皮肤之中,忽然肿起,状如梅李,皮软而光,渐如杯卵。"对于其病因、病机的认识,古代医家也有详细的论述,认为本病的发生与先天素质虚弱、外感六淫、内伤七情、气滞血瘀、痰凝湿聚、热毒蕴结等因素有关。如《诸病源候论》云:"其寒毒偏多,则气结聚而皮厚,状如痤疖,硬如石,故谓之石疽也。"《外科正宗》谓:"夫人生瘿瘤之症,非阴阳正气结肿,乃五脏瘀血浊气痰滞而成。"肿瘤体积越大,边界越不清晰,侵袭范围就会越广。

(二)辨证分型

软组织肉瘤的中医辨证分型研究尚不成熟,按照西医分类,其种类繁多,有超过100种以上的分型,软组织按组织来源不同分为纤维组织、脂肪组织、平滑肌组织、横纹肌组织、间皮组织、滑膜组织、副神经节组织、多功能间叶组织及其他来源的软组织肉类,软组织肉瘤包括脂肪肉瘤、滑膜肉瘤、横纹肌肉瘤、卡波西肉瘤等。胚胎性横纹肌肉瘤几乎只见于儿童,滑膜肉瘤多见于青壮年,多形性高度恶性肉瘤、脂肪肉瘤和平滑肌肉瘤主要见于老年患者。

(三)临床表现

1.肿块。红、肿、热、痛或溃烂、出血、感染等症状。

2.疼痛。肿块多为无痛性,当肿瘤浸润周围神经组织、骨骼时可产生疼痛。肿瘤破溃及合并感染时也多伴有疼痛。

(四)治疗原则

1.手术及放疗。手术及放疗是治疗软组织肉瘤的主要方法,尤其在控制局部复发与远处转移方面有着重要的地位,在初诊时约10%的患者已发生转移,起病后约80%会在

2~3年内发生转移。尽管治疗方法众多,但其治疗疗效仍不理想,复发率高,预后较差。

2.中医治疗。采用辨证施治的方法,辨病用药,临证加减,治癌先治人,扶正以抗癌。当谨守病机,以阳和汤温阳扶正散寒通滞,化阴凝而阳和。独活寄生汤益肝肾,补气血,祛风湿而止痹痛。人参大补元气,黄芪扶正固本。"其性善走,故为通十二经纯阳之要药,外则达皮毛而除表寒,里则达下元而温痼冷,彻内彻外,凡三焦经络,诸脏诸腑,果有真寒,无不可治"。三七、补骨脂、骨碎补组合;龟甲入伍取之阳中有阴,阴中有阳也;加之虫类守宫、全虫、土鳖虫等抗癌之品直达病所。多方组合,众药协同,随证加减。

二、护理

(一)护理要点

1.一般护理。保持病室安静、整洁,舒适、温湿度适宜,定时开窗通风,尽量避免外来因素的刺激,创造舒适的治疗环境。体位以舒适为主,重症患者易卧床休息,协助做好生活护理。

2.膳食调理。饮食不节亦是引发肿瘤的重要因素,张景岳就曾说过:"饮食不节,以渐留滞者,多成痞块。"根据患者体质状况合理调整饮食,主张多吃坚果类、菌类食物,如花生、核桃、香菇等有益于增强免疫力的食物。宜进食清淡、易消化饮食,少量多餐,多饮水。多吃新鲜蔬菜和水果,忌烟酒,肥腻、辛辣刺激性食物。

3.情志护理。情志异常是肿瘤发病的危险因素。软组织肿瘤好发于青壮年,应多关心患者,多与患者沟通,了解其心理状态,做好安全评估,鼓励患者主动抒发心中的不良情绪,耐心解释治疗的过程、注意事项及不良反应,指导患者配合治疗,并向患者介绍治疗成功病历,鼓励病友间多交流疾病防治经验,提高认识,增加患者治疗信心。《灵枢·百病始生》云:"若内伤于忧怒,则气上逆,气上逆则六腑不通,而积皆成也。"情志失调影响脏腑气机,进而影响津液布化,停津聚液,痰血郁结,日久而成积聚,不得消散。针对这种危险因素,应疏导患者的情志异常,减轻患者的消极、紧张、压抑、焦虑等不良情绪。针对患者忧思恼怒、恐惧紧张等不良情志,指导患者采用移情相制疗法,转移其注意力。针对患者焦虑或抑郁的情绪变化,可采用暗示疗法或顺情从欲法。

4.疼痛护理。及时评估疼痛性质、部位、程度,遵医嘱应用止痛药物并观察药物不良反应。指导患者实施非药物止痛方法缓解疼痛,如读书、看报、与人交流等。保持环境安静,光线柔和,色调淡雅,避免噪声及不必要走动。给予舒适体位,指导采用放松术,如缓慢呼吸、全身肌肉放松、听舒缓音乐等。遵医嘱耳穴贴压,可选择神门、皮质下、交感等穴位。遵医嘱使用理气活血通络中药外敷。

(二)健康教育

1.嘱患者保持心情愉快及良好的生活习惯,慎起居,防外感。指导患者进行功能锻炼,劳逸结合,根据病情制订康复锻炼计划,循序渐进;指导患者进行中医传统运动养生锻炼,如练八段锦、太极拳。

2.嘱患者行走时注意安全,防止跌倒,防止病理性骨折。

3.嘱患者学会自我心理调节,保持乐观、稳定的情绪。

4.嘱患者坚持治疗,定期复查。治疗后2年内应每3~6个月复查一次,不适随诊。

第八章 皮肤、淋巴系统肿瘤的中西医结合护理常规

第一节 恶性淋巴瘤患者的中西医结合护理常规

恶性淋巴瘤是原发于淋巴结或淋巴组织的恶性肿瘤,其发生大多与免疫应答过程中淋巴细胞增殖分化产生的某种免疫细胞恶变有关,是免疫系统的恶性肿瘤。通常有淋巴细胞和(或)组织细胞的大量增生,恶性程度不一。本病临床上以无痛性、进行性淋巴结肿大,发热,肝脾肿大,恶病质等为表现;按病理和临床特点分为霍奇金淋巴瘤(HD)和非霍奇金淋巴瘤(NHL)两大类。在中医文献中无恶性淋巴瘤一类病名,但类似淋巴结肿大和淋巴瘤的记载很多。王肯堂著《证治准绳》云:"石痈石疽,谓痈疽肿硬如石,久不作脓者是也。"吴谦等著《医宗金鉴》云:"石疽生于颈项旁,坚硬如石色正常,肝郁凝结于经络,溃后法依原病疮。"邹岳《外科真诠》、赵诘《圣济总录》、陈实功《外科正宗》等中医学文献中所记载的"石痈""石疽""失荣""恶核""阴疽"等病症中有一部分相当于现代医学中的恶性淋巴瘤。

一、中西医对疾病的认识

(一)病因、病机

1.西医学认为本病的发生可能与病毒感染、细菌感染、免疫抑制、环境污染、遗传等因素有关。

2.中医学认为恶性淋巴瘤的病因较复杂,其病理过程包括外感六淫、情志不遂、素体不足等形成痰滞、气郁、血瘀、毒蓄等,较为复杂。

(二)辨证分型

1.西医分期

(1)Ⅰ期:病变仅限于单一淋巴结或单个结外器官局部受累。

(2)Ⅱ期:病变累及横膈同侧2个或更多的淋巴结区,或病变局限侵犯淋巴结以外器官及横膈同侧1个以上淋巴结区。

(3)Ⅲ期:横膈上下均有淋巴结病变,可伴脾累及,结外器官局限受累,或脾与局限性结外器官受累。

(4)Ⅳ期:1个或多个结外器官受到广泛性或播散性侵犯,伴或不伴有淋巴结肿大。肝或骨髓只要受到累及均属Ⅳ期。

2.中医辨证分型

(1)寒痰凝滞:面色㿠白,形寒肢冷,颈项耳下肿核,不痛不痒,皮色不变,坚硬如石,大便溏,小便清长,舌质淡,苔白,脉弦滑。

(2)血燥毒热:颈、项、腋下痰核,或胁下癥块,发热难退,心烦口干,便秘尿赤,苔黄舌红,脉细数。

(3)气郁痰结：颈、项、腋下、鼠蹊部多处痰核累累，脘腹结瘤，胸闷胁胀腹痛，体瘦纳差，苔白或黄，脉弦滑。

(4)肝肾阴虚：潮热盗汗，五心烦热，腰膝酸软，头晕乏力，纳差体瘦，周身多处扪及痰核，舌质偏红，苔少，脉细数。

(5)气血两虚：面色苍白，少气懒言，眩晕心悸，全身多处痰核不消，舌质淡胖，脉细无力。

(三)临床表现

1.全身症状。本病无特异性症状，常以发热、消瘦、盗汗等为主要全身症状，其次有食欲减退，易疲劳，瘙痒等，多见于疾病中晚期。

(1)发热：热型多不规则，可呈持续热，也可间隙热，少数有周期热。热退时大汗淋漓为本病特征。

(2)皮肤瘙痒：局灶性瘙痒发生于病变的淋巴引流区域，全身瘙痒大多发生于纵隔或腹部有病变的病例。

(3)酒精性疼痛：17%～20%霍奇金淋巴瘤患者在饮酒后 20 分钟，病变局部的淋巴结或骨骼发生疼痛，其症状早于其他症状及 X 线表现，具有一定的诊断意义。

2.结外病变的临床表现

(1)胃肠道：结外病变最多见于胃肠道，临床表现有食欲减退、腹痛腹泻、腹块、肠梗阻和出血等。侵及部位以小肠为主，其次为胃，而大肠和食管则很少累及。原发性小肠肿瘤以非霍奇金淋巴瘤多见，以腹部发作性绞痛、活动包块、进行性不完全梗阻或吸收不良以及脂肪泻为主要临床表现。

(2)肝与脾：肝脾大。

(3)肺、纵隔及胸腹：根据侵犯部位不同，临床可以表现出上腔静脉综合征、咳嗽、喘憋、呃逆等。胸膜、心包膜受侵则可出现胸腔积液或心包积液。

(4)骨骼：以胸腰椎最常受累，股骨、肋骨、骨盆及颅骨次之，表现为局部骨骼疼痛、按压痛、病理性骨折、骨肿瘤及继发性神经压迫。

(5)皮肤：特异性皮肤损害多见于恶性淋巴瘤综合征或蕈样肉芽肿，有肿块、皮下结节、浸润性斑块、溃疡、丘疹、斑疹等，常先见于头颈部；非特异性损害常见的有皮肤瘙痒症及痒疹。

(6)扁桃体和鼻咽部：发生部位多在软腭及扁桃体，其次为鼻腔和鼻窦，鼻咽部和舌根较少。临床表现为吞咽困难、鼻塞、鼻出血及颌下淋巴结肿大。

3.体征。淋巴结肿大和局部肿块是本病特征。浅表淋巴结无痛性进行性肿大常是首发症状，尤以颈部淋巴结多见，其次为腋下、腹股沟。淋巴结可从黄豆大至枣大，中等硬度，坚韧丰满，一般与皮肤无粘连，在初中期互不融合且活动，至晚期可长到很大，亦可融合成团，甚至侵犯皮肤，破溃后经久不愈。

(四)治疗原则

1.西医治疗原则。治疗方针是综合治疗，包括手术、放疗、化疗、免疫生物制剂及中药治疗等。

(1)手术：主要用于最初的淋巴结活检和可能的剖腹探查诊断部分，以及原发于胃肠道、泌尿系、肠系膜及肝脾的恶性淋巴瘤。

(2)放疗：放疗是淋巴瘤治疗的主要手段之一，适用于Ⅰ期和Ⅱ期及横膈下、只有上腹部有局限病变的Ⅲ期 HL 患者，Ⅰ期和Ⅱ期 NHL 患者。

(3)化疗：CHOP 方案（多柔比星＋环磷酰胺＋长春新碱＋泼尼松）、BACOP 方案（博来霉素＋多柔比星＋环磷酰胺＋长春新碱＋泼尼松）

(4)靶向治疗：常用药物为利妥昔单抗。

(5)生物治疗：常用制剂有干扰素、单克隆抗体、白细胞介素-2等。

2.中医治疗原则

(1)寒痰凝滞：治宜温化寒痰，软坚散结。

(2)血燥毒热：治宜养血润燥，凉血解毒。

(3)气郁痰结：治宜疏肝解郁，化痰散结。

(4)肝肾阴虚：治宜补肝益肾，养阴散结。

(5)气血两虚：治宜益气补血，软坚散结。

二、护理

(一)护理要点

1.一般护理

(1)病室环境：保持病室安静、整洁、舒适、温湿度适宜，定时开窗通风，尽量避免外来因素的刺激，创造舒适的治疗环境。

(2)休息与活动：重症患者宜卧床休息，协助做好生活护理，保持损伤部位清洁、无异味，破溃有渗液者应视具体情况给予外科换药；轻症患者可适当运动，运动的方式和次数要视患者本人的身体状况而定。

(3)病情观察：密切观察患者生命体征及有无发热、乏力、盗汗等全身症状；观察淋巴结肿大所累及范围及大小；观察有无深部淋巴结肿大引起的压迫症状，如纵隔淋巴结肿大引起咳嗽、呼吸困难、上腔静脉压迫症状，腹膜后淋巴结肿大可压迫输尿管引起肾盂积水；观察有无骨骼浸润，警惕病理性骨折、脊髓压迫症的发生，做好患者的基础护理及安全护理。

2.给药护理。遵医嘱按时、按量给药，向患者解释药物的不良反应并告知注意事项。在化疗的同时及结束后的一段时间内，可遵医嘱配伍中药治疗，如生黄芪、党参、太子参、白术、女贞子以及四君子汤、六君子汤、八珍汤、十全大补汤等，以益气养血、调和脾胃、滋补肝肾。

3.膳食护理。饮食宜营养丰富易消化，宜进食高蛋白、高维生素饮食，增加瘦肉、鱼、虾的摄入量。多食富含维生素 C、叶酸、微量元素硒的食物以增强患者抵抗力，多食阿胶、红枣等食物以纠正贫血。

4.情志护理。首先要了解患者心理状况，有针对性地解除患者的思想负担，适时做好心理安慰及健康指导，鼓励家属多陪伴。护理人员应主动关心患者，消除患者焦虑、恐惧的心理，引导患者保持心情舒畅，帮助患者树立积极治疗的信心。

5.临证施护

(1)寒痰凝滞：病室宜温暖向阳，恶寒者可加盖衣被，注意保暖。宜食具有化痰散结、祛风通络功效的食物,如海带、柚子、芋艿、胡萝卜、白萝卜等。忌烟酒,少吃或不吃辛辣刺激性食物或生冷、油炸及腌制的鸡、鸭、鱼、肉等。

(2)血燥毒热:患者易出现发热难退的症状,应注意监测体温,高热患者及时物理降温,遵医嘱使用降温药物,禁止乙醇擦浴。嘱患者卧床休息,多饮水,保持床单位及衣裤清洁干燥。

(3)气郁痰结:饮食应清淡易消化、富有营养,宜进食高蛋白、高热量、高维生素饮食,可配食枇杷叶粥、竹沥水等,以助清热化痰。及时做好患者的心理疏导工作,保持患者心情舒畅。

(4)肝肾阴虚:患者宜卧床休息,保证充足的睡眠。头晕乏力者需有家属陪护不可单独外出或下床活动。潮热盗汗者应勤换衣裤,腹痛患者遵医嘱对症处理。可遵医嘱耳穴压丸,取肝、脾、肾、心、胆等穴。

(5)气血两虚:患者应注意调养休息,避免劳累,活动时注意慢起慢坐,防眩晕而致跌倒。饮食宜食用猪肝、猪血、鸡、鸭、鱼、肉、蛋、菠萝、大枣等补血的食物。可遵医嘱耳穴压丸,取神门、心俞等穴,有助于镇静安神。

(二)健康教育

1.生活起居。避风寒,预防病毒感染,戒烟酒,劳逸结合,参加力所能及的活动,也可进行中医传统运动养生锻炼,如五禽戏,八段锦等。

2.饮食指导。饮食清淡易消化、富有营养,少食多餐,忌吃油腻生冷食物。

3.情志调理。本病治疗周期长,且常有起伏变化,须持久治疗。因此,做好患者的情志调护,帮助患者树立战胜疾病的信心尤为重要。

4.化疗患者易出现骨髓抑制、抵抗力低下,出院后应定期复查血常规,避免去人群密集的地方,防止感冒受凉。

5.放疗患者要保护好放射野皮肤,避免用力抓挠皮肤,避免使用刺激性肥皂擦洗皮肤,以免皮肤破溃感染。

6.嘱患者定期复查且门诊随访。

第二节　恶性黑色素瘤患者的中西医结合护理常规

恶性黑色素瘤(malignant melanoma,MM)是皮肤恶性肿瘤的一种,起源于皮肤基底部的黑色素细胞,多由黑色素细胞所形成的痣或色素斑发生恶性病变而来。好发部位为足底、足趾、手指末端及甲下等部位。

一、中西医对疾病的认识

(一)病因、病机

西医对病因尚未完全阐明,目前的观点就是与过度受紫外线照射有关,日光中的紫外线灼伤皮肤并诱导 DNA 基因突变。

中医认为其内因为情志内伤、禀赋不耐、脏腑功能失调;外因为跌扑损伤、邪毒外袭、摩擦刺激,致使气滞血瘀,瘀久化热,热毒蕴结。

(二)辨证分型

1.西医分型

(1)黑色素瘤的常见病理类型有浅表扩散型黑色素瘤、结节型黑色素瘤、恶性雀斑样黑色素瘤、肢端雀斑样黑色素瘤。浅表扩散型由痣或色素斑发展而来,外观不规则,颜色各异。结节型黑色素瘤恶性程度高,生长迅速,诊断时一般浸润皮肤厚度较深。

(2)目前国际上倾向于将黑色素瘤分为肢端型、黏膜型、慢性日光损伤型、非慢性日光损伤型(包括原发病灶不明型)。

2.辨证分型

(1)肝郁血燥:性情急躁,心烦易怒,胸胁苦满,舌尖红,苔薄黄或薄白,脉弦细。

(2)血热湿毒:肿块味恶臭或为渗液覆盖,日久不愈,或形成较深的溃口,如菜花样,舌红绛,苔黄腻,脉滑。

(3)脾虚痰湿:食少纳呆,腹胀消瘦,肿块内含较多黏液,色蜡黄,逐渐增大,亦可破溃流液,其味恶臭,舌黯红,苔腻,脉滑。

(4)气血两虚:神疲乏力,面色萎黄,头晕目眩,少气懒言,皮肤肿块腐溃,恶肉难脱,稍有触动则污血外溢,舌淡,苔白,脉细或弱。

(三)临床表现

皮肤恶性黑色素瘤的临床症状包括出血、瘙痒、压痛、溃疡等。早期皮肤恶性黑色素瘤的表现可以用 ABCDE 法则来进行早期诊断:A,非对称,色斑的一半与另一半看起来不对称;B,边缘不规则,边缘有切迹或锯齿;C,颜色改变;D,直径,直径大于 10 mm 的色素斑最好做活检;E,隆起。一般来讲,黑素瘤的症状与发病年龄相关,年轻患者一般表现为瘙痒、皮损的颜色变化和界限扩大,老年患者一般表现为皮损出现溃疡。

(四)治疗原则

1.恶性黑色素瘤以西医治疗为主,中医治疗为辅。西医去除病灶,中医祛邪扶正,综合治疗提高疗效。对早期未转移的恶性黑色素瘤应手术切除。对于发生转移者可采用联合化疗和放射治疗。近些年生物免疫治疗和分子靶向治疗在恶性黑色素瘤治疗方面也有很大进展。

2.中医辨证论治

(1)肝郁血燥:治宜行气活血,化瘀通络。

(2)血热湿毒:治宜清热燥湿,解毒消瘀。

(3)脾虚痰湿:治宜健脾化湿,软坚散结。

(4)气血两虚:治宜益气养血,扶正培本。

3.中医外治。外治法的运用与内治法相同,需要先辨证论治,再根据疾病的发展过程选择相应的疗法。外治法主要是用药物直接作用于患者的病变部位,透过皮肤、黏膜,主要发挥其局部作用,该方法经济有效、方便易行。常用的药物有膏、丹、散,如苍耳草膏、蟾蜍膏、五烟丹、五虎丹、皮癌净、茯苓拔毒散、金黄散、砒矾散等,这些药物外用可以祛腐散结、清热消肿、解毒拔毒。

二、护理

(一)护理要点

1.一般护理。保持病室安静、整洁、舒适、温湿度适宜,定时开窗通风,尽量避免外来因素的刺激,创造舒适的治疗环境。体位以舒适为主,重症患者宜卧床休息,协助做好生活护理,保持损伤部位清洁、无异味,破溃有渗液,视具体情况给予外科换药。轻症患者可适当散步、打太极拳、练八段锦等,运动的方式和次数要视患者本人的身体状况而定。指导患者春季防风、夏季防暑、长夏防湿、秋季防燥、冬季防寒,以免病中复感外邪。

2.给药护理。遵医嘱按时、按量给药。观察服药后的效果及不良反应。服用煎药最好在饭后2小时左右,可避免胃中不适并有利于吸收;中西药同服时,一般应间隔1小时服用。外敷药物时,先洗净患处,再将药物敷在病灶上,每天换药1~2次。

3.膳食护理。鼓励患者进食低脂肪、高热量、易消化、清淡可口的食物,多吃蔬菜、水果,少量多餐,荤素搭配合理且营养丰富,从而使患者获得更多的能量,促进伤口愈合。

4.情志护理。恶性黑色素瘤发病早期患者及家属都不重视,当知道疾病的严重性,会出现情绪低落、紧张焦虑、抑郁等心理。首先,护理人员要了解患者的心理状况,有针对性地解除患者的思想负担,适时做好心理安慰及健康指导,督促家属多陪伴,引导患者保持心情舒畅。其次,护理人员应主动关心患者,详细讲解疾病的临床症状及治疗方法,让患者积极配合治疗,帮助患者树立治疗疾病的信心。

5.临证施护

(1)肝郁血燥:宜活血化瘀,攻下软坚,局部敷金黄散、涂抹苍耳草膏。患者易心烦气躁,应做好患者心理护理,指导患者放松心情。

(2)血热湿毒:患者伤口破溃,味恶臭,应遵医嘱予以换药,保持患者皮肤清洁干燥。病室开窗通风,保证空气清新。

(3)脾虚痰湿:宜食健脾利湿之品,如冬瓜、绿豆、山药、薏苡仁等,如有水肿可配赤小豆、薏苡仁汤。嘱患者多休息,保持皮肤清洁干燥,及时更换污染衣物。

(4)气血两虚:宜补血补气,优选八珍汤。纳差者可加陈皮、麦芽;便溏者可加山药、薏苡仁、砂仁健脾益气止泻;气虚甚者合用生脉散;化疗后骨髓抑制者可加补紫河车、鸡血藤补肾生血。做好患者情志护理,消除其焦虑、恐惧的情绪,帮助患者改善睡眠质量,减少活动,患者宜卧床休息。

(二)健康教育

1.因恶性黑色素瘤恶性程度高、治愈率低,以致患者容易产生焦虑、恐惧心理,护理人员应主动关心患者,指导患者调摄情志,避免七情过激,帮助患者保持心情愉悦,正确对待疾病,建立战胜疾病的信心。

2.长在体表外露的病灶应避免日光暴晒,长在体表隐蔽处的病灶应避免摩擦引起毒瘤破溃,长在足部的病灶应指导患者穿宽松的鞋袜。

3.指导患者进行中医传统运动养生锻炼,如练八段锦、打太极拳等。

4.嘱患者加强营养支持,宜食高蛋白、高热量、清淡易消化、营养丰富的食物。

第三篇　中西医结合肿瘤护理技术操作规程

第一章　中医护理技术操作规程及评分标准

第一节　穴位注射技术的操作规程及评分标准

穴位注射又称水针,是将小剂量药物注入腧穴内,通过药物和穴位的双重作用治疗疾病的一种操作方法。

一、操作规程

(一)适用范围

穴位注射适用于多种急慢性疾病引起的如眩晕、呃逆、腹胀、纳差、恶心、呕吐、尿潴留、疼痛等症状,临床常用于恶性肿瘤引起的腹胀、腹痛、便秘等,对痛症疗效尤为显著。

(二)评估

1.患者当前主要症状、既往史、药物过敏史、是否妊娠。

2.患者注射部位局部皮肤情况。

3.患者对疼痛的耐受程度及合作程度。

(三)告知

注射部位出现疼痛、酸胀的感觉属于正常现象,如有不适及时告知医护人员。

(四)物品准备

治疗盘、药物、一次性注射器、无菌棉签、皮肤消毒剂、弯盘、锐器盒。

(五)基本操作方法

1.核对医嘱,评估患者,做好解释以取得患者的配合,嘱患者排空二便。

2.严格按照无菌操作的规程配制药液。

3.备齐用物,携用物至患者床旁。

4.协助患者取舒适体位,暴露局部皮肤,注意保暖,必要时使用屏风遮挡,保护患者隐私。

5.遵医嘱取穴,通过按压局部、询问患者感受以确定穴位的准确位置。

6.常规消毒皮肤,待干。

7.再次核对医嘱,排气。

8.一手绷紧皮肤,另一手持注射器,对准穴位快速刺入皮下,然后用针刺手法将针身推至一定深度,上下提插至患者有酸胀感等"得气"感应后,回抽无回血,即可将药物缓慢推入,注意边推边询问患者有无不适。

9.注射完毕快速拔针,用无菌棉签按压针孔片刻。

10.观察患者用药后症状改善情况,协助患者取舒适体位。

(六)注意事项

1.局部皮肤有感染、瘢痕,有出血倾向及高度水肿者不宜进行注射。

2.孕妇下腹部及腰骶部不宜进行注射。

3.严格执行三查八对及无菌操作规程。

4.遵医嘱配置药物剂量,注意配伍禁忌。

5.注意针刺角度,观察有无回血。避开血管丰富部位,避免药液注入血管内。患者有触电感时应将针体往外退出少许后再进行注射。

6.注射药物时患者若出现不适症状,应立即停止注射,并严密观察病情变化。

二、评分标准(表 3-1-1)

表 3-1-1　穴位注射技术的操作评分标准

科室:　　　　　　　　　　姓名:　　　　　　　　　　得分:

项目	评分细则	分值	扣分标准	得分
操作前准备(20分)	1.护士准备:着装整洁、洗手、修剪指甲、戴口罩	4	一项未做到扣1分	
	2.评估患者:了解病情,评估患者当前主要症状、临床表现、既往史、心理状况、体质、过敏史、注射部位皮肤情况	8	评估不全每缺一项扣1分	
	3.用物准备:治疗盘、药物、一次性注射器、无菌棉签、皮肤消毒剂、弯盘、砂轮、利器盒等	8	每缺一项扣1分	
操作方法及程序(65分)	1.将用物携至床旁,核对医嘱,向患者解释,取得合作,协助排便	4	一项未做到扣1分	
	2.洗手,戴口罩	2	一项未做到扣1分	
	3.遵医嘱配制药液,抽吸方法正确、剂量准确、无污染	5	一项未做到扣一分	
	4.携用物至床边,再次核对床号、姓名	2	一项未做到扣1分	
	5.协助患者取合理体位,暴露注射部位,注意保暖。观察局部皮肤情况	5	未合理安排体位扣2分 未注意保暖扣1分 未观察皮肤扣2分	
	6.遵医嘱取穴,通过询问患者感受确定穴位的准确位置,确定穴位后消毒	10 4	选穴错一个扣5分 未清洁消毒扣5分 定位错一个扣4分	
	7.常规消毒皮肤(注射部位由内向外,消毒范围>5cm),待干	6	消毒部位不正确扣3分 消毒不规范扣3分	
	8.再次核对床号、姓名、性别,排气	2	一项未做到扣1分	
	9.一手绷紧皮肤,另一手持注射器,对准穴位快速刺入皮下	4	一项未做到扣1分	
	10.用针刺手法将针身推至一定深度,上下提插至患者有酸胀感等"得气"感应后,回抽无回血,将药物缓慢推入	6	一项未做到扣2分	

项目	评分细则	分值	扣分标准	得分
	11.注射过程中观察患者有无头晕、恶心、心慌、胸闷等不适反应	3	未观察扣3分	
	12.注射完毕迅速拔针,用无菌棉签按压针孔片刻	2	一项未做到扣1分	
	13.再次核对床号、姓名	2	一项未做到扣1分	
	14.协助患者取舒适体位,整理床单位(口述)	4	未口述扣4分	
	15.洗手,记录穴位、药物、剂量等并签名	4	一项未做到扣1分	
效果评价(15分)	1.操作熟练,动作轻稳	4	较熟练扣1~2分 不熟练扣4分	
	2.取穴准确,消毒规范,体位合理	5	一项未做到扣1分	
	3.用物、污物处置正确	5	未处置不得分 处置不正确扣2分	
	4.时间不超过8分钟	1	超时扣1分 超时部分不得分	

第二节　腕踝针的操作规程及评分标准

腕踝针是从腕部和踝部取相应的点进行皮下针刺来治疗疾病的一种针刺疗法。具有疏通经络、调和脏腑功能的作用。适用于多种痛证及脏腑疾患。

一、操作规程

(一)适用范围

1.各种痛症,如肿瘤患者急性扭挫伤、手术后疼痛、换药疼痛等。

2.某些神经精神疾病,如肿瘤患者失眠、紧张、焦虑等。

(二)评估

1.患者既往史、当前主要症状及舌苔脉象。

2.患者疼痛的部位、性质、程度及对疼痛的耐受度。

3.患者局部皮肤情况。

(三)告知

腕踝针的目的、针刺局部感觉及配合方法,如出现任何不适应及时告知。

(四)物品准备

治疗盘、0.25 mm×25 mm 毫针、皮肤消毒剂、一次性无菌敷贴、弯盘,必要时备浴巾、屏风、垫枕等。

(五)基本操作方法

1.核对医嘱,评估患者,做好解释。

2.备齐用物,携至床旁。

3.协助患者取合理、舒适卧位。

4.松开衣着,暴露穿刺部位,注意保暖。

5.再次确认针刺部位;消毒皮肤,以针刺点为中心、消毒直径大于5cm;检查毫针有效期,有无弯针、针尖有无带钩等情况;一手固定针刺点下部,另一手持针柄,针尖朝向病变端,针身与皮肤成30°角度,快速刺入皮下浅层。

6.行针及留针:患者感觉针下松软,无酸麻胀痛,即可将针体自然垂倒贴近皮肤表面,轻轻推进针体。根据患者感受及时调整针的深度和方向;用一次性无菌敷贴固定针柄。

7.询问患者有无不适,及时观察病情,注意有无弯针、折针及皮下出血等情况。

8.一手捻动针柄,将针退至皮下,迅速拔出,另一手按压针柄周围皮肤,检查针数,防止遗漏,再次进行疼痛评估。

9.交代注意事项,协助患者取舒适卧位,整理床单位。

（六）注意事项

1.根据患者疾病所在部位能正确进行分区定位。

2.针刺方法正确:要求30°皮下浅刺,针身仅在真皮,即横卧真皮下,针刺方向朝向症状端。

3.行针以针下有松软感为宜,不捻转提插,一般无酸麻胀痛,如出现滞针感时,应及时调整针的深度和方向。

4.操作过程中注意观察患者有无不良反应,如出现晕针、皮下出血等应及时处理。

5.患者在饥饿、疲乏或精神高度紧张时不宜针刺,皮肤有感染、溃疡、瘢痕或肿瘤的患者不宜针刺,有出血倾向、高度水肿者不宜针刺,女性正常月经期、妊娠3个月内者不宜针刺。

二、评分标准(表3-1-2)

表3-1-2 腕踝针的操作评分标准

科室：　　　　　　　　　　姓名：　　　　　　　　　　得分：

项目	评分细则	分值	扣分标准	得分
操作前准备 (20分)	1.护士准备:着装整洁、洗手、修剪指甲、戴口罩	4	一项未做到扣1分	
	2.评估患者:评估患者当前主要症状及舌苔脉象,既往史,疼痛部位、性质、程度及对疼痛的耐受度,局部皮肤情况	10	评估不全每缺一项扣1分	
	3.用物准备:治疗盘、0.25 mm×25 mm毫针、酒精棉球,必要时备浴巾、屏风等	4	每缺一项扣1分	
	4.环境准备:整洁、安静、温湿度适宜(口述)、光线充足	2	未评估环境是否适宜扣1分 未评估光线是否充足扣1分	
操作方法及程序 (65分)	1.洗手,将用物携至床旁,核对医嘱,向患者解释并说明所取部位,取得合作,按腕踝针的分区选穴原则选择正确的针刺部位	15	未洗手扣2分 未再次核对医嘱、治疗单扣2分 未合理解释扣2分	
	2.协助患者取合理体位,松开衣着,暴露穿刺部位,注意保暖	5	未安排合理体位扣3分 未注意保暖扣2分	

续表

项目	评分细则	分值	扣分标准	得分
	3.告知患者进针时皮肤会有疼痛感,进针后疼痛感即消失,出现任何不适及时告知	5	未告知扣5分 部分告知酌情扣分	
	4.进针:再次确认针刺部位;消毒皮肤,以针刺点为中心,直径大于5cm进行消毒;检查毫针有效期、有无弯针、针尖有无带钩等情况;一手固定针刺点下部,另一手持针柄,针尖朝向病变端,针身与皮肤成30°角,快速刺入皮下浅层	15	进针不正确扣5分 未检查毫针扣3分 未确认针刺部位,未消毒皮肤及消毒不正确各扣2分	
	5.行针及留针:患者感觉针下松软,无酸麻胀痛,针体自然垂倒贴近皮肤表面,轻轻推进针体;根据患者感受及时调整针的深度和方向;用一次性无菌敷贴固定针柄	10	行针不正确扣5分 留针不正确扣5分	
	6.询问患者有无不适,观察病情,注意有无弯针、折针及皮下出血等情况	5	未询问扣2分 未观察扣3分	
	7.起针方法正确,检查针数,疼痛评估	4	一项达不到扣1分	
	8.交代注意事项,协助患者取舒适卧位、整理床单位	2	未交代注意事项扣2分	
	9.洗手,填写观察表	4	未洗手扣2分 未记录扣2分	
效果评价 (15分)	1.操作熟练,针刺部位选择及进针手法正确	2	违反无菌操作扣2分	
	2.患者无皮肤损伤、舒适、安全	4	一项达不到扣2分	
	3.用物、污物处置正确	2	未处置不得分 处置不正确扣1分	
	4.与患者沟通有效	2	未有效沟通扣1分	
	5.操作熟练,动作规范	2	操作不熟练扣1分 操作不规范扣1分	
	6.提问回答正确、流畅	2	回答不正确或不完整酌情扣1~2分	
	7.操作时间不超过8分钟	1	超时扣1分 超时部分不得分	

第三节　皮内针的操作规程及评分标准

皮内针又称皮下埋针,是针刺法的一种。其方法是用长约一寸的消毒短毫针或揿针,倾斜刺(横刺)入皮下,针柄外露并以胶布固定,在局部不痛及不影响患者肢体活动的条件下将针在皮下置留一至七天。此法多用于治疗慢性病或疼痛性疾病。

一、操作规程

(一)适用范围

皮内针可以治疗慢性、顽固性疾病和经常发作的疼痛性疾病,如缓解肿瘤患者的头痛、牙痛、胃脘痛、哮喘、不寐等症状。

（二）评估

1.病室环境及温度。

2.了解患者体质、针刺局部皮肤情况及对疼痛的耐受程度。

3.患者既往史、过敏史、当前临床表现、发病部位及相关因素。

4.患者的年龄、文化程度、目前心理状态及对疾病的认知。

（三）告知

告知患者皮内针的作用、简单的操作方法及局部感觉；治疗过程中如果有头晕、恶心、多汗心慌、四肢发冷等不适症状，应及时告知医护人员；埋针部位不可着水，以免感染。

（四）物品准备

治疗盘、安尔碘或安多福消毒液、棉签、不锈钢特制的小针、无菌镊子2把、持物盅2个、弯盘、治疗碗、无菌纱布块、胶布。

（五）基本操作方法

1.核对医嘱，评估患者，做好解释。

2.备齐用物，携至床旁。

3.协助患者取舒适体位，暴露操作部位，注意保暖。

4.遵医嘱取穴，通过询问患者感受确定穴位的准确性。

5.皮内针操作方法

（1）颗粒型皮内针操作方法：以左手拇指、食指按压穴位上下皮肤，稍用力将针刺部位皮肤撑开固定；右手用小镊子夹住针柄，沿皮下将针刺入真皮内，针身可沿皮下平行埋入0.5～1.0 cm。针刺方向四肢与经脉循行方向平行，背腹部与经脉循行方向垂直；针刺入皮内后，在露在外面的针身和针柄下的皮肤表面之间粘贴小块胶布，再用较前稍大的胶布覆盖针上，以保护针身固定在皮内，以免因活动而至针具移动或丢失。

（2）揿钉型皮内针操作方法：多用于面部及耳穴等需垂直浅刺的部位。用时以小镊子或持针钳夹住针柄，将针尖对准选定的穴位，轻轻刺入，然后以小方块胶布粘贴固定。另外，也可以用小镊子夹针，将针柄放在预先剪好的小方块胶布上粘住，手持胶布将其连针贴刺在选定的穴位上。埋针时间的长短可根据病情决定，一般1～2天，多者可埋6～7天，暑热天气埋针不宜超过2天，以防感染。

（六）注意事项

1.严格无菌操作，严格三查八对。

2.皮内针宜选用较易固定和不妨碍肢体运动的穴位，避开关节附近。

3.埋针后，若患者感觉局部刺痛，应将针取出重埋或改用其他穴位。

4.埋针部位不可着水，以免感染。

5.热天出汗多，埋针时间不宜过长（不超过2天）。

6.若发现埋针局部感染，应将针取出，并对症处理。

二、评分标准(表 3 - 1 - 3)

表 3 - 1 - 3　皮内针的评分标准

科室:　　　　　　　　　姓名:　　　　　　　　　得分:

项目	评分细则	分值	扣分标准	得分
操作前准备(20分)	1.护士准备:衣帽整洁、洗手(演示七步洗手法)、修剪指甲、戴口罩;双人核对医嘱及治疗单,准确无误	6	着装一项不合格扣1分 未洗手或洗手不正确扣2分 未核对医嘱不得分	
	2.评估患者:核对患者床号、姓名、床尾(头)卡;询问现病史、既往史、是否妊娠;检查局部皮肤情况(有无溃疡、水肿、出血倾向、远离大血管)及疼痛耐受程度;评估心理状况;协助患者如厕;七步洗手法洗手,戴口罩	7	未核对扣2分 未询问病史扣1分 未检查皮肤扣1分 未评估心理状况扣1分 未询问患者是否排便排尿扣1分 未洗手扣1分	
	3.用物准备:治疗盘、安尔碘或安多福消毒液、棉签、不锈钢特制的小针、输液贴、无菌镊子2把、持物盅2个、弯盘、治疗碗、无菌纱布块	5	每缺一项扣0.5分	
	4.环境准备:安静、整洁、温湿度适宜、光线充足	2	未评估温湿度是否适宜扣1分 未评估光线是否充足扣1分	
操作方法及程序(65分)	1.核对床号、姓名、腕带、诊断,做好解释。 2.关闭门窗,屏风遮挡(暴露部位较多时应用屏风遮挡)。 3.按腧穴选择合理体位,暴露埋针部位,保暖	10	未核对扣3分 未关闭门窗扣1.5分 未屏风遮挡扣1.5分 卧位不舒适扣2分 暴露不充分扣2分	
	4.选穴:遵医嘱取穴,通过询问患者感受确定穴位的准确性(选穴应当与疾病相一致,阿是穴应有按压疼痛点的手法)	5	选穴错误不得分	
	5.消毒:操作者洗手用安尔碘或安多福消毒剂消毒左手食指、拇指,用安尔碘或安多福消毒棉签消毒埋针周围皮肤(直径>5cm),待干	5	消毒不规范扣5分	
	6.进针:以左手拇、食指按压穴位上下皮肤,稍用力将针刺部位皮肤撑开固定。右手用小镊子夹住针柄,沿皮下将针刺入真皮内,针身可沿皮下平行埋入0.5~1.0cm。针刺方向四肢与经脉循行方向平行,背腹部与经脉循行方向垂直	14	未用手撑开皮肤扣4分 针未刺入真皮层扣5分 进针方向错误扣5分	
	7.固定:针刺入皮内后,露在外面的针身和针柄下的皮肤表面之间粘贴小块胶布,再用较前稍大的胶布覆盖针上,以保护针身固定在皮内,以免因活动而至针具移动或丢失	5	固定不牢扣5分	
	8.观察:观察患者埋针部位,询问患者有无不适,若患者感觉局部刺痛,应将针取出重埋或改用其他穴位	10	未询问关心患者扣5分 未观察扣5分	

续表

项目	评分细则	分值	扣分标准	得分
	9.协助整理衣着,取舒适体位,整理用物,向患者交代注意事项,嘱埋针期间针处不要碰水,洗手、脱口罩	12	未取舒适体位扣4分 未整理用物扣4分 未健康教育扣4分	
	10.洗手、记录(记录埋针的部位、时间)、签全名	4	未洗手扣2分 无记录扣2分	
效果评价 (15分)	1.进针正确	3	违反操作规程扣3分	
	2.患者无皮肤损伤,舒适、安全	3	一项达不到扣1分	
	3.与患者沟通有效	3	未体现关爱患者扣1分 未有效沟通扣2分	
	4.操作熟练,动作规范	2	操作不熟练扣1分 操作不规范扣1分	
	5.提问回答正确流畅	3	回答不正确或不完整酌情扣1～2分	
	6.操作时间不超过10分钟	1	超时扣1分 超时部分不得分	

第四节　耳穴压丸技术的操作规程及评分标准

耳穴压丸法是将表面光滑近似圆球状或椭圆状的中药王不留行籽或莱菔籽等丸状物,贴于0.6 cm×0.6 cm的小块胶布中央,然后对准耳穴贴紧并稍加压力,使患者耳朵感到酸、麻、胀或发热,通过经络传导,调整脏腑气血功能,达到防治疾病、改善症状的一种操作方法,属于耳针技术范畴。

一、操作规程

(一)适用范围

耳穴压丸可用于解除或缓解各种急慢性疾病的临床症状,临床常用于缓解恶性肿瘤患者化疗后的恶性呕吐、调节神经平衡、镇静止痛、脱敏止痒等。

(二)评估

1.病室环境及温湿度。

2.患者既往史、当前主要症状、是否妊娠。

3.患者对疼痛的耐受程度。

4.患者耳部皮肤情况,有无对胶布、酒精等过敏情况。

(三)告知

1.耳穴压丸的局部感觉:热、麻、胀、痛,如有不适及时通知医护人员。

2.每天自行按压3～5次,每次每穴按压30次,时间大概1～2分钟。

3.耳穴压丸脱落后,应通知护士重新进行耳穴贴压。

(四)物品准备

治疗盘、王不留行籽或莱菔籽等丸状物、胶布、75%酒精、棉签、探棒、止血钳或镊子、弯盘、污物碗，必要时可备耳穴模型。

（五）基本操作方法

1.核对医嘱，评估患者，做好解释。

2.备齐用物，携至床旁。

3.协助患者取侧卧位或坐位。

4.遵医嘱探查耳穴敏感点，确定贴压部位。

5.75％酒精自上而下、由内到外、从前到后消毒耳部皮肤。

6.选用质硬而光滑的王不留行籽或莱菔籽等丸状物黏附在 0.6 cm×0.6 cm 大小的胶布中央，用止血钳或镊子夹住贴敷于选好耳穴的部位上，并给予适当压力按压（揉），使患者有热、麻、胀、痛感觉，即"得气"感。

7.观察患者局部皮肤，询问有无不适感。

8.教会患者及家属按压方法。

9.操作完毕，安排患者取舒适体位，整理床单位。

（六）注意事项

1.耳郭局部有炎症、冻疮或表面皮肤有溃破者、有习惯性流产史的孕妇不宜施行。

2.耳穴贴压每次选择一侧耳穴，双侧耳穴轮流使用。贴压耳穴应注意防水，以免脱落，夏季易出汗，贴压耳穴不宜过多，时间不宜过长，以防胶布潮湿或皮肤感染，留置时间为 1～3 天，冬季留置时间为 3～7 天。

3.观察患者耳部皮肤情况，留置期间应防止胶布脱落或污染；对普通胶布过敏者可改用脱敏胶布。

4.对过度饥饿、疲劳、精神高度紧张、年老体弱者按压宜轻，急性疼痛性病症宜重手法强刺激。

5.动作轻巧，按压力度均匀适中，使患者有热、麻、胀、痛等感觉即可。

6.患者侧卧位耳部感觉不适时，可适当调整体位，根据不同病症采取相应的体位，如胆石症取右侧卧位、冠心病取正坐位、泌尿系结石取病侧在上方的侧卧位等。

二、评分标准(表 3-1-4)

表 3-1-4　耳穴压丸技术的评分标准

科室：　　　　　　　　　　姓名：　　　　　　　　　　得分：

项目	评分细则	分值	扣分标准	得分
操作前准备（10分）	1.着装整洁，仪表大方，举止端庄，态度和蔼	2	仪容仪表不合格扣 2 分	
	2.洗手，戴口罩	2	一项未做到扣 1 分	
	3.备齐用物，放置合理。用物：治疗盘、王不留行籽贴、酒精棉球、棉签、探棒、血管钳、弯盘等	6	每缺一项扣 1 分	

项目	评分细则	分值	扣分标准	得分
操作方法及程序（70分）	1.核对医嘱，正确、全面评估患者	8	未核对医嘱扣4分 未正确、全面评估患者酌情扣1~4分	
	2.洗手，戴口罩	4	一项未做到扣2分	
	3.携用物至床边，核对患者姓名、诊断	5	未核对患者信息扣5分	
	4.介绍并解释耳穴压丸的目的及操作方法，取得患者的理解与配合	5	未解释扣5分	
	5.协助患者取舒适体位	5	未取合适体位扣5分	
	6.术者一手持耳郭后上方，另一手持探棒自上而下在疾病相应区域内寻找敏感点	6	酌情扣1~6分	
	7.再次核对穴位后，用酒精棉球擦拭皮肤2次，待干	6	消毒少一次扣3分 消毒范围不够扣3分	
	8.耳穴贴压方法正确、穴位准确	15	取穴贴压不正确扣5分 穴位错误酌情扣5~10分	
	9.询问患者有无疼痛等不适情况，指导患者按压方法	4	未关心询问患者扣2分 未指导患者按压方法扣2分	
	10.协助患者取舒适体位，整理床单位	4	未合理处置患者扣4分	
	11.清理用物，归还原处	4	未合理处置用物扣4分	
	12.洗手，记录	4	未洗手扣2分 未记录扣2分	
效果评价（20分）	1.操作熟练，动作轻稳	5	操作不熟练酌情扣1~5分	
	2.尊重关心爱护患者	4	未体现人文关怀扣4分	
	3.按要求记录及签名	5	记录不规范酌情扣1~5分	
	4.回答问题正确、全面	5	回答不完整酌情扣1~5分	
	5.操作时间不超过8分钟	1	超时扣1分 超时部分不得分	

第五节　督脉灸的操作规程及评分标准

督脉灸是在督脉的大椎穴至腰俞穴区，使用温热姜汁敷涂擦脊柱周围的皮肤，然后加撒特制中药粉剂，即铺灸粉，在脊背上敷盖适当宽度的纱布，纱布上面用姜泥均匀铺盖，姜泥高2厘米、宽10厘米，再铺一长条蕲艾绒，形状如一条乌梢蛇伏于脊背，分别点燃蛇头、身、尾三点，一次燃尽后成为"一壮"，连续灸3壮。督脉铺灸的次数根据病情需要决定。

一、操作规程

（一）适用范围

督脉灸适用于恶性肿瘤患者、慢性虚寒性疾病患者及亚健康人群属阳虚体质者，用于防病治病、保健强身、提高人体抵抗力。

（二）评估

1.病室环境及温度。

2.患者既往史、当前主要症状及是否妊娠。

3.患者有无出血病史、出血倾向、哮喘病史或艾绒过敏史等。

4.患者对热及气味的耐受程度。

5.患者施灸部位皮肤情况。

（三）告知

1.施灸过程中出现头昏、眼花、恶心、颜面苍白、心慌出汗等不适症状,应及时告知医护人员。

2.个别患者在治疗过程中艾灸部位可能出现水疱,可告知医护人员予以对症处理。

3.灸后注意保暖,饮食宜清淡。

（四）物品准备

不锈钢托盘、剪刀、容器碗、打火机、镊子、铺灸粉、勺子、纱布块、毛巾、生姜、绒巾等器械。

（五）基本操作方法

1.核对医嘱,评估患者,做好解释。

2.备齐用物,携至床旁。

3.协助患者在床上取俯卧位,冬天可以用绒巾铺在脊柱两侧,避免其受凉。

4.将姜汁和姜泥预热一下,然后涂擦在脊柱及其两侧,铺上灸粉,铺巾,加热姜泥,铺姜泥及整理姜泥。

5.铺艾柱、整理艾柱,将艾柱的头、体、尾三点一一点燃。

6.点燃后留观,继续照顾患者。待艾柱燃尽后,把燃尽的艾柱移除,注意操作细心,避免因燃烧不完全而灼伤患者。

7.更换新艾柱,患者一般可以灸治3壮,若患者体质寒湿过重可以铺灸5壮。

8.每周期连续3次,7～10天为一间隔,可进行下一次督脉灸。

（六）注意事项

1.施灸时防止艾灰脱落烧伤皮肤或衣物。

2.一般情况下,施灸顺序自上而下,先头身,后四肢。

3.注意观察患者皮肤情况,对糖尿病、肢体麻木及感觉迟钝的患者,应尤其注意防止烧伤。

4.大血管处,孕妇腹部和腰骶部,皮肤感染、溃疡、瘢痕处不宜施灸;有出血倾向者不宜施灸;空腹或餐后1小时左右不宜施灸。

5.如局部出现小水疱,适量外用烫伤膏如京万红或制痂酊,一定时间内可自行吸收;水疱较大,可用无菌注射器抽吸泡液,用无菌纱布覆盖。

二、评分标准(表 3-1-5)

表 3-1-5 督脉灸的评分标准

科室: 姓名: 得分:

项目	评分细则	分值	扣分标准	得分
操作前准备 (30分)	1.护士准备:着装整洁、洗手、修剪指甲、戴口罩	3	一项未做到扣1分	
	2.评估患者:核对姓名,了解病情,评估患者当前主要症状、临床表现、既往史、心理状况、体质、过敏史,体位舒适合理,暴露施灸部位,保暖,介绍并解释,取得患者理解与配合	15	未核对扣2分 评估不全每缺一项扣1分 未注意保暖扣2分 未取得患者配合扣3分 未合理解释扣3分	
	3.用物准备:不锈钢托盘、容器碗、剪刀、镊子、打火机、勺子、铺灸粉、毛巾、纱布块、绒巾、果酱机等器械	10	每缺一项扣2分	
	4.环境准备:整洁、安静、温湿度适宜(口述)、光线充足	2	未评估环境是否适宜扣1分 未评估光线是否充足扣1分	
操作方法及程序 (55分)	1.定穴:明确大椎穴至腰俞穴区及施灸方法	5	定位不清扣2分 施灸方法不正确扣3分	
	2.施灸:患者俯卧在床上,冬天用绒布铺在脊柱两侧,避免受凉。将姜泥和姜汁预热一下,然后涂擦在脊柱及其两侧,上铺灸粉(如云南白药粉、活血化瘀消炎止痛的中药粉剂),铺巾,加热姜泥,铺姜泥,整理姜泥,铺艾柱,整理艾柱。将艾柱的头、体、尾3点逐一点燃	25	未合理安置体位扣3分 未保暖扣2分 未铺巾扣3分 未预热姜汁和姜泥扣2分 操作方法不正确扣10分 操作不熟练扣5分	
	3.观察:观察局部皮肤及病情,询问患者有无不适	2	未询问患者扣1分 未观察局部皮肤扣1分	
	4.灸毕:灸后彻底熄灭艾条,清洁局部皮肤,交代注意事项	8	未清洁局部皮肤扣2分 艾条未彻底熄灭扣3分 未交代注意事项扣3分	
	5.整理:整理床单位,合理安排体位。清洗用物,物归原处,洗手,处理艾条	8	未整理床单位扣2分 未合理安置体位扣2分 未按要求处置用物、污物扣4分	
	6.评价:施灸部分准确、操作熟练、评估皮肤情况、询问患者感觉及目标达到的程度	5	未评估患者皮肤情况扣2分 未询问患者疗效扣3分	
	7.记录:按要求记录及签名	2	未记录扣2分	
效果评价 (15分)	1.取穴正确	2	取穴错误扣2分	
	2.患者无皮肤损伤,舒适、安全	3	一项达不到扣2分	
	3.用物、污物处置正确	2	未处置不得分 处置不正确扣1分	
	4.与患者沟通有效	2	未体现关爱患者扣1分 未有效沟通扣1分	

续表

项目	评分细则	分值	扣分标准	得分
	5.操作熟练,动作规范	3	操作不熟练扣1分 操作不规范扣2分	
	6.提问回答正确、流畅	2	回答不正确扣1分 回答不完整扣1分	
	7.操作时间不超过10分钟	1	超时扣1分 超时部分不得分	

第六节　艾条灸的操作规程及评分标准

艾条灸是以艾绒为主要原料,制成艾条或艾柱,点燃后放置于腧穴或病变部位进行烧灼和熏熨,借助温热这种外部的刺激来激发患者自身功能的调节,达到"刺激在外,调节在内"疗效的一种操作方法。

一、操作规程

(一)适用范围

艾条灸主要适用于恶性肿瘤各种虚寒性病证,如胃脘痛、泄泻、风寒痹痛、疮疡溃不敛、月经不调等。

(二)评估

1.病室环境及温度。

2.主要症状、既往史,是否有出血性疾病、妊娠或月经期皮肤破溃等。

3.体质及对热的耐受程度,有无对艾叶过敏等。

4.艾条灸部位皮肤情况。

(三)告知

1.艾条灸的作用、简单的操作方法及局部感觉。

2.艾条灸部位的皮肤会有灼热感,艾条灸过程中如有不适应及时告知护士。

3.艾条灸结束后最好饮用一杯温水,不宜即刻食用生冷食物,艾条灸后30分钟内不宜用冷水洗脸,忌吹冷风。

4.冬季应避免感染风寒,夏季避免风扇、空调直吹艾条灸部位。

(四)物品准备

治疗盘、艾条、打火机、弯盘、纱布、小口瓶,必要时备浴巾、屏风等。

(五)基本操作方法

1.核对医嘱、评估患者,遵照医嘱确定艾条灸部位,排空二便,做好解释。

2.备齐用物,携至床旁,再次核对。

3.协助患者取合适体位,暴露施灸部位,注意保暖。

4.根据医嘱,实施相应的灸法。

(1)温和灸:点燃艾条,将点燃的一端,与施灸部位的皮肤保持一定距离进行熏灸,以局部有温热感而无灼痛为宜。灸至局部皮肤红晕为度。

（2）雀啄灸：将艾条点燃的一端，距离施位皮肤处，如同鸟雀啄食般反复熏灸数分钟。

（3）回旋灸：将艾条点燃的一端，距离施位皮肤处，左右来回旋转移动，进行反复熏啄数分钟。

5.施灸过程中，随时询问患者有无灼痛感，及时调整距离，防止烧伤。

6.施灸过程中应及时将艾灰弹入弯盘，防止烧伤皮肤及烧坏衣物。

7.施灸完毕，立即将艾条插入小口瓶，熄灭艾火。

8.操作完毕，清洁局部皮肤，协助着衣，安置舒适体位。

（六）注意事项

1.操作前应了解患者病情，特别注意患有下列疾病者不宜进行艾条灸，如严重心血管疾病、肝肾功能不全、出血倾向疾病、极度虚弱及皮肤过敏者。

2.空腹及饱食后不宜进行艾条灸。

3.艾条灸不配合者，如醉酒者、精神分裂症者、抽搐者不宜进行艾条灸。

4.艾条灸时防止艾灰脱落烧伤皮肤或衣物。

5.注意观察皮肤情况，对糖尿病、肢体麻木及感觉迟钝的患者，尤应注意防止烧伤。

6.熄灭后的艾条应装入小口瓶内，以防复燃，引发火灾。

二、评分标准（表 3-1-6）

表 3-1-6　艾条灸技术的操作评分标准

科室：　　　　　　　　姓名：　　　　　　　　得分：

项目	评分细则	分值	扣分标准	得分
操作前准备（20分）	1.护士准备：衣帽整洁、洗手（演示七步洗手法）、修剪指甲、戴口罩，双人核对医嘱及治疗单，准确无误	4	着装一项不合格扣1分 未洗手或洗手不正确扣1分 未核对医嘱扣2分	
	2.评估患者：核对患者床号、姓名、床尾卡；询问现病史、既往史，了解病情，评估患者当前主要症状、临床表现，是否有妊娠、出血性疾病；检查施灸部位皮肤情况，对热、气味的耐受程度；评估心理状况；协助患者如厕（口述艾条灸20分钟）；七步洗手法洗手，戴口罩	10	未核对扣2分 未询问病史扣2分 未检查皮肤扣2分 未评估心理状况扣1分 未询问患者是否排便排尿扣1分 未洗手扣2分	
	3.用物准备：治疗盘、艾条、打火机、弯盘、纱布、小口瓶，必要时备浴巾、屏风等	4	每缺一项扣0.5分	
	4.环境准备：整洁、安静、温湿度适宜（口述）、光线充足	2	未评估温湿度是否适宜扣1分 未评估光线是否充足扣1分	
操作方法及程序（65分）	1.核对：床号、姓名、腕带、床尾（头）卡，做好解释。 2.关闭门窗，屏风遮挡。 3.协助患者取舒适体位，暴露施灸部位	10	未核对扣3分 未关闭门窗扣2分 未屏风遮挡扣2分 卧位不舒适扣3分	

项目	评分细则	分值	扣分标准	得分
	4.点燃艾条,灸法正确	6	艾段大小不合适扣4分 未充分点燃扣2分	
	5.艾灸与皮肤距离符合要求	5	不符合要求扣5分	
	6.及时除掉艾灰	5	未除掉艾灰扣5分	
	7.观察施灸部位皮肤,询问患者感受;施灸时间合理	10	未观察皮肤扣3分 未询问患者感受扣2分 施灸时间不合理扣5分	
	8.灸后艾条彻底熄灭	5	未彻底熄灭扣5分	
	9.治疗结束后,清洁患者皮肤,观察患者皮肤有无烫伤	6	未清洁皮肤扣3分 未观察皮肤情况扣3分	
	10.协助患者取舒适体位,整理床单位,撤屏风	6	未安置体位扣3分 未整理床单位扣3分	
	11.告知相关注意事项,酌情开窗通风	4	注意事项内容少一项扣1分,最高扣2分 未酌情开窗扣2分	
	12.操作结束,再次核对	2	未核对扣2分	
	13.用物、污物处置正确	2	未处置不得分 处置不正确扣1分	
	14.洗手,记录	4	未洗手扣2分 未记录扣2分 记录不完全扣1分	
效果评价 (15分)	1.关爱患者,体现以患者为中心的服务理念	3	未体现关爱患者扣3分	
	2.安全,患者皮肤无烫伤	6	烫伤扣6分	
	3.与患者沟通有效	3	未有效沟通扣3分	
	4.操作熟练,动作规范	2	操作不熟练扣1分 操作不规范扣2分	
	5.操作时间不超过8分钟	1	超时扣1分 超时部分不得分	

第七节　穴位贴敷的操作规程及评分标准

穴位贴敷技术是以中医基本理论为指导,将药物制成一定的剂型,贴敷到人体的穴位上,通过刺激穴位,激发经气,达到通经活络、清热解毒、活血化瘀、消肿止痛、行气消痞、扶正强身作用的一种简便、无创的操作方法。

一、操作规程

(一)适用范围

1.恶性肿瘤、各种疮疡及跌打损伤等疾病引起的疼痛。

2.消化系统肿瘤引起的腹胀、腹泻、便秘。

3.呼吸系统肿瘤引起的咳喘等症状。

（二）评估

1.病室环境及温度。

2.患者主要症状、既往史、药物及敷料过敏史，是否妊娠。

3.患者敷药部位的皮肤情况。

（三）告知

1.出现皮肤微红为正常现象，若出现皮肤瘙痒、丘疹、水疱等，应立即告知医护人员。

2.穴位敷贴时间一般为 6～8 个小时，可根据患者的病情、年龄、药物、季节来调整时间，小儿酌减。

3.若出现敷料松动或脱落，切勿自行撕拉，应及时告知护士。

4.贴药后局部可能出现药物染色、油渍等，注意不要污染衣物。

（四）物品准备

治疗盘、棉纸或薄胶纸、遵医嘱配制的药物、压舌板、无菌棉垫或纱布、胶布或绷带、0.9％生理盐水、棉球，必要时备屏风、毛毯。

（五）基本操作方法

1.核对医嘱，评估患者，做好解释，取得患者的配合。

2.备齐用物，携至患者床旁。根据患者的病情及敷药部位，协助患者取适宜的体位，充分暴露患处，注意保暖，必要时屏风遮挡患者，保护患者隐私。

3.更换敷料，以 0.9％生理盐水或温水擦洗皮肤上残留的药渍，观察创面情况及敷药效果。

4.根据敷药面积，取大小合适的棉纸或薄胶纸，用压舌板将所需药物均匀地涂抹于棉纸上或薄胶纸上，厚薄适中。

5.遵医嘱将药物敷贴于相应的穴位上，做好固定。为避免药物受热溢出污染衣物，可加敷料或棉垫再次覆盖，以胶布或绷带固定，松紧适宜。如贴敷后患者出现过敏反应，应查清原因，如系药物所致，应及时更换药物；如为胶布所致，可改用纱布进行固定。

6.温度以患者可以耐受为宜，防止温度过高烫伤局部皮肤。

7.观察患者局部皮肤，询问有无不适感。

8.操作完毕后擦净局部皮肤，协助患者整理衣物，取舒适体位。

（六）注意事项

1.孕妇的脐部、腹部、腰骶部及某些敏感穴位，如合谷、三阴交等处都不宜贴敷，以免局部刺激引起流产。

2.药物应均匀涂抹于棉纸或薄胶纸中央，厚薄一般以 0.2～0.5 cm 为宜，覆盖敷料应大小适宜。

3.穴位贴敷的部位应交替使用，不宜单个部位连续贴敷。

4.除拔毒膏外，患处有红肿及溃烂时不宜贴敷药物，以免发生化脓性感染。

5.对于残留在皮肤上的药物不宜采用肥皂或刺激性物品擦洗。

6.贴敷后，如局部出现红疹、瘙痒、水疱等过敏现象，应暂停，及时报告医生，并配合处理。

二、评分标准(表 3 - 1 - 7)

表 3 - 1 - 7　穴位贴敷的操作评分标准

科室:　　　　　　　　　　　姓名:　　　　　　　　　得分:

项目	评分细则	分值	扣分标准	得分
操作前准备(20分)	1.护士准备:着装整洁、洗手、修剪指甲、戴口罩	4	一项未做到扣 2 分	
	2.评估患者:了解病情,评估患者当前主要症状、临床表现、既往史、心理状况、体质、过敏史、贴敷部位皮肤情况	8	未评估扣 8 分 评估不全每缺一项扣 2 分	
	3.用物准备:治疗盘、治疗卡、棉签、0.5%碘伏、药丸、敷贴、治疗碗(内盛少量生理盐水)、弯盘,必要时备浴巾、屏风等	8	未准备用物扣 8 分 每缺一项扣 2 分	
操作方法及程序(65分)	1.将用物携至床旁,核对医嘱,向患者解释,取得合作,协助排便	6	未核对扣 2 分 未解释扣 2 分 未协助排便扣 2 分	
	2.协助患者取合理体位,松开衣着,暴露敷贴部位,注意保暖。观察局部皮肤情况	6	未安排合理体位扣 2 分 未注意保暖扣 2 分 未观察皮肤扣 2 分	
	3.根据病情选穴,并口述主穴、配穴名称及选穴方法,确定穴位后消毒	10 8	选穴错一个扣 5 分 未清洁消毒扣 5 分 定位错一个扣 8 分	
	4.将药丸轻压于所定穴位,以药丸为中心贴好敷贴	5	药丸未贴在穴位,一穴扣 3 分 敷贴未贴牢,一穴扣 2 分	
	5.询问患者有无不适,观察病情及局部变化,告知患者局部皮肤有轻微灼热、痒感为正常反应,出现奇痒,灼痛感难耐应立即去除药膏	10	未询问扣 3 分 未观察扣 2 分 未告知扣 5 分	
	6.交代注意事项,饮食禁忌。协助患者取舒适卧位	6	未交代注意事项扣 3 分 未安排体位扣 3 分	
	7.整理床单位,洗手。(口述)	4	未口述扣 4 分	
	8.贴敷时间到,去除药物,观察局部皮肤情况,清洁局部皮肤	6	未清洗扣 3 分 未观察皮肤扣 3 分	
	9.整理床单位,洗手,记录	4	未整理床单位扣 2 分 未洗手扣 2 分	
效果评价(15分)	1.操作熟练,手法轻柔、贴敷牢固	4	较熟练扣 1~2 分 不熟练扣 4 分	
	2.患者无皮肤损伤,舒适、安全	4	一项达不到扣 2 分	
	3.用物、污物处置正确	3	未处置不得分 处置不正确扣 2 分	
	4.提问回答正确、流畅	3	回答不正确或不完整酌情扣 1~3 分	
	5.时间不超过 8 分钟	1	超时扣 1 分 超时部分不得分	

第八节 围药技术的操作规程及评分标准

围药古称敷贴,是将药粉和液体调制成糊剂,敷贴于患处,具有箍集围聚、收束疮毒的作用。围药用于肿疡初期,可促其消散;若毒已结聚,也能促使疮形缩小,趋于局限,早日成脓和破溃;即使肿疡破溃,余肿未消,也能用它来消肿,截其余毒。

一、操作规程

(一)适用范围

肿瘤患者身体各部位因疾病所致的肿块,不论初起、成脓及溃后,肿势散漫不聚而无集中之肿块者,均可使用。

(二)评估

1.病房环境及温湿度。

2.患者主要临床症状、既往史、过敏史、是否妊娠。

3.患者围药部位皮肤情况。

4.患者的心理状态及依从性。

(三)告知

患者眼部、唇部等处慎用;药物过敏或皮肤易起丘疹、水疱的患者应慎用。

(四)物品准备

治疗盘、棉签、安尔碘或安多福消毒剂、治疗碗(内盛调好的药物)、纱布、胶带、弯盘。

(五)操作处理方法

1.核对医嘱,评估患者,做好解释。

2.准备药物。

3.洗手,戴口罩,备齐用物至床旁,再次核对医嘱及患者信息。

4.协助患者取舒适体位,遮挡,暴露操作部位,注意保暖。

5.围药局部做清洁处理。

6.将药物敷于患处四周,留其中央顶头,围药范围应大于患部范围,敷药要有一定的厚度。

7.易污染衣物或药物易脱落的部位围药后,应以纱布包扎固定。

8.保持药物的湿度,药干时再以液体湿润,一般每天换药一次。

9.围药后询问患者有无瘙痒难忍的感觉,并观察局部有无水疱等过敏现象,若有过敏反应,应立即停止敷药。

10.协助整理衣着,取舒适体位,整理用物,进行健康教育指导。

11.洗手,做好记录并签名。

(六)注意事项

1.凡外疡初起、肿块局限者,一般宜用消散药。

2.阳证不能用热性药敷贴,以免助长火毒;阴证不能用寒性药敷贴,以免寒湿凝滞不化。

3.围药敷后十燥之时,宜时时用液体湿润,以免药物剥落及干板不舒。

二、评分标准(表 3-1-8)

表 3-1-8　围药技术的操作评分标准

科室:　　　　　　　　　　姓名:　　　　　　　　　　得分:

项目	评分细则	分值	扣分标准	得分
操作前准备(20分)	1.护士准备:着装整洁、洗手、修剪指甲、戴口罩	4	一项未做到扣1分	
	2.评估患者:了解病情,评估患者当前主要症状、既往史、过敏史、是否妊娠、围药部位皮肤情况,向患者合理解释围药的作用,嘱患者排空二便,取得患者配合	9	未了解病情扣1分 未询问既往史、过敏史扣2分 未询问是否妊娠扣1分 未观察皮肤情况扣2分 未合理解释扣2分 未取得患者配合扣1分	
	3.用物准备:治疗盘、棉签、安尔碘或安多福消毒液、治疗碗(内盛调好的药物)、纱布、胶带、弯盘	5	少治疗盘扣1分 少棉签扣1分 少消毒液扣1分 少纱布扣1分 少胶带扣1分	
	4.环境准备:整洁、安静、温湿度适宜(口述)、光线充足	2	未评估环境是否适宜扣1分 未评估光线是否充足扣1分	
操作方法及程序(65分)	1.洗手。 2.核对医嘱、治疗单。 3.核对中药颗粒名称(与领药明细核对)。 4.调配药液比例,避免过稀,药物充分融化	10	未洗手扣2分 未再次核对医嘱、治疗单扣2分 调配药液未充分融化、药液过稀扣6分	
	5.将用物携至床旁,核对床号、姓名、腕带信息及疾病信息,向患者解释,取得合作,协助排便	7	未核对患者信息扣2分 未核对药物扣3分 未合理解释扣2分	
	6.协助患者取合适体位,松开衣着,暴露围药部位,拉上隔帘,注意保暖。观察局部皮肤情况	6	未安置舒适体位扣2分 未注意保暖扣2分 未拉隔帘扣2分	
	7.围药皮肤局部做清洁处理	5	皮肤未清洁不得分	
	8.将药物敷于患处四周,留其中央顶头,围药范围应大于患部范围,敷药要有一定的厚度	10	围药范围、厚度不符合要求酌情扣分	
	9.易污染衣物或药物易脱落的部位围药后,应以纱布包扎固定	8	患者衣服和床单污染扣4分 固定不牢固扣4分	
	10.保持药物的湿度,药干时再以液体湿润,一般每天换药一次	5	未湿润扣5分	
	11.围药后询问患者有无瘙痒难忍的感觉,并观察局部有无水疱等过敏反应,若有过敏反应,应立即停止敷药	4	未询问扣2分 未观察扣2分	
	12.再次核对患者床号、姓名,取舒适体位,整理床单位,向患者交代注意事项	6	未再次核对扣2分 未协助患者取舒适体位扣1分 未整理床单位扣1分 未交代注意事项扣2分	

续表

项目	评分细则	分值	扣分标准	得分
	13.洗手,记录围药的部位、时间,签全名	4	未洗手扣2分 未记录扣2分	
效果评价 (15分)	1.围药正确	2	违反操作规程扣2分	
	2.患者无皮肤损伤,舒适、安全	4	一项达不到扣2分	
	3.用物、污物处置正确	2	未处置不得分 处置不正确扣2分	
	4.与患者沟通有效	2	未体现关爱患者扣1分 未有效沟通扣1分	
	5.操作熟练,动作规范	2	操作不熟练扣1分 操作不规范扣1分	
	6.提问回答正确、流畅	2	回答不正确或不完整酌情扣 1~2分	
	7.操作时间不超过10分钟	1	超时扣1分 超时部分不得分	

第九节　穴位放血的操作规程及评分标准

放血疗法,又称"针刺放血疗法",是用针具或刀具刺破或划破人体特定的穴位和一定的部位,放出少量血液,以治疗疾病的一种方法。

一、操作规程

(一)适用范围

瘀证,寒证,外感高热,痹证,萎证,腰病,坐骨神经痛,头痛,眼痛,带状疱疹,血栓,青少年痤疮,银屑病,湿疹等证型和疾病可采取放血疗法。

(二)评估

1.患者当前主要症状、临床表现及舌苔脉象,确定患者辨证证型。

2.患者既往史、心理状况、体质、放血部位皮肤情况、对疼痛的耐受度、是否有贫血、凝血功能情况。

(三)告知

告知患者放血时皮肤有疼痛感觉,放血后皮肤留有瘀痕,数天后方可消失。

(四)物品准备

治疗盘、75%酒精棉球、无菌针头、手套,必要时备浴巾、屏风等。

(五)基本操作方法

1.核对医嘱,评估患者,做好解释。

2.备齐用物,携至床旁。

3.协助患者取合理、舒适卧位。

4.松开衣着,暴露放血部位,注意保暖。

5.再次确认放血部位,消毒皮肤,检查无菌针头是否光滑、有无缺损,以免划破皮肤。

右手持无菌针头,左手拇指、中指绷紧局部皮肤或捏起皮肤,进针角度、深度适宜,按要求放出相应血量。

6.询问患者有无不适,观察出血情况。

7.交代注意事项,协助患者取舒适卧位,整理床单位。

(六)注意事项

1.首先给患者做好解释工作,消除不必要的顾虑。

2.放血针具必须严格消毒,防止感染。

3.针刺放血时应注意进针不宜过深,创口不宜过大,以免损伤其他组织。划割血管时,宜划破即可,切不可割断血管。

4.一般放血量为5滴左右,一般2天1次;放血量大者,1周放血不超过2次。1~3次为一疗程。如出血不易停止,要采取压迫止血。

5.如本疗法仅为对症急救应用,待病情缓解后,要全面检查,再进行治疗,切不可滥用放血疗法。

二、评分标准(表3-1-9)

表3-1-9　穴位放血的操作评分标准

科室：　　　　　　　　　姓名：　　　　　　　　　得分：

项目	评分细则	分值	扣分标准	得分
操作前准备(25分)	1.护士准备:着装整洁、洗手、修剪指甲、戴口罩	5	一项未做到扣1分	
	2.评估患者:了解病情,评估患者当前主要症状、临床表现、舌苔脉象、既往史、心理状况、体质、放血部位皮肤情况、对疼痛的耐受度,确定患者辨证证型。协助排便	10	评估每缺一项扣2分 辨证证型不正确扣5分	
	3.环境准备:安静整洁、温湿度适宜、光线适中,必要时屏风遮挡	5	未评估环境扣5分 少评估一项扣2分	
	4.用物准备:治疗盘、75%酒精棉球、无菌针头、手套,必要时备浴巾、屏风等	5	每缺一项扣1分	
操作方法及程序(55分)	1.将用物携至床旁,核对医嘱,向患者解释并说明所取穴位,取得合作;取穴准确,所选穴位与疾病相符	15	一项未做到扣1分 选取穴位不正确或定位不正确,各项扣2分	
	2.协助患者取合理体位,松开衣着,暴露放血部位,注意保暖	5	未安排合理体位扣3分 未保暖扣2分	
	3.告知患者放血时皮肤有疼痛感觉,放血后皮肤留有瘢痕,数天后方可消失	5	未告知扣5分 部分告知酌情扣分	
	4.消毒皮肤范围、方法正确	10	消毒方法不正确扣10分 消毒范围不正确扣5分	
	5.再次核对,检查无菌针头是否光滑、有无缺损,以免划破皮肤。右手持无菌针头,左手拇指、中指绷紧局部皮肤或捏起皮肤,进针角度、深度适宜,按要求放出相应血量	15	未再次核对扣2分 未检查针头扣3分 进针角度、深度不正确扣5分 未按照要求放血扣5分	

项目	评分细则	分值	扣分标准	得分
	6.撤去治疗巾,交代注意事项,协助患者取舒适卧位。整理床单位,洗手、记录	5	未交代注意事项扣2分 未安排体位扣2分 其他酌情扣分	
效果评价 (20分)	1.操作熟练,选穴正确、有力、均匀、柔和、深透	10	较熟练扣2分 不熟练扣5分	
	2.患者无皮肤损伤,舒适、安全	5	一项达不到扣2分	
	3.用物、污物处置正确	4	未处置不得分 处置不正确扣2分	
	4.操作时间不超过8分钟	1	超时扣1分 超时部分不得分	

第十节 穴位按摩的操作规程及评分标准

穴位按摩是在中医基本理论指导下,运用各种按摩手法作用于人体穴位,通过局部刺激疏通经络,调动机体抗病能力,从而达到防病治病、保健强身目的的一种技术操作。

一、操作规程

(一)适用范围

穴位按摩可缓解各种急慢性疾病的临床症状,如恶性肿瘤引起的胃痛、腹胀、便秘、失眠等。

(二)评估

1.患者的意识状态、当前主要症状、发病部位、既往史及心理状况。

2.患者体质及按摩部位的皮肤情况。

3.评估室内温度、环境,必要时使用屏风遮挡。

(三)告知

1.按摩时局部出现酸胀的感觉是正常的,腰腹部按摩时需排空小便。

2.禁忌证:各种出血疾患、急性传染病、骨折移位或关节脱位、内脏器质性病变、妇女月经期,孕妇腰腹部、皮肤破损处、瘢痕等部位禁止按摩。

(四)物品准备

治疗车、治疗盘、大毛巾,必要时备屏风。

(五)基本操作方法

1.遵医嘱进行穴位按摩。

2.进行腰腹部按摩时,嘱患者先排空膀胱。

3.安排合理体位,必要时协助松开衣物,注意保暖。

4.根据患者的症状、发病部位、年龄及耐受性,选用适宜的手法和刺激强度进行按摩。

5.操作过程中观察患者对手法的反应,若有不适,应及时调整手法或停止操作,以防发生意外。

6.操作后协助患者整理衣物,取舒适体位。

7.洗手,记录。

（六）注意事项

1.操作前应修剪指甲,以防损伤患者皮肤。

2.操作时用力要均匀、柔和、持久,禁用暴力。

3.双手温度不要过低。

二、评分标准(表3-1-10)

表3-1-10　穴位按摩的操作评分标准

科室:　　　　　　　　姓名:　　　　　　　　得分:

项目	评分细则	分值	扣分标准	得分
操作前准备（25分）	1.护士准备:着装整洁、洗手、修剪指甲、戴口罩;双人核对医嘱及治疗单	5	着装一项未做到扣1分 未核对医嘱扣3分	
	2.患者准备:核对患者信息,告知患者穴位按摩的作用、简单的操作方法、局部感觉,取得患者合作,评估患者有无禁忌证,询问患者是否有穴位按摩史,评估按摩部位皮肤情况,评估心理状况	10	未核对信息扣2分 未向患者解释扣2分 未评估扣6分 少评估一项扣2分	
	3.环境准备:安静整洁、温湿度适宜、光线适中;环境安全,无易燃易爆物品;必要时屏风遮挡	5	未评估环境扣5分 少评估一项扣2分	
	4.用物准备:治疗车、治疗盘、大毛巾,必要时备屏风	5	每缺一项扣2分	
操作方法及程序（60分）	1.携用物至患者床旁。 2.关闭门窗,屏风遮挡。 3.核对患者床号、姓名。 4.协助患者取舒适体位	9	未关闭门窗或未用屏风遮挡扣3分 未核对扣3分 未安置体位扣3分	
	5.暴露穴位按摩部位,注意保暖	3	未注意保暖扣3分	
	6.遵照医嘱取穴(口述穴位的位置),定位穴位的位置准确。 7.根据手法要求和腧穴部位的不同,正确选择运用一指禅法、滚法、拿法、抖法4种按摩手法。按摩手法运用符合操作要领,时间符合要求	24	取穴不正确扣8分 按摩手法选择不正确扣6分 按摩手法运用不正确扣6分 按摩时间不符合要求扣4分	
	8.询问患者的感受,及时调整手法或停止操作	4	未询问关心患者扣4分	
	9.清洁局部皮肤。 10.协助患者穿衣,整理床单位	4	未清洁皮肤扣2分 未整理床单位扣2分	
	11.询问有无需要,将呼叫器放于患者易取处。 12.交代相关注意事项	6	未询问患者需要扣3分 未交代注意事项扣3分	
	13.整理用物(按医用垃圾分类处理)	4	垃圾分类错误扣4分	

项目	评分细则	分值	扣分标准	得分
	14.洗手,记录	6	未洗手扣3分 未记录扣3分	
效果评价 (15分)	1.关爱患者,体现以患者为中心的服务理念	3	未体现关爱患者扣3分	
	2.护患沟通有效	3	未有效沟通扣2分	
	3.操作熟练,动作规范,做到有力、均匀,持久、渗透	4	操作不规范扣2分 操作不熟练扣2分	
	4.患者无皮肤损伤,舒适、安全	4	一项达不到扣2分	
	5.操作时间不超过8分钟	1	超时扣1分 超时部分不得分	

第十一节　中药泡洗技术的操作规程及评分标准

中药泡洗技术是借助泡洗时泡洗液的温热之力及药物本身的功效,浸洗全身或局部皮肤,达到活血消肿、止痛、祛瘀生新等作用的一种操作方法。

一、操作规程

(一)适用范围

中药泡洗适用恶性肿瘤患者外感寒证、失眠、便秘、皮肤感染及服用靶向药引起的手足综合征等症状。

(二)评估

1.病室环境及温度。

2.主要症状、既往史、过敏史、是否妊娠或处于月经期。

3.患者体质、对温度的耐受程度。

4.泡洗部位皮肤情况,有皮损、皮肤过敏者慎用。

(三)告知

1.空腹及餐后1小时内不宜泡洗。泡洗时浸洗部位血管扩张,血容量增加,造成胃肠及内脏的血液减少,从而影响胃肠的消化功能。

2.全身泡洗时水位应在膈肌以下,以微微出汗为宜,如出现心慌等不适症状,应及时告知医护人员。

3.中药泡洗时间以30分钟为宜。

4.中药泡洗过程中,应饮用温开水300~500 ml,小儿及老年人酌减,以补充体液及增加血容量,以利于代谢废物的排出。有严重心肺及肝肾疾病患者饮水不宜超过150 ml。

(四)物品准备

治疗盘、药液、泡洗装置、一次性药浴袋、水温计、毛巾、病员服。

(五)基本操作方法

1.核对医嘱,评估患者,做好解释,调节室内温度,嘱患者排空二便。

2.备齐用物,携至床旁。根据泡洗的部位,协助患者取合理、舒适体位,注意保暖。

3.将一次性药浴袋套入泡洗装置内。

4.常用泡洗法:

(1)全身泡洗技术:将药液注入泡洗装置内,药液温度保持40℃左右,水位在患者膈肌以下,全身浸泡30分钟。

(2)局部泡洗技术:将40℃左右的药液注入盛药容器内,将浸洗部位浸泡于药液中,浸泡30分钟。

5.观察患者的反应,若感到不适,应立即停止泡洗,协助患者卧床休息。

6.操作完毕,清洁患者局部皮肤,协助着衣,安置舒适体位。

7.清理用物,归还原处,洗手,记录。

(六)注意事项

1.心肺功能障碍者、患出血性疾病者禁用;糖尿病、心脑血管疾病患者及妇女月经期间慎用。

2.防烫伤,糖尿病、足部皲裂患者的泡洗温度应适当降低。

3.泡洗过程中应关闭门窗,避免患者感染风寒。

4.泡洗过程中护士应加强巡视,注意观察患者的面色、呼吸、出汗等情况,若患者出现头晕、心慌等异常症状,应立即停止泡洗,报告医生。

二、评分标准(表3-1-11)

表3-1-11　中药泡洗技术的操作评分标准

科室:　　　　　　　　　姓名:　　　　　　　　　得分:

项目	评分细则	分值	扣分标准	得分
操作前准备(24分)	1.护士准备:衣帽整洁、洗手(演示七步洗手法)、修剪指甲、戴口罩;双人核对医嘱及治疗单,准确无误	6	着装一项不合格扣1分 未洗手或洗手不正确扣2分 未核对医嘱不得分	
	2.评估患者:有无禁忌证,对温度的耐受程度,询问是否有中药泡洗史,询问用餐时间(餐前餐后30分钟不宜进行全身泡浴),口述泡洗部位皮肤有无瘢痕、丘疹等异常情况,评估心理状况	5	未询问禁忌证扣1分 未询问中药泡洗史扣1分 未询问用餐时间扣1分 未检查皮肤扣1分 未评估心理状况扣1分	
	3.用物准备:治疗车、治疗盘、药液及泡洗装置、一次性药浴袋、水温计、毛巾、病员服等	9	每缺一项扣1分	
	4.环境准备:安静、整洁、温湿度适宜、光线充足,必要时屏风遮挡	4	未评估温湿度是否适宜扣2分 未评估光线是否充足扣2分	

续表

项目	评分细则	分值	扣分标准	得分
操作方法及程序（54分）	1.核对床号、姓名、腕带、诊断，做好解释。 2.洗手、戴口罩。 3.根据泡洗部位安置合理的体位，暴露中药泡洗部位。 4.注意保护隐私，注意保暖	8	未核对扣3分 未安置合理的体位扣3分 未保暖扣2分	
	5.泡洗方法： （1）全身泡洗技术：将药液注入泡洗装置内，药液温度维持在40℃左右，水位在患者膈肌以下，全身浸泡30分钟。 （2）局部浸泡技术：将药液倒入容器内，药液温度保持在40℃左右，将浸洗部位浸泡于药液中浸泡30分钟	17	动作不连贯扣4分 动作不规范扣5分 未测试药液温度扣4分 未告知浸泡时间扣4分	
	6.观察：观察室温及药液温度是否合适；定时测药温；注意观察患者的面色、呼吸、出汗等情况，出现头晕、心慌等异常症状，停止泡洗，协助卧床休息，报告医生	8	未观察扣4分 未定时测药温扣2分 未观察室温扣2分	
	7.询问：询问患者有无不适；泡洗过程中，以患者微微出汗为宜（口述）	3	未询问患者扣3分	
	8.告知：泡洗中饮用温开水300～500ml（小儿和老人酌减），以补充体液及增加血容量以利于代谢废物排除；有严重心肺及肝肾疾病患者饮水不宜超过150ml（口述）	4	未告知注意事项扣4分	
	9.安置患者：清洁局部皮肤并擦干，口述局部皮肤情况；协助患者穿衣，整理床单位，协助取舒适卧位；询问有无需要，将呼叫器放于患者易取处；交代相关注意事项（要在语言沟通上体现出来）	8	未清洁皮肤扣2分 未取舒适卧位扣2分 未询问有无需要扣2分 未交代注意事项扣2分	
	10.整理用物（按医用垃圾分类处理）。 11.洗手、记录（记录中药泡洗时间、部位及皮肤情况）	6	未整理用物扣2分 未洗手扣2分 未记录扣2分	
效果评价（22分）	1.关爱患者，体现以患者为中心的服务理念	3	未体现关爱患者扣3分	
	2.安全，患者皮肤无烫伤	10	烫伤扣10分	
	3.与患者沟通有效	3	未有效沟通扣3分	
	4.操作熟练，动作规范	2	操作不熟练扣1分 操作不规范扣1分	
	5.提问回答正确、流畅	3	回答不正确或不完整酌情扣1～2分	
	6.操作时间不超过10分钟	1	超时扣1分 超时部分不得分	

第十二节　中药湿热敷技术的操作规程及评分标准

中药湿热敷技术是将中药煎汤或其他溶媒浸泡,根据治疗需要选择常温或加热,将中药浸泡后的敷料敷于患处,通过疏通气机、调节气血、平衡阴阳,达到疏通腠理、清热解毒、消肿止痛的一种操作方法。

一、操作规程

(一)适用范围

中药湿热敷适用于软组织损伤、骨折愈合后肢体功能障碍,肩、颈、腰腿痛,膝关节痛,类风湿关节炎,强直性脊柱炎等;临床可用于缓解或解除肿瘤患者局部肿胀、头痛、瘙痒等症状。

(二)评估

1.病室环境及温度。

2.患者主要症状、既往史及药物过敏史。

3.患者对温度的耐受程度。

4.患者局部湿热敷部位的皮肤情况。

(三)告知

1.湿热敷时间一般为20～30分钟。

2.患者湿热敷过程中如皮肤感觉不适,如过热、瘙痒等,应及时告知医护人员。

3.中药可致皮肤着色,数天后可自行消退。

(四)物品准备

治疗盘、药液、敷料、水温计、镊子2把、纱布,必要时备中单、屏风等。

(五)基本操作方法

1.核对医嘱,评估患者,做好解释。

2.备齐用物,携至床旁,取合理体位,暴露湿热敷部位。

3.测试温度,将敷料浸于38～43℃药液中,将敷料拧至不滴水即可敷于患处。

4.及时更换敷料或频淋药液于敷料上,以保持湿度及温度,观察患者皮肤反应,询问患者的感受。

5.操作完毕,清洁皮肤,协助患者取舒适体位。

(六)注意事项

1.疖疮脓肿迅速扩散者、外伤后患处有伤口、皮肤急性传染病患者等忌用中药湿热敷技术;皮肤过敏者慎用。

2.敷料从药液中捞出时,用无菌镊拧干至不滴药液为度,过干则效果不好,过湿则药液漫流。

3.湿热敷液应现配现用,注意药液温度,防止烫伤。

4.治疗过程中注意观察局部皮肤反应,如出现水疱、痒痛或破溃等症状时,立即停止治疗,报告医生。

5.在应用湿热敷疗法的同时,可根据病情适当配合熏洗、药物内服和针灸等疗法,以增强疗效。

6.操作前向患者做好解释工作,操作过程中注意保暖、防止受凉并保护患者的隐私。

7.注意消毒隔离,避免交叉感染。

二、评分标准(表 3 - 1 - 12)

表 3 - 1 - 12 中药湿热敷技术的操作评分标准

科室: 姓名: 得分:

项目	评分细则	分值	扣分标准	得分
操作前准备(26分)	1.护士准备:衣帽整洁、洗手(演示七步洗手法)、修剪指甲、戴口罩;双人核对医嘱及治疗单,准确无误	6	着装一项不合格扣1分 未洗手或洗手不正确扣2分 未核对医嘱不得分	
	2.评估患者:患者有无禁忌证,对温度的耐受程度,询问是否有中药湿热敷史,口述中药湿热敷部位皮肤有无瘢痕、丘疹等异常情况,评估心理状况	8	未询问禁忌证扣3分 未检查皮肤扣3分 未评估心理状况扣2分	
	3.用物准备:治疗车、治疗盘、38~43℃药液、敷料、水温计、镊子2把、纱布,必要时备中单、屏风等	8	每缺一项扣2分	
	4.环境准备:安静、整洁、温湿度适宜、光线充足,必要时屏风遮挡	4	未评估温湿度是否适宜扣2分 未评估光线是否充足扣2分	
操作方法及程序(52分)	1.核对床号、姓名、腕带、诊断,做好解释。 2.洗手、戴口罩。 3.暴露中药湿热敷部位。 4.注意保护隐私,注意保暖	10	未核对扣3分 未洗手扣2分 未戴口罩扣1分 暴露部位不正确扣2分 未保暖扣2分	
	5.患处铺治疗巾。 6.测试药液温度。 7.将敷料浸泡于38~43℃药液中。 8.将敷料拧至不滴水即可敷于患处。 9.及时更换敷料或频淋药液于敷料上。 10.保持温度和湿度。 11.告知温热敷时间	15	未铺治疗巾扣5分 动作不连贯扣2分 动作不规范扣2分 未测试药液温度扣2分 未及时更换敷料或频淋药液于敷料上扣2分 未告知温热敷时间扣2分	
	12.观察患处局部皮肤。 13.观察室温及药液温度是否合适(定时测药温)。 14.治疗过程中如出现水疱、痒痛或破溃等症状时,立即停止治疗,报告医生(口述)	8	未观察扣4分 未定时测药温扣2分 未观察室温扣2分	
	15.询问患者有无不适	3	未询问患者扣3分	
	16.清洁局部皮肤,口述局部皮肤情况。 17.协助患者穿衣,整理床单位,协助取舒适卧位。 18.询问有无需要,将呼叫器放于患者易取处。 19.交代相关注意事项(要在语言沟通上体现出来)	8	未清洁皮肤扣2分 未取舒适卧位扣2分 未询问有无需要扣2分 未交代注意事项扣2分	

续表

项目	评分细则	分值	扣分标准	得分
	20.整理用物(按医用垃圾分类处理)	4	未清理用物扣4分	
	21.洗手、记录(记录中药湿热敷时间、部位及皮肤情况)	4	未洗手扣2分 无记录扣2分	
效果评价 (22分)	1.关爱患者,体现以患者为中心的服务理念	3	未体现关爱患者扣3分	
	2.安全,患者皮肤无烫伤	10	烫伤扣10分	
	3.与患者沟通有效	3	未有效沟通扣3分	
	4.操作熟练,动作规范	2	操作不熟练扣1分 操作不规范扣1分	
	5.提问回答正确、流畅	3	回答不正确或不完整酌情扣1~3分	
	6.操作时间不超过10分钟	1	超时扣1分 超时部分不得分	

第十三节　中药涂药技术的操作规程及评分标准

中药涂药技术是将中药制成水剂、酊剂、油剂、膏剂等剂型,涂抹于患处或涂抹于纱布外敷于患处,达到祛风除湿、解毒消肿、止痒镇痛的一种操作方法。

一、操作规程

(一)适用范围

中药涂药适用于肿瘤患者化疗引起的静脉炎,服用靶向药引起的湿疹、手足综合征,行深部热疗所致的物理烫伤等。

(二)评估

1.病室环境及温度。

2.患者当前主要症状、既往史、药物过敏史、是否妊娠。

3.患者对疼痛的耐受程度。

4.患者涂药部位的皮肤情况。

(三)告知

1.涂药后如出现痛、痒、胀等不适,应及时告知医护人员,勿擅自触碰或抓挠局部皮肤。

2.涂药后若敷料脱落或包扎松紧不适宜,应及时告知医护人员。

3.涂药后可能出现药物颜色、油渍等污染衣物的情况。

4.中药可致皮肤着色,数天后可自行消退。

(四)物品准备

治疗盘、中药制剂、治疗碗、弯盘、涂药板(棉签)、镊子、生理盐水棉球、纱布或绵纸、胶布或弹力绷带、治疗巾等,必要时备中单、屏风、大毛巾。

(五)基本操作方法

1.核对医嘱,评估患者,做好解释,调节病室温度。

2.备齐用物,携至床旁。根据涂药部位取合适体位,暴露涂药部位,必要时采用屏风遮挡。

3.患处铺治疗巾,用生理盐水棉球清洁皮肤,并观察局部皮肤情况。

4.将中药制剂均匀涂抹于患处或涂抹于纱布外敷于患处,范围以超出患处 1～2 cm 为宜。

5.各类剂型用法

(1)混悬液先摇匀后再用棉签涂抹。

(2)水、酊剂类药物用镊子夹棉球蘸取药物涂擦,干湿度适宜,以不滴水为度,均匀涂抹。

(3)膏状类药物用棉签或涂药板取药涂擦,涂药厚薄均匀,以 2～3 mm 为宜。

(4)霜剂应用手掌或手指反复擦抹,使之渗入肌肤。

(5)对初起有脓头或成脓阶段的肿疡,脓头部位不宜涂药。

(6)乳痈涂药时,在敷料上剪一缺口,使乳头露出,以利于乳汁的排空。

6.必要时根据涂药的位置、药物的性质选择适当的敷料覆盖并固定。

7.涂药过程中应随时询问患者有无不适。

8.操作完毕,协助患者着衣,安置舒适体位。

(六)注意事项

1.过敏体质者及妊娠者慎用。

2.涂药前需清洁局部皮肤。

3.涂药不宜过厚,以防毛孔闭塞。

4.涂药后要观察局部皮肤及全身的情况,如出现丘疹、瘙痒、水疱或局部肿胀等过敏现象,应立即停止用药,将药物擦洗干净并报告医生,配合处理。

5.患处若有敷料,不可强行撕脱,可用生理盐水棉球沾湿敷料后再揭,并擦去药迹。

二、评分标准(表 3-1-13)

表 3-1-13　中药涂药技术的操作评分标准

科室:　　　　　　　　　姓名:　　　　　　　　得分:

项目	评分细则	分值	扣分标准	得分
操作前准备(26分)	1.护士准备:衣帽整洁、修剪指甲、洗手、戴口罩	4	一项未做到扣1分	
	2.患者准备:核对患者信息、症状、操作部位;介绍并解释,取得患者理解与配合;评估患者皮肤情况、心理状态及有无过敏史、禁忌证;嘱排二便	10	评估不全每缺一项扣1分	
	3.用物准备:治疗盘、弯盘、药物、棉签、镊子、棉球、纱布、绷带	8	每缺一项扣1分	
	4.环境准备:环境清洁、安静、适宜操作,注意保护患者隐私	4	一项未做到扣1分	

项目	评分细则	分值	扣分标准	得分
操作方法及程序（60分）	1.携用物至床旁,核对医嘱、患者及药物	8	一项未做到扣2分	
	2.协助患者摆放体位,暴露涂药部位,注意保暖和遮挡	6	一项未做到扣2分	
	3.揭去原来敷料,用生理盐水棉球擦去原药迹,清洁涂药部位	8	未执行无菌操作扣4分方法不正确扣4分	
	4.观察局部皮肤情况	4	未观察扣4分	
	5.再次核对涂药部位及药物	4	一项未做到扣2分	
	6.将药物摇匀(水剂)或调匀(膏药)	4	未摇匀或调匀不得分	
	7.涂药正确,薄厚均匀不污染衣物	8	一项未做到扣4分	
	8.包扎松紧适宜、美观	4	一项未做到扣2分	
	9.整理床单位,合理安排体位,告知注意事项	6	一项未做到扣2分	
	10.清理用物,处理垃圾	4	一项未做到扣2分	
	11.洗手,签写观察表	4	未洗手扣2分未记录扣2分	
效果评价（14分）	1.涂药方法、部位准确	4	一项未做到扣2分	
	2.皮肤清洁到位,患者感受舒适	2	一项达不到扣2分	
	3.用物、污物处置正确	1	未处置不得分处置不正确扣1分	
	4.与患者沟通有效	2	未体现关爱患者扣1分未有效沟通扣1分	
	5.操作熟练,动作规范	2	操作不熟练扣1分操作不规范扣1分	
	6.提问回答正确、流畅	2	回答不正确或不完整酌情扣1~2分	
	7.操作时间小于10分钟	1	超时扣1分超时部分不得分	

第十四节　中药灌肠技术的操作规程及评分标准

　　中药灌肠技术是将中药药液从肛门灌入直肠或结肠,使药液保留在肠道内,通过肠黏膜的吸收,达到清热解毒、软坚散结、泄浊排毒、活血化瘀等作用的一种操作方法。

一、操作规程

（一）适用范围
中药灌肠适用于恶性肿瘤、慢性疾病所致的腹痛、腹泻、便秘、发热、带下等症状。

（二）评估
1.病室环境及温度。

2.患者评估:

(1)主要症状、既往史、过敏史、排便情况、有无大便失禁、是否妊娠。

(2)肛周皮肤情况。

(3)心理状况、患者耐受程度(女患者评估是否处于月经期)。

(三)告知

1.操作前后 1 小时禁食、排空二便。

2.局部感觉:胀、满、轻微疼痛。

3.操作中如有便意或不适,应及时告知医护人员。

4.灌肠后体位视病情而定。

5.灌肠液保留 1 小时以上为宜,保留时间长有利于药物吸收。

6.灌肠后出现腹痛、腹胀等任何不适症状,应及时告知医护人员。

(四)物品准备

治疗盘、弯盘、煎煮好的药液、一次性灌肠袋、水温计、纱布、一次性手套、垫枕、一次性中单或治疗巾、石蜡油、输液架等,必要时备便盆、屏风。

(五)基本操作方法

1.护士衣帽整齐,洗手、戴口罩。

2.核对医嘱,评估患者,做好解释,调节室温,嘱患者排空二便。

3.备齐用物,携至床旁;关闭门窗,请无关人员回避,隔帘遮挡,输液架移至床旁。

4.测量药液温度(宜 39～41℃),灌肠袋挂于输液架上,倒入药液,液面距离肛门不超过 30 cm。

5.协助患者取左侧卧位(必要时根据病情选择右侧卧位),充分暴露肛门,垫中单于臀下,置垫枕以抬高臀部 10 cm,注意保暖。

6.弯盘置于臀边,戴手套,用石蜡油润滑肛管前端,排液,暴露肛门,插肛管时可嘱患者张口呼吸以使肛门松弛,便于肛管顺利插入。插入 10～15 cm 停止,缓慢滴入药液(滴入的速度视病情而定),滴注时间为 15～20 分钟。

7.滴入过程中随时观察并询问患者耐受情况,患者如有不适或便意,及时调节滴入速度,必要时终止滴入。中药灌肠药量不宜超过 200 ml。

8.药液滴完时将肛管末端抬高,使其全部流入,随即反折肛管,轻轻拔出,置弯盘内。协助患者擦干肛周皮肤,用纱布轻揉肛门处。

9.协助患者取舒适卧位,嘱患者尽可能保留药液 1 小时以上,使药液充分吸收。

10.处理用物,洗手,记录。

(六)注意事项

1.肛门、直肠、结肠术后,大便失禁、孕妇急腹症和下消化道出血的患者禁用。

2.慢性痢疾患者病变多在直肠和乙状结肠,宜采取左侧卧位,肛管插入深度以15～20 cm为宜;溃疡性结肠炎患者病变多在乙状结肠或降结肠,肛管插入深度以 18～25 cm为宜;阿米巴痢疾患者病变多在回盲部,应嘱患者取右侧卧位。

3.操作中严密观察病情,注意保暖,当患者出现脉搏细速、面色苍白、出冷汗、剧烈腹痛、心慌等不适症状,应立即停止灌肠并报告医生。

4.灌肠液温度应在床旁使用水温计测量,以 39～41℃为宜。

5.操作时注意保护患者稳私,尽可能减少肢体暴露。

6.插管时动作轻柔,对患有肛门疾病的患者应更加小心,以免造成损伤。

二、评分标准(表 3-1-14)

表 3-1-14 中药灌肠技术的操作评分标准

科室:　　　　　　　　　　姓名:　　　　　　　　　　得分:

项目	评分细则	分值	扣分标准	得分
操作前准备(20分)	1.护士准备:衣帽整洁、修剪指甲、洗手、戴口罩	4	一项未做到扣1分	
	2.患者准备:核对床号、姓名;评估患者有无禁忌证及肛周情况。解释目的、方法、注意事项和配合要点,嘱患者排二便	4	未查对患者扣2分 解释不清扣2分	
	3.用物准备:治疗盘、弯盘、煎煮好的药液、一次性灌肠袋、水温计、纱布、一次性手套、垫枕、一次性中单或治疗巾、石蜡油、输液架等,必要时备便盆、屏风	10	每缺一项扣1分	
	4.环境准备:关闭门窗,遮挡患者	2	一项未做到扣1分	
操作方法及程序(60分)	1.携用物至床旁,核对医嘱、患者及灌肠药液	4	一项未做到扣1分	
	2.协助患者取左侧卧位,双膝屈曲,将小垫枕、一次性治疗巾垫于臀下,抬高臀部10 cm左右,放置弯盘,暴露肛门,注意保暖	10	一项未做到扣2分 程序颠倒扣2分	
	3.测量药液温度(宜39~41℃),倒入灌肠筒,挂在输液架上,调节液面至肛门高度约30 cm	8	未测量温度扣5分 液面距离不正确扣3分	
	4.润滑肛管前端10 cm,排气,嘱患者深呼吸,轻轻插入肛门,深度为15~20 cm,打开开关,慢速灌入药液,中药灌完后,倒入温开水5~10 ml将剩余中药灌入	20	程序颠倒扣3分 插入深度不正确扣4分 速度过快扣2分 一项未做到扣2分	
	5.密切观察液面下降情况及患者的反应,交代可能出现的情况及如何配合	6	一项未做到扣3分	
	6.待药液滴完时夹管,用纱布包裹肛管轻轻拔出,放入弯盘,用纱布轻揉肛门	4	一项未做到扣2分	
	7.协助患者取舒适卧位,嘱患者尽量保留药液1小时以上	4	一项未做到扣2分	
	8.卧位患者给予坐便器。 9.清理用物,整理床单位,洗手,记录	4	一项未做到扣1分	
效果评价(20分)	1.动作轻柔,操作熟练	5	较熟练扣2分 不熟练扣5分	
	2.观察病情仔细	5	未观察病情不得分	
	3.用物、污物处置正确	3	未处置不得分 处置不正确扣2分	
	4.与患者沟通有效	2	未体现关爱患者扣1分 未有效沟通扣1分	
	5.床单位整洁、无污染	2	床单位污染不得分	

项目	评分细则	分值	扣分标准	得分
	6.提问回答正确、流畅	2	回答不正确或不完整酌情扣1～2分。	
	7.操作时间不超过10分钟	1	超时扣1分 超时部分不得分	

第十五节　中药膏摩技术的操作规程及评分标准

中药膏摩技术是将特制中药药膏涂在人体适当的穴位或部位,然后点揉、按摩的方法,通过药物渗透,使拘紧之筋脉柔润,闭阻之筋脉畅通,达到温通经脉、调理气血、改善脏腑功能、扶正祛邪、增进健康的目的。

一、操作规程

(一)适用范围

中药膏摩适用于减轻肿瘤患者的疼痛、白细胞下降、血红蛋白下降、咳嗽、咳喘、胃瘫、肠梗阻、腹泻、便秘、肿块、胸腹腔积液等症状。

(二)评估

1.了解患者病情,评估患者当前主要症状、临床表现、既往史、心理状况、体质、过敏史、膏摩部位皮肤情况。

2.病房环境及温湿度。

(三)告知

1.治疗过程中可能会出现局部皮肤过敏现象。

2.药膏涂于体表,皮肤会有温热的感觉,此乃正常现象。

3.若按揉部位不适,及时告知医护人员。

(四)物品准备

清洁治疗方巾2块、治疗碗、药物、纱布若干(根据不同部位和皮肤面积准备)、温度计、隔帘等。

(五)基本操作方法

1.核对医嘱及治疗单。

2.携用物至床旁,核对患者信息。

3.关闭门窗,暴露操作部位,必要时采用屏风遮挡。

4.根据患者当前症状选取合适的穴位,采用摩法、擦法、点按等手法,按摩10分钟,以皮肤发热发红为度,穴位按压准确。

5.操作结束,清洁操作部位,再次核对,嘱患者休息,做好床旁宣教。

6.洗手,记录观察表及治疗单。

7.回治疗室,整理用物。

(六)注意事项

1.注意观察治疗处皮肤是否出现过敏现象。

2.按揉肿瘤部位应力度适宜,以防止肿瘤破裂出血。

3.对于老年人,按揉力度要轻,以防止骨折。

4.不同症状的对应手法治疗:

(1)胃胀痛、纳差、胃寒:顺时针摩法,并点按中脘穴、下脘穴等。

(2)肠梗阻、腹胀、便秘、气虚、腹腔积液:顺时针按揉腹部并点按天枢穴、气海穴、关元穴、水分穴等。

(3)腹泻:逆时针按摩法,可点按天枢穴。

(4)咳嗽咳喘者:顺时针沿肺部全息反射区后背摩法,可点按肺俞穴、定喘穴、膏肓穴等。

(5)胸腔积液者:可顺时针按摩背部胸腔处。

(6)疼痛者:可顺时针按摩疼痛部位,力度以患者能耐受为度。

(7)白细胞低下者、血红蛋白低下者:顺时针按摩腰骶部,可点按肾俞穴、八髎穴等。

二、评分标准(表3-1-15)

表3-1-15　中药膏摩技术的操作评分标准

科室:　　　　　　　　　姓名:　　　　　　　　　得分:

项目	评分细则	分值	扣分标准	得分
操作前准备(20分)	1.护士准备:着装整洁、洗手、修剪指甲、戴口罩	4	一项未做到扣1分	
	2.评估患者:了解病情,评估患者当前主要症状、临床表现、既往史、心理状况、体质、过敏史、膏摩部位皮肤情况	10	评估不全每缺一项扣2分	
	3.用物准备: (1)治疗车上层:根据医嘱准备清洁治疗方巾2块、治疗碗、药物、纱布若干(根据不同部位和皮肤面积准备)、温度计、隔帘等; (2)治疗车下层:黑色垃圾袋、黄色垃圾袋	4	少治疗单扣1分 少弯盘扣1分 少治疗巾纱布扣1分 少温度计扣1分	
	4.环境准备:整洁、安静、温湿度适宜(口述)、光线充足	2	未评估环境是否适宜扣1分 未评估光线是否充足扣1分	
操作方法及程序(65分)	1.洗手。 2.核对医嘱、治疗单,在治疗缸外注明床号、姓名、部位、功效。 3.核对中药颗粒名称(与领药明细核对)。 4.调配药液比例,避免过稀,药物充分融化	14	未洗手扣2分 未核对医嘱、治疗单扣2分 治疗缸外面未注明姓名等信息扣2分 调配药液未充分融化扣2分 药液过稀扣6分	
	5.将用物携至床旁,核对床号、姓名、腕带信息及疾病信息,向患者解释,取得合作,协助排便	5	未核对患者信息及药物扣3分 未合理解释扣2分	
	6.协助患者取合适体位,松开衣着,暴露膏摩部位,拉上隔帘,注意保暖。观察局部皮肤情况	6	未安排合理体位扣2分 未注意保暖扣2分 未拉隔帘扣2分	

续表

项目	评分细则	分值	扣分标准	得分
	7.试温度:用体温计插入药膏里测量温度（40～45℃,根据患者的耐受度调节）	4	未试温度扣4分	
	8.根据病情选择合适的穴位,尊重患者意愿;将治疗巾铺在患者取穴位置,避免患者的衣服和床单位污染	12	未选择合适部位扣4分 未选择正确的穴位扣4分 患者衣服和床单污染扣4分	
	9.采用摩法、擦法、点按等手法,按摩10分钟,以皮肤发热为度,穴位按压准确	12	穴位按压不正确扣4分 皮肤发红扣4分 按压时间不够扣4分	
	10.操作结束,清洁操作部位,再次核对,嘱患者休息	6	未再次核对扣2分 未清洁局部皮肤扣2分 未协助患者取舒适体位扣0.5分 未整理床单位扣0.5分 未交代注意事项扣1分	
	11.整理用物,处理正确	2	未按要求处置用物、污物扣2分	
	12.洗手,签写观察表	4	未洗手扣2分 未记录扣2分	
效果评价 （15分）	1.取穴正确	2	取穴部位不准确扣2分	
	2.患者无皮肤损伤,舒适、安全	4	一项达不到扣2分	
	3.用物、污物处置正确	2	处置不正确扣2分	
	4.与患者沟通有效	2	未体现关爱患者扣1分 未有效沟通扣1分	
	5.操作熟练,动作规范	2	操作不熟练扣1分 操作不规范扣1分	
	6.提问回答正确、流畅	2	回答不正确或不完整酌情扣1~2分	
	7.操作时间不超过10分钟	1	超时扣1分 超时部分不得分	

第十六节　中药热奄包治疗的操作规程及评分标准

中药热奄包是将加热好的中药药包置于患者身体的患病部位或是身体的某一个特定位置（如穴位上）,利用热力和药物的作用,达到温通经络、活血行气、散热止痛、祛瘀消肿等作用的一种治疗方法。

一、操作规程

（一）适用范围

1.缓解或解除肿瘤患者因脾胃虚寒引起的胃脘疼痛、腹冷泄泻、寒性呕吐、肠梗阻等症状。

2.缓解或解除肿瘤所致的腰背不适、行动不便等。

3.缓解或解除跌打损伤等引起的局部瘀血、肿痛。

(二)评估

1.病室环境及温度。

2.了解患者体质,热敷部位皮肤情况及对热的耐受程度。

3.患者主要临床症状、既往史、过敏史、是否妊娠。

4.患者的年龄、文化程度、目前心理状态和对疾病的认知。

(三)告知

中药热奄包治疗所需时间、作用、简单操作方法、可能出现的症状等。

(四)物品准备

治疗盘、热包装、热奄包(中药、大青盐)、毛巾、温度计,必要时备屏风。

(五)基本操作方法

1.核对医嘱,评估患者,做好解释。

2.备齐用物,携至床旁。

3.协助患者取舒适体位,遮挡,暴露操作部位,注意保暖。

4.将加热至 50～70℃的热奄包敷于病患部位,温度过低要及时更换或加温,热奄(药熨)时间为 20～30 分钟。

5.操作过程中注意询问患者感受,观察病情及局部皮肤情况,一旦出现异常,立即停止操作并及时处理。

6.协助患者着衣,取舒适体位,整理用物,进行健康教育指导(热奄处禁止吹风,冬季注意保暖)。

7.洗手,记录。

(六)注意事项

1.热奄前嘱患者排空小便。

2.热奄温度不宜超过 70℃;高龄及感觉障碍者热奄包温度不宜超过 50℃,以免烫伤。操作前先让患者试温,以能耐受并感到舒适为宜。

3.操作过程中应保持药袋温度适宜,温度过低及时更换或加热,如患者感到不适应停止操作。

4.热奄包布袋用后清洗、消毒备用,中药可连续使用 1 周。

5.告知患者使用禁忌证:

(1)阴虚内热、实热者禁用。

(2)局部皮肤有破损、溃疡及局部无知觉处禁用。

(3)有消化道出血风险者慎用。

二、评分标准(表3-1-16)

表3-1-16 中药热奄包治疗的操作评分标准

科室: 姓名: 得分:

项目	评分细则	分值	扣分标准	得分
操作前准备(20分)	1.护士准备:衣帽整洁、洗手(演示七步洗手法)、修剪指甲、戴口罩;双人核对医嘱单及治疗单,准确无误	6	着装一项不合格扣1分 未洗手或洗手不正确扣2分 未核对医嘱不得分	
	2.评估患者:核对患者信息;询问现病史、既往史、是否妊娠;检查局部皮肤情况(有无丘疹、溃疡、水肿、出血倾向等)及对热的耐受程度;评估心理状况;协助患者如厕(口述热奄时间20～30分钟);七步洗手法洗手,戴口罩	7	未核对扣2分 未询问病史扣1分 未检查皮肤扣1分 未评估心理状况扣1分 未询问患者是否排便排尿扣1分 未洗手扣1分	
	3.用物准备:治疗盘、热包装、热奄包(中药、大青盐)、毛巾,必要时备屏风	5	每缺一项扣1分	
	4.环境准备:安静、整洁、温湿度适宜、光线充足	2	未评估温湿度是否适宜扣1分 未评估光线是否充足扣1分	
操作方法及程序(65分)	1.核对药物,将中药和青盐拌匀,装入热奄包袋内,置于微波炉或锅中加热至60～70℃,放入外包装保温	10	未核对药物扣3分 未拌匀扣3分 未加热到合适温度扣4分	
	2.核对床号、姓名、腕带、诊断,做好解释。 3.关闭门窗,屏风遮挡(暴露部位较多时应屏风遮挡)。 4.取舒适卧位,松开衣被,充分暴露热奄部位,保暖	10	未核对扣3分 未关闭门窗扣1.5分 未屏风遮挡扣1.5分 卧位不舒适扣2分 暴露不充分扣2分	
	5.选穴:遵医嘱选热奄部位(选穴应当与疾病相一致,阿是穴应有按压疼痛点的手法)	5	选穴错误不得分	
	6.热奄:热奄包加热至50～70℃时,敷于病患部位或穴位,被子盖好,温度过低时及时更换热奄包,热奄时间20～30分钟(口述)	15	温度未达要求扣5分 未及时更换热奄包扣5分 热奄时间未口述扣5分	
	7.观察:询问患者感受,热奄包温度过低时及时更换或加温,观察病情及局部皮肤情况,一旦出现异常,立即停止,并及时处理	9	未询问关心患者扣3分 未及时更换热奄包扣3分 未观察扣3分	
	8.协助着衣,取舒适体位,整理用物,进行健康教育指导(热奄处禁止吹风,冬季注意保暖)	12	未取舒适体位扣4分 未整理用物扣4分 未健康教育扣4分	
	9.洗手、记录(根据医嘱记录热奄后的客观情况,包括局部皮肤情况及患者感受)	4	未洗手扣2分 未记录扣2分	
效果评价(15分)	1.热奄正确	3	违反操作规程扣3分	
	2.患者无皮肤损伤,舒适、安全	3	一项达不到扣1分	

续表

项目	评分细则	分值	扣分标准	得分
	3.与患者沟通有效	3	未体现关爱患者扣1分 未有效沟通扣2分	
	4.操作熟练,动作规范	2	操作不熟练扣1分 操作不规范扣1分	
	5.提问回答正确、流畅	3	回答不正确或不完整酌情 扣1~2分	
	6.操作时间不超过8分钟	1	超时扣1分 超时部分不得分	

第十七节　中药坐浴技术的操作规程及评分标准

中药坐浴技术是外治法的一项重要内容,有2000多年的历史,其基本理论为将中药煎煮后,先利用蒸汽熏蒸,再用药液淋洗、浸浴全身或局部患处。

一、操作规程

(一)适用范围

1.解除或缓解妇科肿瘤患者带下、宫颈糜烂、阴痒、痛经等临床症状。

2.解除或缓解结直肠肿瘤患者术后并发症,如局部肿胀、出血、瘙痒等。

(二)评估

1.全身情况:患者意识状态、生命体征、病情、治疗情况、实施坐浴的原因。

2.局部情况:皮肤是否红肿、疼痛、化脓,有无感觉障碍。

3.心理状态:患者自理能力及合作程度。

4.健康知识:患者对坐浴知识的了解及掌握程度。

5.环境评估:环境是否安静、舒适、隐蔽。

(三)告知

女性患者在经期、妊娠期、阴道出血和盆腔急性炎症期不宜坐浴。

(四)物品准备

1.治疗盘、水温计、量杯、坐浴盆、消毒纱布数块、屏风、草纸、浴盆架。

2.中药液:用75%酒精消毒坐浴盆,中药液去渣倒入盆内,加温开水配制坐浴液1000 ml,水温以38~40℃为宜(可用手腕内侧皮肤感测温度)。

(五)基本操作方法

1.着装整洁,洗手,戴口罩。

2.携用物至床旁,核对患者信息,向患者解释坐浴的目的和方法。

3.嘱患者排空二便以利于坐浴效果。

4.配置坐浴药液或温开水,温度以患者舒适为宜,一般为38~40℃。

5.将坐浴盆放在坐浴椅上,协助患者脱裤至膝,先试水温,温度适宜后嘱患者将外阴部浸在药液中 20～30 分钟,随时加热水以保持必要的温度。

6.坐浴结束用毛巾擦干会阴部,坐浴部伤口按无菌技术处理。

7.整理用物,协助患者整理衣物,洗手,记录坐浴时间。

（六）注意事项

1.坐浴溶液的温度不可过高,防止烫伤皮肤,水温下降后应及时调节。

2.坐浴水量不宜过多,一般以坐浴盆 1/2 满为宜,以免坐浴时外溢。

3.坐浴过程中,注意观察患者面色和脉搏,如患者出现乏力、眩晕等不适症状,应立即停止坐浴。

二、评分标准（表 3－1－17）

表 3－1－17　中药坐浴技术的操作评分标准

科室:　　　　　　　　姓名:　　　　　　　　得分:

项目	评分细则	分值	扣分标准	得分
操作前准备（27 分）	1.护士准备:着装整洁、洗手、修剪指甲、戴口罩	4	一项未做到扣 1 分	
	2.评估患者:了解病情,评估患者当前主要症状、临床表现、既往史、心理状况、体质、过敏史	10	评估不全每缺一项扣 1 分	
	3.用物准备:治疗盘、水温计、量杯、坐浴盆、消毒纱布数块、屏风、草纸、中药液、浴盆架。中药液:用 75%酒精消毒坐浴盆,中药液去渣倒入盆内,加温开水配制坐浴液 1 000 ml,水温以 38～40℃为宜（可用手腕内侧皮肤感测温度）	10	每缺一项扣 1 分	
	4.环境准备:整洁、安静、注意保暖、温湿度适宜（口述）、光线充足	3	未评估环境是否适宜扣 1 分 未评估光线是否充足扣 1 分 未保暖扣 1 分	
操作方法及程序（61 分）	1.洗手 2.核对医嘱、治疗单	4	未洗手扣 2 分 未核对医嘱、治疗单扣 2 分	
	3.将用物携至床旁,核对床号、姓名、腕带信息及疾病信息,向患者解释,取得合作	10	未核对患者信息及药物扣 3 分 未合理解释扣 2 分	
	4.协助患者取合适体位,松开衣着,暴露坐浴部位,拉上隔帘,注意保暖。观察局部皮肤情况	6	未安排合理体位扣 2 分 未注意保暖扣 2 分 未拉隔帘扣 2 分	
	5.坐浴开始时应嘱患者用盆内一块消毒纱布接触皮肤试温,以防烫伤	10	未试温度扣 5 分 坐浴液烫扣 5 分	
	6.患者脱裤坐于药液盆坐架上,将臀部浸于药液中,时间为 20～30 分钟	10	坐浴法不符合要求扣 5 分 时间不符扣 5 分	
	7.询问、观察患者对药液的反应	10	未询问、观察扣 10 分	
	8.坐浴毕用纱布将局部擦干,有伤口者应给予换药	5	不符合要求酌情扣分	

项目	评分细则	分值	扣分标准	得分
	9.整理用物,处理正确,协助患者取舒适体位	2	未按要求处置用物、污物扣1分 体位不舒适酌情扣分	
	10.洗手,记录坐浴液的过程、时间、患者反应	4	未洗手扣2分 未记录扣2分	
效果评价 (12分)	1.患者无皮肤烫伤	2	烫伤扣2分	
	2.用物、污物处置正确	2	未处置不得分 处置不正确扣2分	
	3.与患者沟通有效	2	未体现关爱患者扣1分 未有效沟通扣1分	
	4.操作熟练,动作规范	3	操作不熟练扣1分 操作不规范扣2分	
	5.提问回答正确、流畅	2	回答不正确或不完整酌情扣1～2分	
	6.操作时间不超过8分钟	1	超时扣1分 超时部分不得分	

第十八节　平衡火罐的操作规程及评分标准

平衡火罐是以中医的基本理论为基础,以现代医学的神经反射为途径,以自我平衡为核心,通过运用不同的拔罐手法作用于人体的一种非药物治疗的平衡疗法,具有温通经络、祛风散寒、消肿止痛、吸毒排脓等作用。

一、操作规程

(一)适用范围

1.缓解肿瘤患者因风寒湿痹所致的腰背酸痛、虚寒性咳喘等症状。

2.慢性疲劳综合征、感冒、失眠、湿气重等亚健康人群。

(二)评估

1.病室环境及温度。

2.了解患者体质及拔罐局部皮肤情况。

3.患者既往史、当前临床表现、发病部位及相关因素。

4.患者的年龄、文化程度、目前心理状态和对疾病的认知。

(三)告知

治疗过程中如果出现灼痛、头晕、恶心、多汗心慌、四肢发冷等不适现象,及时告知医护人员。

(四)物品准备

治疗盘、火罐、止血钳、95%酒精棉球、打火机、小口瓶,石蜡油。

(五)基本操作方法

1.核对医嘱,评估患者,做好解释。

2.备齐用物,携至床旁。

3.协助患者取俯卧位,暴露拔罐部位,注意保暖。

4.根据部位不同,选择合适的火罐,并检查罐口边缘是否光滑。

5.用止血钳夹住酒精棉球,点燃后在罐内中段绕1~2圈后,迅速退出,立即将罐扣在腰背部两条足太阳膀胱经,一边自上而下,一边自下而上,反复吸拔3个来回,利用罐子的余热进行揉罐、抖罐。

6.涂少量石蜡油于患者背部。

7.将罐吸附在背部以手握住罐底,慢慢自上而下再自下而上,上下推3个来回。

8.擦干石蜡油后留罐3~5分钟。

(六)注意事项

1.操作前检查罐口是否平滑,有无裂痕,注意遮挡患者,保护患者隐私。

2.避免在有水疱、瘢痕和伤口的位置拔火罐。

3.点火用的酒精棉球要夹紧,酒精要拧干,以防脱落烫伤患者皮肤。

4.吸附及推罐的力度要视患者皮肤情况而定,避免患者皮肤被过度摩擦。

5.冬天拔火罐时要注意保暖,防止受凉,拔完火罐后嘱患者多喝温开水。

6.拔火罐宜选择患者背部肌肉比较多的地方。

7.操作时动作轻柔,注意观察患者病情,做各种手法时要视患者皮肤情况及耐受度而定。

二、评分标准(表3-1-18)

表3-1-18　平衡火罐的操作评分标准

科室:　　　　　　　　姓名:　　　　　　　　得分:

项目	评分细则	分值	扣分标准	得分
操作前准备(20分)	1.护士准备:衣帽整洁、洗手(演示七步洗手法)、修剪指甲、戴口罩;双人核对医嘱及治疗单,准确无误	6	着装一项不合格扣1分 未洗手或洗手不正确扣2分 未核对医嘱不得分	
	2.评估患者:核对患者床号、姓名、床尾(头)卡;询问现病史、既往史;检查局部皮肤情况(有无溃疡、水肿、出血倾向、远离大血管)及疼痛耐受程度;评估心理状况;协助患者如厕(口述留罐10分钟);七步洗手法洗手,戴口罩	7	未核对扣2分 未询问病史扣1分 未检查皮肤扣1分 未评估心理状况扣1分 未询问患者是否排便排尿扣1分 未洗手扣1分	
	3.用物准备:治疗盘、95%酒精棉球干湿适中(以浸湿棉球不滴酒精为宜)、弯盘(内放清洁纱布数块)、止血钳、盛有清水的治疗碗、火罐(至少2个)、酒精灯、打火机、毛毯、火罐(罐体完整无裂缝,罐口光滑无缺损)	5	棉球过湿或过干扣2分 少纱布扣0.5分 少止血钳扣0.5分 少治疗碗扣0.5分 少打火机扣0.5分 少酒精灯扣0.5分 少一个火罐扣0.5分	

项目	评分细则	分值	扣分标准	得分
	4.环境准备:安静、整洁、温湿度适宜、光线充足	2	未评估温湿度是否适宜扣1分 未评估光线是否充足扣1分	
操作方法及程序（65分）	1.核对床号、姓名、腕带、诊断,做好解释。 2.关闭门窗,屏风遮挡(暴露部位较多时应屏风遮挡)。 3.取舒适卧位,松开衣被,充分暴露拔罐部位,保暖	10	未核对扣3分 未关闭门窗扣1.5分 未屏风遮挡扣1.5分 卧位不舒适扣2分 暴露不充分扣2分	
	4.选穴:遵医嘱选拔罐部位(选穴应当与疾病相一致,阿是穴应有按压疼痛点的手法)	5	选穴错误不得分	
	5.拔罐:点酒精灯,一手持火罐,另一手持止血钳夹95%酒精棉球点燃,深入罐内中下端绕1~2周后迅速抽出,沿着膀胱经一上一下闪罐,利用罐子的余热进行揉罐、抖罐,涂石蜡油走罐,最后擦干石蜡油进行留罐7分钟,要求拔罐时要快、突然、有爆发力,发出大声响	15	一次未吸住罐扣5分 动作不连贯扣2分 动作不规范扣2分 声音不清脆响亮扣2分 未熄灯和棉球扣2分 留罐时间不符合要求扣2分	
	6.观察:检查罐口吸附情况(用手提罐的动作),局部皮肤以紫红色为佳。询问患者有无局部皮肤疼痛或过紧,若疼痛、过紧,应及时起罐,注意保暖	8	未观察扣2分 无提罐动作扣2分 未询问关心患者扣2分 未保暖扣2分	
	7.查对:操作后再次查对	3	未查对扣3分	
	8.记录留罐部位、个数、留罐时间,签名	3	未记录扣3分	
	9.起罐:一手夹持罐体另一手拇指按压罐口皮肤,使空气进入罐内,即可顺利起罐,切勿强拉。纱布适当按摩皮肤(口述局部皮肤完好,无水疱,留有罐口大小的紫红色瘀斑),清点罐数	10	起罐若无拇指按压皮肤动作扣2分 未按摩扣2分 未观察皮肤扣2分 未核对罐数扣2 未解释扣2分	
	10.协助患者整理床单位,安排舒适体位,撤屏风,清理用物(口述火罐处理方法)	7	未整理床单位扣2分 未安排舒适体位扣2分 火罐处理方法错误扣3分	
	11.洗手、记录(根据医嘱记录拔罐后的客观情况,包括局部皮肤情况及患者感受)	4	未洗手扣2分 未记录扣2分	
效果评价（15分）	1.拔罐正确	3	违反操作规程扣2分	
	2.患者无皮肤损伤,舒适、安全	3	一项达不到扣1分	
	3.与患者沟通有效	3	未体现关爱患者扣1分 未有效沟通扣2分	
	4.操作熟练,动作规范	2	操作不熟练扣1分 操作不规范扣2分	
	5.提问回答正确、流畅	3	回答不正确扣2分 回答不完整扣1分	
	6.操作时间不超过10分钟	1	超时扣1分 超时部分不得分	

第十九节　深部热疗的操作规程及评分标准

深部热疗是一种物理治疗方式,是采用电磁波的方式透过皮肤达到人体 2 cm 以下的深部组织发生热累积产生温度,使深部的温度达到 40℃ 以上,对很多疾病比如肿瘤具有一定的杀伤作用。肿瘤热疗是利用非电离辐射物理因子(射频、微波、超声、激光等)在生物组织中的热效应,使肿瘤组织温度上升到有效治疗温度,并维持一段时间以杀死肿瘤细胞而又不损伤正常细胞的一种治疗方法。

一、操作规程

(一)适用范围

1.全身各种恶性肿瘤的综合治疗。

2.晚期癌症合并胸腔积液、腹腔积液、顽固性疼痛等。

3.良性疾病:

(1)妇科疾病:慢性盆腔炎、慢性输卵管炎、子宫内膜炎、痛经、非特异性阴道炎及因慢性炎症导致的不孕等。

(2)机体其他慢性炎症:慢性胆囊炎、前列腺炎、前列腺肥大、风湿性关节炎等。

(3)乳腺疾病:乳腺小叶增生、乳腺慢性非细菌性炎症等。

(4)各种退行性疾病或骨科疾病(辅助治疗),如颈椎病、腰椎间盘突出、坐骨神经痛等。

(5)治疗各种疼痛:除头部以外的各种慢性疼痛及肿瘤引起的疼痛。

(二)评估

1.治疗室环境及温度。

2.是否有治疗禁忌证。

3.局部皮肤情况,有无溃烂及出血点等。

4.患者年龄及对热的耐受程度,以防止烫伤发生。

5.是否有医嘱及医患沟通签字记录。

(三)告知

1.患者需自备一条大浴巾、三条全棉毛巾及一套内衣,用于治疗。

2.患者需携带近期的影像学资料,用于治疗中定位;需自备温水及吸管,用于治疗时饮用。

3.患者进入治疗室需更换拖鞋。

4.患者在治疗过程中不能佩戴任何金属饰品,如手环、手表、手链、项链等。

5.患者需严格遵守治疗时间,如有变动需提前与医护人员联系。

6.有以下情况之一的患者不能做热疗:

(1)严重心脏病患者及戴心脏起搏器患者禁用。

(2)在治疗范围内植有明显钢板、银支架等强磁场物质者禁用(不包括带吻合器),不在治疗范围内的患者慎用。

（3）结核病处于活动期、结核性胸膜炎患者禁用。

（4）血小板降低、凝血功能低下、有大出血倾向者禁用。

（5）女性患者做下腹部治疗时，需取下金属节育器；月经期的女性患者禁做下腹部治疗；孕妇禁用。

（6）颅内占位性病变者禁用。

（7）恶病质或语言表达不清者慎用。

（8）有脊椎转移的患者慎用。

（四）物品准备

一条大浴巾、三条全棉毛巾、拖鞋、温水、水杯、吸管。

（五）基本操作方法

1.治疗前

（1）访视患者，讲明热疗原理、过程及注意事项，询问患者体内有无金属植入物（如吻合器钉、节育环等）。

（2）签署知情同意书。

（3）治疗前由医生定位。

（4）热疗时嘱患者携带水杯、毛巾，着棉质内衣，去除所有体表金属物（如手表、项链、金属眼镜等）。

（5）根据患者的治疗方案，选择最佳的热疗时间。如在静脉化疗后或腹腔灌注后立即热疗；静脉化疗前选择有增敏作用的药物，如顺铂、紫杉醇、氟尿嘧啶等与热疗同时进行。

2.治疗中

（1）协助患者取舒适卧位（根据热疗部位选择体位）。

（2）治疗过程中每 10～15 分钟观察 1 次患者有无不良反应及局部皮肤情况。

（3）根据患者对热的敏感程度调节热疗温度及时间，温度以 40～43℃ 为宜，每次40～60 分钟，尽量避开热疗中可能烫伤的因素，以防烫伤。

（4）告知患者不要触摸电极板、仪器机身等。

（5）严密观察患者生命体征，随时询问患者的温热感受及舒适度。

（6）记录患者有无不良反应，如不适感、疼痛、皮肤是否烫伤等。

3.治疗后

（1）治疗完毕，热疗仪到设定的时间会自动停止工作。

（2）轻按"↑"钮，上移辐射器，去除测温传感器。

（3）持续轻按"→"钮，将患者移出治疗床，将治疗床置于待机状态，协助患者安全下床。

（4）记录患者信息，保存并退出电脑屏，关机。

（六）注意事项

1.患者如有头疼、头晕、胸闷、皮肤灼热等不适现象应及时与操作人员沟通交流。

2.热疗后及时擦干患者汗液，嘱患者喝温水补充水分，禁喝冷饮。

3.告知患者热疗后 3 小时不能洗浴。

4.告知患者深部热疗后治疗区出现骨、皮肤及脂肪硬结属于正常现象,无须治疗,数日后可缓解。

二、评分标准(表 3-1-19)

表 3-1-19　深部热疗操作评分标准

科室:　　　　　　　　　姓名:　　　　　　　　　得分:

项目	评分细则	分值	扣分标准	得分
操作前准备(20分)	1.护士准备:着装整齐,洗手、剪指甲	6	一项不合格扣2分 未洗手扣2分	
	2.评估患者:病情、意识状态、沟通能力、皮肤状况、四肢有无偏瘫、有无心脏病史及体内有无植有金属、白细胞及血小板是否正常、女性是否经期等;查看是否定位	5	未评估扣5分 评估缺一项扣1分	
	3.物品准备:开总电源开关,打开热疗仪开关,启动电脑,准备测温传感器、棉质毛巾、润滑剂、烫伤膏	6	未按要求打开各开关和启动电脑电源开关各扣2分 物品每缺一项扣1分	
	4.环境准备:室温适宜,光照适宜,无电磁波干扰,使用隔帘	3	环境未评估扣3分 一处不符合要求扣1分	
操作方法与程序(60分)	1.核对患者	2	未核对患者扣2分	
	2.患者准备:取下患者随身携带的金属物品,嘱患者排便	6	未嘱患者取下随身携带的金属物品扣3分 未嘱患者排便扣3分	
	3.打开电源、电脑、热疗仪主机	5	开机顺序不正确扣5分	
	4.根据不同部位选择辐射器,检查辐射器各个接头有无松动	3	未检查辐射器各接头扣3分	
	5.核对患者治疗部位,以取舒适体位,暴露热疗部位皮肤	2	患者热疗部位不适当或患者体位不舒适扣2分	
	6.固定测温传感器	5	未固定测温传感器扣5分 固定不当扣2分	
	7.设置治疗所需时间、温度、功率	10	设置微波治疗时间、温度、功率不恰当扣10分 一项不恰当扣4分	
	8.每隔10～15分钟观察患者有无不良反应及局部皮肤情况	15	未观察患者不良反应或及皮肤情况扣5分 导致烫伤扣10分	
	9.治疗结束:记录治疗信息,退出电脑操作系统,关闭电脑、微波主机、电源开关	7	治疗结束未按程序退出电脑操作系统扣3分 关闭各开关程序不对扣2分 程序颠倒一次扣2分	
	10.整理床单位,处理用物	5	未整理床单位扣2分 处理用物不当扣2分	

续表

项目	评分细则	分值	扣分标准	得分
效果评价（20分）	1.患者无皮肤损伤，舒适、安全	5	出现皮肤损伤扣3分患者不舒适酌情扣1～2分	
	2.与患者沟通有效	5	未体现关爱患者扣3分未有效沟通扣2分	
	3.操作熟练，动作规范	4	操作不熟练扣2分操作不规范扣2分	
	4.提问回答正确、流畅	5	回答不正确或不完整酌情扣1～5分	
	5.操作时间不超过10分钟	1	超时扣1分超时部分不得分	

第二章　常见西医肿瘤护理技术操作规程及评分标准

第一节　超声联合腔内心电图定位下 PICC 置管操作规程及评分标准

一、操作规程

（一）目的

避免反复穿刺，减少药物对外周静脉的刺激，提供长期静脉给药通路。

（二）评估

1.环境评估

（1）整洁、安静，便于操作。

（2）关闭手机等不必要的电子设备，减少干扰。

2.患者评估

（1）治疗方案、用药目的、药物性质和输液时间。

（2）患者年龄、病情、意识、心理状态及配合程度。

（3）局部血管及皮肤情况。

（4）患者的用药史、过敏史、手术史、不良反应史等。

（5）查看病历，了解有无禁忌证，如血栓史、上腔静脉压迫综合征、置管侧腋下淋巴结清扫术后等；了解血小板计数、出凝血情况。

（6）患者有无心血管基础疾病，心电图报告上 P 波是否正常。

（三）操作前准备

1.患者准备

（1）向患者讲解留置 PICC 的目的、方法、配合要点及注意事项。

（2）签知情同意书。

（3）排空大小便。

（4）清洁穿刺侧上肢,取舒适卧位。

2.护士准备:衣帽整洁,洗手,戴口罩。

3.用物准备:血管超声仪、心电监护仪、无菌包装鳄鱼夹一根、电极片4个、PICC穿刺包、PICC导管、塞丁格、导针器包、20 ml注射器2支、1 ml注射器1支、正压接头1个、2%利多卡因1支、生理盐水250 ml 1瓶、止血带、软尺、75%酒精、0.5%安多福、输液器1副、弹力绷带、导管维护手册、速干手消毒液、利器盒、垃圾收纳袋、无菌手套。

（四）基本操作方法

1.选择静脉和穿刺点。首选右侧贵要静脉,确定预穿刺点,做好标记。根据血管深度选择合适的导针器。

2.测量定法

（1）外测量置管长度:患者平卧,上臂外展90°,从预穿刺点至右胸锁关节再向下至第三肋间。

（2）测量上臂臂围:肘横纹上10 cm处。

3.记录体表心电图。酒精清洁电极部位,4个电极分别贴于胸骨右缘锁骨中线第一肋间（RA）、胸骨左缘锁骨中线第一肋间（LA）、右锁骨中线剑突水平处（RL）、左锁骨中线剑突水平处（LL）。将心电监护仪调至手术模式和Ⅱ导联。

4.消毒并建立无菌区

（1）打开PICC穿刺包,戴无菌手套,取出消毒物品,助手在无菌棉球上倒消毒液。

（2）抬起手臂,手臂下铺防渗垫巾。

（3）戴手套消毒,以穿刺点为中心,螺旋形消毒,由内往外,先用酒精消毒3遍,再用安多福消毒3遍,至少消毒30秒,消毒范围为整个手臂;皮肤待干。

（4）铺臂下无菌巾,置止血带。

（5）脱手套,穿戴手术衣,更换无菌手套,铺无菌大单,铺洞巾,助手按无菌原则投放塞丁格、导管、导针器、无菌导联线、输液器、接头、注射器,注射器吸满生理盐水,抽取利多卡因0.5 ml。

5.准备超声探头。助手取耦合剂少许涂在探头上,然后在探头上罩上无菌保护套,保护套和探头之间不可有皱褶和气泡,使用无菌松紧带固定。放置合适的导针器。

6.再次定位血管。扎止血带,静脉充盈,探头轻压在原来的定位点上,再次定位血管并将选择好的血管影像固定在标记点的中央位置,左手固定好探头。

7.静脉穿刺。左手持探头,右手持穿刺针,针尖斜面向上,操作者目测屏幕进行穿刺,超声显示可见在血管内出现白色亮点,同时血从针尾处缓慢滴出,有回血后即降低进针角度,缓慢匀速推送导丝,右手松开止血带,推送导丝不应超过腋窝,保持外露至少10～15 cm,穿刺针退出穿刺点。利多卡因局部麻醉。

8.预冲导管及套件。生理盐水预冲导管及配件,激活导管瓣膜、预冲输液接头,注意导管的完整性,浸泡导管。

9.置入PICC导管

（1）血管鞘钝性扩皮（必要时以无菌手术刀横向/纵向扩皮）。

(2)插入血管鞘,从穿刺点向前推入静脉,避免导丝滑入静脉。

(3)撤导丝及扩张器:操作者左手拇指、食指固定穿刺鞘翼,中指按压穿刺鞘末端处上方的静脉,右手轻轻旋开套筒螺纹口,缓慢地从穿刺鞘内取出导丝及扩张器,随即用左手拇指堵塞鞘口,并检查导丝的完整性。

(4)从插管鞘内送入导管,要轻柔、匀速、缓慢,每次送管长度不得超过 2 cm,送管 15 cm 后,嘱患者头转向置管侧,下颌贴近肩部,送至 30 cm 时撤出穿刺鞘。

10.准备腔内心电图尖端定位

(1)输液器与导管相连:输液器盐水排气后直接接于 PICC 末端的输液接口上。

(2)导联线鳄鱼夹与支撑导丝相连:助手分离 RA 导联线,操作者将鳄鱼夹另一端传递给助手,助手将其连接 RA 接口槽内。

(3)建立盐水柱:打开输液器,高度 60～100 cm 缓慢滴注。

(4)通过腔内心电图 P 波形态的变化指导导管尖端实时定位,操作者一边缓慢轻柔送管,一边观察显示屏,当导管未进入上腔静脉时,P 波与体表心电图无异;当进入上腔静脉时,P 波逐渐增高;当导管进入上腔静脉与右心房交界处时,P 波达高峰;当 P 波高峰回落和(或)出现双向 P 波时,判定进入右心房,此时停止送管并退回至最高峰时位置。

(5)夹闭并移除输液器,去除鳄鱼夹。

11.撤出导丝。分离导管与支撑导丝的金属柄,缓慢平直撤出导丝。

12.修剪导管长度。清洁导管血渍,体外保留导管 5～6 cm,垂直剪断导管,不能剪出斜面和毛渣。

13.安装连接器。将导管连接到连接器的金属柄上,一定要推进到底,并且导管不能起皱褶,减压套筒与连接器锁定到位。

14.抽回血和封管。先抽回血,再用生理盐水脉冲式冲管,连接正压接头,正压封管。

15.固定导管

(1)擦拭穿刺点及周围皮肤血液,用无菌方法移除孔巾,穿刺点上方放置 2 cm×2 cm 纱布,并用无菌透明贴固定,三根胶布再次固定。

(2)在贴膜上,写上置管日期,内置长度、外露、臂围,置管人姓名。

16.整理物品,垃圾分类处理。

17.洗手,记录。填写《PICC 维护手册》,置入长度、臂围、导管尖端位置、置管时间;导管型号、规格、批号;所穿刺的静脉名称、穿刺过程是否顺利、患者有无不适主诉。

18.X 线胸片验证 PICC 导管尖端位置。结合胸片的结果判断 PICC 最佳位置。

(五)注意事项

1.患有心血管基础疾病,如合并瓣膜性心脏病、心房纤颤、室上性心动过速、肺源性心脏病或有植入心脏起搏器及心脏外科术后等可能影响 P 波改变的患者。

2.穿刺前应了解静脉情况,避开静脉瓣处穿刺。

3.做好解释工作,使患者放松,确保静脉处于最佳位置。

4.减压套筒安装完成后,做牵拉试验。

5.修剪导管,要垂直切断。

6.有出血倾向者,注意加压止血。

二、评分标准(表 3-2-1)

表 3-2-1　超声引导和腔内心电图定位下 PICC 置管操作评分标准

科室:　　　　　　　　　　姓名:　　　　　　　　　得分:

项目	评分细则	分值	扣分标准	得分
操作前准备(20分)	1.护士准备:衣帽整洁、洗手、戴口罩	2	衣帽不整洁扣0.5分 未洗手扣0.5分 洗手不规范扣0.5分 未戴口罩或戴口罩不规范扣0.5分	
	2.核对:双人核对医嘱	2	未核对扣2分	
	3.核对患者信息。向患者解释留置 PICC 的目的、方法、置管过程及置管后应注意的事项。评估患者一般情况、既往史(如手术史、血栓史等)、治疗方法,排除 PICC 置管禁忌证;评估患者皮肤情况,超声下评估患者血管情况,选择穿刺部位,根据血管管径及病情选择导管型号;评估患者自理能力和配合程度及生理需求;查看患者血液检查结果。获得医嘱及 X 线检查单、签署知情告知书	5	未正确核对患者信息扣1分 未向患者解释维护目的扣1分 解释不全面扣1分 漏评估一项扣1分 缺一项扣1分	
	4.患者准备:洗净双臂,更换病员服,如厕,戴口罩、帽子	1	未准备扣1分	
	5.环境准备:清洁安静,光线明亮,紫外线消毒	2	未评估环境扣2分	
	6.物品准备:超声、心电监护仪、电极片。治疗车上层:无菌包装鳄鱼夹一根、电极片4个、PICC 敷料包、PICC 导管、塞丁格、导针器包、20ml 注射器2支、1ml 注射器1支、正压接头1个、生理盐水 250ml 1瓶、止血带、软尺、消毒剂、弹力绷带、2%利多卡因1支、输液器1副、导管维护手册、速干手消毒液、利器盒。治疗车下层:黄色、黑色垃圾桶	8	每缺一项扣1分	
操作方法与程序(70分)	1.洗手	1	未洗手扣1分	
	2.核对:携用物至床旁,核对患者,并解释取得合作	2	未取得合作扣2分	
	3.安置体位:根据病情患者可取平卧位、半卧位,术侧手臂外展与躯体呈 45°~90°,暴露穿刺区域	2	未取合适体位扣2分	
	4.选择静脉及穿刺点:在预期穿刺部位 10cm以上扎止血带;超声下评估血管,选择穿刺静脉,选择合适的肘正中静脉、头静脉、贵要静脉和肱静脉;选择穿刺点,做好标记;松止血带	2	止血带扎的位置不合适扣1分 未选择合适的血管扣1分	
	5.测量预置管长度:从预穿刺点沿静脉走向至右胸锁关节,再向下至第3肋间隙;自肘横纹肌上方10cm处臂围。记录	3	预测量方法不正确扣1分 臂围测量不正确扣1分 未记录扣1分	

续表

项目	评分细则	分值	扣分标准	得分
	6.心电监护:贴电极片,连接心电监护仪,留取基础模拟心电图波形	2	电极片贴的位置不正确扣1分 未留取基础波形扣1分	
	7.消毒前准备:免洗消毒液洗手。打开PICC穿刺包,患者手臂下垫一次性垫巾。戴无菌无粉手套	2	未洗手扣1分 未垫一次性垫巾扣1分	
	8.消毒预穿刺侧全手臂:助手协助抬高患者预穿刺手臂。以穿刺点为中心螺旋式消毒全手臂;75%酒精消毒3遍(第一遍顺时针,第二遍逆时针,第三遍顺时针),再用安多福消毒3遍(方法同75%酒精,范围稍小于75%酒精)。待干	3	消毒方法不正确扣2分 未待干扣1分	
	9.铺巾:患者手臂下铺无菌治疗巾,并放置无菌止血带,然后先铺大单再铺孔巾,达到最大化无菌覆盖	2	铺巾不正确扣2分	
	10.更换手套:脱手套,用免洗消毒液洗手,穿无菌手术衣,戴第二副无菌手套	1	未洗手扣0.5分 未穿无菌手术衣扣0.5分	
	11.准备用物至无菌台面:助手按无菌原则投递血管鞘、注射器、透明敷料、无菌胶布等于无菌区内。协助术者抽取10ml或20ml生理盐水2支;1ml注射器抽吸2%利多卡因0.3～0.5ml	2	无菌物品有污染扣1分 生理盐水及利多卡因抽取不正确扣1分	
	12.按无菌原则打开PICC穿刺套件:预冲PICC导管,检查导管完整性,将导管浸泡于生理盐水当中。预冲连接器、减压套筒、正压接头	2	未检查导管完整性扣1分 未预冲连接器、减压套筒、正压接头扣1分	
	13.超声准备:助手在超声探头上涂抹适量耦合剂,并协助安放无菌探头保护套。耦合剂与保护套充分贴合,不要有气泡	2	无菌保护套污染扣1分 保护套类有气泡扣1分	
	14.扎止血带:在预穿刺点皮肤上涂抹一层无菌耦合剂。选择与血管深度符合的导针器紧密安装到探头上,系止血带	1	扎止血带位置不合适扣1分	
	15.静脉穿刺:将穿刺针放入导针器,针尖斜面朝向探头,确保穿刺针针尖在导针器内。将探头垂直于预穿刺血管上,使屏幕圆点标记于穿刺血管中心。边看超声仪屏幕,边缓慢穿刺,针尖在血管中心,观察针鞘中的回血。见回血,缓慢分离穿刺针与导针器,并降低穿刺角度,将导丝沿穿刺针送入血管10～15cm,松止血带。缓慢撤回穿刺针,保留导丝,纱布清理耦合剂	5	导针器选择不合适扣1分 屏幕圆点标记未对准血管中心扣1分 手眼配合不当扣1分 送导丝方法不正确扣1分 未清理耦合剂扣1分	
	16.局麻和送血管鞘:用利多卡因在穿刺点上方局部麻醉。血管鞘钝性扩皮(必要时以无菌手术刀横向/纵向扩皮)。沿导丝方向将血管鞘缓慢送入血管,外露导丝10～15cm,并在下方垫无菌纱布。左手拇指固定血管鞘,食指、中指按压血管鞘前端上方的静脉止血,撤出导丝及血管鞘	2	未局麻扣0.5分 外露导丝长度留置不正确扣0.5分 大拇指未封堵血管鞘扣1分	

续表

项目	评分细则	分值	扣分标准	得分
	17.送导管:固定好血管鞘,将导管沿血管鞘缓慢、匀速送入,每次不超过 2 cm,导管至离预置长度 8 cm 处(即测量值约 8 cm),撤出血管鞘	1.5	未匀速送导管扣 1.5 分	
	18.确定位置:导管末端连接注射器,回抽,确认导管在血管内	1.5	未回抽扣 1.5 分	
	19.实施床边腔内心电图定位技术。输液器与导管相连:输液器盐水排气后直接于 PICC 末端的输液接口上。导联线鳄鱼夹与支撑导丝相连;助手分离 RA 导联线,操作者将鳄鱼夹另一端传递给助手,助手将其连接于 RA 接口槽内。助手接过导丝的另一端,将其与从患者右锁骨下取下的 RA 导联电极连接。建立盐水柱,打开输液器,高度 60~100 cm,滴速只要能形成水滴即可	3	输液器与导管连接不正确扣 1 分 导联线连接不正确扣 1 分 输液器速度不合适扣 1 分	
	20.送管:打开瓣膜,引出持续稳定的心电图波形;边缓慢递送导管,边观察心电图波形变化	1	未引出心电图波形扣 1 分	
	21.P 波呈现:引出负向 P 波,提示导管进入心房;未引出负向 P 波,提示导管异位(处理:调整导管、体位,指导患者咳嗽等方式,直至引出负向 P 波);留取记录此时的心电图波形及置管长度;调整导管直至导管尖端到达最佳位置,即出现理想 P 波(留取记录此时的心电图波形及置管长度)	2	未留取最佳心电图波形扣 2 分	
	22.撤出支撑导丝:将导管与支撑导丝的金属柄分离,轻压穿刺点以保持导管的位置,缓慢平直撤出支撑导丝	2.5	撤导丝不正确扣 1 分 未按压穿刺点位置扣 1.5 分	
	23.修剪导管长度:清洁局部皮肤及导管上血渍。至少保留体外导管 5 cm,用无菌直剪与导管保持直角(90°)剪断导管,注意不要剪出斜面或毛渣	2.5	未清理局部皮肤及导管上血渍扣 1.5 分 剪出斜面或毛渣扣 1 分	
	24.安装连接器:将导管穿过减压套筒。再将导管连接到连接器翼形部分的金属柄上。注意一定要推进到底,导管不能起褶。最后沿直线将翼形部分的倒钩和减压套筒上的沟槽对齐,锁定两部分	3	减压套筒连接不正确扣 1 分 未做牵拉试验扣 2 分	
	25.抽回血和冲管:抽回血,在透明延长管处见到回血即可。用 0.9%NS 20 ml 脉冲式冲管	2	未抽回血扣 1 分 未冲管扣 1 分	
	26.封管:安装正压接头,脉冲式冲管,正压封管	1	未正压封管扣 1 分	
	27.清理皮肤:撤孔巾,清理干净穿刺点及周围皮肤的血渍	1	未清理干净穿刺点及周围皮肤的血渍扣 1 分	

项目	评分细则	分值	扣分标准	得分
	28.固定:导管出皮肤处摆放弧形(以患者屈肘时,导管不打折为原则)。穿刺点上方放置小方纱(或藻酸盐),10 cm×12 cm 透明敷料无张力粘贴。取1条无菌胶布固定在贴膜与皮肤交界处;取第2条交叉固定敷料导管出口处;取第3条无菌胶布固定贴膜边缘。助手在记录胶带上注明 PICC 穿刺日期、导管刻度、敷料更换日期并签名,粘贴于敷料边缘。采用高举平台法固定延长管及接头	5	未 U 型无张力贴膜扣1分未垫小方纱扣1分三根胶布固定不正确扣1分标签书写不完整扣1分未做到高举平台法扣1分	
	29.脱手套,洗手,根据需要弹力绷带包扎	2	未洗手扣2分	
	30.再次查对及安置患者:向患者告知有关注意事项。协助患者活动手臂	2	未宣教扣2分	
	31.处理用物:按要求正确处理用物	1	用物未正确处理扣1分	
	32.洗手,记录	1	未记录扣1分	
	33.X线检查:X线拍片确定导管尖端位置并记录检查结果	1	未拍 X 片扣1分	
	34.填写《PICC 长期护理手册》:记录置入导管的长度、胸片位置,导管的型号、规格、批号、所穿刺的静脉名称、臂围,描述穿刺过程是否顺利、患者任何不适的主诉等	2	未填手册扣2分	
	35.向患者、家属详细讲解日常护理要点并确认	1	未向患者、家属讲解日常护理要点扣1分	
效果评价(10分)	1.关爱患者,体现以患者为中心的服务理念	3	未体现关爱患者扣3分	
	2.操作熟练,动作规范,严格无菌技术操作	4	操作不熟练扣2分操作不规范扣2分	
	3.与患者沟通有效	3	未体现有效沟通扣2分	

第二节　PICC 维护操作规程及评分标准

一、操作规程

(一)目的
保持导管通畅,防止并发症的发生,维持导管的正常功能。

(二)评估
1.评估环境:环境清洁舒适,光线充足。

2.评估患者的心理状态、配合程度。

3.局部评估:观察穿刺点及周围皮肤情况,测量臂围。

(三)操作前准备
1.护士准备:衣帽整洁,七步法洗手,戴口罩。

2.用物准备:小治疗车上层放卷尺、PICC 换药包(无菌治疗巾、75%酒精棉棒×3、碘伏棉棒或 2%葡萄糖酸洗必泰棉棒×3、无菌手套、免缝胶布、12 cm×12 cm 透明敷料、酒精棉片×2、小方纱)、免洗手消毒液;下层放黄垃圾桶、黑垃圾桶。

3.环境准备:安静、清洁、温度适宜、光线充足。

(四)基本操作方法

1.携用物至床旁,核对患者身份,查看患者导管维护手册,了解导管置入时及上次维护的信息。

2.评估患者心理状态、配合情况,向患者解释 PICC 导管维护的目的,协助患者摆好体位。

3.观察患者穿刺点及周围皮肤情况、穿刺侧肢体情况,测量臂围并记录。

4.七步法洗手。然后打开无菌换药包,取出治疗巾铺于患者手臂下。

5.更换输液接头:用 10 ml 预冲式导管冲洗器连接无针输液接头,排气;揭开固定输液接头的胶布,用纱布包裹输液接头卸下,用 75% 酒精棉片机械式摩擦消毒导管接头平面及螺纹处,时间大于 15 秒,连接已排气的输液接头,回抽见正常颜色回血至延长管内,脉冲式冲封管。

6.尽可能以 180°或 0°角度撕去原有透明敷料,另一只手固定导管,防止导管被牵拉脱出。查看导管周围皮肤情况、穿刺点局部有无渗出、导管外露长度,检查导管有无滑出或回缩等。

7.洗手,戴手套。

8.纱布覆盖输液接头,一手轻拎起导管,另一手持乙醇棉棒旋转式消毒穿刺点周围皮肤 3 遍,范围 12 cm×12 cm,待干;碘伏或洗必泰棉棒旋转式消毒穿刺点及周围皮肤、外露导管 3 遍,范围 12 cm×12 cm,待干。

9.贴膜:导管呈"C"或"U"形摆放,以穿刺点为中心,无菌透明敷料无张力性粘贴,放置后先做好塑形;再用指腹从中间向四周抚平整片敷料,去除纸质边框时边去除边按压。

10.固定:取 1 条免缝胶带蝶形交叉固定导管出口处,如穿刺点未缝线固定,则免缝胶带固定穿刺点固定翼;另取 1 条免缝胶带横向固定透明敷料及蝶形交叉部分。

11.正确脱手套。

12.记录:在指示胶带上记录导管长度、外露长度、维护时间及操作者,贴于贴膜边缘处,并填写维护手册。

13.安置患者:整理床单位,取合适体位,告知患者及家属 PICC 导管的保护措施和下次维护的时间。

14.按院感要求处理用物。

15.七步洗手法洗手。

(五)注意事项

1.打开无菌换药包前需检查有效期及包装是否完好。

2.撕除旧敷料时,应顺着导管置管方向由下向上撕除。

3.免缝胶带不能直接贴于导管上,以免损伤导管。

4.贴敷料时,切勿拉伸敷料,以免引起皮肤张力性损伤。

5.禁止使用容量小于 10 ml 的预冲式导管冲洗器冲管、给药。

6.非耐高压导管禁止使用高压注射泵推注造影剂。

7.固定导管时要避免打折、扭曲,并考虑患者的舒适度。

8.严格无菌操作,避免感染。

二、评分标准(表3-2-2)

表3-2-2　PICC维护操作评分标准

科室:　　　　　　　　　　姓名:　　　　　　　　　　得分:

项目	评分细则	分值	扣分标准	得分
操作前准备(24分)	1.护士准备:衣帽整洁、修剪指甲、洗手、戴口罩;核对医嘱	4	衣帽不整洁扣0.5分 未洗手扣0.5分 洗手不规范扣0.5分 未戴口罩或戴口罩不规范扣0.5分 未核对医嘱扣2分	
	1.评估患者: (1)核对患者信息	2	未正确核对患者信息扣2分	
	(2)向患者或家属解释PICC换药的目的、注意事项及配合要点,患者取舒适体位	3	未向患者解释维护目的扣2分,解释不全面扣1分 未取合适体位扣1分	
	(3)评估:评估患者病情、意识状态、生命体征、心理状态、合作程度、患者需求。评估导管有无损伤,留置时间,输液速度有无减慢;穿刺点皮肤有无红肿,压痛,硬结,皮温升高,分泌物等;敷料有无潮湿,污染,松动;敷料更换时间,导管外露长度是否正确,测量穿刺侧臂围	5	未评估扣5分 漏评估一项扣1分	
	3.环境准备:环境安静整洁、光线充足、适合操作(口述)	2	未评估环境扣2分 环境不适宜扣1分	
	4.洗手(时间>15秒)	2	未洗手扣2分 洗手不规范扣1分	
	5.备齐用物、放置合理。治疗车上层:换药包一套、输液接头,10 ml预冲式导管冲洗器、速干手消毒液、弯盘、治疗盘。 治疗车下层:黄色、黑色垃圾桶	6	每缺一项扣1分 用物放置不合理扣2分	
操作方法与程序(66分)	1.核对:携用物至患者床旁,核对、解释并取得合作	2	未正确核对扣1分 未向患者解释扣1分	
	2.洗手	2	未洗手扣2分	
	3.打开护理套件,取垫巾,在穿刺区域下铺垫巾	3	未按无菌原则打开换药包扣2分 肢体下方未垫治疗巾扣1分	
	4.更换输液接头:10 ml预冲式导管冲洗器,连接无针输液接头,排气;揭开固定输液接头的胶布,用纱布包裹输液接头卸下,用75%酒精棉片机械式摩擦消毒导管接头平面及螺纹处,时间大于15秒,连接已排气的输液接头,回抽见正常颜色回血至延长管内,脉冲式冲封管	5	输液接头未排气扣1分 酒精棉片摩擦接头时间不够扣1分 未抽回血扣1分 未脉冲式冲管扣2分	

续表

项目	评分细则	分值	扣分标准	得分
	5.撕除透明贴膜:0°或180°,沿导管自下而上移除旧敷料,移除导管固定装置,观察导管长度,注意导管有无滑出或回缩	5	撕除敷料不正确扣3分 导管脱出扣2分	
	6.消毒: (1)洗手,戴手套	4	未洗手扣2分 未正确戴手套扣2分	
	(2)纱布覆盖输液接头,一手轻拎起导管,另一手持乙醇棉棒旋转式消毒穿刺点周围皮肤3遍,范围12 cm×12 cm,待干	5	消毒方式不正确扣3分 消毒范围未达到扣2分	
	(3)碘伏或洗必泰棉棒旋转式消毒穿刺点及周围皮肤、外露导管3遍,范围12 cm×12 cm	5	消毒方式不正确扣3分 消毒范围未达到扣2分	
	(4)待干	3	未待干扣3分	
	7.贴膜 (1)导管呈"C"或"U"形摆放,以穿刺点为中心,无菌透明敷料无张力性粘贴,放置后先做好塑形	5	导管摆放位置不正确扣2分 无菌透明敷料非无张力性粘贴扣2分 未塑形扣1分	
	(2)再用指腹从中间向四周抚平整片敷料,去除纸质边框时边去除边按压	5	无菌透明敷料未抚平整扣3分 无菌透明敷料卷边扣2分	
	(3)取1条免缝胶带蝶形交叉固定导管出口处,如穿刺点未缝线固定,则免缝胶带固定穿刺点固定翼	5	未妥善固定扣5分	
	(4)另取1条免缝胶带横向固定透明敷料及蝶形交叉部分	5	未妥善固定扣5分	
	(5)去除手套	3	未正确去除手套扣3分	
	8.记录:在指示胶带上记录导管长度、外露长度、维护时间及操作者,贴于贴膜边缘处,填写维护手册	3	未正确记录指示胶带扣2分 未填写维护手册扣1分	
	9.安置患者:整理床单位,取合适体位,做好宣教	2	未妥善安置患者扣2分	
	10.处理用物:按要求处理用物	2	未正确处理用物扣2分	
	11.洗手	2	未洗手扣2分	
效果评价 (10分)	1.关爱患者,体现以患者为中心的服务理念	3	未体现关爱患者扣3分	
	2.操作熟练,动作规范,严格无菌技术操作	4	操作不熟练扣2分 操作不规范扣2分	
	3.与患者沟通有效	3	未体现有效沟通扣2分	

第三节　输液港维护操作规程及评分标准

一、操作规程

(一)目的

保持导管通畅,防止并发症的发生,维持导管的正常功能。

（二）评估

1.在使用输液港前首先要获得医嘱,并双人核对。

2.操作前做好解释,获得患者的配合。

3.评估患者,详细检查输液港周围皮肤有无压痛、肿胀、血肿、感染、浆液脓肿等,同时了解输液港植入侧的肢体活动情况,嘱患者排尿、排便。

4.护士按照七步洗手法洗手。

（三）操作前准备

1.护士准备:衣帽整洁,七步洗手法洗手、戴口罩。

2.用物准备:治疗盘、弯盘、蝶翼针、无针接头、10 ml预冲式导管冲洗器、换药包、无菌手套、无菌敷料、无菌剪刀、速干手消毒剂、锐器盒、垃圾桶。

3.环境准备:清洁宽敞,光线明亮,温湿度适宜。

（四）基本操作方法

1.插针操作过程

（1）携用物至床旁,核对患者信息。

（2）协助患者取舒适平卧位,暴露输液港穿刺部位,检查预注射部位,确认注射座的位置,注意拉帘遮挡,嘱患者面朝相反方向。

（3）免洗消毒液洗手,打开换药包第一层,铺治疗巾,然后行皮肤消毒,先用75%酒精棉签以输液港注射座为中心,由内向外,顺时针、逆时针交替螺旋状消毒3遍,消毒直径为10～12 cm,再用碘伏棉签重复以上步骤。

（4）打开换药包第二层,将蝶翼针、无针接头、10 ml预冲式导管冲洗器置于无菌巾上,戴无菌手套。

（5）连接预冲管、无针接头及蝶翼针,排气、夹管。

（6）用非主力手的拇指、食指和中指固定注射座,将输液港拱起,主力手持无损伤针,自三指中心垂直刺入,穿过隔膜,直达储液槽底部。

（7）穿刺后抽回血,确认针头是否在输液港内及导管是否通畅,随即以10 ml预冲式导管冲洗器脉冲式冲管。

（8）在蝶翼针下方垫适宜厚度的纱布,以透明贴膜覆盖,塑形,妥善固定延长管部分,注明插针日期并签名,撤治疗巾,交代插针后注意事项。

（9）洗手,填写患者手册。

2.拔针操作过程

（1）确认患者需拔除蝶翼针,核对患者信息。

（2）协助患者取舒适平卧位,暴露蝶翼针的部位,隔帘遮挡,嘱患者面朝相反方向。

（3）消毒接口,用10 ml预冲式导管冲洗器脉冲式正压封管后夹闭导管。

（4）撕除旧贴膜,速干手消毒剂消毒双手。

（5）用碘伏棉签消毒蝶翼针穿刺点及周围皮肤2遍,自然晾干。

（6）戴无菌手套,左手固定输液港,右手将针头垂直拔出,避免引起泵座移位。

（7）检查蝶翼针是否完整。

（8）压迫止血后碘伏消毒，以无菌敷料覆盖穿刺点。

（9）撤用物，脱手套。

（五）注意事项

1.保持局部皮肤清洁干燥，观察输液港周围皮肤有无发红、肿胀、灼热感、疼痛等炎性反应。拔针后，要密切观察患者的呼吸、面色等。告知患者如有异常应及时联络医护人员。

2.植入静脉输液港的患者不影响从事一般性日常工作、家务劳动和进行轻松运动，但需避免使用同侧手臂提过重的物品、过度活动等，不用这一侧手臂做引体向上、托举哑铃、打球、游泳等活动强度较大的体育锻炼，避免重力撞击输液港部位。

3.治疗间歇期每4周去医院对静脉输液港进行冲管、封管等维护1次，如不能去医院维护治疗，可在当地找正规医院的专业人员维护。

4.做CT、MRI、造影检查时，严禁使用此静脉输液港做高压注射造影剂，防止导管破裂。

5.如肩部、颈部出现疼痛及同侧上肢出现水肿或疼痛等症状，应及时回医院检查。

6.必须使用无损伤针进行穿刺。

7.采用脉冲式冲洗法，确保正压封管。

8.冲洗过程中密切观察患者有无胸闷、胸痛、药物外渗的现象。

9.换敷料时注意观察皮肤是否红肿热痛、有无皮疹及有无分泌物等感染、过敏症状。如出现感染症状需做细菌及真菌培养，通知医生并做记录。

二、评分标准（表 3－2－3）

表 3－2－3　输液港维护操作评分标准

科室：　　　　　　　　　　姓名：　　　　　　　　　　得分：

项目	评分细则	分值	扣分标准	得分
操作前准备（20分）	1.护士准备：衣帽整洁、洗手、戴口罩	2	衣帽不整洁扣0.5分 未洗手扣0.5分 洗手不规范扣0.5分 未戴口罩或戴口罩不规范扣0.5分	
	2.评估患者： （1）核对患者信息。 （2）向患者解释维护的目的。 （3）评估： ①插针：病情、年龄、心肺功能，输液港位置，皮肤完整，有无硬结、肿胀、皮疹、感染及皮下脂肪大致厚度；查看手册。 ②拔针：蝶翼针留置时间，敷料有无渗血渗液，皮肤完整，有无硬结、皮疹，针眼处有无发红、感染等。 ③意识状态及合作程度。 ④患者药物及消毒剂过敏史。 ⑤评估过程中注意保暖	12	未正确核对患者信息扣2分 未向患者解释维护目的扣2分 解释不全面扣1分 插针内评估项目未评估一项扣1分 拔针内评估项目未评估一项扣1分 未评估过敏史扣1分 未评估配合程度或评估不准确扣1分 未注意给患者保暖扣1分	
	3.环境准备：整洁、安静、温湿度适宜，光线充足	2	未评估环境扣2分 环境不适宜扣1分	

项目	评分细则	分值	扣分标准	得分
	4.用物准备： (1)治疗车上层：治疗盘、弯盘、蝶翼针、输液接头、10 ml预冲式导管冲洗器,消毒剂、棉签、换药包、无菌手套、无菌敷料、速干手消毒剂。 (2)治疗车下层：锐器盒,黄色、黑色垃圾桶	4	未备换药包和蝶翼针扣1分 未备输液接头扣0.5分 未备10 ml预冲式导管冲洗器扣0.5分 未备弯盘扣0.5分 未备治疗盘扣0.5分 治疗车基本配置(速干手消毒剂、锐器盒,垃圾桶)未备齐扣1分	
插针操作方法与程序 (44分)	1.洗手,戴口罩	3	未洗手扣2分 洗手不规范扣1分 未戴口罩扣1分	
	2.核对：携用物至床旁,核对患者,向患者解释	3	未向患者解释扣1分 未正确核对患者信息扣2分	
	3.体位：协助患者取舒适平卧位,暴露预注射的部位,注意拉帘遮挡;嘱患者面朝相反方向	4	未取合适体位扣1分 未暴露正确预注射部位扣1分 未拉帘遮挡扣1分 未嘱患者面朝相反方向扣1分	
	4.速干手消毒液消毒双手	2	未消毒双手扣2分	
	5.打开换药包第一层,铺治疗巾,然后行皮肤消毒,先用75%酒精棉签以输液港注射座为中心,由内向外,顺时针、逆时针交替螺旋状消毒3遍,消毒直径为10~12cm,再用碘伏棉签重复以上步骤	8	未铺治疗巾扣2分 未消毒扣6分 酒精和碘伏消毒顺序错误扣3分 消毒方法不正确扣1分	
	6.打开换药包第二层,将蝶翼针、输液接头、10 ml预冲式导管冲洗器、置于无菌巾上,戴无菌手套	4	未置蝶翼针扣1分 未置输液接头扣1分 未置10 ml预冲管扣1分 未戴无菌手套扣1分	
	7.连接预冲管、输液接头、蝶翼针排气、夹管	4	未连接10 ml预冲式导管冲洗器扣1分 未连接输液接头扣1分 未连接蝶翼针扣1分 未排气夹管扣1分	
	8.用非主力手的拇指、食指和中指固定注射座,将输液港拱起,主力手持无损伤针,自三指中心垂直刺入,穿过隔膜,直达储液槽底部	6	固定注射座手法不对扣2分 插针手法不对扣2分 插针失败扣2分	
	9.穿刺后抽回血,确认针头是否在输液港内及导管是否通畅,随即以10 ml预冲式导管冲洗器脉冲式冲管	4	未抽回血扣2分 未冲管扣2分	
	10.在蝶翼针下方垫适宜厚度的纱布,以透明贴膜覆盖,塑形,妥善固定延长管部分,注明插针日期并签名,撤治疗巾,交代插针后注意事项。洗手、填写患者手册	6	未垫纱布扣1分 未塑形透明敷料扣1分 未妥善固定延长管扣1分 未注明插针日期及签名扣1分 未交代注意事项扣1分 未洗手、填写患者手册扣1分	

续表

项目	评分细则	分值	扣分标准	得分
拔针操作方法与程序（26分）	1.确认患者需拔出蝶翼针；核对患者信息	2	未确认患者需拔出蝶翼针扣1分 未核对患者信息扣1分	
	2.协助患者取舒适平卧位，暴露预注射的部位，注意拉帘遮挡；嘱患者面朝相反方向	3	未取合适体位扣1分 未拉帘遮挡扣1分 未嘱患者面朝相反方向扣1分	
	3.消毒接口，用10 ml预冲式导管冲洗器脉冲式正压封管后夹闭导管	3	未消毒接口扣1分 未用10 ml预冲式导管冲洗器脉冲式正压封管扣1分 未夹闭导管扣1分	
	4.撕除旧贴膜，速干手消毒剂消毒双手	2	未撕除旧贴膜扣2分 未用速干手消毒剂消毒双手扣2分	
	5.用碘伏棉签消毒蝶翼针穿刺点及周围皮肤2遍，自然晾干	4	未消毒扣2分 未自然晾干扣2分	
	6.戴无菌手套，左手固定输液港，右手将针头垂直拔出，避免引起泵座移位	4	未戴无菌手套扣2分 未拔出针头扣2分	
	7.检查蝶翼针是否完整	2	未检查蝶翼针是否完整扣2分	
	8.压迫止血后碘伏消毒以无菌敷料覆盖穿刺点	2	未压迫止血并碘伏消毒扣1分 未以无菌敷料覆盖穿刺点扣1分	
	9.撤用物，脱手套，洗手	4	未撤用物扣1分 未脱手套扣1分 未洗手扣2分	
效果评价（10分）	1.关爱患者，体现以患者为中心的服务理念	3	未体现关爱患者扣3分	
	2.操作熟练，动作规范，严格无菌技术操作	4	操作不熟练扣2分 操作不规范扣2分	
	3.与患者沟通有效	3	未体现有效沟通扣2分	

第四节　化疗泵给药的操作规程及评分标准

一、操作规程

(一)给药原理

百特 Infusor 便携式化疗泵是一次性使用输注装置的一种轻便的、一次性使用的器械，利用一个弹性储液囊输注药液。当药液充满储液囊时，便携式化疗泵将会在持续内压作用下开始输注药液。药液通过一个微粒过滤器和流速限制器后输入体内。

(二)结构说明(图 3-2-1)

(三)化疗泵的目的

1.维持药物有效的血药浓度，持续杀灭肿瘤细胞。

2.可延长给药时间，杀灭不同时段进入增殖期的肿瘤细胞。

3.延长药物与肿瘤的接触时间，增强药物的疗效。

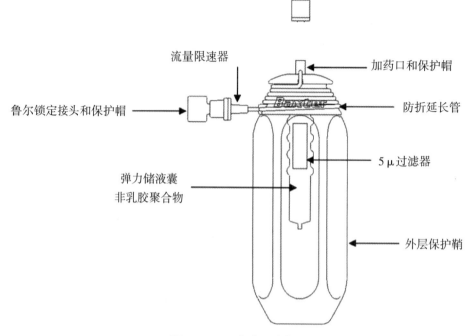

图 3-2-1   化疗泵结构

4.降低化疗药物的毒副反应。

(四)化疗泵的优点

1.不影响患者的正常生活,减轻患者化疗较长时间卧床的痛苦,提高化疗效果,使其接受轻松治疗。

2.无须住院就可在家接受持续化疗。

3.泵能匀速、定时、定量将药注入患者体内。

4.消化道反应明显减轻,无静脉炎的发生。

5.改善患者的生活质量。

(五)化疗泵的适用范围

适用于要求缓慢地、持续静脉内给药患者,方便非卧床患者使用。从而减轻患者化疗较长时间卧床的痛苦,提高化疗效果,使其接受轻松治疗。

(六)使用化疗泵的护理

1.肢体受压、静脉留置针折叠、堵塞、温度变化、化疗泵相对位置都会影响药液输入速度。

2.使用化疗泵期间要将弹力储液囊与远端的流量限速器处于同一高度,将化疗泵装入专用袋内,活动时挂在患者腰间,卧床休息时放入患者病员服的胸口口袋里。

3.同时将化疗泵的流速限制器紧贴皮肤,减少温差,以避免减慢流速。

4.护士加强巡视,避免留置针侧肢体活动过度,在进行日常活动时一定要小心,防止留置针脱出。

5.观察化疗泵输液是否通畅,化疗泵在夜间也应班班交接。

6.液体外渗及时拔掉留置针,予以对症处理。

7.当化疗泵内液体快流空时,弹力储液囊内会出现突起的颗粒。看到全部突起时说明药液已输注结束,要及时冲管封管或拔出留置针,结束本次化疗。

(七)肿瘤化疗新概念

1.持续给药:化疗是治疗肿瘤的主要措施之一,可以单独应用,也可与其他治疗手段(如放疗)联合应用。

2.经大量的科学研究及长期的临床实践证实,持续静脉给药是一种理想的治疗方案,而化疗泵正是实现这种给药方式的最佳手段。

3.化疗泵可提高疗效、降低毒副作用。

4.化疗泵全封闭的设计以及简单化的操作使医护人员使用时更加方便,使患者在治疗过程中更加自由安全。

二、评分标准(表3-2-4)

表3-2-4 化疗泵给药的操作评分标准

科室: 姓名: 得分:

项目	评分标准	分值	扣分标准	得分
操作前准备(20分)	1.护士准备:着装整齐,洗手,戴口罩	2	衣帽不整洁扣0.5分未洗手扣1分 洗手不规范扣0.5分 未戴口罩或戴口罩不规范扣0.5分	
	2.双人核对医嘱	2	未双人核对医嘱扣2分	
	3.核对患者信息	2	未核对扣2分	
	4.向患者及家属解释目的、注意事项及取得配合	1	未解释目的、注意事项及配合要点扣1分	
	5.评估患者病情、年龄、生命体征、合作程度;评估输注药液的作用、副作用、注意事项;评估患者需求(排尿或排便);取舒适体位,铺治疗巾;评估患者留置针有效期及穿刺部位皮肤情况;评估管道通畅情况	12	未评估患者病情扣1分 未评估患者年龄扣1分 未评估生命体征扣1分 未评估合作程度扣1分 未交代药物作用及副作用扣1分 未交代注意事项扣1分 未评估患者需求扣1分 未取得舒适体位扣1分 未铺治疗巾扣1分 未评估留置针有效期扣1分 未评估穿刺部位皮肤扣1分 未评估管道扣1分	
	6.环境准备:清洁、安静、光线充足	1	每缺一项扣1分	

项目	评分标准	分值	扣分标准	得分
物品准备 (20分)	1.按无菌操作规程,遵医嘱将化疗药物稀释配置好 2.打开百特Infusor便携式化疗泵外包装,检查化疗泵有效期及是否完好无破损 3.置于无菌巾上,旋下加药口保护帽,保存好备用,用20～50 ml注射器抽吸药液,彻底排空加药注射器内的气体,去下注射器针头,轻轻地将注射器顶端套进加药口,然后顺时针旋转锁紧 4.将注射器置于工作平台,在注射器凸缘上施加稳定的压力(不要施加活塞顶部),灌注储药囊 5.逆时针轻轻地将注射器从化疗泵上取下,重复上述冲药过程至药液全部冲入,然后按顺时针方向,将加药口保护帽轻轻地拧紧到注射口上,拧去延长管末端的翼状保护帽,系统将自动排气 6.见持续两滴以上液体从管道内流出且延长管内无气泡,即排气成功,将翼状保护帽重新拧紧到延长管末端,注意确保无渗漏 7.写好患者床号、姓名、剂量、配置时间、贴于化疗泵外壳。携用物至床边 8.治疗车上层:酒精、棉签、封管液、弯盘、一次性使用速干手消毒剂;治疗车下层:黄色、黑色垃圾桶	20	违反无菌原则扣2分 未检查有效期及包装完整性扣2分 未保存保护帽扣2分 抽吸方法不正确扣3分 灌注方法不正确扣3分 未排气扣2分 排气不成功扣3分 未贴瓶签扣2分 物品每缺一项扣1分	
操作方法与程序 (50分)	1.洗手(时间>15 s)	2	未洗手扣2分	
	2.核对:携用物至床旁,核对并向患者解释	3	未核对或核对不正确扣2分 未解释或解释不全面扣1分	
	3.患者取平卧位,消毒可来福接头(时间≥15 s),确认外周留置针或深静脉穿刺通畅,检查有无回血,生理盐水冲管,再次核对患者信息,连接化疗泵装置,将延长管上的流速限制器紧贴皮肤固定好,标记灌注开始时间,将化疗泵装入专用袋内,活动时挂在患者腰间,卧床休息时放入患者病员服的胸口口袋里	20	卧位不舒适扣2分 未正确消毒扣3分 未检查回血扣2分 未冲管扣2分 未核对扣2分 未将流速限制器贴紧皮肤扣2分 未将化疗泵装入专用袋扣2分 未标注开始灌注时间扣2分 未正确放置化疗泵位置扣2分	
	4.再次核对患者信息。 5.撤去治疗巾,交代注意事项。洗手,记录	8	未核对或核对不正确扣2分 未撤治疗巾扣1分 未交代注意事项2分 未正确洗手扣1分 未正确记录扣2分	
	6.输注过程中加强巡视,观察输液部位情况,及时处理	6	未巡视扣2分 未观察输注部位扣2分 未及时处理警报扣2分	
	7.输注完毕后,用生理盐水10～20 ml冲管;若保留针头则用稀释肝素生理盐水10 ml封管,以结束当次疗程化疗	5	未冲管扣2分 冲管手法不正确扣1分 冲管液选择不正确扣2分	

项目	评分标准	分值	扣分标准	得分
	8.整理床单位,协助患者取舒适体位,交代注意事项	3	未整理床单位扣1分 未取舒适体位扣1分 未交代注意事项扣1分	
	9.处理用物:一次性用物分类处理,一次性便携式化疗泵收回毁形。 10.洗手、记录	3	未正确洗手扣1分 未正确记录扣1分 未正确处理用物扣1分	
效果评价 (10分)	1.严格执行无菌技术操作原则 2.严格三查七对 3.关爱患者,有效沟通 4.操作熟练,动作规范 5.操作时间不超过12分钟	10	查对不严格扣2分 操作不熟练酌情扣3分 部位选择不当扣2分 无菌观念不强扣2分 超时扣1分 超时部分不得分	

第五节　曲妥珠单抗用药的操作规程及评分标准

曲妥珠单抗(商品名:赫赛汀)为抗人类表皮生长因子受体-2(Her-2)的单克隆抗体,常用于 Her-2 阳性乳腺癌治疗,近年也用于治疗 Her-2 阳性胃癌、肠癌。曲妥珠单抗价格昂贵,药液的用量按照患者千克体重计算,可能出现配制好的药液一次无法用完的情况。同时又要求剩余药液在 28 天内用完;且患者之间无法互用;剂量计算烦琐;使用完的空瓶、空盒需交予患者作为申请赠药用的凭据。因此,曲妥珠单抗配置过程复杂,是所有的静脉输液药中要求最高的一种药。

一、曲妥珠单抗用药的操作规程

(一)核对医嘱

获取医嘱后,查看病历,了解本次用药系第几次用药,打印静脉滴注单及瓶签;双人核对本次用药的剂量。

(二)核对患者

1.首次使用者:评估患者用药史及有无苯甲醇过敏史,建立《曲妥珠单抗使用登记表》。

2.重复使用者:要求出示《曲妥珠单抗使用登记表》,仔细查看上次用量及余量,对药品进行仔细检查(药品的颜色、性状及保存运送环境)。

(三)剂量计算及登记

再次双人核对并用 excel 表计算本次用量的毫升数及本瓶用量的毫升数和本次余量,用电脑制作《曲妥珠单抗盒签》并贴在该患者新的曲妥珠单抗药盒上,填写《曲妥珠单抗使用登记表》。

(四)配制药液

正确抽取溶媒沿瓶壁缓慢注入,充分溶解后用 30 ml 和 1 ml 一次性注射器分别抽取本瓶用量毫升数的整数部分和小数部分(保留两位小数)加入倒置的生理盐水中;用 1 ml 注射器的针头排出新药瓶内多余的空气,保持瓶内外压力平衡,消毒瓶口,用输液胶贴住封口,放入本次药盒内,再正立放入冰箱内;抽出上次余量加入倒置的生理盐水中。

（五）输注药液

配制好的曲妥珠单抗溶液及时给患者输注，第一次用药时间大于 90 分钟，第二次用药时间大于 60 分钟，第三次用药时间大于 30 分钟。输注前再次核对床号、姓名、药名、剂量，并按医嘱使用地塞米松。

（六）健康宣教

将空药盒、空药瓶及《曲妥珠单抗使用登记表》交予患者或家属妥善保管，并对患者进行曲妥珠单抗的用药宣教及嘱咐下次住院要随带《曲妥珠单抗使用登记表》。

（七）用药观察

观察有无曲妥珠单抗的不良反应，主要是过敏反应和心脏毒性。

附：曲妥珠单抗盒签，曲妥珠单抗使用登记表

曲妥珠单抗盒签（正面）

姓名	王某	日期	2018/10/15
本次用量	上次余量	本瓶用量	本瓶余量
330 mg	110 mg	220 mg	220 mg
15.75 ml	5.25 ml	10.5 ml	10.5 ml
执行者	张某	核对者	李某

曲妥珠单抗盒签（侧面）

姓名	王某
开瓶日期	2018/10/15
失效期	2018/11/12
剩余量	220 mg

曲妥珠单抗使用登记表

次数	姓名 日期	送药量 (mg、ml)		本次用量 (mg、ml)		本瓶用量 (mg、ml)		本瓶余量 (mg、ml)		执行者	核对者
	王某										
1	2019/5/3	440	21.00	330	15.75	330	15.75	110	5.25	张护士	李护士
2											
3											
4											
5											
6											
7											
8											
9											
10											
11											
12											
13											
14											
15											
16											
17											
18											

二、评分标准(表 3 - 2 - 5)

表 3 - 2 - 5　曲妥珠单抗用药的流程评分标准

科室：　　　　　　　　　　姓名：　　　　　　　　　得分：

项目	评分细则	分值	扣分标准	得分
操作前准备(30分)	1.护士准备:着装整洁、洗手(剪指甲)、戴口罩和帽子。 2.评估患者:获取医嘱后,了解患者病情,确定本次用药系第几次用药,打印静脉滴注单及瓶签;双人核对本次用药的剂量。 (1)首次使用者:评估患者用药史及有无苯甲醇过敏史,建立《曲妥珠单抗使用登记表》。 (2)重复使用者:要求出示《曲妥珠单抗使用登记表》,仔细查看上次用量及余量,对药品进行仔细检查(药品的颜色、性状及保存运送环境)。 3.物品准备:注射盘(内有碘酒、酒精、棉签)、弯盘,静脉滴注单及瓶签,曲妥珠单抗(新药和旧药)。 4.环境准备:清洁,安静,光线适宜	4 16 8 2	一项未做到扣1分 未评估患者扣4分 评估少一项扣1分 未建立或未按要求出示《曲妥珠单抗使用登记表》扣4分 未查看上次用量及余量扣4分 未对药品进行仔细检查(药品的颜色、性状及保存运送环境)扣4分 用物每缺一扣1分 环境不清洁扣2分	
操作方法及程序(50分)	1.制表:再次双人核对并用 excel 表计算本次用量的毫升数及本瓶用量的毫升数和本次余量,用电脑制作《曲妥珠单抗盒签》并贴在该患者新的曲妥珠单抗药盒上,填写《曲妥珠单抗使用登记表》	10	未制作《曲妥珠单抗盒签》并贴在该患者新的曲妥珠单抗药盒上扣7分 未填写《曲妥珠单抗使用登记表》扣3分	
	2.配置:正确抽取溶媒沿瓶壁缓慢注入,充分溶解后用 30 ml 和 1 ml 一次性注射器分别抽取本瓶用量毫升数的整数部分和小数部分(保留两位小数)加入倒置的生理盐水中;用 1 ml 注射器的针头排出新药瓶内多余的空气,保持瓶内外压力平衡,消毒瓶口,用输液胶贴住封口,放入本次药盒内,再正立放入冰箱内;抽出上次余量加入倒置的生理盐水中	12	未正确配置扣7分 剩余药盒未正确保存扣4分 消毒不严格扣1分	
	3.输注:配制好的曲妥珠单抗溶液及时给患者输注,第一次用药时间大于 90 分钟,第二次用药时间大于 60 分钟,第三次用药时间大于 30 分钟。输注前再次核对床号、姓名、药名、剂量并按医嘱使用地塞米松	10	输注前未再次核对扣3分 输注前未用药扣3分 用药时间不准确扣4分	
	4.处置及宣教:输注后再次核对床号、姓名、药名、剂量。将空药盒、空药瓶及《曲妥珠单抗使用登记表》交予患者或家属妥善保管,并对患者进行曲妥珠单抗的用药宣教及嘱咐下次住院要随带《曲妥珠单抗使用登记表》	10	输后未再核对扣3分 未将空药盒、空药瓶及《曲妥珠单抗使用登记表》交予患者或家属扣3分 未对患者进行曲妥珠单抗的用药宣教及嘱咐下次住院要随带《曲妥珠单抗使用登记表》扣4分	
	5.观察有无曲妥珠单抗的不良反应,主要是过敏反应和心脏毒性	5	未观察不良反应扣5分	

续表

项目	评分细则	分值	扣分标准	得分
	6.协助患者取舒适卧位,整理床单位,清理用物,洗手,记录	3	患者卧位不舒适扣1分 用物处理不当扣1分 未洗手记录扣1分	
效果评价 (20分)	1.严格三查七对	5	查对不严格扣5分	
	2.操作熟练,动作轻稳	4	操作不熟练酌情扣2~4分	
	3.严格执行无菌技术操作原则	5	无菌观念不强扣5分	
	4.配置熟练准确	5	配置不熟练准确扣5分	
	5.操作时间不超过8分钟	1	超时扣1分 超时部分不得分	

第六节　自控镇痛泵的操作规程及评分标准

一、操作规程

患者自控镇痛(Patient Controlled Analgesia,PCA):即在患者感到疼痛时,可自行按压PCA装置的给药键,按设定的剂量注入镇痛药,从而达到止痛效果。

(一)优点

1.具有静脉连续给药的优点;同时具有当镇痛水平需要变更时,能及时给予小剂量药物的灵活性,满足个体化的需要。

2.患者主动参与疼痛控制与治疗。

3.PCA给药系统可有效地减少不同患者个体之间药代动力学和药效动力学的波动,防止药物过量。

(二)PCA输注装置配置步骤

加药——装置——设置——排气——运行——分离

1.加药(图3-2-2)

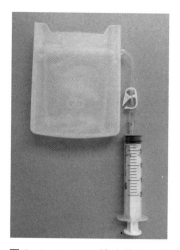

图3-2-2　PCA输注装置加药

(1)加液前先打开管夹。

(2)药液总量不能大于药盒规定的容量,每次加液完毕都应关闭管夹。

(3)加液时及时将药盒药囊内的气泡用注射器抽净,保证药盒内和管路中都没有气泡。

(4)药盒包装打开应立即使用。

2.装配(图3-2-3)

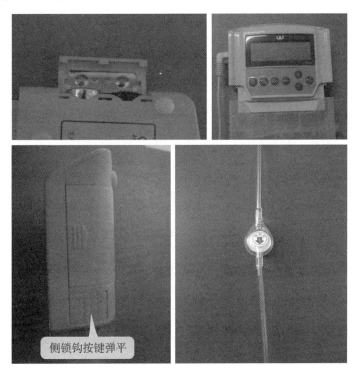

侧锁钩按键弹平

图3-2-3 PCA输注装置装配

(1)电池按正负极标志装配。

(2)输注装置与药盒装配,并安装自控键。

(3)安装时两侧锁钩需弹平。

(4)延长管具有方向性,箭头指向人体。

3.设置参数(图3-2-4)

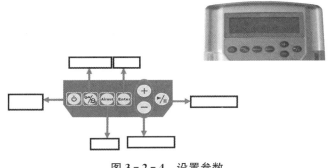

图3-2-4 设置参数

(1)按＋～调节键直接调节参数。

(2)按 Enter 键确认。

(3)按运行/暂停键,开始/暂停输液。

(4)总量可通过 ⊘ 键调节默认设置。

4.排除延长管空气

(1)打开管夹和延长管末端护帽。

(2)按 Airout 键进入设置界面,按正负调节键调整参数。

(3)按 Enter 键开始排气;排气结束,即可放入保护袋备用。

(注意:按运行暂停键开始输液,药盒内空气要用注射器回抽净。)

(4)在排气界面下,按 ⊘ 键可设置排气默认值。

5.运行

输液参数设置完成后,在总量等输液参数界面,按 ⊘ 键开始运行。

6.关机分离

(1)正常关机。

(2)取下电池。

(3)关闭管夹,分离输注装置与药盒。

(三)护理常规

1.向患者及家属解释镇痛泵是一种安全的自我管理止痛方法,效果良好。

2.监测患者的呼吸情况:静脉给药后,应观察 5～30 分钟,以防出现呼吸抑制等不良反应,镇痛泵使用的药物对呼吸有一定的抑制作用。

3.防止误吸:恶心、呕吐是止痛药物常见的反应,如出现恶心反应,应让患者头偏向一侧,防止误吸,及时清除口腔内呕吐物,保持呼吸道通畅,严重者通知医生。

4.保持静脉通道及镇痛泵导管通畅:一般采用周围静脉镇痛泵的给药途径,严密观察穿刺部位有无液体渗出,防止镇痛泵管道及静脉管道打折受压及脱落。

5.严密观察储液囊中的药量与所用时间和按压次数是否相符,检查镇痛泵是否处于正常工作状态。

6.保护镇痛泵管道不受污染:防止感染。

7.皮肤护理:镇痛泵的应用,使皮肤、肌肉对疼痛、压痛反应迟钝,加之长时间卧床,易发生压疮,故应按时协助患者翻身,按摩骨突出部位。

8.饮食指导:止痛药可使肠蠕动减慢,胃排空延迟,因而易产生腹胀、便秘,故应进食易消化半流质饮食,多进食蔬菜和水果。

(四)镇痛泵使用指导

1.指导患者正确使用镇痛泵,亲自示范操作方法,使患者掌握加注按钮的使用方法,以便患者能按照自己意愿注药镇痛。患者不能擅自拔出镇痛泵导管或拆除镇痛泵。镇痛泵按钮必须由患者本人控制,家属不能代替患者参与给药。

2.给药指导:镇痛泵给药方法,一般持续给药速度为 2 ml/h。由于该系统可由患者自己控制,止痛效果不满意,患者可单次按压控制按钮,以加强一次药量。按压一次按钮,追加0.5 ml;间隔8分钟按压一次有效,每小时不超过4次。保障患者依据自身的镇痛需求,控制给药的时间和速度(次数),达到按需给药。

二、评分标准(表3-2-6)

表3-2-6　自控镇痛泵操作考核评分标准

科室:　　　　　　　姓名:　　　　　　　得分:

项目	评分标准	分值	扣分标准	得分
操作前准备(40分)	1.护士准备:着装整齐,洗手,戴口罩	2	衣帽不整洁扣0.5分 未洗手扣1分 洗手不规范扣0.5分 未戴口罩或戴口罩不规范扣0.5分	
	2.双人核对医嘱	2	未双人核对医嘱扣2分	
	3.核对患者信息	2	未核对扣2分	
	4.向患者及家属解释目的、注意事项及取得配合	1	未解释目的、注意事项及配合要点扣1分	
	5.评估 (1)患者病情、年龄、生命体征、合作程度;评估输注药液的作用、副作用、注意事项; (2)评估患者需求(排尿或排便);取舒适体位; (3)铺治疗巾,评估患者留置针有效期及穿刺部位皮肤情况;评估管道通畅情况	12	未评估患者病情扣1分 未评估患者年龄扣1分 未评估生命体征扣1分 未评估合作程度扣1分 未交代药物作用及副作用扣1分 未交代注意事项扣1分 未评估患者需求扣1分 未取得舒适体位扣1分 未铺治疗巾扣1分 未评估留置针有效期扣1分 未评估穿刺部位皮肤扣1分 未评估管道扣1分	
	6.环境准备:清洁、安静、光线充足	1	每缺一项扣1分	
	7.物品准备: (1)按无菌操作规程,正确配置止痛药物并加入储药盒。 (2)正确装配,保证处于完好备用状态,开机自检,排气。 (3)写好患者床号、姓名、剂量、配置时间,贴于化疗泵外壳。 (4)携用物至患者床旁。 治疗车上层:酒精、棉签、封管液、弯盘、一次性使用速干手消毒剂;治疗车下层:黄色、黑色垃圾桶	20	违反无菌原则扣2分 未检查有效期及包装完整性扣2分 未正确装配扣2分 抽吸方法不正确扣3分 加药方法不正确扣3分 未排气扣2分 排气不成功扣1分 未开机自检扣1分 未贴瓶签扣1分 物品缺一项扣1分	
操作方法及程序(50分)	1.洗手(时间>15 s)	2	未洗手扣2分 洗手不规范扣1分	
	2.携用物至床旁,核对并向患者解释	3	未核对或核对不正确扣2分 未解释或解释不全面扣1分	

续表

项目	评分标准	分值	扣分标准	得分
	3.患者取舒适卧位,铺治疗巾,消毒可来福接头(时间≥15 s),确认外周留置针或深静脉穿刺通畅,检查有无回血,生理盐水冲管,再次核对患者信息,正确连接自控镇痛泵装置。 4.根据医嘱正确设置参数,按开始键进行输液	20	卧位不舒适扣2分 未铺治疗巾扣1分 未正确消毒扣3分 未检查回血扣2分 未冲管扣2分 未核对扣2分 未正确连接自控镇痛泵扣3分 未正确设置参数扣5分	
	5.再次核对患者信息。 6.撤去治疗巾,交代注意事项。 7.洗手,记录	8	未核对或核对不正确扣2分 未撤治疗巾扣1分 未交代注意事项扣2分 未正确洗手扣1分 未正确记录扣2分	
	8.输注过程中加强巡视,观察输液部位情况、镇痛效果、管道通畅情况、药物不良反应,并及时处理	8	未巡视扣1分 未观察输注部位扣2分 未观察管道通畅情况扣1分 未观察镇痛效果及药物不良反应扣2分 未及时处理报警扣2分	
	9.输注完毕后,用生理盐水 10～20 ml 冲管,若保留针头则用稀释肝素生理盐水10 ml封管	5	未冲管扣2分 冲管手法不正确扣1分 冲管液选择不正确扣2分	
	10.整理床单位,协助患者取舒适体位,交代注意事项	3	未整理床单位扣1分 未取舒适体位扣1分 未交代注意事项扣1分	
	11.处理用物:一次性用物分类处理,电子泵用75%酒精擦拭消毒。 12.洗手,记录	3	未未正确洗手扣1分 未正确记录扣1分 未正确处理用物扣1分	
效果评价 (10分)	1.严格执行无菌技术操作原则	2	无菌观念不强扣2分	
	2.严格三查七对	2	查对不严格扣2分	
	3.关爱患者,有效沟通	2	未关爱患者扣1分 未有效沟通扣1分	
	4.操作熟练,动作规范	2	操作不熟练酌情扣1～2分	
	5.操作时间不超过10分钟	2	超时扣2分 超时部分不得分	

第七节　醋酸奥曲肽微球肌肉注射的操作流程及评分标准

注射用醋酸奥曲肽微球主要用于胃肠胰神经内分泌肿瘤和肢端肥大症的治疗,因为其价格昂贵,易沉淀和堵塞针头导致注射失败造成药物浪费,所以对其注射的操作流程要求十分严格。注射用醋酸奥曲肽微球仅能通过臀部肌肉深部注射给药,重复注射应轮流选择左、右臀部肌肉。

一、醋酸奥曲肽微球肌注的操作流程

(一)评估患者

了解患者病情,询问用药史、过敏史,观察注射部位局部皮肤状况及上次肌肉注射的部位。

(二)物品准备

注射盘(内有碘酒、酒精、棉签),弯盘,注射单或医嘱单,醋酸奥曲肽微球(置于室温下至少 20 分钟,使其温度与室温相同,得到充分地回温)。

(三)核对医嘱

携物品至病床旁,核对、解释并取得合作。

(四)药粉的装备

揭开装有本品药瓶的瓶帽,轻敲小瓶以确保粉末在小瓶的底部。

(五)溶解药物粉末

1.去掉装有溶剂的注射器盖帽,在注射器上安装上针头,消毒药瓶的橡胶塞。将针头从本品小瓶的橡皮塞中心插入。小心地将溶剂沿小瓶内壁注入小瓶(小瓶保持直立),不可搅动药粉,不可将溶剂直接注射在药粉上。

2.不要晃动小瓶,直到本品粉末完全被溶剂浸湿(2～5 分钟)。检查瓶底和瓶内壁药粉是否浸润,但不可倒置药瓶;如果仍有未浸润,可继续放置至完全浸润。

3.帮助患者摆体位、定部位、消毒注射部位。

(六)制备悬浮液

一旦完全浸湿,轻旋小瓶 30～60 秒直至形成均匀奶状悬浮液。不要猛烈地摇动小瓶,不要倒置药瓶,避免形成絮状凝结物而不能使用。

(七)抽出悬浮液

立即将针头从橡皮塞插入,针头斜面朝下,小瓶呈 45°角斜置,缓慢将瓶内所有的液体吸入注射器。不可倒置药瓶,因为这样可能影响抽样量。在瓶内壁和瓶底残留少量悬浮液是正常的,这已作为过量填装考虑在内。

(八)注射悬浮液

1.悬浮液抽出后将注射器轻轻倒置排气轻摇。

2.立即进针、轻旋针筒、稍快注药、拔针。

(九)再次核对,交代注意事项

(十)协助患者取舒适卧位,整理床单位,清理用物,洗手,记录

二、评分标准(表3-2-7)

表3-2-7 醋酸奥曲肽微球肌注的评分标准

科室:　　　　　　　　　　姓名:　　　　　　　　　　得分:

项目	评分细则	分值	扣分标准	得分
操作前准备(20分)	1.护士准备:着装整洁、洗手(剪指甲)、戴口罩和帽子	5	一项未做到扣2分 未洗手扣3分	
	2.评估患者:了解患者病情,询问用药史、过敏史,观察注射部位局部皮肤状况及上次肌肉注射的部位	5	未评估患者扣5分 评估少一项扣2分	
	3.物品准备:注射盘(内有碘酒、酒精、棉签),弯盘、注射单或医嘱单、醋酸奥曲肽微球(置于室温下至少20分钟,使其温度与室温相同,得到充分地回温)	8	用物每缺一扣1分 醋酸奥曲肽微球未充分回温扣4分	
	4.环境准备:清洁,安静,光线适宜	2	未评估环境扣2分	
操作方法及程序(60分)	1.核对医嘱	5	未核对医嘱扣5分	
	2.携物品至患者床旁,核对、解释并取得患者合作,洗手	5	未核对/未洗手扣3分 未解释扣2分	
	3.药粉的装备:轻敲小瓶以确保粉末在小瓶的底部,溶解药物粉末,消毒药瓶的橡胶塞。将针头从本品小瓶的橡皮塞中心插入。小心地将溶剂沿小瓶内壁注入小瓶(小瓶保持直立),不可搅动药粉,不可将溶剂直接注射在药粉上,不要晃动小瓶直到本品粉末完全被溶剂浸湿(2~5分钟)	15	未正确溶解药粉扣5分 药瓶未保持直立,有倒置扣5分 药物粉末未完全被溶剂浸湿扣5分	
	4.协助患者取舒适的体位,选择合适的注射部位(重复注射应轮流选择左、右臀部肌肉深部注射),常规消毒皮肤	8	注射部位选择不正确扣5分 消毒不严格扣3分	
	5.药物溶解及注射: (1)溶解药物粉末:检查瓶底和瓶内壁药粉是否浸润,但不可倒置药瓶;如果仍有未浸润,可继续放置至完全浸润。 (2)制备悬浮液:一旦完全浸湿,轻旋小瓶30~60秒直至形成均一奶状悬浮液。不要猛烈地摇动小瓶。不要倒置药瓶,避免形成絮状凝结物而不能使用。 (3)抽出悬浮液:立即将针头从橡皮塞插入。针头斜面朝下,小瓶呈45°角斜置,缓慢将瓶内所有的液体吸入注射器。不可倒置药瓶。在瓶内壁和瓶底残留少量悬浮液是正常的。这已作为过量填装考虑在内。 (4)注射悬浮液:悬浮液抽出后将注射器轻轻倒置排气轻摇,立即进针、轻旋针筒、稍快注药、快速拔针后干棉签轻压针刺处片刻	21	药液未完全溶解扣5分 针头刺入角度不正确/深度过浅扣5分 悬浮液未及时注射引起凝固扣5分 注射手法错误扣2分 未按压扣2分 未观察患者反应扣2分	
	6.再次核对,交代注意事项	3	未再次核对/未交代注意事项扣3分	

续表

项目	评分细则	分值	扣分标准	得分
	7.协助患者取舒适卧位,整理床单位,清理用物,洗手,记录	3	患者卧位不舒适扣1分 用物处理不当扣1分 未洗手记录扣1分	
效果评价 (20分)	严格三查七对	5	查对不严格扣5分	
	2.操作熟练,动作轻稳	4	操作不熟练酌情扣2~4分	
	3.注射部位选择合适	5	部位选择不当扣5分	
	4.严格执行无菌技术操作原则	5	无菌观念不强扣5分	
	5.操作时间不超过10分钟	1	超时扣1分 超时部分不得分	

第八节　醋酸戈舍瑞林皮下注射的操作规程及评分标准

一、醋酸戈舍瑞林皮下注射的操作规程

诺雷得(醋酸戈舍瑞林)是一种注射用的促黄体生成素释放激素类似物(LHRHa)。它可以抑制性激素(睾酮和雌二醇)的分泌,从而使激素敏感性肿瘤萎缩。

（一）适应证

1.适用于可用激素治疗的前列腺癌。

2.适用于可用激素治疗的绝经前期及围绝经期妇女的乳腺癌。

3.子宫内膜异位症:缓解症状包括减轻疼痛并减少子宫内膜损伤的大小和数目。

（二）醋酸戈舍瑞林缓释植入剂注射操作流程

1.获取医嘱,评估患者:患者病情、过敏史、注射部位皮肤情况、合作程度、治疗计划;解释、问二便、环境评估。

2.物品准备:注射盘(内有碘酒、酒精、棉签),弯盘,注射单或医嘱单,无菌治疗巾、醋酸戈舍瑞林缓释植入剂。

3.核对:携物品至病床旁,核对、解释并取得合作,检查药物名称、剂量、用法、有效期,有否混浊、变质。

4.摆体位:将患者置于舒服的位置,暴露患者腹部皮肤,注射部位为离脐窝2cm外的腹部皮肤,上身略微抬起;再次核对。

5.消毒、查对、进针

(1)消毒:安尔碘消毒皮肤,范围大于5cm×5cm。

(2)查对:打开包装取出注射器,将注射器斜对着光线略成角度观察,可以看见醋酸戈舍瑞林缓释植入剂,捏住塑料安全夹卡向外拉出,丢弃。除去针套,无须排气。

(3)进针:左手捏起患者皮肤,右手在防护套管处握紧注射器,食指固定针栓,使针头与皮肤呈30~45°角进针,进针时注射器针头斜面向上,将注射针刺入脐下腹前壁处的皮下组织,直至防护套管触及患者的皮肤,不得刺入肌肉或腹膜。

6.推药、拔针:右手固定针栓,回抽无回血,将针筒的活塞完全推入,以便注入植入剂

并启动防护套管,能听到"咔嗒"一声,并感到防护套管自动滑出以覆盖针头,如未全部推入针筒活塞则不会启动防护套管。快速拔针,用无菌棉签轻按压进针点。

7.再次核对,交代注意事项。

8.整理记录:协助患者整理衣着,安排舒适体位,询问患者疗效,整理床单位,整理用物、分类放置,洗手,记录操作者及操作时间。

二、评分标准(表3-2-8)

表3-2-8　醋酸戈舍瑞林皮下注射法评分标准

科室:　　　　　　　　　姓名:　　　　　　　　得分:

项目	评分细则	分值	扣分标准	得分
操作前准备(20分)	1.护士准备:着装整洁、洗手(剪指甲),戴口罩帽子	5	一项未做到扣2分 未洗手扣3分	
	2.评估患者:了解患者病情,询问用药史、过敏史,观察注射部位局部皮肤状况	5	未评估患者扣2分 评估少一项扣1分	
	3.物品准备:注射盘(内有碘酒、酒精、棉签),醋酸戈舍瑞林缓释植入剂,弯盘,注射单或医嘱单	8	每缺一项扣1分	
	4.环境准备:清洁,安静,光线适宜	2	未评估环境扣2分	
操作方法与程序(60分)	1.核对医嘱	5	未核对医嘱扣5分	
	2.携物品至病床旁,核对、解释并取得合作	5	未核对/未洗手扣3分 未解释扣2分	
	3.协助患者取舒适的体位,选择合适的注射部位(离脐窝2cm外腹部皮肤),常规消毒皮肤	10	注射部位不正确扣5分 消毒不严格扣5分	
	4.再次核对,打开包装取出注射器,将注射器斜对着光线略成角度观察,可以看见醋酸戈舍瑞林缓释植入剂,捏住塑料安全夹卡向外拉出,丢弃。除去针套,无须排气	10	未核对扣2分 注射手法错误扣3分 针头刺入角度不正确扣5分	
	5.左手捏起患者皮肤,右手在防护套管处握紧注射器,食指固定针栓,针头斜面向上,与皮肤呈30~45°角,将注射针刺入脐下腹前壁处的皮下组织,直至防护套管触及患者的皮肤,不得刺入肌肉或腹膜	6	未抽动活塞扣3分 注射角度不正确扣3分	
	6.松开绷紧皮肤的手,抽吸无回血,缓慢注入药液,同时观察患者反应	8	未回抽扣5分 未观察患者反应扣3分	
	7.听到"咔嗒"一声,并感到防护套管自动滑出以覆盖针头则注射毕,如未全部推入针筒活塞则不会启动防护套管	4	未听到"咔嗒"一声扣4分	
	8.干棉签轻压针刺处,快速拔针后按压片刻。再次核对,交代注意事项	6	未再次核对扣2分 未交代注意事项扣2分 未按压扣2分	
	9.协助患者取舒适卧位,整理床单位,清理用物,洗手,记录	6	患者卧位不舒适扣2分 用物处理不当扣2分 未洗手记录扣2分	

项目	评分细则	分值	扣分标准	得分
效果评价（20分）	1.严格三查七对	5	查对不严格扣5分	
	2.操作熟练，动作轻稳	5	操作不熟练酌情扣2～5分	
	3.注射部位选择合适	5	部位选择不当扣5分	
	4.严格执行无菌技术操作原则	5	无菌观念不强扣5分	

第四篇　健康教育处方

第一节　各种常见肿瘤患者的复诊时间及内容

一、肺癌

（一）术后辅助化疗患者

化疗结束2年内每3～6个月随访一次，2年后每年一次。内容包括复查胸部增强CT，全身骨核素扫描、头颅 MRI 或 CT、肺系肿瘤标志物等评价复发转移情况，如有复发转移，计算复发、转移时间，追访后续治疗及疗效评价。

（二）晚期患者

每2个月随访一次。内容包括身体一般状况（主要症状及生活质量评分）、肿瘤病灶变化、生存状况及近期治疗概况，计算总生存时间；近期检查疾病是否有进展，计算疾病进展时间。

（三）其他

吸烟情况评估，鼓励患者戒烟。任何情况下，出现以下症状加重或出现其他病情进展表现应及时就诊，包括喘息、咯血、疼痛、意识障碍等。

二、乳腺癌

（一）乳腺癌手术治疗患者

治疗后随访应包括常规体检和胸部 CT，对接受保乳手术的患者，应每年进行一次乳腺癌钼靶 X 线摄片检查。术后五年内避免妊娠，防止乳腺癌复发。

（二）乳腺癌放化疗患者

患者放疗期间应注意保护皮肤，出现放射性皮炎应及时就诊。患者化疗期间应定时检查肝肾功能，每次化疗前一天或当天查血白细胞计数，化疗后5～7天复查，如果白细胞计数$<3\times10^9/L$，需及时就诊。放化疗期间，因为抵抗力低，应少到公共场所，以减少感染机会，加强营养，多吃高蛋白、高维生素、高热量、低脂肪的食物，以增强机体抵抗力。

（三）有转移或复发表现的乳腺癌患者

分期评估检查，包括病史，体检，全血细胞计数、血小板计数、肝功能检查、胸片、骨扫描以及对疼痛或骨扫描异常的长骨或承重骨进行放射学检查，考虑腹部 CT 或 MRI 扫描。应对首次复发灶进行活检，并确定激素受体（ER 和 PR）情况和重新检测 HER-2 情况。

（四）乳腺癌高危人群

定期行乳房检查有助于早发现乳房病变，因此 20 岁以上的妇女，特别是高危人群应每月进行一次乳房自检。术后患者也应每月检查一次,以便早发现复发迹象。检查时间最好选在月经周期的第 7~10 天或月经结束后 2~3 天,已经绝经的女性应每个月选择固定的一天检查。

三、食管癌

手术后 2 年之内,应每 3 个月随访 1 次,之后半年随访 1 次,随访 5 年。随访内容包括全面的病史询问和体格检查,应注意临床症状的变化,如吞咽情况、咳嗽、癌痛、食欲和体重的变化等,体格检查包括颈部浅表淋巴结的触摸、胸部的听诊等。理化检查项目:血尿便常规、肝肾功能;胸片或 CT;腹盆腔 B 超或 CT 扫描;消化道肿瘤标志物 CA199、SCC 和 CEA 等;食管镜或胃镜,根据病情需要采用,一般 1 年检查 1 次。

四、胃癌

每 3~6 个月随访一次,共 1~3 年;之后每 6 个月随访一次,共 3~5 年;以后每年随访一次,内镜检查每年一次。随访内容包括全面的病史询问和体格检查,注意观察腹部有无肿块,肝脏是否增大,左锁骨上窝有无肿大淋巴结,直肠前凹能否触及肿块。晚期胃癌患者建议 1~2 个月随访 1 次。注意观察病灶变化,有无新增病灶。理化检查项目:血尿便常规、胸片、腹盆腔 B 超或 CT 扫描、消化系肿瘤标志物等。若患者已有复发,应记录复发转移部位及距手术时间等。随访还应注意生活质量,如饮食、有无倾倒综合征或胆汁反流性现象,体重状况,是否贫血,能否恢复正常工作,生活起居是否正常等。术后患者应常规检查幽门螺旋杆菌(HP)感染情况,如为阳性,无论有无症状均应清除。全胃切除患者由于 HP 失去了定植环境,检查及清除 HP 无临床指征。

五、肝癌

(一)肝癌根治术后患者

肝癌根治切除后的转移复发问题是最终导致死亡的主要原因。据国内外报道:肝癌根治切除术后 5 年内复发率为 60%,小肝癌亦达 40%,术后 2 年是复发高峰期,占复发总数的 62.4%~77.8%,故术后 2 年内应严密随访,术后第 1 年每 1~2 个月到医院复查甲胎蛋白(AFP)、腹部或者上腹部 MRI、B 超 1 次,以期早发现、早治疗,为预防复发提供最佳时机,尽可能延长术后至复发的无瘤生存期。

(二)肝癌介入治疗患者

随访期通常为介入治疗后的 30 天~3 个月,原则上从患者介入术后恢复算起,至少持续 3 周以上。介入治疗的频率根据随访结果而定,若介入术后一个月影像学检查肝脏肿瘤病灶内碘油沉积浓密,肿瘤组织坏死且无新病灶或无新进展,则暂不做介入治疗或治疗间隔应尽量延长,最初几次治疗时密度可加大,在肿瘤不进展的情况下宜延长治疗间隔,以保证肝脏功能的恢复。在治疗间隔期,可利用 MRI 动态增强扫描评价肝脏肿瘤的存活情况,以决定是否需要再次进行介入治疗。

六、直结肠癌

(一)病史和体检

每 3～6 个月 1 次,共 2 年;然后每 6 个月 1 次,总共 5 年;5 年后每年 1 次。

(1)测 CEA、CA199

每 3～6 个月 1 次,共 2 年;然后每 6 个月 1 次,总共 5 年;5 年后每年 1 次。

(2)腹盆腔超声、胸片

每 3～6 个月 1 次,共 2 年;然后每 6 个月 1 次,总共 5 年;5 年后每年 1 次。

(3)肠镜检查

术后 1 年内行肠镜检查,如有异常,1 年内复查;如未见息肉,3 年内复查;然后 5 年行肠镜检查一次,随诊大肠腺瘤均应推荐切除。

七、胰腺癌

胰腺癌的预后极差,胰腺癌不治疗 1 年生存率为 8%,5 年生存率为 3%。对于胰腺癌的治疗,主要采用单一的手术治疗。对于术后患者,前 2 年每 3～6 个月监测一次,然后每年监测 1 次。监测内容主要包括病史、体检以及肿瘤标志物 CA199 监测及 CT 扫描,患者若出现贫血、发热、黄疸等症状应及时就诊。

八、宫颈癌

宫颈癌患者经治疗后临床症状与体征均消失,但经过 6 个月以上又出现癌瘤。治疗后 3～6 个月复查有癌者应列为未愈。宫颈癌治疗后 50% 复发在 1 年内,75%～80% 在 2 年内;复发部位中盆腔占 60%,远处转移占 30%。随访内容应包括盆腔检查、阴道涂片细胞检查、胸片及血常规检查等。随访时间为:治疗后 2 年内每 3 个月复查 1 次;3～5 年内每 6 个月复查 1 次;第 6 年后每年复查 1 次。

九、卵巢癌

卵巢癌患者出院后第 1 年:出院后第 1 个月随诊 1 次,以后每 1～2 个月随诊 1 次;第 2 年:每 3 个月 1 次;第 3 年:适当延长随诊时间,但有异常症状,或盆腔有腹腔积液,或盆腹腔有肿块应随时就诊。随访内容包括一般健康状况检查、妇科检查、全身浅表淋巴结检查、血清肿瘤标志物(CA125、HE4、CEA、AFP 等)检查、血常规检查、血生化检查、盆腹腔 B 超检查、CT/MRI 检查等。

十、子宫内膜癌

出院后第 1 年:出院后 1 个月第 1 次随诊,以后每 3 个月随诊 1 次;第 2 年:每 3～6 个月 1 次;第 3 年～第 5 年:每 6 个月～1 年 1 次。随访内容包括盆腔检查、阴道脱落细胞学检查、胸片(6 个月～1 年 1 次)、血清 CA125 检查,并根据不同情况选用 CT、MRI 等。

十一、淋巴瘤

每 3～6 个月随诊 1 次,共 2 年;然后每 6 个月 1 次,共 5 年;5 年后每年 1 次。随访内容包括病史和体检,浅表淋巴结、胸、腹、盆检查,头颅 CT 或 MRI,必要时行骨穿或腰穿以及 PET-CT 等。

十二、膀胱癌

保留膀胱手术后每 3 个月进行 1 次膀胱镜检查,2 年内无复发,改为半年 1 次;根治性膀胱手术后,终生随访。随访内容包括血生化、泌尿系 B 超、盆腔 CT 及上尿路造影等检查。

十三、前列腺癌

(一)前列腺癌根治术后患者

前列腺癌根治术后的前 2 年应每 3 个月随访 1 次,2 年后每 6 个月随访 1 次,5 年后每年随访 1 次,必要时缩短随访时间。第一次随访主要检查与治疗相关的并发症,如有无尿失禁、肠道症状及性功能状态等。

(二)无症状患者

针对无症状患者监测前列腺癌有关的临床表现、血清 PSA 水平及进行直肠指检。骨扫描与其他影像学检查,不推荐作为无特殊症状的患者常规的随访手段。如直肠指检阳性,血清 PSA 持续升高,行骨盆 CT、MRI 以及骨扫描;如存在骨痛,不论 PSA 水平如何,应进行骨扫描。

第二节　肿瘤患者的居家护理

家属是治疗肿瘤的重要的力量。作为家属,应尽量做到正视现实、勇挑重担,创造良好的家庭氛围,使患者在这种氛围下树立顽强的斗志和信念,保证治疗的顺利进行。如何做好居家患者的治疗、康复、调节,帮助其减轻痛苦、提高生活质量是肿瘤患者居家护理的主要内容。

一、病情观察

患者在经过治疗后,一定要按时到医院进行复查,出现问题时及时处理。

二、情志护理

肿瘤是目前严重危害人类生命和生活质量的难治性疾病,其特点是致残率高、病死率高。它的发生发展与精神因素密切相关,因此在肿瘤的治疗中,情志护理是十分必要的,对患者的康复能起到积极的作用。

(一)治疗间歇期患者的护理

家庭应该给予患者足够的安全感,营造一个安全舒心的环境。温馨的家庭氛围对患者的康复具有积极的支持作用。患者家属要树立与患者一起抗击疾病的信心,患者孤独时多陪伴,发怒时以静相对;在生活中的每个细节都让患者感受到家庭的温暖,感受到家属伟大的爱,从而帮助患者树立战胜病魔的信心。

（二）临终患者的护理

临终患者往往比一般患者更为焦虑、自卑、恐惧和绝望,极其需要家属的理解关怀和帮助,除了合理应用止痛药减轻疼痛外,情志护理也可以缓解患者的疼痛。患者更渴求亲友同事的抚慰而达到心理满足,家属要尊重他们的人格和尊严,尽量去理解、体贴、照顾、安慰患者,鼓励患者说出自己的临终意愿,让患者安然离去。

（三）肿瘤情志护理的方法

1.心理暗示疗法。暗示患者如何进行自身调节,此法主要是增强患者自身战胜疾病的信心。

2.放松止痛法。嘱患者全身松弛,肌肉放松,听轻快的音乐。

3.物理止痛法。通过刺激患者疼痛周围皮肤或相对应的健侧达到止痛的目的。刺激方法可采用按摩、涂清凉止痛药等。

4.转移止痛法。嘱患者取舒适体位,回忆开心愉悦的事情,从而转移注意力,减轻疼痛。

三、饮食护理

饮食护理是肿瘤患者护理的重要组成部分,良好的营养状况和饮食方式能帮助患者承受肿瘤或化疗对身体造成的种种压力,同时各种治疗方法的疗效也较好。

饮食上尽量做到色、香、味、形俱佳,少量多餐,平衡膳食,适当增加营养,避免盲目忌口。多给患者进食富含高热量、高蛋白以及高维生素的流质食物,避免烟酒及辛辣油煎等刺激性饮食。在患者脾胃功能尚好的情况下,选择一些既营养又抗肿瘤的食物,如香菇、银耳、黑木耳、荠菜、马齿苋、黄花菜、核桃、紫菜、海藻、菱角、慈姑、芋头等。根据季节变化,顺应自然规律:春夏阳气旺盛,应少食温燥食物,如狗肉、羊肉等;秋季气候干燥,多食润燥、清凉水果;冬季严寒,应少食寒凉食品,宜服温热食物。

四、环境

创造安静、整洁、舒适安全的修养环境,保持室内整洁、空气流通、温湿度适宜,室内装饰色调柔和、充满生机。

五、症状护理

（一）恶心、呕吐

1.穴位注射。中医认为,恶心、呕吐起因于胃失和降,气逆于上,邪气犯胃。足三里为阳明胃经之穴,具有调理脾胃、消食除胀、清热化湿、降逆止呕的作用。在化疗前后采用甲氧氯普胺封闭足三里、内关等穴位,配合西药止吐具有很好的预防和治疗作用。

2.饮食。以清淡易消化的高营养、高维生素食物为主,温热适中。甜食或油腻食物易引起呕吐,而偏酸的水果可缓解恶心。饮食上采用少食多餐的方式,每天5～6次。呕吐频繁患者在4～8小时内禁食,必要时可延长至24个小时,然后缓慢进流质饮食,如稀饭、麦片粥或清汤等。

3.音乐治疗。主要通过平静和缓的音乐对身体、精神及情绪功能的影响,有效减轻患者的不良反应和焦虑,分散患者的注意力,减少恶心、呕吐的发生。

4.环境。日常生活中保持病室环境的安静。

5.休息与活动。注意动静结合、劳逸适度。鼓励患者到室外小幅度地散步,呼吸新鲜空气,做适宜的运动。动要多样,包括体育锻炼、气功、太极拳、舞蹈等。

(二)便秘

使用抗肿瘤药物会使患者肠蠕动变慢而导致便秘。化疗药物损伤人体正气,导致气血不足,下元亏损,肠失温润,传导无力;同时耗伤津液,致肠道失润,粪质干燥,从而导致便秘。患者常表现为腹胀、腹痛、纳差不思等一系列症状,增加患者的痛苦和心理负担甚至严重影响生活质量。采用膳食疗法、心理护理并配合穴位贴敷(取合谷、天枢、太冲等穴位),可取得很好的疗效。家属可以按顺时针方向为患者进行腹部按摩,以利肠道蠕动增快,缓解症状;同时令患者多食新鲜蔬菜、水果,多饮水。

(三)腹泻

1.严格记录患者排便次数、量、性状及每天出入量。

2.给予少渣、低脂、易消化、低纤维素的流质或半流质饮食,避免食用生冷、刺激性食物。

3.注意腹部保暖,必要时使用艾灸热敷腹部,艾灸部位为神阙穴,每天两次,每次半小时,严防烫伤的发生并密切观察腹泻时伴随的腹痛症状。

4.嘱患者多饮水,严密观察水电解质情况。

5.加强肛周皮肤护理,便后使用软纸擦拭,温水清洗肛门,并涂凡士林油保护皮肤。

(四)失眠

失眠是肿瘤患者常见的症状之一,失眠的发生可严重影响患者的生活质量。

1.消除不良的情绪,加强心理护理。

2.提供良好的睡眠环境。

3.注意劳逸结合,根据治疗和康复计划合理安排并调整作息时间。

4.一般治疗。传统的中医治疗有默念数字、听单调的钟表声等,其目的是让全身肌肉放松,心境宁静平和,有助于睡眠。

5.按摩推拿。按摩能消除疲劳,改善血液循环,达到阴阳平衡,可有效地防治失眠症;还可使用搓手浴面、按摩耳郭、拍打足三里穴、泡足踏石等自我按摩方法。

(五)感染

1.病房每天开窗通风2次,紫外线消毒1次,可减少上呼吸道系统感染。

2.限制探视。

3.外出时佩戴口罩,尽量少去人流密集的地方,避免出现交叉感染。

4.加强个人卫生的管理。

5.患者如发生感染应及时就医。

六、居家护理注意事项

1.定期复查。

2.密切观察患者病情变化,出现异常应及时就医。

3.家庭护理病历。妥善保存患者就医的相关资料和家庭护理记录。

第三节　海扶刀治疗的健康指导

海扶刀(HIFU)其含义为"高强度聚焦超声",是一种融合现代计算机技术、定向技术和外科技术于一体的治疗设备,具有无创、有效、安全、治疗后恢复快、无放射性损伤等优点。

一、海扶刀治疗前

(一)饮食指导

1.海扶刀治疗前三天开始进食少渣食物,如米饭、面条、土豆等,禁食豆类及蔬菜类、绿叶菜类等含纤维素丰富的菜品,不要吃太油腻的食物。

2.治疗前两天开始进食流质食物,如白稀饭、小米粥、藕粉和各种汤类。

3.治疗前一天进食无渣饮食,如米汤及葡萄糖水,禁食含白砂糖的水或汤、牛奶等各种饮料。

(二)常规准备

1.治疗当天早上需要清洁灌肠,皮肤准备,导尿。

2.若患者在肠道准备中,出现饥饿、出冷汗、心慌等症状,可能是低血糖的表现,要及时告知医生。

二、海扶刀治疗中

告知患者治疗过程是安全的,让其尽量放松。治疗过程中须保持不动,否则会增加治疗时间,影响治疗效果,甚至可能造成严重并发症。治疗过程中患者若出现不适症状,责任护士应立即告知医生。

三、海扶刀治疗后

(一)饮食指导

1.治疗结束2个小时后。患者可以进食清淡流质饮食,如麦片汤、藕粉、芝麻糊、山药粥、蛋汤、蜂蜜以及各种水果,可以多食香蕉。

2.治疗后第一天。患者应少食多餐,可进食稀饭、米饭、肉类、绿色蔬菜和含纤维素丰富的菜品及各类水果。

3.治疗后第二天。患者可进食米饭、适量的肉类及其他普通的食物等,可以多食绿色蔬菜及各类水果,多食蜂蜜、香蕉等通便的食物。

4.治疗后第三天。若患者排气排便正常,可以按照普通饮食进食。

（二）休息与活动

患者应注意休息,治疗后一个月内应适当运动,不能剧烈活动,不可从事重体力劳动,避免过度疲劳。鼓励患者进行中医养生锻炼,锻炼原则为动静结合、以静为主,并指导练习太极拳、八段锦、回春医疗保健操等。

（三）不良反应的指导

1.治疗后少数患者可能出现便秘、小便难以排尽感。若患者排尿或排便与治疗前不同,需及时与医生联系。

2.患者治疗后可能出现治疗区胀痛、骶尾部胀痛、下肢胀痛等症状,告知患者一般可以恢复。

3.患者局部有皮肤热损伤时要注意保护皮肤,避免皮肤擦伤和损伤。

（四）其他

1.鼓励病友间相互交流治疗体会,增强战胜疾病的信心。

2.慎风寒,防感冒。

3.饮食有节,戒烟酒。

4.积极治疗原发病,定期到医院复查。

第四节　肿瘤患者的中医药膳处方

药膳食疗是中医肿瘤学的重要组成部分,是以中医理论为指导,研究药膳食疗基础理论、各种食物的养生与治疗作用及药膳食疗配方和应用的一门学科。早在三千多年前,我国传统医学就十分重视饮食调养与健康的辨证关系。在传统医学的经典著作中有许多关于食疗的论述,例如《黄帝内经》中指出:"谷肉果菜,食养尽之,无使过之……"汉代医圣张仲景所著《伤寒杂病论》中也有关于食疗的记载,如服桂枝汤后喝热稀粥可以助药力。唐代名医孙思邈在《千金要方》中有"食治"专篇,他认为"夫为医者,当须先洞晓病源,知其所犯,以食治之,食疗不愈,然后命药。"

恶性肿瘤是一种全身消耗性疾病,它不仅在局部无限制地生长,使机体能量消耗增加,而且破坏正常组织,引起一系列的营养障碍和代谢紊乱,使患者出现消瘦、乏力、纳差、发热、出血等正虚邪实、阴阳失调的症状。经手术、化疗或放疗,则进一步损伤脏腑,耗伤气血,尤其是脾、胃、肝、肾的受损,导致腹胀纳差、口干少津、神疲肢软等症。对肿瘤的治疗尽管有手术、放疗、化疗、免疫治疗、中医中药等方法,但也要有一个膳食调理的过程。通过合理的饮食调理,可以提高患者的食欲,补充机体的营养消耗,增强患者的耐受能力,起到事半功倍的疗效。

一、食管癌患者的饮食疗法

（一）龙葵核桃煮鸡蛋

【原料】龙葵 30 g,生鸡蛋 4 个,核桃青枝梢 120 g。

【制作及用法】将核桃青枝切碎与龙葵同入砂锅内,加水适量,煮沸 20 分钟后,放入鸡蛋煮热。鸡蛋剥壳去皮。在鸡蛋上用竹签扎遍小孔,再放入原汤中煮 2 小时后取出,每天早晚各 2 个,空腹服食,连服 1 个月为 1 个疗程,停 1 周后继续服用。

(二)冬凌草糖浆

【原料】冬凌草 750 g,蔗糖适量。

【制作及用法】将冬凌草去浮灰,入锅内加水,盖过药面,烧沸,转文火煮 2～3 小时,取药汁;再加水煎煮(同法),共取药汁合并滤液,加蔗糖适量,用小火浓缩至 150 ml 即得糖浆,每次服 10 ml,每天 3 次。

(三)鲜乳粥

【原料】粳米 100 g,鲜牛乳或羊乳(人乳更佳)适量,白糖少许。

【制作及用法】先将粳米洗净,加入清水煮成粥,待粥半熟后去掉米汤,加入乳汁、白糖,煮熟即可食用。每天早、晚温热服用。

二、鼻咽癌患者的饮食疗法

(一)枸杞茶

【原料】红茶 5 g,枸杞子 15 g。

【制作及用法】将枸杞子、红茶放入保温杯中,倒入沸水加盖焖泡 15 分钟即可代茶饮用。

【适用范围】本品有补肝益肾、明目壮腰之功效,用于鼻咽癌见肝肾阴虚、头晕目眩、腰膝酸软者。

(二)蜜汁莲藕

【原料】蜂蜜 50 g,鲜藕 750 g,糯米 150 g,白糖 200 g,桂花 5 g,淀粉适量。

【制作及用法】鲜藕洗净,切下一端藕节,灌入洗净且浸泡 1 个小时的糯米,灌藕捣实。然后上笼蒸熟透,放入凉水中浸泡 5 分钟,取出后去藕皮晾干。将另一端藕节切除,将藕从中剖开,切为约 0.5 厘米厚的片,放碗内,加 120 g 白糖,上笼蒸约 15 分钟,扣于盘内。锅内放清水 50 g,加白糖 75 g,加蜂蜜、桂花,煮沸后勾芡,浇在藕片上即成。

(三)胡萝卜粥

【原料】粳米 150 g,胡萝卜 400 g,红糖适量。

【制作及用法】先将新鲜胡萝卜清洗干净,切成米粒状,再把粳米淘洗干净,放入砂锅内,加清水适量,然后放入胡萝卜颗粒,先武火后文火,煮成稀粥,待粥成时放入红糖,拌匀即可。佐餐服食,每天早晚各 1 次,每次 1 小碗。

三、肺癌患者的饮食疗法

(一)银花茶

【原料】金银花 25 g,甘草 25 g,绿茶 5 g。

【制作及用法】先将金银花、甘草水煮煎沸 15 分钟,再以沸水冲泡绿茶。

(二)麦银茶

【原料】麦冬 15 g,银花藤 15 g,茶叶 8 g。

【制作及用法】将麦冬、银花藤水煎沸 20 分钟,用煎水冲泡茶叶。

(三)薏苡仁赤小豆枣粥

【原料】生薏苡仁 100 g,仙鹤草 60～90 g,大枣 20 枚,赤小豆 50 g,白糖适量。

【制作及用法】薏苡仁、赤小豆浸泡 2.5 个小时。仙鹤草洗净切段,装入纱布袋煎煮成汁液,去袋留汁。将赤小豆放入原药汁液的锅内,加水煮酥烂,下入薏苡仁及大枣大火烧沸,用慢火煮熟,放入白糖调匀,至米烂成稀粥即可食用。每天数次随意服食,连服 10～15 天。

四、胃癌患者的饮食疗法

(一)陈皮瘦肉粥

【原料】陈皮 10 g,乌贼骨 15 g,猪瘦肉 50 g,粳米 150 g。

【制作及用法】将陈皮与乌贼骨加适量水煎煮,煮沸约 30 分钟后,滤渣取汁备用。猪瘦肉洗净切碎,粳米洗净后放入锅中,加适量水与瘦肉一并煮粥,慢火煮至粥熟后,倒入药汁混匀,再稍煮即成。趁热服食,每天 1 剂,分 2 次食完,连续服食 5～7 天。

(二)健胃防癌粥

【原料】向日葵芯秆(或向日葵托盘)40 g,粳米 560 g。

【制作及用法】先将向日葵芯秆或向日葵托盘洗净,切碎,置砂锅中,加清水适量煎煮,煮沸约 30 分钟后,过滤去渣,取汁备用;粳米洗净,置锅中、加水适量煮粥,先用武火烧开后,再用文火慢煮,至粥熟后,倒入药汁即可。每天 1 剂,1 次食完,连续服食 5～7 天。

(三)阿胶花生粥

【原料】阿胶 30 g,桂圆肉 15 g,大枣 20 g,花生米 20 g,糯米 100 g,红糖适量。

【制作及用法】将桂圆肉、大枣(去核)、花生米、糯米洗净后,置砂锅中,加清水适量煮粥,先用武火烧沸后,再用文火慢煮,待粥熟后,加入蒸熔化的阿胶,边煮边搅匀,稍煮二三沸后,加入红糖适量调匀即成。趁热服食,每天 1 剂,分 2 次食完,连续服食 5～7 天。

五、结直肠癌患者的饮食疗法

(一)十全大补汤

【原料】炙黄芪、酒白芍、党参、炒白术、茯苓、熟地黄、甘草各 30 g,炒川芎、肉桂、当归各 10 g,猪肚、猪肉各 1 000 g,墨鱼 150 g,猪杂骨(捶破)、鸡鸭爪翅、猪皮各适量。

【制作及用法】炙黄芪、酒白芍、党参、炒白术、茯苓、熟地黄、甘草、肉桂、炒川芎、当归,同装入白纱布袋,扎紧袋口。猪肚、猪肉、墨鱼、猪杂骨(捶破)、鸡鸭爪翅、猪皮,药袋同入铝锅,加水适量,入葱段、生姜片、花椒、料酒、盐,武火烧沸后改文火煨,猪肉、猪肚熟烂时捞起切条,再放汤中煮沸。捞出药袋不用。服食调味精。食肉饮汤,早、晚各吃200 g,2 次/天,全部服完隔 5 天再服。

(二)贞杞猪肝

【原料】女贞子 35 g,枸杞子 40 g,猪肝 250 g。

【制作及用法】女贞子、枸杞子入纱布袋,扎紧袋口,加水煎 30 分钟,去纱布袋留药汁;猪肝用竹签刺小孔,下药汁内煮 1 小时,捞出切薄片。锅烧热,入植物油烧九成熟,放葱、姜煸香,再投猪肝片,烹黄酒,加酱油、糖、原汤(药汁)烧沸,武火收汁,最后用淀粉勾芡,使汤汁透明服食。

(三)黄芪参枣粥

【原料】甘草 15 g(切片),党参 30 g,生黄芪 30 g,粳米 100 g,大枣 10 枚。

【制作及用法】甘草切片,党参、生黄芪装入纱布袋,扎紧袋口,入锅,加清水适量熬汁液。去药袋留汁,加粳米、大枣、适量清水,武火烧沸后转文火熬至米烂成粥。早、晚服用,连服 10～15 天。

六、胰腺癌患者的饮食疗法

(一)炒瘦肉鸽丁

【原料】鸭蛋 1 个,干净荸荠 50 g,青豆仁 50 g,瘦猪肉 150 g,肉鸽 1 只(约 250 g)、冬笋、咸面包、香菇、葱。

【制作及用法】肉鸽去内脏、骨头、头、颈、尾、脚、翅膀,切约 2cm 见方的鸽肉丁;瘦猪肉剔净筋膜,切丁;鸭蛋打开,去黄取清。鸽肉丁、猪肉丁加鸭蛋清、酱油 5 ml、白糖 15 g、味精 2.5 g、干淀粉 15 g、芝麻油 1.5 ml 拌匀;咸面包 1 个去外皮,切粗丁;冬笋片 50 g 下沸水锅汆熟捞出,与水发香菇 15 g、葱白 25 g、干净荸荠 50 g 共切丁。锅烧热,放花生油适量烧五成熟,投猪肉丁、鸽肉丁、冬笋片、熟青豆仁、香菇、姜片、葱白、荸荠、面包丁、料酒 10 ml 入锅煸炒后盛入蒸盆,加高汤上笼蒸 1 个小时,熟烂后取出食用。

(二)参归乌鸡汤

【原料】乌鸡 1 只(500～700 g),当归、枸杞子各 30 g,人参、橘皮各 10 g,葱、姜少许。

【制作及用法】乌鸡去毛、内脏、脚爪,当归身、枸杞子、人参、橘皮,以及葱、姜切碎,同料酒和盐入鸡腹腔。鸡入砂锅,加清水适量,烧沸后改文火炖熟透服食。

(三)茯苓赤豆薏米粥

【原料】赤小豆 50 g,白茯苓粉 20 g,薏苡仁 100 g。

【制作及用法】薏苡仁用水浸泡至米心变软。赤小豆下锅加水煮至开花酥裂,入薏苡仁续煮至熟烂成粥,加白茯苓粉拌匀略煮服食。

七、肾癌患者的饮食疗法

(一)当归黄花瘦肉汤

【原料】黄花菜 15 g,当归 15 g,猪肉 200 g,盐、料酒、葱、姜少许,味精适量。

【制作及用法】当归、黄花菜洗净,猪肉可切片或丝,共同置于锅内,加入盐、料酒、葱、姜、水 2 000 ml,文火煎汤,烧浓入味,加少许味精,即可食用。

(二)清蒸甲鱼

【原料】甲鱼 1 只(500 g 以上),火腿片 3 片,地骨皮 10 g,生地 10 g,水发香菇若干,葱、姜、盐、味精适量。

【制作及用法】甲鱼宰杀,去内脏后洗净,置生地、地骨皮于甲鱼肚内。将甲鱼放入碗内,然后将火腿整齐地放在碗中间,水发香菇排在两旁,撒上葱、姜、盐、味精后,上蒸笼旺火蒸半小时,出笼,淋上麻油即可食用。

（三）内金谷姜兔肉汤

【原料】谷芽 30 g,鸡内金 12 g,生姜 3 片,兔肉 100 g。

【制作及用法】加水适量共煲汤,少量盐调味,喝汤吃肉。每天或隔天 1 次。

八、乳腺癌的饮食疗法

（一）丝瓜络鲫鱼汤

【原料】橘叶 6 g,当归、郁金、白芍、香附各 9 g,丝瓜络 15 g,大鲫鱼一条(700 g 左右),蘑菇 30 g,调料各适量。

【制作及用法】鲫鱼洗净,用葱、姜、酒、盐腌上。以上六味中药装入纱布袋煎汁,去袋留汁。锅热下油,油热放入鲫鱼,煎黄两面鱼皮后取出。锅内放入葱段、姜片略炒,放入药汁液、盐、料酒、胡椒、蘑菇片,汤沸后下鱼,煮开煎熬后,调好口味即可。

（二）阿胶黄芪饭

【原料】阿胶 10 g,黄芪 15 g,白糖 30 g,粳米 250 g。

【制作及用法】将阿胶用水烊化备用,黄芪加水煎取药汁,加白糖使溶,倒入淘净的粳米与阿胶液,酌加适量水,煮成熟饭即成。

（三）乳癌血瘀方

【原料】三棱 8 g,陈皮 10 g,当归尾 12 g,桃仁 12 g,羊肉 150 g,红枣 10 枚。

【制作及用法】将羊肉去油脂、洗净、斩块,其他用料洗净,陈皮用水浸渍。将全部用料放入锅内,加清水适量,文火煮 2～2.5 个小时,调味食用。

九、宫颈癌患者的饮食疗法

（一）平菇海参

【原料】平菇 100 g,水发海参 200 g。

【制作及用法】将平菇去根洗净,切成长条,备用。将水发海参洗净,切成长条,入沸水锅中捞出,待用。炒锅置火上,加植物油烧六成热,加葱花、姜末煸炒炝锅,出香后即放入海参,翻炒,加料酒及鲜汤,再放入平菇条,加盐、味精,煮沸后,改用小火煨煮 5 分钟,用湿淀粉勾芡,淋上麻油即可。

（二）归参红花粥

【原料】红花 20 g,当归 20 g,丹参 25 g,糯米 150 g。

【制作及用法】将红花、当归、丹参加水煎汤,以汁与淘洗干净的糯米一同煮粥。早晚分食。

（三）菱粉粥

【原料】菱粉 50 g,粳米 100 g。

【制作及用法】粳米 100 g 加适量水同煮,待米粥煮至半熟后,调入菱粉、红糖少许,同煮为粥,可长期食用。

十、卵巢癌患者的饮食疗法

(一)马兰头炒石耳

【原料】石耳 10 g,鸡丝 30 g,火腿丝 30 g,马兰头 60 g,食油、味精、盐、姜丝适量。

【制作及用法】炒锅加油烧热,先下鸡丝、火腿丝、姜丝略炒,加石耳、马兰头翻炒,加味精、盐,拌匀即可。

(二)水蛭散

【原料】生水蛭 50 g,生山药 280 g,红糖适量。

【制作及用法】将生水蛭晒干,研细末,生山药研细末。每次用山药细末 20 g,冷水调匀煮成稀粥,加红糖,送服水蛭粉 1～2 g,每天 2 次。

(三)益母草煮鸡蛋

【原料】益母草 50 g,鸡蛋 2 枚。

【制作及用法】益母草洗净切段,与鸡蛋加水同煮,鸡蛋熟后去壳取蛋再煮片刻即成。

十一、肝癌患者的饮食疗法

(一)苦菜汁

【原料】苦菜适量。

【制作及用法】苦菜适量捣汁,加白糖调服。3 次/周。

(二)虫草紫河泥鳅汤

【原料】陈皮 10 g,冬虫夏草 40 g,瘦猪肉 160 g,紫河车 1 个,泥鳅 500 g。

【制作及用法】将泥鳅去掉肠脏和鱼头,清洗干净,放入油锅煎至微黄取出备用,瓦煲加入适量水烧至沸腾,然后放入陈皮、冬虫夏草、紫河车、瘦猪肉,烧至沸腾时,改用中火煲 3 个小时,以少许盐调味即可饮用。

(三)鲫鱼黑豆粥

【原料】鲫鱼 1 尾,黑豆 500 g,青豆末、橘皮末适量。

【制作及用法】鲫鱼及青豆末、橘皮末相和煮粥。另将黑豆 500 g 煮熟,调匀入粥,加少许盐,分次服下。

十二、膀胱癌患者的饮食疗法

(一)雪梨鱼腥草

【原料】鱼腥草 60 g,雪梨 250 g,食糖适量。

【制作及用法】取生雪梨洗净,连皮切成碎块,弃去核心。把鱼腥草用水 800 ml 浸透后用大火烧开,用文火煎 30 分钟,弃去药渣,留下澄清液 500 ml,把梨置入药液内加入适量食糖后用文火烧煮,待梨完全煮烂后即可食用。

(二)无花果粥

【原料】无花果干 220 g,大米 50 g。

【制作及用法】将大米淘洗干净,与无花果干一起放入锅内,倒入适量清水,用文火煮成稀粥,即可食用。

（三）二豆苡仁羹

【原料】薏苡仁 30 g,绿豆 50 g,赤小豆 50 g,红糖 20 g。

【制作及用法】先将薏苡仁、绿豆、赤小豆洗净,一同放入砂锅,加水浸泡 1.5 小时,待其胀发,视需要可再加清水适量,武火煮沸,改用文火煨煮至二豆、薏苡仁熟烂如酥,呈花絮稠糊状,调入红糖,待其完全溶化,拌匀即成。早晚 2 次分服。

第五节　中药煎煮的指导

中药煎煮过程中要发生两种变化:一是药物有效成分的溶出,二是药物中各种生理活性成分进行化合反应。因此汤剂的煎制方法有许多特殊的讲究。合理煎煮中药可以充分发挥药物的作用,对于防治疾病有重要的意义。

一、中药的清洗

中草药大都是生药,在出售之前一般都进行了加工炮制,煎煮之前一般没有必要淘洗。如果的确觉得草药有些脏,可在浸泡前迅速用水漂洗一下,切勿浸泡冲洗,以防易溶于水的有效成分大量丢失,从而影响中药疗效。

二、中药的浸泡

中药饮片煎前浸泡既有利于有效成分的充分溶出,又可缩短煎煮时间,避免因煎煮时间过长,导致部分有效成分耗损、破坏过多。多数药物宜用冷水浸泡,把药物倒入药锅内摊平,然后加常温水或室温水浸泡 60 分钟,轻压药材时水高出药平面约 2 厘米,以药材浸透为原则。夏天气温高,浸泡时间不宜过长,以免药材腐败变质,冬季可以适当延长时间。特别需要注意的是绝对不能用沸水浸泡中药。

三、煎药器具的选择

煎药器具以砂锅为好,因为砂锅的材质稳定,不会与药物成分发生化学反应,导热均匀,热力缓和,锅周保温性强,水分蒸发小,这也是砂锅自古沿用至今的原因之一;但砂锅孔隙较多,易"串味",且易破碎。此外,也可选用搪瓷锅、不锈钢锅和玻璃煎器,具有抗酸耐碱的性能,可以避免与中药成分发生反应,大量制备时多选用。铜、铁质煎器虽传热快但化学性质不稳定,易氧化,在煎煮中药时能与中药中多种成分发生化学反应而影响质量;也不能使用铝、锡等器具,铝锅虽传热快、化学性质较稳定,但铝锅不耐强酸强碱,对酸碱性不太强的中药可以选用,但不是理想的煎药用具。

四、煎药用水

煎药用水必须无异味、洁净澄清,含矿物质及杂质少。一般来说,凡是人们在生活上可以饮用的水都可用来煎煮中药,一般可用清澈的泉水、河水及自来水,井水则须选择水质较好的。水最好采用经过净化和软化的饮用水,以减少杂质混入,防止水中钙、镁等离子与药材成分发生沉淀反应。

按理论推算,中药加水量应为饮片吸水量、煎煮过程中蒸发量及煎煮后所需药液量的总和。虽然实际操作时加水很难做到十分精确,但至少应根据饮片质地疏密、吸水性能及煎煮时间长短确定加水多少。水的用量一般为:第一遍煎煮时为药材量的5~8倍,或将饮片适当加压后,液面淹没过饮片约2厘米为宜。第二遍用水量可少一些。头煎结束后,将药汁滤出,重新加水至高出药平面0.5~1厘米,继续武火煎煮至沸腾后改为文火煎煮15~20分钟即可。质地坚硬、黏稠或需久煎的药物加水量可比一般药物略多,质地疏松或有效成分容易挥发、煎煮时间较短的药物,则液面淹没药物即可。一般如果药方中草、花、叶类药物较多,吸水量较大,煎煮前应补充加水,可以多放一点水。很多中药说明是"三碗水煮成大半碗",其实这是笼统的说法而已。碗有大小之分,药物有多少之别,药材质地亦有所不同,不能简单以"三碗水煮成大半碗"而论。

五、煎煮中药的方法

(一)火候与煎煮时间

火候指火力大小与火势急慢。大火、急火称武火,小火、慢火称文火。一般未沸前用武火,沸后用文火保持微沸状态,以免药汁溢出或过快熬干,减慢水分蒸发,有利于有效成分的溶出。至于火候和时间的控制,则主要取决于不同药物的性质和质地,在煎煮过程中,尽量少开锅盖,以免药味挥发。

(二)煎煮次数与方法

中药煎煮一般要煎煮2~3次,最少应煎2次。煎煮次数太少,提取不完全,药材损失大;煎煮次数太多,不仅耗工和燃料,而且煎出液中杂质增多。因为煎药时药物有效成分首先会溶解在进入药材组织的水液中,然后再扩散到药材外部的水液中,当药材内外溶液的浓度达到平衡时,因渗透压平衡,有效成分不再溶出。此时只有将药液滤出,重新加水煎煮,有效成分才能继续溶出。为了充分利用药材,避免浪费,一剂药最好煎煮2次或3次。

治疗一般疾病的中药煎煮以2次为宜,一般先用急火煮沸,水沸后计算煎煮时间,一般为头煎20~30分钟,二煎10~20分钟。用于治疗感冒的解表中药或清热中药宜用武火,时间宜短,煮沸时间为10~20分钟即可,并趁热服用。用于治疗体虚的滋补中药煎煮以3次为宜,头煎为40~50分钟,二煎为20~30分钟,三煎为10~20分钟。有效成分不易煎出的矿物类、骨角类、贝壳类、甲壳类中药及补益中药,一般宜文火久煮,使有效成分充分溶出。以上煎煮过程中需要经常搅拌。煎煮好的中药要趁热滤出,免得有效成分沉淀在药渣上。如果不小心把药物煮干煮焦了,则此药不能服用,因为此时产生很多有毒物质,服用对身体有害。

(三)煎煮榨渣取汁

汤剂煎完后应榨渣取汁,因为一般药物加水煎煮后都会吸附一定药液;其次主药液中的有效成分可能被药渣再吸附。如药渣不经压榨取汁就抛弃,会造成有效成分损失,尤其是一些遇高热有效成分容易损失而不宜久煎或煎2次的药物,药渣中所含有效成分所占比例会更大,榨渣取汁的意义就更大。

（四）煎药的标准

煎药有原处方中各味中药的特征气味,无煳化,无焦化及其他霉烂异味,残渣无硬心,无焦化、煳化,挤出的残液量不超出残渣总重量的 20%。

（五）注意事项

1.药物溢出。药物应充分煎透,做到无糊状块、无白心、无硬心。

2.防止干烧。注意安全,防止烫伤、触电。

六、中药的服法

（一）服药的时间

补养药与健胃药应饭前服用,增加药物有效成分的吸收率;辛辣且有刺激性的药物应在饭后服用,以减少对胃的刺激;驱虫或攻下药适宜在空腹时服用,以增强药效;治疟疾时宜在发作之前服药;用安神药时应在临睡前服药;急性病者应不拘时间尽快服药。

（二）服药的次数

一般每天服药 2～3 次;维持疗效者为每天一次;有的一天多次或煎汤代茶,不拘次数。

（三）服药的温度

一般中药煎剂以温服者多。根据病情及治疗的需要也有采用冷服用于热证者,采用热服用于寒证者。

（四）药饮的选择

一般用白开水送下;因呕吐而服药困难者,可饮姜汁,药液中加白糖或矫味剂;送服消瘀活血剂,增强药效以黄酒为饮。

七、中药处方脚注释义

（一）先煎

该类药一般要先煎 30～40 分钟后再放入其他药物混合煎煮。常见的有生石膏、生龙骨、珍珠母、生赭石等。特别是有毒性的药物如川乌、草乌必须先煎久煎,才可达到减毒、去毒、安全用药的目的。

（二）后下

该类药在处方中其他药物煎好前 5～10 分钟再放入锅内。需要后下的药大多是气味芳香或不宜长时间煎煮的药物,常见的有薄荷、藿香等。

（三）包煎

该类药需用纱布袋装好放入群药内煎煮。一般是种子类、花粉类及个别花类等质地轻浮的药物,常见的有车前子、蒲黄、旋覆花等。

（四）溶化服

该类药需放入煎好的热药液中溶化后服用,常见的有玄明粉、芒硝等。

（五）烊化服

该类药需用去渣的药汁微煮或趁热搅拌溶解后服用，以防止药液黏性增大影响其他药物成分的溶出，以及该药的有效成分损失，如阿胶、鹿角胶、龟板胶等。

（六）另煎兑入

该类药需单独煎煮后，再兑入其他药液中一起服用，如人参、西洋参、鹿茸等贵重药材。

（七）冲服

该类药粉需用所煎药液或温热水冲开后服用，有利于发挥药物的作用，达到节约资源的目的。需要冲服的一般为贵重药物的细粉。

（八）另炖药

该类药切薄片，放入有盖容器内加入冷水（一般为药量的 10 倍左右）隔水炖2～3小时，取汁。此类药物的原处方如系复方，则所煎（炖）得的药汁还应当与方中其他药料所煎得的药汁混匀后，再行分装。某些特殊药物可根据药性特点具体确定煎（炖）药时间（用水适量）。

（九）煎药

该类药需装入包煎袋闭合后，再与其他药物同煎。包煎袋材质应符合药用要求（对人体无害）并有滤过功能。

（十）煎汤代水药

将该类药先煎 15～25 分钟后，去渣、过滤、取汁，再与方中其他药料同煎。

（十一）服药

该类药无须煎煮，兑入煎好的药液中同服。

（十二）泡服药

该类药无须煎煮，用开水适量或煎好的药汁趁热浸泡（须加盖）10～15 分钟，降至适当温度时滤出药汁。

第六节　口服中药的指导

一、给药时间

中医学认为人体内部活动有很强的时间节律性。为提高药物的效果，应掌握与给药时间相关的知识。

（1）与人体内部活动的节律相一致

即阳药用于阳长时，阴药用于阴长时，升药用在升时，降药用于降时。如选用扶阳益气、温中散寒、行气和血、消肿散结等治则或方药时，应选定在早晨或上午服用。同理，凡需借助阴气祛邪的病证，在选用滋阴补血、收敛固涩、重镇安神、定惊熄风、清热解毒等治则或方药时，宜在傍晚或午后阴长之时服用。

（2）根据疾病的部位确定给药时间

疾病部位不同,服药时间也应有别。如治疗上焦疾病时,宜在饭后服药;治疗下焦疾病时,则宜在饭前服药;病在骨髓、四肢者,宜在夜间饱腹后和早晨空腹时服药。

(3)根据病情确定给药时间

根据病情需要选定最佳的给药时间,以利药物尽快发挥预防和治疗作用,减少毒副反应。

1.一般疾病:口服给药分一天 2～3 次,于早、晚或早、中、晚,饭后 0.5～1 小时给药。

2.危重病证:及时给药,并应选择能最快发挥疗效的给药途径。

3.解表药:若病情许可,应于中午前阳分时间给药,以顺应阳气升浮,助药力祛邪外出。

4.咽喉疾病:给药可不拘时,多次频服,缓缓咽下,使药液能与病变部位充分接触。

5.平喘药:应在哮喘发作前 2 小时给药。

6.健胃药:应在饭前服用;用于消食导滞的药物,则在饭后服用,以达开胃、导滞之功效;对胃有刺激性的药物宜在饭后服用。

7.涌吐药:宜清晨午前服用。

8.润肠通便药:宜空腹服用,以利消除肠胃积滞;泻下药,按"日晡人气收敛"之理,应入夜睡前服用;止泻药,按时再服,泻止药停。

9.驱虫药:清晨空腹或晚上睡前给药。

10.补益药:一般宜饭前服用。

11.补阴药:宜晚上一次性服;补阳药宜午前服。

12.调经药:一般于经前或经期服用。对肝郁气滞之痛经患者,应在行经前 3～5 天服用疏肝理气药。若在月经期服用理气活血方药,不仅可使痛经缓解,而且也有利于月经周期的调节。

13.特殊情况应遵照医嘱执行。

二、服药方法

(一)汤剂服法

1.分服法:指将一天一剂中药,分 2～3 次等量分服。对老人、小儿、服药有困难者可采用少量多次或浓煎后服用。

2.顿服:指将一剂汤药一次服下,以取其量大力峻、快速起效之作用,常用于急危重症患者的抢救治疗。

3.频服:指将一天的药量少量多次服用,多用于上部疾病,尤其是咽喉疾病或呕吐患者。

4.连服:指在短时间内连续给予大剂量药物的服用方法,旨在短时间内使体内达到较高的血药浓度。治疗小儿流行性乙型脑炎、高热、败血症等多用此法。

(二)中成药服法

1.送服:指将药放入口内,用温开水或药引、汤剂送服。

2.冲服:指将药物放入杯内,用温开水、药引等冲成混悬液后再服用。

3.调服：指将一些散剂用温开水或白酒、醋等液体调成糊状后口服。如安宫牛黄丸、紫雪丹等均用此法给药。

4.含化：指将丸、丹剂含在口中，让药慢慢溶化，缓缓咽下。如六神丸、喉症丸、救心丹等。

5.喂服：指将中成药溶成液状，逐口喂给患者的一种方法。本法主要用于婴幼儿、年老体弱或急危重症患者。

(三)服药温度

服药温度也是服药方法中应注意的内容。服药温度一般是指服用中药汤剂的药液温度或用于送服的药引、酒等温度。

1.热服：指将刚煎好的药液趁热服下。常用于寒证用热药时或真热假寒证用寒药时，属"寒者热之"和"治热以寒"之法。

2.温服：是将煎好的汤剂或送药的水等放温后再服用。一般汤剂均采用温服。

3.冷服：是指将煎好的汤剂放冷后服下。常用于热证用寒药或真寒假热证用热药，属"热者寒之""热药冷服""治寒以热，凉而行之"之法。

第七节　冬病夏治与冬病冬治的健康指导

三伏贴、三九贴源于中医的"天人合一""冬病夏治""春夏养阳""格阴护阳"等原理。贴敷中温阳散寒之药物吸收后通过经穴的放大效应作用于全身，从而达到治疗虚寒病证的目的，同时亦可调动人体阳气，鼓舞正气，从而大大提高人体免疫力，达到共奏治病、强身健体的双重功效。

一、定时

从中医理论来说，"三伏天"是天阳最强之时，是引阳补虚、消阴散霾的最好时机。此时气血趋于体表，皮肤松弛，毛孔张开，有利于药物的渗透，有助于邪气的外驱，借此时机可以通过特定的部位、途径，配合特定的药物，把强大的"天阳"引入体内，一举消除体内虚寒阴霾之邪，使身体阴阳达到新的平衡。

冬天的"三九"是一年中最冷的时候，此时阳气敛藏，气血不畅，皮肤干燥，毛孔闭塞。三九贴的贴药时间与三伏贴不同，但是选穴、选药、操作方法与三伏贴是一样的。此方法并非"引阴制阳"，而是"格阴护阳"，格拒严寒，保护体内仅存的一丝真阳，以待来年星火燎原之势。另外，三九自冬至日起，为一阳生之时，又称"一阳来复"，是自然界和人体的阳气初动之时，此时贴药亦有激发阳气和承上启下之作用。

二、定位

定位即选定贴药穴位。从经络学而言，背部是足太阳膀胱经和督脉主要循行部位，它们是负责与"天阳"沟通的部门，亦是负责接受天阳之所。背部就好像一部太阳能接收器，源源不断地使"天阳"转化为内能。由此可见，背部足太阳膀胱经和督脉上的穴位是最佳选点，现代中医临床工作者大都在此处选穴，如肺俞、心俞、膈俞、风门、膏肓、大椎等，当然还可以根据不同的体质及治疗目的进行穴位加减，但其选穴原则是明确的。

三、定药

敷贴方基本上参照清代张璐《张氏医通》处方：白芥子，延胡索，甘遂，细辛，生姜。小儿敷贴会适量减少刺激性强的中药，再加一些相对温和的中药。

白芥子辛温，性善走窜，能豁痰，宽胸膈，通经络，温肺散寒，但具有刺激辛辣味，对皮肤有强烈刺激性，会使皮肤发红甚至起泡。延胡索活血，行气，止痛。甘遂泻水逐饮，消肿散结，可促使痰从肺部排除。细辛温肺化饮，散寒止痛，具有抗过敏抗变态反应的作用，可消除支气管痉挛。鲜生姜汁含挥发油，姜辣素可促进血液循环，使药物更好地渗透吸收，但其对皮肤有刺激性。此方中白芥子、甘遂及生姜均对皮肤有刺激，这组药物主要适用于虚寒性疾病和呼吸系统疾病及免疫力低下易感人群，因此不能扩大病种，包医百病。

四、穴位贴敷后的不良反应

贴敷后穴位皮肤部位会出现急性反应，皮肤出现潮红、发痒、小水疱等症状，炎症损伤与结痂也是皮肤与药物交互作用并伴随免疫调整的过程。每个人色素消失的时间不同，一般半年后可消失，有些人可能会延长。据观察许多患者在第一贴时不会出现此现象，但第二贴后会出现皮肤潮红、小水疱等现象，另外一些患者可于贴后2～4天才出现皮肤发红、发痒、起水疱等现象，经对症处理或不处理，大多可于2～4天消失。患者出现全身反应时一定要及时就医，以免发生意外，特殊体质的患者更要重视。贴后有90%的患者会有口干咽燥的感觉，贴后一定要多喝水，当天尽量不要洗澡。患者一定要遵医嘱定时去除贴膏，不能擅自增加贴敷的时间。

五、穴位贴敷后不良反应的处理

贴敷部位皮肤如果出现潮红、灼热、轻痒、隐痛等为正常药物贴敷反应，可不予处理，待取掉药膏后即可消失。如果出现少量细小水疱，一般不予特殊处理，待其自然吸收。如果患者有明显不适感，可给予京万红软膏或湿润烧伤膏外涂以减轻症状。如果出现大的水疱，则应以无菌针具挑破其基底部，排尽渗液后进行消毒以预防感染。若水疱破溃，应在消毒处理后用无菌纱布包扎，以预防感染。患者如果对胶布过敏，可用脱敏胶带或用绷带固定贴敷药物。患者穴位敷药处皮肤遗留色素沉着会在一段时间后自行消退。在出现上述情况时，患者仍需注意保持贴敷部位皮肤干燥，不要抓挠贴敷处皮肤，不可使用洗浴用品及涂抹其他止痒药品，以避免对贴敷部位皮肤的进一步刺激。

第八节　八段锦

八段锦功法是一套独立而完整的健身功法，起源于北宋，至今已有八百多年的历史。古人把这套动作比喻为"锦"，意为五颜六色，美而华贵，体现其动作舒展优美，视其为"祛病健身，效果极好；编排精致，动作完美"。现代的八段锦在内容与名称上均有所改变，此功法分为八段，每段一个动作，故名为"八段锦"，练习无须器械，不受场地局限，简单易学，节省时间，作用极其显著；效果适合于男女老少，可使瘦者健壮，肥者减肥。

一、第一式：两手托天理三焦

三焦是指人体上、中、下三焦，属于六腑之一，位于胸腹之间，其中胸膈以上为上焦，胸膈与脐之间为中焦，脐以下为下焦。人体三焦主司疏布元气和流行水液。这一式为两手交叉上托，拔伸腰背，提拉胸腹，可以促使全身上下的气机流通，水液布散，从而周身都得到元气和津液的滋养。

二、第二式：左右开弓似射雕

这一式展肩扩胸，左右手如同拉弓射箭式，招式优美，可以抒发胸气、消除胸闷、疏理肝气、治疗胁痛，同时消除肩背部的酸痛不适。对于那些长期伏案工作、压力较大的白领人士，练习它可以增加肺活量，充分吸氧，增强意志，补充精力。

三、第三式：调理脾胃须单举

脾胃是人体的后天之本，气血生化的源泉。中医认为，脾主升发清气，胃主消降浊气。这一式中，左右上肢松紧配合的上下对拉拔伸能够牵拉腹腔，对脾胃肝胆起到很好的按摩作用，并辅助它们调节气机，有助于消化吸收，增强营养。

四、第四式：五劳七伤往后瞧

五劳是指心、肝、脾、肺、肾五脏的劳损；七伤是指喜、怒、忧、思、悲、恐、惊的七情伤害。五劳七伤，犹如今天的亚健康，由于长期劳顿，没有及时休养生息，终究造成损伤的累积。这一式，转头扭臂，调整大脑与脏腑联络的交通要道——颈椎（中医称为天柱）；同时挺胸会刺激胸腺，改善大脑对脏腑的调节能力，并增强体质，促进自身的良性调整，消除亚健康。

五、第五式：摇头摆尾去心火

心火者，思虑过度，内火旺盛。要降心火，须得肾水，心肾相交，水火既济。这一式，上身前俯，尾闾摆动，使心火下降，肾水上升，可以消除心烦、口疮、口臭、失眠多梦、小便热赤、便秘等症候。

六、第六式：两手攀足固肾腰

这一式前屈后伸，双手按摩腰背下肢后方，使人体的督脉和足太阳膀胱经得到拉伸牵扯，对生殖系统、泌尿系统以及腰背部的肌肉都有调理作用。

七、第七式：攒拳怒目增气力

中医认为，肝主筋，开窍于目。这一式马步冲拳，怒目瞪眼，均可刺激肝经系统，使肝血充盈、肝气疏泄、强健筋骨。对那些长期静坐卧床、少动之人，气血多有郁滞，尤为适宜。

八、第八式：背后七颠百病消

这一式动作简单，颠足而立，拔伸脊柱，下落振身，按摩五脏六腑。俗话说：百步走不如抖一抖。这一式下落振荡导致全身抖动，十分舒服，不仅有利于消除百病，而且正好可以作为整套动作的收功。

第九节　音乐疗法

音乐具有良好的社会交际作用。很多患者由于情绪上的波动，缺少与外界的联系和沟通，常常产生孤独感和情感障碍，参加音乐活动使他们容易和别人接触，成为其联系社会的一种方式。癌症患者具有一定的性格、情绪、心理障碍，这些障碍对癌症的治疗和预后有明显影响，采用音乐治疗能解除癌症患者心理、情绪障碍，促进癌症患者身心健康。音乐治疗是整个肿瘤治疗体系中的一部分，主要目的是帮助人们改善虚损情况，减轻临床症状，提高生活质量，并随着体质的改善降低复发转移的风险，进而延长生存期。音乐不仅能影响人的心理和情绪，而且能影响人体的生理功能。音乐是有社会服务功能的，如果将音乐作为一种手段，再结合心理学、医学等学科应用于临床，对患者病情缓解是大有裨益的。

一、概念

音乐治疗（music therapy）是以心理治疗的理论和方法为基础，运用音乐特有的生理、心理效应，使求治者在音乐治疗师的共同参与下，通过各种专门设计的音乐行为，经历音乐体验，达到消除心理障碍、恢复或增进身心健康的目的。

中国著名的古医书《黄帝内经》首次提到了音乐与疾病的对应关系，认为角、徵、宫、商、羽五音与五脏相对应。中医音乐疗法是指在中医理论指导下，运用角、徵、宫、商、羽五种调式的音乐作用于肝、心、脾、肺、肾五脏系统，对人体气机和脏腑功能产生影响而达到促进人类心理状态、生理状态的康复或治愈目的的治疗方法。

二、起源

音乐疗法在国外起步较早，1890 年奥地利医生厉希腾达尔提出了"音乐医生"的观点。1944 年，密歇根州组织了第一个音乐治疗学会；1946 年，堪萨斯州国立大学开设音乐疗法的专科。于是，世界各国纷纷仿效，澳大利亚 1959 年有了音乐疗法机构，1969—1970 年间，德、法、丹麦、芬兰等国也相继成立了音乐疗法组织。音乐能够治疗多种疾病，这已是不争的事实。

中国从 20 世纪 80 年代开始进行音乐疗法，经过 40 多年的时间，我国的音乐治疗取得了出人意料的发展，如音乐电疗、疗养院精神院音乐疗法、对心身疾病的音乐治疗临床探索、对老年病的音乐疗法、对儿童智障的音乐疗法等。许多医疗机构也相继完成了音乐治疗系统的安装使用。我国第一家独立的音乐治疗所于 1997 年底在中央音乐学院创办。1999 年 6 月 28 日，即国际禁毒日，有以"亲近音乐，远离毒品"为主题的大力宣传。音乐那跳跃的音符已逐渐深入到人们的日常生活之中，音乐治疗亦成为人们倍加关注的研究课题。

三、原理

(一)审美移情说

音乐作为一门独立的艺术,是具有审美功能的。在人们审美活动中,艺术形象因情而生,使审美主体感同身受,勾起欣赏者种种情感体验。音乐这种审美客体的旋律音色变化和节奏节拍运动过程,焕发出人类精神世界特有的魅力,音乐与医学的本质联系,正在于这种特有的魅力对人类身心的影响和作用。它在调动人们思维的记忆、联想、想象等各种因素时,唤起同感,引起人们共鸣。审美主体的情绪在音乐情态的诱发中,获得释放与宣泄,使积极的情绪强化、消极的情绪排除,甚至可以使原有的消极情态转化为积极情态,缓解躯体的应激状态,解除心理扭曲和紧张,创造自我治愈的机会。因此,长期有效地欣赏音乐可以解除人们不良的身心反应,陶冶性情,改变性格和情趣。

(二)共振原理说

音乐是一种作用于人的生理场与物理场的物质能量,是一种有规律的声波振动,在优美的乐音和均匀的节奏作用下,人体内各种振动,如声带发音、胃的收缩、肠的蠕动、心脏跳动、肌肉收缩等与其产生有益的共振,起到一种微妙的细胞按摩作用,促进各器官节律趋于协调一致,从而改善了各器官的紊乱状态,以解除疾病,促进康复。肿瘤患者的器官振动频率常常发生紊乱,音乐从心理学角度来看,能调和情志、畅达心绪,其中最重要的是情绪调理。因此,掌握共振原理,根据患者具体的情形选曲,就可以配合患者的节奏、动作、呼吸,建立一种令人心安的持续关系。

(三)神经活动说

现代科学研究表明:音乐可以通过人的听觉作用于人的大脑边缘系统及脑干网状结构,调节大脑皮质,使人体的内脏活动及情绪与行为有良好的协调作用。当音乐声波作用于大脑时,会提高神经和神经体液的兴奋性,促进人体分泌有利健康的生化物质。如优美健康的音乐能促进孕妇分泌一些有益于健康的激素酶、乙酰胆碱等物质,起到调节血液流量和神经细胞兴奋的作用。

四、分类

(一)主动音乐疗法

主动音乐疗法注重患者的参与,大多采取治疗师与患者合作的方式,成立治疗演奏团,治疗师和患者分别使用不同乐器,治疗师与患者一对一组合,或使患者与治疗组的1人或数人组合,或让患者一边敲击钢琴一边演唱自己喜欢的歌曲,使患者在演奏、演唱中情绪高涨、心理充实而达到放松、治疗的目的。

1.单纯聆听式:超觉静坐法、音乐处方法、音乐冥想法、名曲情绪转换法。

2.主动参与式:简单乐器训练,选择性地学习音乐知识、乐曲赏析、演唱歌曲、音乐游戏等。

(二)被动音乐疗法

被动音乐疗法注重治疗师的引导作用,强调欣赏音乐的环境设置。采取这种形式的方法也很多样。

1.心理治疗与音乐治疗相结合。治疗时先对患者催眠,使患者潜意识中的活动呈现出来,通过播放事先选好的音乐,边听边进行中性的引导,让患者产生想象,然后自由联想,不断报告他的感受,患者跟着音乐走,治疗师跟着患者走,使患者在不知不觉中,充分进行自我认识,重新认识丰富的世界。

2.用音乐转移注意力。每人配发一台带耳机装置的盒式录音机和他们平素最喜欢听的音乐磁带,在手术期间倾听。

3.传统的中医经络穴位学说与音乐治疗相结合。使用音乐电疗仪,把音乐信号转换成与音乐同步的低、中频电流,嘱患者戴上耳机仰卧,然后将电极衬垫浸湿放在电极板上,安置于人体的不同穴位,输出 $1\sim2$ mA 的电流,通过不同声波的输入、输出,使物理能量对肌体产生振动,而产生局部麻颤、肌肉收缩、紧迫等感觉,从而改善局部血液循环,起到镇静、镇痛、消炎、降低血压等作用。

(三)综合疗法

一般来说,具体施治并不局限于哪种方法的使用,主动、被动往往双管齐下。如提供几种活动方法,在音乐声中由音乐治疗师带领或由患者自己进行肢体上的运动。国外音乐疗法分别有:以柔和的体操伴随熟悉的充满激情的音乐;或以面部按摩伴随熟悉的轻松音乐;或以治疗师间或指导的专门音乐进行肌肉松弛;或播放音乐前提示与抑郁情绪和机能障碍性想法相反的松弛意象以暗示性意象伴随熟悉的标题音乐;或指导患者伴随音乐的特殊意象,构想自己起着积极作用,解决某个问题或改善情绪;或播放反复慢速音乐以加速入睡或尽量放松;或以有节奏的音乐以增强活力;或在进行绘画与其他艺术活动的同时听音乐,以欣赏或陶冶情操等。中医利用音乐导引练静松功、静养功,诱导患者入静,利用"内气"而治病;或利用通俗流行的轻音乐,根据音乐风格与人格类型、生物节律等并综合考虑患者的病症、病因、体质、文化背景、职业、性格、爱好诸因素,开列音乐处方实行辨证施乐。

五、处方

五行是指木、火、土、金、水五类物质的运动。五行生克关系对于情志调适与养生有一定的指导意义,可用于情志所伤导致的各种疾病。过多的负面情绪易伤神,久则伤心亦伤身,这个时候就可以有选择性地用音乐来舒缓心情,从而达到促进身心健康的目的。

(一)暴躁

暴躁在五行中属"心",这类人做事爽快,爱夸夸其谈,争强好胜,办事稍有挫折易灰心丧气。平时应引导积极的一面,听些徵调式音乐,如《步步高》《狂欢》《解放军进行曲》《卡门序曲》等,这类乐曲旋律激昂欢快,能使人奋进向上。在情绪急躁发火时,应听些羽调式音乐,如小提琴协奏曲《梁祝》《二泉映月》《汉宫秋月》等,能缓和、制约、克制急躁情绪。

（二）压抑

压抑在五行中属"脾"，这类人多思多虑，多愁善感。平时应多听宫调式乐曲，如《春江花月夜》《月儿高》《月光奏鸣曲》等。这些曲目风格悠扬沉静，能抒发情感。当遇到挫折，情绪极度恶劣时，应听角调式音乐，如《春之声圆舞曲》《蓝色多瑙河》《江南丝竹乐》，此类乐曲生气蓬勃、清澈馨香，如暖流温心、清风入梦，能使患者从忧虑痛苦中解脱出来。

（三）悲哀

悲哀在五行中属"肺"，在人们悲痛欲绝、欲哭不能的情况下，应给予引导排遣。听商调式乐曲，如《第三交响曲》《嘎达梅林》《悲怆》等，能发泄心头郁闷，摆脱悲痛，振奋精神。对于久哭不止、极度悲伤的患者，应听徵调式音乐，如《春节序曲》《溜冰圆舞曲》《闲聊波尔卡》等，其旋律轻松愉快、活泼，能补心平肺，摆脱悲伤与痛苦。

（四）愤怒

愤怒在五行中属"肝"，在愤怒万分、压抑心头时，应听角调式乐曲，以疏肝理气，如《春风得意》《江南好》和克莱德曼的现代钢琴曲等。在愤怒已极、大动肝火时，应以角调式乐曲佐金平木，如德沃夏克的《自新大陆》、艾尔加的《威风堂堂》等。

（五）绝望

绝望在五行中属"肾"，这类人多因遇到大的挫折及精神创伤，对生活失去信心，产生绝望，故必须以欢快、明朗的徵调式乐曲，如《轻骑兵进行曲》《喜洋洋》和中国的吹打乐等，重新唤起其对美好未来的希望。

附录:常用腧穴

一、手太阴肺经常用腧穴及位置

中府:在胸前壁外上方,前正中线旁开 6 寸,平第 1 肋间隙处。

尺泽:微屈肘,在肘横纹中,肱二头肌腱桡侧缘凹陷处。

列缺:在前臂桡侧缘,桡骨茎突上方,腕横纹上 1.5 寸,当肱桡肌与拇长展肌腱之间。两手虎口自然平直交叉,一手食指按在另一手桡骨茎突上,食指尖下所指凹陷处即列缺穴。

太渊:在腕掌侧横纹桡侧,桡动脉的桡侧凹陷中。

少商:在拇指桡侧,距指甲根角约 0.1 寸。

二、手阳明大肠经常用腧穴及位置

商阳:在食指末节桡侧端,距指甲根角约 0.1 寸。

合谷:在手背第 1、2 掌骨之间,近第 2 掌骨桡侧中点处。以一手拇指的指关节横纹正对另一手的拇食指之间的指蹼缘上,拇指尖所指处即合谷穴。

手三里:侧腕屈肘,在肱桡肌凹陷处即肘腕连线上,肘横纹下 2 寸处。

曲池:屈肘成直角,在肘横纹外侧端与肱骨外上髁连线的中点。

肩髃:肩峰前下方,在肩峰与肱骨大结节之间,上臂平举或外展时,当肩峰前下方凹陷处。

迎香:鼻翼外缘中点旁开约 0.5 寸,当鼻唇沟中。

三、足阳明胃经常用腧穴及位置

承泣:目正视前方,瞳孔直下,当眼球与眶下缘之间。

四白:目正视前方,瞳孔直下,当眶下孔凹陷处。

地仓:目正视前方,瞳孔直下,在口角外侧约 0.4 寸处。

颊车:在面颊部,下颌角前上方约 1 横指(中指),当咀嚼时咬肌隆起,按之凹陷处。

下关:在面部耳前方,当颧弓与下颌切迹所形成的凹陷中。

头维:在头侧部,当额角发际上 0.5 寸,头正中线旁 4.5 寸。

天枢:在腹中部,脐中旁开 2 寸。

髀关:在大腿前面,当髂前上棘与髌骨底外侧端的连线上,屈髋时平会阴,居缝匠肌外侧凹陷处。

梁丘:屈膝,大腿前面,在髂前上棘与髌骨外上缘连线上,髌骨外上缘上 2 寸凹陷处。

足三里:在小腿前外侧,当犊鼻下 3 寸,距胫骨前缘一横指(中指)处。

上巨虚:在小腿前外侧,当犊鼻下 6 寸,距胫骨前缘一横指(中指)处。

丰隆:外踝尖上 8 寸,在胫骨前嵴外侧两横指处。

四、足太阴脾经常用腧穴及位置

隐白:在足大趾末节内侧,距趾甲根角 0.1 寸。

公孙:在足内侧缘,当第 1 跖骨基底部的前下方,赤白肉际处。

三阴交:在小腿内侧,当足内踝尖上 3 寸,胫骨内侧缘后方。

阴陵泉:胫骨内侧髁下缘凹陷处。

血海:屈膝髌骨内上缘上 2 寸,股四头肌内侧头的隆起处。患者屈膝,医者以左手掌心按于患者右膝髌骨上缘,第 2~5 指向上伸直,拇指呈 45°斜置,拇指尖所指处即为血海穴。

五、手少阳心经常用腧穴及位置

少海:屈肘,当时横纹内侧端与肱骨内上髁连线之中点处。

通里:腕横纹上 1 寸,尺侧腕屈肌腱桡侧。

阴郄:腕横纹上 0.5 寸,尺侧腕屈肌腱桡侧。

神门:腕横纹尺侧端,尺侧腕屈肌腱桡侧凹陷处。

少冲:小指桡侧,距指甲根角约 0.1 寸。

六、手太阳小肠经常用腧穴及位置

少泽:小指尺侧,距指甲根角约 0.1 寸。

后溪:微握拳,第 5 掌指关节尺侧后方,赤白肉际凹陷中,掌横纹尽处取之。

养老:掌心向胸,当尺骨茎突桡侧缘的骨缝中。

小海:在肘内侧,当尺骨鹰嘴与肱骨内上髁之间凹陷处。

听宫:耳屏前,下颌骨髁状突的后方,张口时呈凹陷处。

七、足太阳膀胱经常用腧穴及位置

睛明:目内眦上方约 0.1 寸,靠近眼眶骨内缘处。

攒竹:眉毛内侧端,眶上切迹处。

天柱:斜方肌外缘凹陷中,约当后发际正中直上 0.5 寸,旁开 1.3 寸。

肺俞:第 3 胸椎棘突下,旁开 1.5 寸。

心俞:第 5 胸椎棘突下,旁开 1.5 寸。

肝俞:第 9 胸椎棘突下,旁开 1.5 寸。

脾俞:第 11 胸椎棘突下,旁开 1.5 寸。

胃俞:第 12 胸椎棘突下,旁开 1.5 寸。

肾俞:第 2 腰椎棘突下,旁开 1.5 寸。

大肠俞:第 4 腰椎棘突下,旁开 1.5 寸。

委中:腘窝横纹中点处。

承山:委中与昆仑之间,当伸直小腿或足跟上提时腓肠肌肌腹下出现尖角凹陷处。

昆仑:足外踝后缘与跟腱之间,平踝的中点处。

至阴:足小趾外侧,距趾甲根角 0.1 寸。

八、足少阴肾经常用腧穴及位置

涌泉:足底,卷足时呈凹陷处,约足底第 2、3 趾趾缝纹头端与足跟连线的前 1/3 与后 2/3 交点上。

太溪:内踝尖与跟腱之间的凹陷处。

复溜:在小腿内侧,太溪穴直上 2 寸,跟腱的前方。

九、手厥阴心包经常用腧穴及位置

曲泽:肘微屈,肘横纹中,肱二头肌腱尺侧缘。

间使:腕横纹上 3 寸,掌长肌腱与桡侧腕屈肌腱之间。

内关:腕横纹上 2 寸,掌长肌腱与桡侧腕屈肌腱之间。

大陵:在腕掌横纹的中点处,掌长肌腱与桡侧腕屈肌腱之间。

中冲:中指尖端中央处。

十、手少阳三焦经常用腧穴及位置

关冲:在无名指末节尺侧,距指甲根角 0.1 寸。

外关:腕背横纹上 2 寸,桡骨与尺骨正中间处。

支沟:腕背横纹上 3 寸,桡骨与尺骨正中间处。

肩髎:肩峰后下方,上臂平举时呈现凹陷处(肩髃后 1 寸处)。

翳风:耳垂后方,当下颌角与乳突前下方之间的凹陷中。

耳门:耳屏上切迹前方,下颌骨髁状突后缘,张口呈凹陷处。

丝竹空:眉梢凹陷处。

十一、足少阳胆经常用腧穴及位置

听会:耳屏切迹前方,下颌骨髁状突后缘,张口有凹陷处。

风池:胸锁乳突肌与斜方肌上端之间的凹陷处,平风府穴。

肩井:在肩上,前直对乳中,当大椎与肩峰端连线的中点上。

环跳:侧卧屈股,当股骨大转子最高点与骶管裂孔连线的外 1/3 与内 2/3 的交点处。

风市:腘横纹上 7 寸,在大腿外侧的中线上。直立垂手时,中指尖所指处即为风市穴。

阳陵泉:腓骨小头前下方凹陷处。

十二、足厥阴肝经常用腧穴及位置

大敦:足大趾外侧,趾甲根角旁约 0.1 寸。

行间:足背第 1、2 跖趾关节前的凹陷处。

太冲:足背第 1、2 跖骨结合部前的凹陷处。

期门:乳头直下,第 6 肋间隙中前正中线旁开 4 寸。

十三、督脉常用腧穴及位置

腰阳关:在后正中线上,第 4 腰椎棘突下凹陷中,约与髂嵴相平。

命门:在后正中线上,第 2 腰椎棘突下凹陷处。

至阳:在后正中线上,第 7 胸椎棘突下凹陷中。

大椎:在后正中线上,第 7 颈椎棘突下凹陷中。

风府:正坐,头微向前倾,后发际正中直上 1 寸凹陷中。

百会:后发际正中直上 7 寸,或于头部正中线与两耳尖连线的中点处。

人中:人中沟上 1/3 与下 2/3 交界处。

印堂:在额部,两眉头连线之中点。

十四、任脉常用腧穴及位置

中极:前正中线上,脐下 4 寸。

关元:前正中线上,脐下 3 寸。

气海:前正中线上,脐下 1.5 寸。

神阙:脐窝正中处。

中脘:前正中线上,肚脐上 4 寸,或脐与胸剑联合连线中点处。

膻中:前正中线上,平第 4 肋间隙,两乳头连线与前正中线交点处。

天突:胸骨上窝正中处。

十五、常用经外奇穴

四神聪:在头顶部,百会前后左右各旁开 1 寸,共 4 穴。

鱼腰:在额部,目正视,瞳孔直上,眉毛中点处。

太阳:在颞部,眉梢与目外眦连线的中点,向后约 1 寸之凹陷处。

金津、玉液:在口腔内,舌系带两旁静脉处,左为金津,右为玉液。

定喘:大椎穴旁开 0.5 寸。

华佗夹脊:在背腰部,从第 1 胸椎至第 5 腰椎棘突下,各椎棘突旁开 0.5 寸,一侧 17 穴,左右共 34 穴。

落枕穴:手背微握拳,第 2、3 掌骨间,指掌关节后约 0.5 寸。

八邪:手背各指缝中的赤白肉际,左右共 8 穴。

四缝:第 2、3、4、5 指掌面,近端指间关节横纹中点,左右共 8 穴。

十宣:两手十指尖端,距指甲约 0.1 寸,左右共 10 穴。

膝眼:屈膝,髌韧带两侧凹陷处,内侧为内膝眼,外侧为外膝眼,共 4 穴。

胆囊:在小腿外侧上部,腓骨小头前下方凹陷,阳陵泉穴下 2 寸处。

阑尾:足三里穴与上巨虚穴之间的压痛点处。

八风:足背各趾缝中的赤白肉际,左右共 8 穴。

参 考 文 献

[1] 顾海,张宗明,王明艳,等.从肿瘤的治疗看中西医结合之路[J].现代肿瘤医学,2011,19(09):1872-1874.

[2] 刘学军.浅谈中西医结合治疗肿瘤的系统观[J].中国中医药信息杂志,2008,15(11):4-5.

[3] 李俊.中西医结合肿瘤研究思路与治疗方法的探讨[J].大家健康(学术版),2013,7(5):34-35.

[4] 闻曲,刘义兰,喻姣花.新编肿瘤护理学[M].北京:人民卫生出版社,2011:104-107.

[5] 刘瑞,郑红刚,何姝霖,等.中西医治疗肿瘤的优势结合与实践思路[J].中华中医药杂志,2015,30(4):1156-1159.

[6] 余洪金.中西医结合治疗肿瘤的优势思考[J].中医药管理杂志,2017,25(24):132-133.

[7] 吴咸中.组织好西医学习中医加快中西医结合步伐[J].医学研究通讯,1975,(09):17-19.

[8] 在护理工作中实施中西医结合的体会[J].人民军医,1975,(11):70-72.

[9] 孙燕.中西医结合防治肿瘤的体会和展望[J].中国肿瘤,2003,12(8):2-4.

[10] 张桂珍.中西医结合护理急性白血病患者的体会[J].内蒙古医学杂志,1986,6(2):108.

[11] 陈巧霞,潘碧英.恶性肿瘤化疗期间中西医结合护理体会[J].福建中医药,1995,26(5):36.

[12] 王宝华.恶性肿瘤患者化疗的中西医结合护理[J].实用护理杂志,1996,12(12):20.

[13] 刘瑞兰,陈美华.恶性肿瘤并发带状疱疹的中西医结合护理[J].中日友好医院学报,1996,10(1):24.

[14] 张玉伟,李宇,刘丽娟.中西医结合治疗晚期消化道恶性肿瘤的观察与护理[J].黑龙江护理杂志,1999,5(1):71-72.

[15] 罗霞,华卫红,李崎.恶性肿瘤介入治疗副作用的中西医结合护理[J].齐鲁医学杂志,2004,19(5):453-454.

[16] 张洁,孙爱云.中西医结合治疗恶性肿瘤并发丹毒的护理[J].全科护理,2009,7(28):2555.

[17] 王伟智.肿瘤护理的原则与进展[J].中华护理杂志,1995,30(6):369-371.

[18] 张素秋,陈丽丽,樊艳美,等.中医护理临床发展及研究进展[J].北京中医药,2018,37(8):695-698.

[19] 孙燕,马军.临床肿瘤学中西医结合进展与展望[J].中国中西医结合杂志,2018,38(8):901-904.

[20] 李春亮,张爽.浅析中医对肿瘤病的认识及疗法[J].张家口医学院学报,2003,20(1):81-84.

[21] 黄海福.浅谈从中医体质认识肿瘤[J].中医药信息,2010,27(4):5-6.

[22] 史瑞君,刘声.中医耳穴压豆护理对胃癌术后患者胃肠功能恢复的辅助效果观察[J].北京中医药,2017,36(7):640-642.

[23] 王晓庆,段培蓓,张晓琴,等.健脾疏肝中药足浴方在胃肠道肿瘤术后患者快速康复中的应用[J].护理学杂志,2018,33(6):49-51.

[24] 陈莉均.情志护理联合穴位按摩对结肠癌手术患者胃肠功能及生活质量的影响[J].四川中医,2016,34(4):202-205.

[25] 李利,许梅,钟颖嫦.中医护理干预在减少肺癌患者化疗不良反应中的应用[J].广东医学,2016,37(16):2528-2530.

[26] 孙可欣,郑荣寿,张思维,等.2015年中国分地区恶性肿瘤发病和死亡分析[J].中国肿瘤,2019,28(1):1-11.

[27] 蔡翥.社会支持对慢性病患者身心健康的影响[J].医学与哲学(人文社会医学版),2006,27(3):54-56.

［28］徐明.术前焦虑、抑郁和社会支持对泌尿系恶性肿瘤患者生活质量的影响[D].安徽医科大学,2016.

［29］张海玲.社会支持对乳腺癌患者心理弹性与生活质量关系的影响及其作用特点[D].重庆医科大学,2018.

［30］肖水源,杨德森.社会支持对身心健康的影响[J].中国心理卫生杂志,1987,1(4):183-187.

［31］肖水源.《社会支持评定量表》的理论基础与研究应用[J].临床精神医学杂志,1994,4(2):98-100.

［32］李传琦,钟耕坤.精神科几种常用心理卫生评定量表的应用[J].中国临床康复,2005,9(12):34.

［33］Yu DS, Lee DT, Woo J.Psychometric testing of the Chinese version of the medical outcomes study social support survey (MOS-SSS-C)[J].Res Nurs Health,2004,27(2):135-143.

［34］Osann K, Wilford J, Wenzel L, et al.Relationship between social support, quality of life, and Th2 cytokines in a biobehavioral cancer survivorship trial[J].Support Care Cancer, 2019,27(9):3301-3310.

［35］Naseri N, Taleghani F.Social Support and Depression in Iranian Cancer Patients:the Role of De-mographic Variables[J].J Caring Sci, 2018,7(3):143-147.

［36］Zhang H, Zhao Q, Cao P, et al.Resilience and Quality of Life:Exploring the Mediator Role of So-cial Support in Patients with Breast Cancer[J].Med Sci Monit, 2017,23:5969-5979.

［37］魏淑霞,郭英俊,薛晓英,等.乳腺癌术后患者社会支持度与癌因性疲乏及自我形象的相关性研究[J].护理实践与研究,2016,13(21):13-15.

［38］孔荣华,王雅莉,葛胜燕,等.年轻乳腺癌患者病耻感及影响因素研究[J].护理学杂志,2017,32(8):84-86.

［39］Yang Y, Sun G, Dong X, et al.Preoperative anxiety in Chinese colorectal cancer patients:The role of social support, self-esteem and coping styles[J].J Psychosom Res, 2019,121:81-87.

［40］Gonzalez-Saenz de Tejada M, Bilbao A, Baré M, et al.Association of social support, functional sta-tus, and psychological variables with changes in health-related quality of life outcomes in patients with colorectal cancer[J].Psychooncology, 2016,25(8):891-897.

［41］王哲,孙玉秀,秦宝丽.肺癌患者社会支持、心理适应与抑郁症状关系[J].中国公共卫生,2017,33(3):499-502.

［42］李小玲.社会支持与头颈癌患者生存质量的相关性研究[J].当代护士(中旬刊),2017,(2):88-90.

［43］张卫红,徐会萍,赵雪平,等.乳腺癌患者社会支持状况的调查分析[J].齐齐哈尔医学院学报,2007,28(14):1705-1706.

［44］杜华,潘发明,丁萍,等.乳腺癌术后患者性生活状况及性生活健康教育需求的调查研究[J].中国性科学,2019,28(3):156-160.

［45］Korotkin BD, Hoerger M, Voorhees S, et al.Social support in cancer:How do patients want us to help? [J].J Psychosoc Oncol, 2019, 37(6):699-712.

［46］汪海锋,刘朝辉,王文娟.血液肿瘤患者社会支持干预团队的构建与成效[J].中医药管理杂志,2019,27(3):129-130.

［47］Pourfallahi M, Gholami M, Tarrahi MJ, et al.The effect of informational-emotional support pro-gram on illness perceptions and emotional coping of cancer patients undergoing chemotherapy[J].Support Care Cancer,2020,28(2):485-495.

［48］胡少华,洪静芳,左雪峰,等.老年肝癌患者家庭功能对生活质量的影响研究[J].中华护理杂志,2016,51(10):1180-1184.

［49］杜华.育龄期乳腺癌术后患者性功能障碍状况及其影响因素研究[D].安徽医科大学,2018.

［50］闻曲,成芳,李莉.实用肿瘤护理学[M].北京:人民卫生出版社,2015:59-63.

[51] 谢燕平,邹艳辉.肿瘤患者怎么吃[M].北京:化学工业出版社,2017:39-40.

[52] 王博峰,杨建刚,赵参军,等.浅谈肿瘤患者的中医饮食调理[J].肿瘤学杂志,2018,24(9):875-877.

[53] 施云福,郭勇.肿瘤辅助放化疗期中医治则探讨[J].中华中医药学刊,2010,28(11):2416-2417.

[54] 楼金杰,谢长生.中医阴阳学说指导肿瘤患者饮食调理的探讨[J].山西中医学院学报,2016,17(1):
     8-10.

[55] 吴辰,张恺,沈敏鹤,等.病从口入,避之有道-沈敏鹤主任中医师论肿瘤患者的饮食禁忌[J].黑龙
     江中医药,2014,43(02):2-3.

[56] 史丽萍,应森林.实用中医药膳学[M].北京:中国医药科技出版社,2019:9-19.

[57] 王居祥,邹喜.肿瘤内科综合治疗学[M].江西:江西高校出版社,2013:497-502.

[58] 李玲.子宫肌瘤海扶刀治疗患者的围手术期护理[J].检验医学与临床,2008,5(9):570-571.

[59] 李佩文,崔慧娟.实用中西医结合肿瘤内科学[M].北京:中国中医药出版社,2007:41-43.

[60] 闻曲,刘义兰,喻姣花.新编肿瘤护理学[M].北京:人民卫生出版社,2011:104-107.

[61] 项军松.中医药治疗肝硬化腹水的研究进展[J].大家健康(学术版),2015,9(4):33.

[62] 刘翠清.肝硬化腹水辨证施护之体会[J].甘肃科技,2014,30(3):133-134.

[63] 陈莉均.情志护理联合穴位按摩对结肠癌手术患者胃肠功能及生活质量的影响[J].四川中医,
     2016,34(4):202-205.

[64] 李利,许梅,钟颖嫦.中医护理干预在减少肺癌患者化疗不良反应中的应用[J].广东医学,2016,37
     (16):2528-2530.

[65] 李智慧,李钰慧,蔡春江.不完全肠梗阻(肠结病)的中医理论探源[J].中国中医药现代远程教育,
     2019,17(1):103-105.

[66] 张方东,高乾良,陈巧娟.肠通方辨治肠结病(不完全性肠梗阻)36例[J].中国中医药现代远程教
     育,2013,11(3):15-16.

[67] 周仲瑛,中医内科学[M].北京:中国中医药出版社,2006:234-256.

[68] 孙秋华,中医护理学[M].北京:人民卫生出版社,2017:223-228.

[69] 冼绍祥,全小明.中医专科专病护理常规[M].北京:人民军医出版社,2012.

[70] 吴文慧.继发压疮的中医护理[J].河北中医,2009,31(1):136.

[71] 朱思平,蔡德珺,刘石勇.新中药湿润烧伤膏治疗烧伤780例[J].中国中西医结合外科杂志,2011,
     17(1):93-94.

[72] 陈健,孙志强,田英.从肺脾肾论治恶性肿瘤化疗后骨髓抑制[J].湖北中医杂志,1999,21(7):27.

[73] 解建国,张鲁文,时立新.参芪扶正汤治疗恶性肿瘤化疗引发骨髓抑制[J].山东中医药大学学报,
     2001,25(1):37.

[74] 张印,曹科,王海明,等.补血四君汤防治化疗所致骨髓抑制的临床观察[J].现代中西医结合杂志,
     2010,19(3):318-319.

[75] 宋兴华,司徒红林.中医药治疗化疗后骨髓抑制研究进展[J].浙江中西医结合杂志,2009,19(5):
     326-328.

[76] 陶御风,史欣德,梁慧凤.略论古方的价值特征[J].上海中医药杂志,2007,41(11):59-60.

[77] 卢雯平,姜翠红.古方治疗乳腺癌的用药规律[J].中国实验方剂学杂志,2010,16(3):133-134.

[78] 刘燕湘.细胞毒药物的给药时序应遵循的四原则[J].临床合理用药杂志,2014,7(14):92.

[79] 张子理.中西医结合肿瘤学[M].甘肃:兰州大学出版社,2016:75-76.

[80] 陈金水.中医学[M].北京:人民卫生出版社,2018:360-366.

[81] 孙秋华.中医护理学[M].北京:人民卫生出版社,2017:123-154.

[82] 王绿化,朱广迎.肿瘤放射治疗学[M].北京:人民卫生出版社,2016.40-41.

[83] 谷铣之,阴蔚伯,刘泰福,等.肿瘤放射治疗学[M].北京:北京医科大学中国协和医科大学联合出版社,2002:691-693.

[84] 邱圣红.放射性皮炎的治疗护理进展[J].临床医学工程,2012,19(1):149-150.

[85] Chen W,Zheng R,Baade PD,et al.Cancer statistics in China,2015[J].CA Cancer J Clin,2016,66(2):115-132.

[86] Gami B,Harrington K,Blake P,et al.How patients manage gastrointestinal symptoms after pelvic radiotherapy[J].Aliment Pharmacol Ther,2003,18(10):987-994.

[87] 马腾辉,秦启元,王怀明,等.中国放射性直肠炎诊治专家共识(2018版)[J].中华胃肠外科杂志,2018,21(12):1321-1336.

[88] 王晞星,刘丽坤,李宜放,等.放射性直肠炎(肠澼)中医诊疗专家共识(2017版)[J].中医杂志,2018,59(8):717-720.

[89] 董明会.放射性肺炎中医分型辨治概括[J].云南中医中药杂志,2012,33(3):77-78.

[90] 马伟伟,戴安伟.戴安伟治疗放射性肺炎经验[J].湖南中医杂志,2015,31(6):23-24.

[91] 王安镅,林胜友,许远.林胜友辨证论治放射性肺炎经验[J].浙江中医杂志,2014,49(06):450.

[92] 赵环宇,王科明,徐慧,等.252锎中子腔内照射治疗宫颈癌62例[J].现代肿瘤医学,2010,18(5):995-997.

[93] 崔志刚,何平,马惠珍,等.出血性放射性膀胱炎的临床疗效观察[J].现代泌尿外科杂志,2012,17(2):188-190.

[94] 李凤芹.肝癌生物治疗及护理[J].中国实用医药,2013,10(2):322-333.

[95] 张艳,魏文青.生物治疗在肿瘤综合治疗中的作用[J].医学综述,2013,19(19):3507-3510.

[96] 李晓云,崔育慧,申琳.论生物治疗过程中对癌症患者进行心理干预的认识[J].中国现代药物应用,2014,8(19):230-231.

[97] 应巧红,钱慧芳.CART技术治疗血液恶性肿瘤研究进展[J].现代医药卫生,2015,31(21):3256-3259.

[98] 丁烁,赵磊,Rojina Shilpakar,等.实体瘤CART治疗面临的挑战[J].中国免疫学杂志,2018,34(4):632-635.

[99] 吴利,罗玉萍.CART-19在血液恶性肿瘤治疗中的临床应用[J].实用临床医学,2017,18(8):105-107.

[100] 张萍,戴秀璟,周丽.复发难治性血液肿瘤患者CART细胞治疗的护理[J].临床医学,2015,29(12):226-227.

[101] 陈燕华,王惠珍.造血干细胞移植患者心理反应及其护理研究[J].护理研究,2004,18(7B):1230-1231.

[102] 程新,王娅婕,冯帅,等.CAR-T免疫治疗在血液肿瘤治疗中的研究现状和挑战[J].中国实验血液学杂志,2018,26(2):626-630.

[103] 朱顺利,金雪萍.CD19-CAR-T细胞治疗急性B淋巴细胞白血病的护理[J].上海护理,2019,19(2):45-47.

[104] 王月丹,林怡婷.T细胞中的豪华轿车—CAR-T细胞[J].生物学通报,2018,53(1):3-7.

[105] 程海波,吴勉华.癌性疼痛的中医理论探讨[J].中华中医药杂志,2008,23(1):50-52.

[106] 周仲英.中医内科学[M].北京:中国中医药出版社,2007:190.

[107] 谭晓云,罗文娟.身痛逐瘀汤加味治疗骨转移癌疼痛28例[J].陕西中医,1998,19(11):486.

[108] 王菊勇,许玲,张瑞新,等.癌痛的中医药治疗[J].中西医结合学报,2011,9(2):129-134.

[109] 王庆全,杜业勤.癌性疼痛的中西医结合治疗研究进展[J].国医论坛,2009,24(3):52-55.

[110] 王振强,高秀敏,黄如敬,等.中药内服方治疗癌性疼痛临床用药频次分析[J].中国中医药现代远程教育,2019,17(3):51-53.

[111] 徐桂华,刘虹,郑丽维,等.中医护理学基础[M].北京:中国中医药出版社,2012:335-339.

[112] 周亚婷,白琳,史颜梅,等.下肢深静脉血栓护理的研究进展[J].解放军护理杂志,2017,34(24):39-42.

[113] 周玲竹,戴美英.中医定向透药法治疗下肢深静脉血栓的应用观察[J].现代医学与健康研究电子杂志,2018,2(19):10-11.

[114] 朱丛珊.下肢深静脉血栓的护理进展[J].世界最新医学信息文摘,2016,16(76):45-46.

[115] 吴胜菊.中医临床护理路径在乳腺癌手术患者中的应用[J].护理学报,2010,17(7A):207.

[116] 申文江,王绿化.放射治疗损伤[M].北京:中国医药科技出版社,2001:75-76.

[117] 单晓慧,丛志军,陶雨香.中西医结合防治鼻咽癌患者放射性张口困难90例[J].中国中医药现代远程教育,2013,11(8):32-33.

[118] 邓宏,徐凯.鼻咽癌放疗后毒副反应的中医药治疗[J].中国肿瘤,2002,11(6):29-30.

[119] 金坤.现代中医肿瘤学[M].上海:上海中医药大学出版社,2004:419-428.

[120] 邱圣红,魏球娣,梁志娴,等.中医临床护理路径在鼻咽癌放疗患者中的应用[J].广东医学,2014,35(9):1460-1462.

[121] 刘振东.中医肿瘤学[M].北京:中国中医药出版社,2011:6.

[122] 中华人民共和国国家卫生和计划生育委员会.宫颈癌及癌前病变规范化诊疗指南(试行)[J].中国医学前沿杂志(电子版),2013,5(8):37-46.

[123] 王宇,宋淑芳,刘凤.我国宫颈癌流行病学特征和发病高危因素的研究进展[J].中国妇幼保健,2019,34(5):1207-1209.

[124] 陈春林,李朋飞.从中国宫颈癌真实世界研究临床大数据看宫颈癌术前化疗存在的问题和对策[J].中国实用妇科与产科杂志,2018,34(11):1185-1189.

[125] 吕秀珍.宫颈癌护理及心理护理在宫颈癌治疗中的作用及应用[J].实用妇科内分泌杂志(电子版),2019,6(5):140.

[126] 马姝.心理护理对宫颈癌根治术后患者放疗依从性的影响[J].世界最新医学信息文摘,2019,19(2):237+239.

[127] 魏继棠.宫颈癌患者放射性肠炎的预防及护理[J].实用临床护理学电子杂志,2018,3(47):131-132.

[128] 冯少玲,黄凤坚,杨永英.宫颈癌合并放射性膀胱炎的护理[J].现代医院,2010,10(5):94-95.

[129] 成诗悦,齐玉梅.中医治疗及护理在宫颈癌术后尿潴留治疗中的研究进展[J].当代护士(上旬刊),2018,25(10):9-11.

[130] 胡晓琳,乔淑华.药浴联合中医护理干预对宫颈癌患者治疗中的临床效果分析[J].实用妇科内分泌杂志(电子版),2018,5(31):132+137.

[131] McGuire S.World Cancer Report 2014.Geneva, Switzerland: World Health Organization, International Agency for Research on Cancer, WHO Press, 2015[J].Adv Nutr, 2016,7(2):418-419.

[132] Lee CY, Komatsu H, Zhang W, et al.Comparison of the hospice systems in the United States, Japan and taiwan[J].Asian Nurs Res (Korean Soc Nurs Sci), 2010,4(4):163-173.

[133] Miller KD, Siegel RL, Lin CC, et al.Cancer treatment and survivorship statistics, 2016[J].CA Cancer J Clin, 2016,66(4):271-289.

[134] Feng RM, Zong YN, Cao SM, et al.Current cancer situation in China: good or bad news from the 2018 Global Cancer Statistics? [J].Cancer Commun (Lond), 2019,39(1):22.

[135] Ferrell B.National Consensus Project Clinical Practice Guidelines for Quality Palliative Care：Implications for Oncology Nursing[J].Asia Pac J Oncol Nurs, 2019,6(2):151-153.

[136] Lutz S.The history of hospice and palliative care[J].Curr Probl Cancer, 2011,35(6):304-309.

[137] 罗羽,张慧兰.国内外死亡教育发展现状分析与展望[J].护理管理杂志,2018, 18(3):175-179＋184.

[138] 苏永刚.中英临终关怀比较研究[D].山东大学,2013.

[139] 周霜,王海容,程文玉,等.临终关怀立法现状及探索[J].医学与哲学(A),2017, 38(6):57-60.

[140] Bickel KE，McNiff K，Buss MK，et al.Defining High-Quality Palliative Care in Oncology Practice：An American Society of Clinical Oncology/American Academy of Hospice and Palliative Medicine Guidance Statement[J].J Oncol Pract, 2016,12(9):e828-e838.

[141] National Consensus Project for Quality Palliative Care.Clinical practice guidelines for quality palliative care.[J].Pediatrics, 2014, 133(4):16.

[142] 张雪梅,胡秀英.我国安宁疗护的发展现状、存在的问题及发展前景[J].中华现代护理杂志,2016, 22(34):4885-4888.

[143] 龚国梅,骆俊宏,陈瑞娥,等.中国台湾地区安宁疗护发展及启示[J].中华现代护理杂志,2016,22(3):313-316.

[144] 席淑华,周立.香港医院临终服务见闻[J].解放军护理杂志,2000,17(4):54-55.

[145] 邱淑珍.临终关怀护理学[M].北京:中国中医药出版社,2017:5.

[146] 李义庭,刘芳士.生命关怀的理论与实践[M].北京:首都师范大学出版社,2012:99.

[147] Ning XH.Hospice and Palliative Care in Mainland China：History, Current Status and Challenges[J].Chin Med Sci J, 2018,33(4):199-203.

[148] 邱淑珍,张靖,张学茹,等.安宁疗护的起源、发展与展望[J].医学研究与教育,2018,35(1):7-12.

[149] 赵可式.医师与生死[M].台北:宝瓶文化,2007:1.

[150] 杜明勋.灵性照顾之临床应用[J].内科杂志,2008,19(2):318-324.

[151] 许礼安,高以信.安宁缓和医疗[M].台湾:台湾华杏出版社,2012:5.

[152] 郑丽君.我国台湾成功大学医学院附设医院安宁病房的学习见闻及启示[J].护理研究,2018,32(19):3137-3140.

[153] Ritika OJ，Jason P，Navdeep J.Hospice Care[M].Springer International Publishing：2019.

[154] 司秋菊,邱淑珍,张学茹,等."三位一体"安宁疗护教育模式探讨[J].医学研究与教育,2018,35(2):57-62.

[155] 郎黎薇,李惠玲,沈利敏,等.综合型医院安宁照护现状及对策的质性研究[J].护理研究(上旬版),2006,20(9):2342-2344.

[156] 潘丹莹.宁养护理理念在晚期癌症患者护理管理中的应用[J].中国卫生产业,2017,14(28):131-132.

[157] 董慰慈.护理学基础[M].南京:东南大学出版社,1994:101-102.

[158] 包义君,陶山伟,李力卓,等.中枢神经系统肿瘤患者社会支持和生命质量相关性的研究[J].中国卫生统计,2016,33(1):97-98＋101.

[159] 闻曲.刘义兰.喻姣花.肿瘤护理学[M].北京:人民卫生出版社,2011:329-333.

[160] 王云华,彭仲杰,于萍,等.采用X刀与中医结合治疗脑肿瘤的护理观察[J].西南国防医药,2001,11(01):48-49.

[161] 罗海锋.全脑放疗结合立体定向放射对脑转移瘤的疗效[J].中国继续医学教育,2019,11(6):78-80.

[162] 宋长龙,谢国伟,康静波,等.立体定向放射治疗脑转移瘤对患者近期神经认知功能及日常生活活动能力的影响[J].广东医学,2019,40(1):46-49.

[163] 郑晓真.临床路径在头颈部肿瘤患者放疗护理中的应用[J].世界最新医学信息文摘,2016,16(65):339-340.

[164] 张东升,王强修.现代头颈肿瘤病理与临床[M].北京:中国医药科技出版社,2010(11):1-6.

[165] 黄鹏,王俊杰.头颈部鳞癌近距离放疗的进展[J].癌症进展,2014,12(5):443-447.

[166] 汪欣文,姚巍茹,董新刚,等.李佩文应用药对治疗头颈部肿瘤经验[J].中国民间疗法,2018,26(1):4-5.

[167] 王鹏,张爱琴,葛明华.中医药治疗头颈部鳞癌应用现状[J].浙江中西医结合杂志,2013,23(2):159-161.

[168] 吴万垠.中医肿瘤诊疗中的诊断、辨病、辨证与辨症[J].中国中西医结合杂志,2018,38(2):156-158.

[169] 田道法.中西医结合耳鼻喉科学[M].北京:中国中医药出版社,2001.

[170] 李元聪.中西医结合口腔科学[M].北京:中国中医药出版社,2001.

[171] 戴新娟.中医护理健康教育[M].长沙:湖南科学技术,2003.

[172] 林少峰,黄晓琦.鼻咽癌患者放射治疗的中西医护理[J].国际医药卫生导报,2008,14(6):99-100.

[173] 邬晓东,史建军,刘锦全,等.中药配合放射治疗鼻咽癌的临床观察[J].广州中医药大学学报,2003,20(1):42-45.

[174] 袁燕珊.鼻咽癌放疗并发症的护理[J].内蒙古中医药,2010,29(20):101.

[175] 刘成梅.中西医结合治疗鼻咽癌放疗致口咽黏膜反应的观察和护理[J].实用医技杂志,2008,15(4):496-497.

[176] 杨佩文.中西医临床肿瘤学[M].北京:中国中医药出版社,1996.

[177] 戴新娟.中医护理健康教育[M].长沙:湖南科学技术,2003.

[178] 毛露凤,陈培丰.陈培丰教授从气论治甲状腺癌经验[J].浙江中西医结合杂志,2015,25(1):1-3.

[179] 闻曲,刘义兰,喻姣花,等.肿瘤护理学[M].北京:人民卫生出版社,2011.202-203.

[180] 徐桂华,刘虹,郑丽维,等.中医护理学基础[M].北京:中国中医药出版社,2012:314-317.

[181] 张亚旭.浅析中医中药治疗乳腺癌[J].中西医结合心血管病电子杂志,2018,6(14):6-7+10.

[182] 王艳丽.浅谈中医对乳腺癌的治疗[J].中国医药指南,2015,13(24):182-183.

[183] 巫向前,吴蓓雯,方琼,等.肿瘤专科护理[M].北京:人民卫生出版社,2012:346-347.

[184] 江跃华,尹跃兵,刘玉惠,等.外科护理[M].北京:人民卫生出版社,2010:122-123.

[185] 刘喜财,张霄峰,张灿刚,等.中西医结合治疗肝门胆管癌18例[J].中国中西医结合外科杂志,2009,15(2):132-133.

[186] 郑殿宇,王勤章,丁国富,等.肾部分切除术和肾癌根治术治疗T1b期肾癌疗效比较的Meta分析[J].现代泌尿外科杂志,2013,18(4):342-346.

[187] 邱兆丹.小儿过敏性紫癜中医结合护理体会[J].辽宁中医杂志,2015,42(2):400-402.

[188] 贾文燕,贺松其,文彬,等.中西医结合治疗肝细胞癌研究进展[J].河南中医,2016,36(10):1748-1750.

[189] 王伊光,王代韦,孟建,等.前列腺癌中医证型与临床理化指标的相关性研究[J].中国中医基础医学杂志,2012,18(3):286-288.

[190] 胥剑.探讨前列腺癌的临床表现及防治方法[J].健康必读旬刊,2012(11):355-355.

[191] 李小江,李洋洋,牟睿宇,等.中医药治疗前列腺癌骨转移的研究进展[J].中草药,2018,49(4):965-969.

［192］王秀华,蔺红梅,涂海峰,等.健康教育对中老年男性健康体检人群前列腺癌筛查率的影响［J］.临床护理杂志,2014,13(1):9-11.

［193］齐聪.妇科恶性肿瘤患者的中医调理［J］.中国实用妇科与产科杂志,2008,24(7):517-519.

［194］杜惠兰.中西医结合妇产科学［M］.北京:中国中医药出版社,2012:392.

［195］李斯文.中医肿瘤病学［M］.北京:科学出版社,2017:1-4.

［196］李斯文.中医肿瘤病学［M］.北京:科学出版社,2017:165-172.

［197］李小寒,尚少梅.基础护理学［M］.北京:人民卫生出版社,2017:162-165.

［198］李柳宁.癌症中医特色治疗与调养［M］.北京:化学工业出版社,2016:201-211.

［199］徐桂华,张先庚.中医临床护理学［M］.北京:人民卫生出版社,2012:482-487.

［200］杜慧兰.中西医结合妇产科学［M］.北京:中国中医药出版社,2012:424-434.

［201］杨洋博君,李舒,陈蓉.中医药治疗卵巢癌研究新进展［J］.辽宁中医药大学学报,2014,16(5):121-124.

［202］郝悦,张新.中医药治疗卵巢癌研究进展［J］.实用中医内科杂志,2011,25(7):35-36.

［203］徐桂华,刘虹.中医护理学基础［M］.北京:中国中医药出版社,2012:349-350.

［204］徐桂华,刘虹.中医护理基础学［M］.北京:中国中医药出版社,2012:310-318.

［205］李柳宁.癌症中医特色治疗与调养［M］.北京:化学工业出版社,2016:172-182.

［206］徐桂华.张先庚.中医临床护理学［M］.北京:人民卫生出版社,2012:441-447.

［207］杜慧兰.中西医结合妇产科学［M］.北京:中国中医药出版社,2012:402-407.

［208］李斯文.中医肿瘤病学［M］.北京:科学出版社,2017:181-188.

［209］梁繁荣.针灸学［M］.上海:上海科学技术出版社,2012:244.

［210］郑修霞.妇产科护理学(第5版)［M］.北京:人民卫生出版社,2012:337-339.

［211］徐桂华,张先庚.中医临床护理学(第5轮)［M］.北京:人民卫生出版社,2013:443-446.

［212］周岱翰.临床中医肿瘤学［M］.北京:人民卫生出版社,2003:265-267.

［213］郑修霞.妇产科护理学［M］.北京:人民出版社(第五版),2012,7:311-316.

［214］杜惠兰.中西医结合妇产科学［M］.北京:中国中医药出版社(第三版),2016,8:387-392.

［215］王建六.子宫内膜癌［M］.北京:北京大学医学出版社,2009:88-87,221-232.

［216］万璟,李小毛.子宫内膜癌的健康教育［J］.实用预防医学,2010,17(11):2317-2319.

［217］张营营.子宫内膜癌介入治疗患者心理状况评估及中医护理干预分析［J］.临床医药文献电子杂志,2017,4(83):16344-16345.

［218］任天贵.子宫内膜癌的中医治疗［J］.山西医药杂志(下半月刊),2012,41(7):755-756.

［219］孙燕.临床肿瘤学高级教程［M］.北京:人民军医出版社,2015:818-827.

［220］詹红生.中西医结合骨伤科学［M］.北京:中国中医药出版社,2013.476-483.

［221］陆静波.骨伤科护理学［M］.北京:中国中医药出版社,2012:203-211.

［222］闻曲,刘义兰,喻姣花,等.肿瘤护理学［M］.北京:人民卫生版社,2011:323-326.

［223］徐波.肿瘤护理学［M］.北京:人民卫生出版社,2008:193-195.

［224］尤黎明.内科护理学［M］.北京:人民卫生出版社,2012:510-518.

［225］闻曲.新编肿瘤护理学［M］.北京:人民卫生出版社,2015:298-299.

［226］何裕民.现代中医肿瘤学［M］.北京:协和医科大学出版社,2005.460-469.

［227］许亚梅,贾玫,张雅月,等.恶性淋巴瘤(石疽)常见证候要素及中医证型初探＊［J］.北京中医药,2012,31(10):727-729.

［228］刘平,司富春,刘紫阳,等.近30年来临床淋巴瘤中医证型和用药规律分析［J］.世界中西医结合杂志,2010,5(10):829-831.

[229] 陈信义,李冬云.恶性淋巴瘤的中西医结合治疗对策[M].北京:化学工业出版社医学出版分社,2008:198-210.

[230] 许亚梅,白桦,郭健,等.恶性淋巴瘤中医辨证治疗[J].世界中医药,2013,8(8):963-965.

[231] 孙燕.临床肿瘤学高级教程[M].北京:人民军医出版社,2015:844-846.

[232] (美)乔安妮.K.艾塔诺.肿瘤护理学核心教程[M].天津:天津科技翻译出版有限公司,2018:115-119.

[233] 冼绍祥.中医护理康复指导[M].北京:人民军医出版社,2012:201-202.

[234] 陈德宁.中西医结合皮肤性病学[M].北京:中国中医药出版社,2012:369 372.

[235] 贾艺雯,张海湃,苏永华,等.皮肤癌的中药外治法[J].中医外治杂志,2012,21(1):47-49.

[236] 茅婧怡,周洁,张明,等.恶性黑色素瘤的中医药治疗及研究进展[J].世界临床药物,2017,38(6):428-434.

[237] 吴勉华.中医内科学[M].北京:中国中医药出版社,2017:94-95.

[238] 张诗军.肿瘤中医生物养生治疗学[M].广州:广州科技出版社,2013:375-376.

[239] 胡小龙,徐波.肿瘤护理学[M].北京:人民卫生出版社,2008:194-195.

[240] 惠杨,付维利,孙静.超声引导下微波消融治疗肝脏恶性肿瘤的临床观察[J].大医生,2017,2(3):89-90.

[241] 秦建民,顾新刚,张敏,等.肝脏实时超声造影在肝癌微波消融治疗中的应用[J].肝胆胰外科杂志,2013,25(1):27-30.

[242] 郭庆,胡杉杉,严高武,等.微波消融术治疗肝脏肿瘤的研究进展[J].实用肿瘤学杂志,2017,31(3):268-271.

[243] 萧家芳,柏刚,杨燕.微波消融治疗肝脏肿瘤患者围手术期的护理[J].湖北医药学院学报,2018,37(6):577-579.

[244] 何婉玲,李新,蔡名金.CT引导下经皮水冷循环微波消融治疗肝脏恶性肿瘤的护理[J].海南医学,2012,23(16):141-143.

[245] 周娴.基于中国传统医学文化视角的中西医结合护理[J].中国继续医学教育,2019,11(13):168-169.

[246] 蔡雁卿,王凤颜,陈素梅.烧伤创面的中医护理体会[J].内蒙古中医药,2018,37(10):119-120.

[247] 李丹,李薇,王会英.循证护理在中医外科护理中的应用效果分析[J].中西医结合心血管病电子杂志,2016,4(17):134＋136.

[248] 孙秋华.中医护理学[M].北京:人民卫生出版社,2017:20-23.

[249] 詹晶晶.音乐疗法在肿瘤患者中的应用[J].医学美学美容,2014,(10):181.

[250] 刘斌,余方,施俊.音乐疗法的国内外进展[J].江西中医学院学报,2009,21(4):89-91.

[251] 卢银兰,赖文.近20年来音乐疗法的研究概况[J].上海中医药杂志,2002,(01):46-49.

[252] 陶功定,李殊响.实用音乐疗法[M].北京:人民卫生出版社,2008.

[253] 刘鹤飞,胡小龙,刘志飞,等.髓母细胞瘤全脑全脊髓螺旋断层放疗急性不良反应观察[J].肿瘤研究与临床,2019,31(7):461-464.

[254] 景云玲.探讨消化性胃溃疡中医治疗的临床效果[J].中医临床研究,2019,11(5):57-59.

[255] 向森,杨光华,张开芳,等.热疗联合放化疗对宫颈癌患者免疫能力的影响[J].中医临床研究,2017,9(11):46-48.

[256] 刘珈.肿瘤热疗技术与临床实践[M].北京:中国医药科技出版社,2009:08.

[257] 陈金凤,高建苑,龙小丽,等.高强度聚焦超声治疗子宫肌瘤的护理30例[J].中国实用护理杂志,2005,21(3):31-32.

［258］石凤英.康复护理学［M］.北京：人民卫生出版社，2012：219.

［259］徐小元，丁惠国，李文刚，等.肝硬化诊治指南［J］.临床肝胆病杂志，2019，35（11）：2408-2425.

［260］周清华，范亚光，王颖，等.中国肺癌低剂量螺旋 CT 筛查指南（2018 年版）［J］.中国肺癌杂志，2018，21（02）：67-75.

［261］武晓红，刘爱梅，李红梅.康复期乳腺癌患者体力活动状况及其影响因素［J］.中国老年学杂志，2018，6（3）：2768-2771.

［262］宁晔，谢冬，佘云浪，等.2020 版 NCCN 肺癌筛查指南解读［J］.中国胸心血管外科临床杂志，2020，27（02）：1-4.

［263］李佶阳，张珂诚，高云鹤，等.胃癌肝转移诊断与综合治疗中国专家共识（2019 版）［J］.中国实用外科杂志，2019，39（05）：405-411.

［264］孙永琨.2018《CSCO 原发性肝癌诊疗指南》解读--全身治疗部分［J］.肝癌电子杂志，2018，5（03）：11-14.

［265］余炯杰，王明达，杨田.《2017 年美国国立综合癌症网络肝胆肿瘤临床实践指南（V2 版）》更新要点及临床路径［J］.临床肝胆病杂志，2017，33（11）：2072-2082.

［266］董明，周建平，姚宏伟.结直肠癌围手术期营养治疗中国专家共识（2019 版）［J］.中国实用外科杂志，2019，39（06）：533-537.

［267］戴静，钱群.2017.V1 版《NCCN 直肠癌诊治指南》更新解读［J］.临床外科杂志，2017，25（04）：245-247.